U0189412

图书在版编目（CIP）数据

协和临床用药速查手册 / 杨德彦主编. —2版. —北京: 中国协和医科大学出版社, 2023.10（2024.10重印）.

ISBN 978-7-5679-2241-9

Ⅰ.①协… Ⅱ.①杨… Ⅲ.①临床药学－手册 Ⅳ.①R97-62

中国国家版本馆CIP数据核字（2023）第153828号

协和临床用药速查手册（第2版）

主　编：	杨德彦
责任编辑：	沈冰冰
封面设计：	邱晓俐
责任校对：	张　麓
责任印制：	张　岱

出版发行：**中国协和医科大学出版社**
（北京市东城区东单三条9号　邮编100730　电话010－65260431）

网　　址：	www.pumcp.com
经　　销：	新华书店总店北京发行所
印　　刷：	三河市龙大印装有限公司

开　　本：	787mm×1092mm　　1/32
印　　张：	15.75
字　　数：	540千字
版　　次：	2023年10月第2版
印　　次：	2024年10月第4次印刷
定　　价：	72.00元

ISBN 978-7-5679-2241-9

协和

临床用药速查手册

名誉主编　李雪梅

主　　编　杨德彦

（第2版）

中国协和医科大学出版社

北　京

编者名单

名誉主编　李雪梅

主　　编　杨德彦

编　　者　（按章节顺序排序）

王春耀　王江山　钱　浩　黎婧怡　张　婷

柏小寅　彭琳一　夏　鹏　刘昕超　杨　辰

葛郁平　陈闽江　尹翮翔　王林杰　李融融

第2版序

刚刚从医学院校毕业的年轻住院医师，在日复一日的高强度临床轮转培训中，除了学习、实践不同疾病的诊断和鉴别诊断，时刻面临的挑战还有用药的问题。虽然他们在医学院学习过药理学，学习过各种疾病的药物治疗，也能通过便捷的移动电子设备查阅药品说明书和药典，然而落实到具体的患者，往往缺乏用药经验，手捧厚厚一沓药品说明书，却感到无从下手。这时候，一本小巧便携，能及时提供用药指导参考的口袋书就显得至关重要。

中国协和医科大学出版社出版的《协和临床用药速查手册》由经过北京协和医院内科学系严格、规范和高强度培训过的年轻医生所编写，无论是第1版还是第2版的编者，都有我比较熟悉的优秀医生。这些年轻的编者经过内科学系的锤炼，已经能够在各自的专科独当一面，具有比较丰富的临床诊疗用药经验，也亲身参与到多种药物的临床试验之中，对药物的特点、使用时的注意事项、不良反应的识别等均有独到的见解。他们的用药经验，虽然不能囊括所有，但通过这本手册，可以高效率地传递给年轻医生，相信这对于年轻医生的日常临床工作大有裨益。

本书第2版除了继承第1版的特色以外，重点进行了大幅度的更新，紧跟当前药物进展，对于开拓专科医生的视野，拓展专科医生的用药思路，亦应有很大的帮助。

临床医药进展飞速，患者病情瞬息万变，应该谨记"如临深渊，如履薄冰"的警示，作为临床医生，不断地更新自己的知识体系和内容是常态，时刻为患者提供最好、最新、最安全的诊疗，不负"健康所系、性命相托"。

我很高兴推荐这本书给大家，是为序。

李雪梅

2023 年 6 月

第1版序

在电子产品没有普及的年代，我和我的同事在走进诊室或病房时都会检查一下自己的工作服口袋，有没有两样东西：一是听诊器，另一个就是一本小书——药物手册。这是我们在临床工作中不可或缺的助手与工具。今天，当然要加上第三样：智能手机。但听诊器和药物手册仍有存在的理由，尤其是药物手册。

药物是治疗疾病、减轻痛苦、保护健康的最重要手段，俗语"药到病除"。随着现代科学技术和新兴工业的迅速发展，药物的种类越来越多，从最早的天然动植物、矿石，到化学合成药，再到培养霉菌制取抗生素，直至近30年的生物制剂和分子靶向药物，药品的数量大有井喷之势。同时，药物商品化竞争激烈，"一药多名"让医生们看得眼花缭乱，甚至莫名其妙。据统计，中国药监部门正式批准的药品文号达到16万个（虽然有很多重复），即使基本药品目录也列入520种药物。医生要凭脑力记住如此多的药物名称、作用机制、剂量、剂型、用药途径、适应证、毒副作用，等等，几乎不可能，在工作中查阅药物手册是很自然的，"医生翻书不为辱"。而且，面对个体差异的患者与变化多端的疾病，无药可用固然无奈，但可选药物过多也令人无所适从。因此，一本好的药物手册能够帮助医生在处理病人时摆脱困境，迅速选择正确的药物，主要基于它的科学、简洁与实用，韩潇医师等编写的这本临床用药速查手册体现了这些原则。

刚从医学院校毕业不久的年轻住院医师最需要临床药物手册。虽然他们学过药理学，学过各种疾病的药物治疗，也许还涉猎过厚厚的药典，但遇到具体病人，由于缺少经验，往往举棋不定或无从下手，问题多多。在北京协和医院，他们经常收治疑难、危重的病人，处方用药更显棘手，也更想寻求及时的指点与帮助。有鉴于此，身为协和内科的总住院医师，编者根据自己的经验，在资深专科医师指导下，着手编写了这本药物手册，包括了793种北京协和医院使用的药物。相信它会帮助刚开始临床培训的住院医师更好成长。当然，高年资的医生也会对它感兴趣，以赶上现代医学的发展，与时俱进。

"临床有风险，用药需谨慎"，虽是套用其他行业的用语，对医生来讲，也同样为很好的警示。

另外，多说一句，手册可以做成电子版，但我更偏爱传统的纸质版，因为后者不会"一键即逝"，给人可靠、正规的感觉。

沈 悌

北京协和医院（原）大内科主任

2015.5.1

第 2 版前言

大约两年前的夏末，在北京协和医院南门旁边的二层小楼上，我和中国协和医科大学出版社的编辑老师商量本书第2版的编写。

窗外是午后的艳阳、蝉鸣和银杏的碎影，我感到了荣幸和压力。

本书第1版出版至今近8年了，因其涵盖药物广、用药指导全、应用查阅快和使用点评精的特色，已成为广受医生和医学生青睐的便携口袋参考书。8年来，各个临床专科飞速进展，由于医药界对疾病机制的认识逐步深化，以及临床试验的推动，一批又一批拥有高质量循证医学证据的新药不断涌现。例如，在肿瘤和风湿免疫性疾病诊治领域，靶向药物、生物制剂和免疫治疗药物已经成为临床常用的主流药物。因此，对第1版进行大幅度的更新，正当其时。

目前，移动电子设备广泛普及，获取药物相关信息的便捷性已经和8年前无法同日而语，然而，本书仍有其不可替代的独特价值。一方面，本书不是药典，更不是药品说明书的简单集合，而是突出"用药"两字，是本书编者们基于临床药理、临床试验结果以及对该药物使用的深刻理解，总结多年临床一线用药经验后的一种凝练。本书第2版延续了第1版【点评】栏目，把上述用药经验介绍给读者，希望能继续对读者有所帮助。另一方面，纸质版的口袋书具有方便做笔记和便于随时翻阅的特点，仍应在临床医生的信息终端中占有一席之地。

本书编者均为北京协和医院长期在临床一线工作和研究的中青年专家，本人和其他编者们在繁忙的临床工作中以最大的编写热忱，挤出有限的时间，尽最大的努力传递我们的用药心得。由于时间仓促，在编写过程中难免有疏漏、谬误之处，也恳请广大读者提出批评和建议。

感谢本书第1版的主编、编者和审校专家为本书的编写打下坚实的基础。希望本书第2版同样能为广大医生和医学生提供帮助，并且得到大家的喜爱。

杨德彦

2023年6月

第1版前言

我作为住院医师时，深感药物之多，难以记忆，每到用药之时就翻阅厚厚的药物手册，当时很希望有本便携式的口袋书。随着移动电子设备的普及，智能手机、平板电脑承载着多种医学App，为大家查阅资料提供了方便。然而，纸版口袋书由于方便做笔记及易翻阅等特点仍然受到广大医生和医学生的青睐。第一版《临床用药速查手册》深受广大读者喜爱，几乎人手一本。我们也希望在权威专家和教授们的指导下，把协和内科的常用药物跟大家分享。在本书中，除了介绍药物的作用机制、药物特点、不良反应和用法用量等，我们特意增加了【点评】，介绍临床医生的用药经验，希望能对读者有所帮助。

非常感谢各个章节的编者和审阅老师，他们在繁忙的临床工作中挤出时间，把各自的用药经验分享给大家。

由衷感谢沈悌老师的悉心指导，沈老一丝不苟、严谨求实的精神令我们感动和敬佩。

在编写过程中由于时间仓促，难免有疏漏谬误之处，欢迎广大读者提出批评和建议。

希望药物手册能为广大住院医生和医学生提供帮助。

韩　潇

北京协和医院

2015年5月

目 录

1

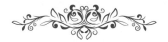

第一章
重症监护室用药

生命所系，健康所托，随着《国务院办公厅关于推动公立医院高质量发展的意见》的推出，重症医学专科得到了蓬勃发展。进入重症监护室的患者，往往具有起病急骤、病情危重、变化多端、反应差异的特点，用药也应力图精简、快速、根据患者反应及时调整。本章将就重症监护病房（ICU）的循环衰竭用药进行相关阐述，其他监护室用药取决于原发病治疗，分散在各个专科用药之中。

第一节　液体治疗药物

液体治疗是循环功能障碍患者治疗的关键步骤，也是需要投入较多时间和精力去判断治疗效果与治疗代价的治疗方式。液体治疗不足或液体负荷过多的鉴别和评判贯穿治疗的始终。对常用治疗液体的了解，是成功开展液体治疗的前提。

一、晶体液

1. 生理盐水：Sodium Chloride Injection

【剂型规格】　注射剂：500ml/瓶。pH 5.6，Na^+ 154mmol/L，Cl^- 154mmol/L，渗透压308mOsm/（kg·H_2O）。

【适应证】　①各种原因所致的失水，包括低渗性失水、等渗性失水和高渗性失水。②糖尿病非酮症高渗性昏迷。③低氯性代谢性碱中毒。④外用生理盐水冲洗眼部、洗涤伤口等。⑤产科的水囊引产。

慎用于：①妊娠伴有水肿。②高血压。③脑水肿、水肿或有水肿倾向者，有高度水肿伴有低钠血症者尤宜注意。④轻度心、肾功能不全。⑤低钾血症。⑥肝硬化腹水。

【用法】　静脉输液，根据需求调节速度。

【禁忌证】　①心力衰竭。②肺水肿。③脑水肿、颅内压增高。④肝硬化腹水。⑤急性肾衰竭少尿期，慢性肾衰竭对利尿药反应不佳者。⑥高钠血症。

【不良反应】　一般无不良反应，不恰当应用可有：①给药速度过快、过多可致血压升高、头痛、头晕。②心率增快、胸闷、呼吸困难，肺部哮鸣音。③电解质紊乱。④水钠潴留。

【点评】　生理盐水并不生理，医源性高钠血症、高氯性酸中毒的主要原因往往是生理盐水的不合理应用，临床工作中，如需大量补充，建议选择更符合生理的液体。用药时应依据失水的性质属于高渗性、等渗性或低渗性而给药，同时要考虑配合其他溶液以保持体内各种电解质之间的平衡关系。随访检查血清钾、钠、氯浓度，酸碱平衡，心、肺、肾功能，血压等指标。

2. 乳酸钠林格注射液：Solium Lactate Ringer Injection

【剂型规格】 注射剂：pH 6.4，Na^+ 130mmol/L，K^+ 4.0mmol/L，Ca^{2+} 3mmol/L，Cl^- 109mmol/L，乳酸 27mmol/L，渗透压 272mOsm/（kg·H_2O）。

【适应证】 需要液体复苏的情况。

慎用于脑水肿。

【用法】 复苏使用，静脉输注。

【禁忌证】 ①容量过多。②明显的乳酸酸中毒。③严重肝功能不全。④肾功能不全。

【不良反应】 ①含 Ca^{2+}，与一些抗生素如阿米卡星、氨苄西林等存在配伍禁忌。②理论上可能影响乳酸水平，但实际不明显。③低钠血症。

【点评】 近年来，针对乳酸钠林格注射液的研究主要集中于急性胰腺炎的治疗。有荟萃分析提示，乳酸钠林格注射液可能存在抗炎效果，可降低急性胰腺炎患者24小时内全身炎症反应综合征（SIRS）的发生率，但尚无证据证实可降低病死率。而内镜逆行胰胆管造影（ERCP）后给予乳酸钠林格注射液充分水化，有可能降 ERCP 后胰腺炎的发生，比值比（OR）为0.23（置信区间为0.13～0.40）。

3. 醋酸钠钾镁钙葡萄糖注射液：Acetate Sodium Potassium Magnesium Calcium and Glucose Injection

【剂型规格】 注射剂：pH 6.7，Na^+ 140mmol/L，K^+ 4mmol/L，Mg^{2+} 1mmol/L，Ca^{2+} 1.5mmol/L，Cl^- 115mmol/L，醋酸 25mmol/L，葡萄糖酸 3mmol/L，枸橼酸 2mmol/L，葡萄糖 1%，渗透压 304mOsm/（kg·H_2O）。

【适应证】 补充水分，维持体内电解质平衡。

慎用于糖尿病、心肾功能不全、高渗性脱水、少尿等。

【用法】 静脉输液，500ml输注时间30分钟至2小时。

【禁忌证】 ①高钾血症。②高钙血症。③高镁血症。④甲状腺功能减退。

【不良反应】 部分患者可能出现心电图改变、心律失常。大量或快速静脉输注可能导致液体过负荷，造成肺水肿、脑水肿、外周水肿等情况。

【点评】 醋酸钠钾镁钙葡萄糖注射液为贴近于生理情况的液体，有待更多证据证实其维持电解质平衡之外的作用。2020年更新的拯救脓毒症运动（SSC）指南仍推荐晶体液为脓毒症和感染性休克液体复苏治疗的首选，并建议选择平衡盐溶液替代生理盐水。配液时避免与含磷酸根、碳酸根药物混合，以免形成沉淀。

二、胶体液

1. 羟乙基淀粉: Hydroxyethyl Starch

【剂型规格】 复方制剂，羟乙基淀粉的生理盐水溶液；常表示为分子量（单位千道尔顿，kD）/摩尔取代级（羟乙基淀粉分子数/葡萄糖分子数），目前常用剂型包括200/0.5、150/0.4两种。

【适应证】 ①液体复苏，补液支持，治疗和预防循环血容量不足或休克。②减少血液用量。

【用法】 静脉注射，液体复苏时应用，可加压快速静脉输注，不超过33ml/（kg·d）。

【禁忌证】 ①对羟乙基淀粉或其他成分过敏。②体液负荷过重（包括肺水肿）。③少尿或无尿的肾功能不全。④颅内出血。⑤严重高钠血症或高氯血症。⑥接受透析治疗。

慎用于：①严重肝病。②严重凝血功能障碍。③有出血性疾病史患者。④肾清除率下降（应警惕循环负担过重）。⑤需预防颅内出血的神经外科手术患者。⑥充血性心力衰竭患者。

缺乏妊娠期和哺乳期妇女应用证据，妊娠安全性分级为C级。

【不良反应】 ①可改变凝血机制，导致一过性凝血酶原时间、活化部分凝血活酶时间及凝血时间延长。②多次输注本药的患者中，有间接胆红素升高的报道。③少数患者使用本药可出现过敏反应，表现为眼睑水肿、荨麻疹及哮喘等；也可见类似中度流感的症状、心动过缓或心动过速、支气管痉挛、非心源性肺水肿。④尚可见呕吐、下颌下腺及腮腺肿大、下肢水肿等。大剂量使用时，由于稀释效应，可能引起血液成分如凝血因子、血浆蛋白稀释及血细胞比容下降。长期大剂量使用本药，患者可出现皮肤瘙痒。

【点评】 VISEP、6S、CHEST研究的发布，引起了学者们对羟乙基淀粉肾功能影响的关注。然而上述研究本身也具有影响试验结果的方案问题。2018年的Cochrane荟萃分析发现，羟乙基淀粉和晶体液对患者病死率影响差异无显著差异，但羟乙基淀粉可能增加输血和肾脏替代治疗的需求。

2. 琥珀酰明胶: Succinylated Gelatin

【剂型规格】 琥珀酰明胶的生理盐水溶液，20g: 500ml。

【适应证】 ①低血容量性休克、手术创伤、烧伤及感染的血容量补充。②手术前后及手术中稳定血液循环。③体外循环（血液透析、人工心肺机）血液稀释。④脊髓及硬膜外麻醉后的低血压的预防。

【用法】 快速静脉滴注或加压静脉滴注，24小时可至

10 ~ 15L，但要求基线血细胞比容在25% ~ 30%。

【禁忌证】 对该药物有过敏反应的患者禁用，有循环超负荷、水潴留、严重肾衰竭、出血倾向、肺水肿的患者慎用。

【不良反应】 偶见过敏反应，可出现轻微荨麻疹，严重时可导致过敏性休克。

【点评】 2018年的荟萃分析发现，琥珀酰明胶与晶体液对患者病死率影响无显著差异。输血和肾脏替代的需求由于发生率较低未能比较，过敏反应发生率也无显著差异。

近年来，液体治疗理念已经由单纯地复苏过渡到ROSC理念 [复苏（resuscitation），优化（optimization），稳定（stabilization），撤退（evacuation）]，虽然终止液体治疗和开始"脱水"治疗的时机把握仍未得到共识，但"过犹不及"在液体治疗中仍是不变的真理。

第二节 血管活性药物

广义的血管活性药物不只包括血管收缩药物和强心药物，还包括血管舒张药。另外，随着临床罕见病治疗的开展，且肺动脉高压危象患者往往需要在监护室环境下逐渐调整药物用量，静脉用肺血管舒张药也纳入血管活性药物之中，具体药物请参考后续相关章节。

一、血管收缩药物

1. 去甲肾上腺素：Norepinephrine

【剂型规格】 注射剂：2mg∶1ml。

【作用机制】 肾上腺素能受体激动药，以α受体为主。

【适应证】 本药是感染性休克和心源性休克的首选血管收缩药物，也是其他类型休克紧急情况下维持血压的药物。有时也用于血压尚可的高颅内压患者，以提高脑灌注压力。

【用法】 持续静脉泵入，建议通过中心静脉给药，维持 $0.1 \sim 2.0\mu g/(kg \cdot min)$。

【禁忌证】 ①药物过敏。②心律失常。③严重循环容量不足（相对）。④血栓形成（相对）。

【不良反应】 ①药液外漏可引起局部组织坏死。②本药强烈的血管收缩可以使重要脏器血流减少，肾血流锐减后尿量减少，组织供血不足导致缺氧和酸中毒；持久或大量使用时，可使回心血流量减少，外周血管阻力升高，心输出量减少。③静脉输注时沿静脉径路皮肤发白，注射局部皮肤破溃，皮肤发绀、发红，严重眩晕。④个别患者因过敏而有皮疹、面部水肿。⑤缺氧、电解质紊乱、器质性心脏病、缺氧、高血压、动脉硬化、甲状腺功能亢进、糖尿病、闭塞性血管炎、血栓性疾病患者慎用。用药过程中必须监测动脉压、中心静脉压、尿量、心电图。

【点评】 去甲肾上腺素的应用范畴逐渐扩大，但仍建议避免经外周血管使用。对感染性休克患者而言，近年来更主张早期即加用去甲肾上腺素。

2. 肾上腺素：Epinephrine

【剂型规格】 注射剂：1mg∶1ml，又称1∶1000。

【作用机制】 肾上腺素能受体激动药，具有α受体和β受体两种作用，一般认为β受体作用更明显。

【适应证】 作为复苏药物，其适应证包括心肺复苏、过敏性休克、心源性休克、感染性休克等，对应的用法有所不同。紧急情况下，可经外周血管给药。

7

【用法】　心肺复苏时：每3～5分钟重复，1mg静脉注射。

过敏性休克时：0.01mg/kg肌内注射，成人不超过0.5mg，儿童不超过0.3mg；每5～15分钟重复。

其他休克维持治疗时：类似去甲肾上腺素配方，0.1～2.0μg/（kg·min）。

如未建立静脉通路，气管内给药2.0～2.5mg，每3～5分钟重复。

【禁忌证】　①高血压、器质性心脏病、冠状动脉疾病、糖尿病、甲状腺功能亢进、洋地黄中毒、外伤及失血性休克，心源性哮喘为相对禁忌。②可透过胎盘，妊娠期及哺乳期女性慎用。③器质性脑病、青光眼、帕金森病、精神神经疾病患者慎用。

【不良反应】　①心悸、头痛、血压升高、震颤、乏力、眩晕、呕吐、四肢厥冷。②快速性心律失常，严重时可能导致心室颤动而致死。③局部渗漏可能导致局部水肿、充血、炎症乃至坏死。

【点评】　肾上腺素是最早发现的激素，Adrenaline和Epinephrine的命名争议由来已久。作为基本生命支持和高级生命支持中复苏首选的药物，荟萃分析也证实了其提高自主循环恢复（ROSC）的作用，但对远期预后尤其是神经系统功能的维持，不同研究仍存在争议。常规用药的远期预后评价需要大样本量的真实世界研究来进一步明示。对于非心搏骤停的患者，不可进行静脉快速推注肾上腺素。

3. 去氧肾上腺素：Phenylephrine

【剂型规格】　注射剂：10mg：1ml。

【作用机制】　α受体作用的肾上腺素能受体激动药。

【适应证】　用于治疗休克及麻醉时维持血压，可经外周血管给药。

【用法】　成人常用量：升高血压，轻度或中度低血压，肌内注射2～5mg，再次给药间隔不短于10～15分钟，静脉注射一次0.2mg，按需每隔10～15分钟给药一次。

严重低血压和休克（包括与药物有关的低血压）可静脉给药，5%葡萄糖注射液或0.9%氯化钠注射液每500ml中加本药10mg（即0.02mg/ml），起始滴速为10～20ml/min，必要时浓度可加倍，滴速则根据血压而调节。

【禁忌证】　高血压、冠状动脉硬化、甲状腺功能亢进、糖尿病、心肌梗死患者禁用，近2周内曾用过单胺氧化酶抑制药患者禁用。

【不良反应】　①胸部不适或疼痛、眩晕、易激怒、震颤、呼吸困难、虚弱等，一般少见，但持续存在时需注意。②持续头痛、异常心率缓慢、呕吐、头胀或手足发麻、刺痛感，提示血压过高而逾量应立即引起重视，调整用药量；反射性心动过缓可用阿托品纠正，其他逾量表现可用α受体阻滞药（如酚妥拉明）治疗。

【点评】 对于未置入中心静脉导管的患者而言，低血压处理相对棘手，而经外周血管应用的升压药物可部分解决这一难题。然而去氧肾上腺素外周静脉注射的安全性研究中，选取的外周静脉多为上臂（肘窝以上），且中位使用时间仅2天余（55.9小时），故笔者不建议长时间经外周血管应用。

4. 多巴胺：Dopamine

【剂型规格】 注射剂：20mg：2ml。

【作用机制】 儿茶酚胺类，不同剂量下激活不同的受体。

【适应证与用法】 目前对感染性休克患者，多巴胺仅用于合并心率减慢或发生快速性心律失常风险低的患者；其他情况下，可用于合并心率减慢的低血压患者。不同剂量多巴胺的主要作用见表1。

表1 不同剂量多巴胺的主要作用

不同剂量	剂量范围 µg/（kg·min）	主要作用
小剂量	2～3	激活内脏多巴胺受体，可增加内脏血流；可增加尿钠排泄，但无证据支持其肾脏保护作用
中等剂量	≥3～10	激动β受体为主，可强心、增快心率，同时升高血压
大剂量	≥10	激动α受体为主，收缩血管

【禁忌证】 ①快速性心律失常。②高血压。③嗜铬细胞瘤。

【不良反应】 ①快速性心律失常，最常见的是窦性心动过速。②外漏导致坏死，经中心静脉给药，外渗时可给予局部酚妥拉明注射。③过敏反应、眼压升高及胃排空减慢等。④碱性液体可使之失活，注意配伍禁忌。

【点评】 多巴胺的应用缺乏临床试验的支持，近年来已逐渐退出主流。

5. 加压素：Vasopressin

【剂型规格】 注射剂：5U：1ml。

【作用机制】 作用于精氨酸加压素α_1受体，可用于提高血管张力，升高平均动脉压，反馈性降低心率。

【用法与适应证】 对感染性休克患者，可给予0.01～0.04U/min静脉泵入；难治性休克时可考虑给予＞0.04U/min，但存在缺血性并发症，可累及皮肤、心脏、内脏血管。

【禁忌证】　对本药过敏患者禁用。

【不良反应】　①心血管：心房颤动、缓慢性心律失常、心肌缺血、肢端缺血、低心输出量、右心力衰竭、缺血性皮肤损伤、消化道缺血，肾脏缺血严重时导致急性肾损伤。②内分泌：低钠血症、水中毒，骤然停药可能导致尿崩。③血液系统：血小板减少、出血。④肝脏：胆红素升高。

【点评】　更大的剂量临床获益不大，联用有利于减少儿茶酚胺类药物用量。

6. 特利加压素：Terlipressin

【剂型规格】　干粉：1mg/支。

【作用机制】　人工合成垂体后叶素类似物，体内释放加压素，有收缩平滑肌作用。

【适应证】　主要用于肝硬化导致的静脉曲张出血、肝肾综合征，也可用于难治性休克。

【用法】　对休克患者：20 ～ 160μg/h，24小时不超过4mg。对肝肾综合征患者：针对1型肝肾综合征，可改善肾功能，但应慎用于终末期肝硬化患者。推荐剂量为：0.5 ～ 1mg，静脉注射，每4 ～ 6小时1次，如3日后血肌酐下降<25%基线，可加至2mg，每4 ～ 6小时1次；若肌酐无下降乃至上升，即时停用；连续使用不超过2周。对静脉曲张出血患者：1mg静脉注射，每4 ～ 6小时1次。

【禁忌证】　①除有生命危险，在妊娠前3个月禁用本药。②如在妊娠后期使用本药，谨遵医嘱。③老年人、心肌局部缺血、严重高血压、心律失常、支气管哮喘患者使用本药时需在密切临床监控下进行。

【不良反应】　常见不良反应：面色苍白、高血压、腹痛、肠蠕动加快或腹部绞痛、恶心、腹泻、头痛等。少见不良反应：心动过缓。未见严重不良反应。偶有报道应用本药后出现心肌梗死、心力衰竭、呼吸困难及注射部位坏死等情况。

【点评】　一项系统评价评估了加压素和特利加压素对血管扩张性休克（主要是脓毒症休克）患者的作用，在使用加压素或特利加压素的患者中，短期死亡率并无显著降低，但使用加压素或特利加压素的患者需要的去甲肾上腺素剂量更少。另一项随机试验比较了加压素与去甲肾上腺素在感染性休克中的作用，结果发现，尽管加压素没有减少死亡率或肾衰竭的天数，但可能减少了需要肾脏替代治疗的肾衰竭发生率。加压素及其类似物是否在休克治疗中存在一席之地，尚有一定争议。

7. 亚甲蓝：Methylthioninium Chloride

【剂型规格】　注射剂：20mg：2ml。

【作用机制】　抑制一氧化氮（NO）和环磷酸鸟苷（cGMP）

合成，两者可导致血管舒张。

【适应证】 非说明书适应证，需签署超适应证同意书。

【用法】 可用于难治性血管麻痹性休克，负荷剂量为2mg/kg，静脉注射，之后可给予1mg/（kg·h）静脉泵入。解毒作用详见后续章节。

【禁忌证】 抢救性用药，不建议用于近期使用5-羟色胺选择性再摄取抑制药等药物的患者，可能导致5-羟色胺综合征。

【不良反应】 ①可收缩肺血管，升高肺动脉压，加重呼吸窘迫综合征的低氧情况。②内脏缺血。③外周血管使用10小时以上可导致局部坏死。④皮肤及尿液呈现不正常颜色（绿色）。

【点评】 亚甲蓝的应用缺乏大样本研究支持，2017年就成人血管麻痹性休克的荟萃分析提示亚甲蓝可提高平均动脉压，降低乳酸水平，但病死率未见差异。2020年针对儿童难治性休克的系统评价提示亚甲蓝可提高平均压且相对安全，但由于研究间异质性较大其结论尚需进一步证实。亚甲蓝目前仅作为难治性血管麻痹性休克不得已时的补救性用药。

血管收缩药物的作用见表2。对常用的血管活性药物而言：①去甲肾上腺素通常作为首选，尤其是心源性休克时。②肾上腺素可导致心律失常和代谢问题，尤其大剂量时。③小剂量特利加压素可作为肾上腺素能药物的替代。④NO抑制药如亚甲蓝仅在难治性休克时可尝试。⑤大剂量血管收缩药物反而可能影响组织灌注。

表2 常用血管收缩药物的作用

受体类型	作用	效果
α肾上腺素能	收缩动脉	升高动脉压，增加心脏后负荷（可能影响心输出量）
	收缩内脏血管	影响内脏灌注
	收缩静脉	增加心脏前负荷（可能增加心输出量）
β肾上腺素能	强心作用	增加心输出量
	心脏变时作用	心率增快或心律失常
	舒张周围血管	低血压
	舒张内脏血管	增加内脏灌注
	影响代谢	高热、糖酵解增加、高乳酸血症、氧消耗增加
	影响免疫	免疫抑制
多巴胺能	舒张内脏血管	增加内脏灌注和肾脏灌注（存疑）
	影响内分泌	垂体功能异常

二、强心药物

1. 多巴酚丁胺：Dobutamine

【剂型规格】 注射剂：20mg：2ml。

【作用机制】 选择性β_1受体激动药，但可激动α_2受体导致血管扩张。

【适应证】 用于器质性心脏病心肌收缩力下降时引起的心力衰竭，如急性心肌梗死泵衰竭、陈旧性心肌梗死伴心力衰竭、扩张型心肌病及风湿性瓣膜病引起的心力衰竭、难治性心力衰竭，也包括心脏外科手术后所致的低排血量综合征，作为短期支持治疗。

【用法】 静脉泵入，$2\sim20\mu g/(kg\cdot min)$。

【禁忌证】 梗阻性肥厚型心肌病患者禁用。忌与碱性药物混合使用。

【不良反应】 ①当平均动脉压低于70mmHg且未出现心室充盈压升高时，可能存在血容量不足，在给予盐酸多巴酚丁胺以前，需要用适当容量的扩容药进行治疗。②给予多巴酚丁胺期间，尽管心室充盈压和心输出量处于适当的水平，动脉血压仍可能维持在低水平或持续下降，此时可能需要考虑同时给予外周血管收缩药，如多巴胺或去甲肾上腺素。③多巴酚丁胺能够使血清钾浓度产生轻度下降。④盐酸多巴酚丁胺可能会引起心率加快或血压升高，特别是收缩压。在临床研究中，约有10%的患者出现心率加快（30次/分或更快）而约有7.5%的患者则出现收缩压升高50mmHg或更高。减少剂量通常使这些作用迅速逆转。⑤由于盐酸多巴酚丁胺能促进房室传导，患有心房扑动或心房颤动的患者可能会发生快速心室率反应。⑥盐酸多巴酚丁胺可能会促进或加剧心室的异位活动，极少数情况下它会引发室性心动过速或心室颤动。

【点评】 虽然儿茶酚胺类药物可能由于变时效应，以及潜在的儿茶酚胺相关心肌病变风险影响其应用，但《新英格兰医学杂志》发表的研究指出，在心源性休克患者中，多巴酚丁胺和米力农在包括住院病死率的复合终点上未见统计学差异。

2. 米力农：Milrinone

【剂型规格】 白色干粉：5mg：5ml。

【作用机制】 米力农为心肌和血管平滑肌cAMP磷酸二酯酶Ⅲ的选择性抑制药，可导致cAMP介导的心肌细胞内钙离子浓度增高和心肌收缩增强，同时可能出现cAMP依赖的收缩蛋白磷酸化，导致血管平滑肌松弛。

【适应证】 失代偿心力衰竭，心源性休克患者的强心作用。

【用法】 负荷剂量：50μg/kg，缓慢静脉注射，10分钟以上，休克患者建议慎用负荷剂量。维持剂量：0.375～0.750μg/（kg·min），加量时注意血压，必要时联合α受体激动药。

【禁忌证】 ①对米力农过敏的患者。②严重室性心律失常患者。③梗阻性肥厚型心肌病患者（可使流出道梗阻加重）。

【不良反应】 ①心血管：室性心律失常、室上性心律失常、低血压、心绞痛。②中枢神经系统：轻至中度头痛。③其他：低钾血症、震颤、血小板减少。个案报道有支气管痉挛。

【点评】 肺动脉高压患者中倾向选择米力农，因其有降低肺动脉压效果。

3. 左西孟旦：Levosimendan

【剂型规格】 注射剂：12.5mg：5ml。

【作用机制】 左西孟旦为钙增敏剂，以钙离子浓度依赖的方式与心肌肌钙蛋白C结合，产生正性肌力作用。另外，可通过腺苷三磷酸（ATP）敏感的钾离子通道开放，产生血管舒张作用，包括冠状动脉和外周静脉，还可抑制磷酸二酯酶Ⅲ。

【适应证】 本药适用于传统治疗（利尿药、血管紧张素转换酶抑制药和洋地黄类药物）疗效不佳，并且需要增加心肌收缩力的急性失代偿心力衰竭的短期治疗失代偿心力衰竭，心源性休克患者的强心作用。

【用法】 负荷剂量：6～12μg/kg，缓慢静脉注射，10分钟以上；如同时应用其他血管扩张药或正性肌力药物时，从6μg/kg开始给药。

维持剂量：0.1～0.2μg/（kg·min），如患者耐受差，出现血压下降时，可减少至0.05μg/（kg·min），持续24小时。

【禁忌证】 ①对左西孟旦及其辅料过敏的患者。②显著影响心室充盈或射血功能的机械性阻塞性疾病。③严重肝、肾功能损伤者。④严重低血压和心动过速患者。⑤有尖端扭转型室性心律失常病史患者。

【不良反应】 最常见的不良反应包括头痛、低血压、室性心动过速。其他常见不良反应还包括低钾血症、失眠、头晕、心动过速、室性期前收缩、心肌缺血、恶心、便秘、腹泻、呕吐、血红蛋白减少等。

【点评】 左西孟旦在危重症领域的应用相对有限，感染性休克患者预防器官功能障碍时并不推荐使用，但可适用于应激性心肌病、右心力衰竭（Ⅱ型肺动脉高压）、尝试脱离动静脉-体外膜氧合（VA-ECMO）支持的患者。

针对循环功能障碍，尤其是心源性循环功能障碍，我们的"武器库"正在不断充实之中，常见循环障碍患者的处理见

表3。

表3　常见循环障碍患者的处理

类型	临床表现	治疗选择
休克前期	血压临界，心输出量下降，意识和尿量正常	强心药
轻度休克	心率增快，血压下降，轻度尿量减少，意识正常，心输出量下降	强心药基础上可考虑加用小剂量升压药，主动脉内球囊反搏（IABP）
重度休克	严重少尿或无尿，乳酸升高，转氨酶升高，意识改变，心输出量明显下降	强心药物联用，联用升压药，需考虑VA-ECMO或心室辅助（Impella）
难治休克	多器官功能衰竭，难治性血管舒张，凝血异常，心输出量显著下降	机械辅助为主，可试用特殊升压药物，如NO抑制药，治疗反应差，预后差

三、血管舒张药物

1. 硝普钠: Nitroprusside

【剂型规格】　注射剂：50mg/瓶。

【作用机制】　使血管内皮细胞释放NO及激活鸟苷酸环化酶，增加细胞内cGMP水平，扩张血管。

【适应证】　①用于高血压急症的紧急降压，也可用于外科麻醉期间进行控制性降压。②用于急性心力衰竭（包括急性肺水肿），也可用于急性心肌梗死或瓣膜（二尖瓣或主动脉瓣）关闭不全时的急性心力衰竭。

【用法】　避光，50mg加入5%葡萄糖溶液中，0.5μg/（kg·min）泵入，根据血压逐渐上调，一般不超过10μg/（kg·min）。

【禁忌证】　代偿性高血压如动静脉分流或主动脉缩窄时禁用。

【不良反应】　①突然停药时，可能发生反跳性血压升高。②血压降低过快过剧，出现眩晕、大汗、头痛、肌肉抽搐、神经紧张或焦虑、烦躁、上腹痛、反射性心动过速或心律失常，症状的发生与静脉给药速度有关。③硫氰酸盐中毒或超量时，可出现运动失调、视物模糊、谵妄、眩晕、头痛、意识丧失、恶心、呕吐、耳鸣、气短。④氰化物中毒或超量时，可出现反射消失、昏迷、心音遥远、低血压、脉搏消失、皮肤呈粉红色、呼吸浅、瞳孔散大。⑤肾功能不全应用超过48小时，建议监测血氰化物或硫氰化物浓度。⑥皮肤光过敏，与疗程及剂量有关，皮肤呈石板

14

蓝样色素沉着，其他过敏性皮疹，停药后消退较快。

【点评】 近年来硝普钠的关注点转入了其作为NO供体在精神病学（如精神分裂症）方面的应用。

2. 酚妥拉明：Phentolamine

【剂型规格】 注射剂：10mg：1ml。

【作用机制】 为α受体阻滞药，能显著降低周围血管阻力，直接扩张小动脉及毛细血管。

【适应证】 用于血管痉挛性疾病、肢端动脉痉挛症、冻疮后遗症、嗜铬细胞瘤的诊断和围手术期防止高血压危象，也可与正性肌力药物联合治疗难治性充血性心力衰竭。

【用法】 以0.3mg/min速度泵入，密切监测血压，必要时可加量至0.5～1.0mg/min。

【禁忌证】 ①对酚妥拉明和有关化合物过敏，对亚硫酸酯过敏者。②低血压、严重动脉硬化、心绞痛、心肌梗死、胃及十二指肠溃疡者。③肾功能不全者。④儿童、高龄老年人。

【不良反应】 主要是动脉血压过低、反射性心动过速、心律失常、全身静脉容量增大和可能出现休克，可能伴随头痛、过度兴奋、视觉障碍、出汗、呕吐、腹泻和低血糖。

【点评】 血压过低是酚妥拉明最主要的不良反应。本药起效及失效均较快，但严重低血压限制了酚妥拉明的应用，基本不作为一线用药。

3. 乌拉地尔：Urapidil

【剂型规格】 注射剂：25mg：5ml。

【作用机制】 阻断外周儿茶酚胺α₁受体，抑制儿茶酚胺的缩血管作用，从而降低外周血管阻力和心脏负荷；通过兴奋中枢5-羟色胺1A受体，调整循环中枢的活性，防止因交感反射引起的血压升高及心率加快。

【适应证】 用于治疗高血压危象或围手术期控制血压。

【用法】 缓慢静脉注射乌拉地尔10～50mg，密切监测血压变化，之后持续静脉滴注，输入速度根据患者的血压酌情调整，100～400μg/min。

【禁忌证】 ①对本药中成分过敏者。②主动脉狭窄或动静脉分流者（肾透析时的分流除外）。③哺乳期妇女。

【不良反应】 ①血管神经性水肿、荨麻疹、鼻塞、阴茎异常勃起、头痛、头晕、恶心、呕吐、出汗、烦躁、乏力、心悸、心律失常、心动过速或过缓、呼吸困难、上胸部压迫感或疼痛等症状，其原因多为血压降得过快所致，通常在数分钟内即可消失，一般无须中断治疗。②偶见直立性低血压。③过敏反应（如瘙痒、皮肤发红、皮疹等）少见。④极个别病例在口服本药时出现血小板计数减少。

【点评】 本药是高选择α受体阻滞药,无反射性心率增快是其优势。

4. 拉贝洛尔:Labetalol

【剂型规格】 注射剂:50mg:10ml。

【作用机制】 具有选择性$α_1$受体和非选择性β受体拮抗作用,两种作用均有降压效应。降压强度与剂量有关,不伴有反射性心动过速和心动过缓,立位血压下降较卧位更明显。

【适应证】 适用于治疗各种类型高血压,尤其是高血压危象,也适用于伴有冠心病的高血压及伴有心绞痛或心力衰竭史的高血压。适用于外科手术前控制血压、嗜铬细胞瘤的围手术期降压治疗、妊娠高血压。

【用法】 1~2mg/kg缓慢注射,必要时15分钟后重复。维持泵入,1~4mg/min。

【禁忌证】 禁用于支气管哮喘、心源性休克、心脏传导阻滞(Ⅱ~Ⅲ度房室传导阻滞)、重度或急性心力衰竭、窦性心动过缓及对本药过敏者。

【不良反应】 偶有头晕、胃肠道不适、疲乏、感觉异常、哮喘加重等。个别患者有直立性低血压。

【点评】 因应用本药有直立性低血压风险,建议卧床使用,用药后平卧2~3小时。

5. 尼莫地平:Nimodipine

【剂型规格】 注射剂:10mg:50ml。

【作用机制】 尼莫地平体外能防止或消除各种血管活性物质(如5-羟色胺、前列腺素和组胺)或血液及其降解产物引起的血管收缩,还可通过对与钙离子通道有关的神经元受体和脑血管受体的作用,保护神经元,稳定神经元的功能,改善脑血流,增加脑的缺血耐受力。尼莫地平能明显地降低蛛网膜下腔出血患者的缺血性神经损伤及死亡率。

【适应证】 蛛网膜下腔出血或急性脑出血。

【用法】 应尽早开始静脉滴注本药,速度为0.5μg/(kg·min),监测血压,以血压不下降或略有下降为宜。

【禁忌证】 禁用于对本药过敏患者。慎用于低血压或脑水肿且颅内压明显升高患者。

【不良反应】 ①胃肠道系统:恶心、胃肠道不适,少数病例出现肠梗阻(肠麻痹所致)。②神经系统:头晕、头痛。③心血管系统:血压明显下降(尤其对于基础血压增高的患者),头痛、潮红、出汗、热感、心率下降或较罕见的心率增快。④血液系统:极个别患者可出现血小板减少症。⑤对实验室检查的影响:转氨酶、碱性磷酸酶及γ-谷氨酰转肽酶升高,肾功能减退,伴有血清尿素和/或肌酐升高。⑥局部反应:局部静脉炎(未经稀释的尼莫地平注射液采用外周血管输注时)。

【点评】 因其脂溶性特点，保障其易透过血脑屏障，高选择性作用于脑血管。

肺血管舒张药物也可以算作广义的血管活性药物，在相关章节会有所阐述，本节不再赘述。

第三节　iPAD及肌松药物

对危重症患者来说，镇静、镇痛具有重大意义。除了提高患者配合度和舒适度外，还可以降低氧耗，协助改善灌注。在监护室里，联合镇静、镇痛、抗谵妄的治疗（iPAD）是危重症患者镇静、镇痛治疗的关键，而对特殊患者尤其是严重急性呼吸窘迫综合征（ARDS）患者，早期的短时间肌松治疗也非常重要。本节拟针对镇静、镇痛、肌松药物进行简单归纳，由于抗谵妄的精神类药物至今在危重症患者中的应用未被证实能改善预后，故本节未涉及抗谵妄药物治疗。

一、镇静药物

镇静，尤其是深度镇静的患者充分配合，无脱管风险，无主诉，似乎是宁静夜班的不二之选。然而，呼吸抑制、膈肌功能受损、心肌抑制、血流动力学不稳定、肠梗阻、肺炎风险增加、压疮风险增加、住院时间延长、长期神经精神系统遗留问题等，也是后期要面对的问题。因此，目标导向的镇静、合理药物的选择、有计划地逐渐减量，是规范化镇静治疗的关键。

1. 丙泊酚: Propofol

【剂型规格】　注射剂: 500mg : 50ml。

【作用机制】　短效全身静脉麻醉药物，30～40秒起效，持续4～6分钟，无镇痛作用。

【适应证与用法】　全麻诱导和维持: 诱导时，通常给予1.5～2.5mg/kg即可；维持时每小时给予4～12mg/kg。重症监护患者辅助通气治疗时的镇静: 每小时给予0.3～4.0mg/kg。

【禁忌证】　对丙泊酚或其赋形剂过敏者。孕妇及产科患者禁用（流产者除外）。不用于1月龄以下新生儿的全麻及16岁以下重症监护儿童的镇静。另外，可少量通过乳汁分泌，应用期间不建议哺乳。

【不良反应】　①可能出现低血压和短暂的呼吸暂停，有发生心动过缓和心脏骤停的病例报道。②诱导时可能出现轻微躁动，个别病例出现肺水肿。③在麻醉恢复期间，极少数病例可能发生恶心、呕吐、头痛、寒战或发冷、欣快感及性欲亢进。极少数病例使用丙泊酚可出现癫痫样活动，如惊厥和角弓反张。④应用丙泊酚后，有发生胰腺炎的罕见病例报道，但没有明显的因果关系。⑤在罕见的病例中，当丙泊酚在ICU用于镇静超过按体重计算的剂量［4mg/（kg·h）］时，有发生横纹肌溶解、代谢性酸中毒、高钾血症或心力衰竭的报道，有时甚至患者死亡，即所谓的丙泊酚输注综合征。⑥本药可引起局部注射部位的疼痛，故可与利多卡因合用或选择前臂大静脉或肘静脉穿刺以减轻该反应。

【点评】 丙泊酚所用辅料包括大豆油、纯化卵磷脂、甘油、油酸、氢氧化钠和注射用水，因此高脂血症及相关并发症如高甘油三酯相关胰腺炎等在长期镇静患者中需要关注。对循环的影响限制在危重症患者插管诱导中的应用。

【剂型规格】 注射剂: 20mg:10ml。赋形剂与丙泊酚类似，包括大豆油、中链甘油三酯、蛋黄卵磷脂、甘油、油酸钠、注射用水等。

【作用机制】 短效全身静脉麻醉药物，起效快，持续 3～5 分钟。

【适应证与用法】 全身麻醉诱导：诱导时，通常给予 0.15～0.30mg/kg。

【禁忌证】 对依托咪酯或其赋形剂、大豆、花生过敏者。不用于 6 月龄以下婴儿及新生儿的麻醉诱导。

【不良反应】 依托咪酯可影响呼吸功能和血管张力，但其对心功能的影响罕见，且发生也通常为轻度。另外，可引起非自主性肌肉运动。然而，依托咪酯通过可逆性左端 11-β-羟化类固醇脱氢酶，抑制肾上腺素细胞合成皮质醇，且抑制作用对促肾上腺皮质激素（ACTH）无反应。

【点评】 依托咪酯为相对安全的诱导药物，重点需要关注的是肾上腺皮质功能的影响。

3. 右美托咪定: Dexmedetomidine

【剂型规格】 注射剂: 200μg:2ml。

【作用机制】 α_2肾上腺素能受体激动药，具有镇静、镇痛、抗交感作用，但不能单独作为全麻手术的镇静或镇痛药物。10～15分钟起效，25～30分钟达峰。

【适应证与用法】 ①麻醉诱导和维持：麻醉前泵入，10～15 分钟内，0.5～1.0μg/kg，术中持续泵入 0.2～0.7μg/（kg·h），同时调整吸入和/或其他静脉麻醉药物。②减轻有创检查过程中的痛苦：类似麻醉，但应密切监测心率、血压变化。③重症机械通气患者维持镇静：0.05～0.70μg/（kg·h），一般不超过1周。④肝功能受损患者中需考虑降低剂量。

【禁忌证】 对药物及其成分过敏者。

【不良反应】 常见不良反应有低血压、心动过缓乃至窦性停搏，也可能有暂时性高血压，用药超过24小时后突然停用可能导致紧张、激动、头痛及高血压。

【点评】 预防谵妄和治疗谵妄是不同的概念，而且需根据临床试验的人群特征，针对特殊的重症人群合理选择使用。

4. 咪达唑仑：Midazolam

【剂型规格】 注射剂：5mg：5ml。

【作用机制】 苯二氮䓬类激动药。

【适应证与用法】 ①麻醉诱导：0.15～0.20mg/kg，通常5～10mg足够。②麻醉维持：0.03～0.10mg/（kg·h），视患者反应调整。③镇静：0.05mg/（kg·h），实际剂量可能要更高，且谵妄风险较高。

【禁忌证】 对苯二氮䓬类药物过敏、重症肌无力、精神分裂症、严重抑郁状态患者禁用。苯二氮䓬类药物禁用于急性闭角型青光眼的患者，而用于开角型青光眼时，患者需预先接受适当的治疗。

【不良反应】 中枢和周围神经系统紊乱及精神紊乱，异常反应如易激惹、无意识运动（包括肌强直/肌阵挛和肌震颤）、亢进、敌对、愤怒、攻击性、阵发性激动或攻击等多见于儿童和老年患者。注射后最常见的反应是生命体征不稳定，包括窒息、低血压等。在长期静脉注射后如中断给药，尤其是骤然停药，可能会伴随戒断症状。局部反应包括注射部位红斑和疼痛、血栓性静脉炎、血栓。

【点评】 苯二氮䓬类药物其实应用已明显减少，然而在伴随惊厥、酒精戒断、严重激惹状态、缓和医疗等情况下还需应用。但滴定最小剂量，尽可能选择间断给药而非连续泵入，是苯二氮䓬类药物应用的发展趋势。

二、镇痛药物

近年来，ICU出院患者的阿片类药物成瘾或依赖问题逐渐受到关注。因此，相对短效、成瘾性低的镇痛药物逐渐涌现，而非阿片类如非甾体抗炎药（NSAIDs）等也作为辅助加以应用。本部分主要介绍危重症患者中常用的持续泵入类阿片类药物。

1. 吗啡：Morphine

【剂型规格】 注射剂：10mg：1ml。

【作用机制】 阿片受体激动药，有强大镇痛作用，明显的镇静作用，具有镇咳作用和呼吸中枢抑制作用，兴奋平滑肌。

【适应证与用法】 适用于其他镇痛药无效的急性锐痛，如严重创伤、战伤、烧伤、晚期癌症等疼痛。小剂量推注，通常静脉5～10mg。心肌梗死而血压尚正常者，应用本药可使患者镇静，并减轻心脏负担。另外，可使心源性肺水肿症状暂时缓解。通常皮下注射10mg。

【禁忌证】 呼吸抑制、颅内压增高、颅脑损伤、支气管哮喘、肺源性心脏病失代偿、甲状腺功能减退、皮质功能不全、前列腺肥大、排尿困难及严重肝功能不全等患者禁用。

【不良反应】 本药应用1周以上可成瘾，需慎用。恶心、呕吐、呼吸抑制、嗜睡、眩晕、便秘、排尿困难、胆绞痛等。偶见瘙痒、荨麻疹、皮肤水肿等过敏反应。急性中毒主要表现为昏迷，呼吸深度抑制，瞳孔极度缩小、两侧对称或呈针尖样大，血压下降，发绀，尿少，体温下降，皮肤湿冷，肌无力，由于严重缺氧致休克、循环衰竭、瞳孔散大、死亡。

【点评】 2021年（doi：10.1002/clc.23691）和2022年（doi：10.1177/17539447221087587）两篇荟萃分析指出，在急性心力衰竭或急性心源性肺水肿患者中应用可能会增加30天的病死率或住院病死率。虽然纳入文献中，回顾性研究贡献了较多病例，但其结果仍值得临床思索：既往的习惯是否真的安全或者是否真的有必要。

2. 芬太尼：Fentanyl

【剂型规格】 注射剂：0.1mg：2ml。

【作用机制】 人工合成的强阿片类受体激动药，镇痛效果是吗啡的60～80倍。

【适应证与用法】 镇痛：0.7～1.5μg/kg静脉注射。持续镇痛：0.7～10μg/（kg·h）。

【禁忌证】 支气管哮喘、呼吸抑制、过敏患者禁用。禁止与单胺氧化酶抑制药（如苯乙肼、帕吉林等）合用。慎用于重症肌无力患者，因其半衰期较长（2～4小时）。

【不良反应】 一般不良反应为眩晕、视物模糊、恶心、呕吐、低血压、胆道括约肌痉挛、喉痉挛及出汗等，偶有肌肉抽搐。严重不良反应为呼吸抑制、窒息、肌肉僵直及心动过缓，如不及时治疗，可发生呼吸停止、循环抑制及心搏骤停等。本药有成瘾性，但较哌替啶轻。

【点评】 对危重症患者而言，近年越来越关注阿片类药物的成瘾性，芬太尼逐渐被更短效的药物所取代。

3. 瑞芬太尼：Remifentanil

【剂型规格】 注射剂：1mg/西林。

【作用机制】 为芬太尼类μ型阿片受体激动药，主要与α₁-酸性糖蛋白结合，在组织和血液中被迅速水解，故起效快，维持时间短。正因为上述优势，近年来的研究发现瑞芬太尼能明显缩短机械通气时间及ICU住院时间，但GRADE分级后证据质量为低级。瑞芬太尼在重症患者镇痛治疗中的应用逐渐增多。其半衰期3～10分钟，起效时间1～3分钟。

【适应证与用法】 镇痛：0.5～1.0μg/kg静脉注射，注射时间大于1分钟。持续镇痛：0.02～0.15μg/（kg·min）。

【禁忌证】 ①本药不能单独用于全麻诱导，即使大剂量使用

21

也不能保证使意识消失。②本药处方中含有甘氨酸，因此不能用于硬膜外和鞘内给药。③已知对本药中各种组分或其他芬太尼类药物过敏的患者禁用。④重症肌无力及易致呼吸抑制患者禁用。⑤禁与单胺氧化酶抑制药合用。⑥禁与血制品经同一路径给药。⑦支气管哮喘患者禁用。

【不良反应】　本药具有μ型阿片受体类药物的典型不良反应，典型不良反应有恶心、呕吐、呼吸抑制、心动过缓、低血压和肌肉强直，上述不良反应在停药或降低输注速度后几分钟内即可消失。在国内外的临床研究中还发现有寒战、发热、眩晕、视觉障碍、头痛、呼吸暂停、瘙痒、心动过速、高血压、激动、低氧血症、癫痫、潮红和过敏。另外，还有一些较少见的不良反应，消化系统包括便秘、腹部不适、口干、胃食管反流、吞咽困难、腹泻、胃灼热、肠梗阻；心血管系统包括心肌缺血、晕厥。

【点评】　目前短效镇痛药物逐渐流行。对ICU患者，疼痛评价相对困难。目前常用的评价方式为重症疼痛观察评分（CPOT），详见表4。

表4　重症疼痛观察评分

项目	描述	评分/分
面部表情	自然，放松，未观察到肌肉紧张	0
	皱眉，低眉，眼眶紧绷，提肌收缩	1
	眼睑轻度闭合，怪异表情	2
肢体活动	不动	0
	缓慢谨慎运动，触摸或抚摸疼痛部位，通过运动获得关注，保护性动作	1
	拉拽管路，试图坐起，猛烈活动，攻击举动	2
被动活动	无抵抗	0
	有抵抗	1
	剧烈抵抗，无法完成	2
人机配合（插管患者）	无警报，配合良好	0
	有警报，非持续	1
	频繁报警，通气阻断	2
语言（非插管患者）	正常语调或者不发声音	0
	叹息，呻吟	1
	喊叫，啜泣	2

上述项目对危重症患者与镇静评价项目重叠较多。

三、肌松药物

肌松药物的应用，应基于充分的镇静，虽然是老生常谈，但在实际工作中仍有人忘记这一关键问题。在难于维持充分镇静镇痛的环境下，不建议应用持续肌松药物泵入；在气管插管过程中，建议在确认患者已充分镇静的基础上，再给予肌松药物。

1. 琥珀酰胆碱：Succinylcholine

【剂型规格】 注射剂：100mg：2ml。

【作用机制】 去极化肌松药。

【适应证与用法】 全麻时气管插管：50～100mg，1分钟左右起效。术中维持肌松：2.5mg/min持续泵入。

【禁忌证】 禁用于青光眼、视网膜剥离、白内障晶体摘除术、低血浆胆碱酯酶、肝功能明显受损、严重贫血、营养障碍、有机磷农药中毒及电解质紊乱者。

【不良反应】 可致眼内压突然升高，大剂量可致呼吸麻痹。术后早期活动可有肌肉疼痛，术后卧床休息者肌痛轻而少。本药无拮抗药。抗胆碱酯酶药如新斯的明不但不能对抗，反能增加其肌松作用。因此应用时应注意。本药与氟烷合用时，体温可突然升高，如发现不及时或抢救不当，死亡率很高。此时需采取快速降温、吸纯氧、纠正酸中毒等进行急救。本药引起肌纤维去极化时使细胞内K^+迅速流至细胞外。正常人血钾上升0.2～0.5mmol/L；严重烧伤、软组织损伤、腹腔内感染、破伤风、截瘫及偏瘫等患者，在本药作用下可引起异常的大量K^+外流致高钾血症，产生严重的室性心律失常甚至心脏停搏。本药拟乙酰胆碱作用可引起心动过缓、窦性心律失常和心脏骤停，尤其是重复大剂量给药最易发生。本药可导致胃内压升高，最高可达$40cmH_2O$，并可引起饱胃患者胃内容反流误吸。

【点评】 琥珀酰胆碱起效快、代谢快是主要优势，但不良反应限制了其进一步应用。

2. 罗库溴铵：Rocuronium

【剂型规格】 注射剂：50mg：5ml。

【作用机制】 起效迅速、中时效的非去极化肌松药。

【适应证与用法】 气管插管快速诱导：0.6mg/kg，1分钟左右起效。维持泵入：5～10µg/（kg·min），可检测肌松程度。

【禁忌证】 对罗库溴铵或溴离子或本药中任何辅料成分有超敏反应者。

【不良反应】 最常发生的不良反应包括注射部位疼痛/反应、生命体征改变和神经肌肉阻滞作用延长。在ICU中联合使用各种神经肌肉阻滞药与皮质类固醇后可能发生肌病。在快速顺序诱导麻醉期间注射部位疼痛，尤其是在患者还未完全失去知觉时，但诱导时联合镇痛药物可以减轻。

上市后有短暂性低血压和高血压的报道，还可能导致心动过速及一过性肺血管阻力增加。

【点评】 罗库溴铵适用于需要适当的麻醉患者。从冰箱取出后，理论上有效期为8周，但实际应用中后期效果会下降。

3. 顺阿曲库铵：Cisatracurium

【剂型规格】 注射剂：10mg：5ml。

【作用机制】 中效、非去极化肌松药。

【适应证与用法】 苯磺顺阿曲库铵的剂量推荐个体化。临床上利用外周神经刺激的方法可以达到顺苯磺阿曲库铵的最佳应用，减少药物过量或剂量不足的可能性以及帮助评价患者恢复情况。诱导插管：0.15mg/kg，2分钟起效。维持泵入：0.18mg/（kg·h），视患者反应调整，多于 $0.06 \sim 0.12$ mg/（kg·h）可达到满意效果。

【禁忌证】 所有已知对顺阿曲库铵、阿曲库铵或苯磺酸过敏及对本药中任何成分过敏的患者禁止使用本药。

【不良反应】 已记录的使用本药的不良反应有皮肤潮红或皮疹、心动过缓、低血压和支气管痉挛。使用神经肌肉阻滞药后可观察到不同程度的过敏反应。极少数情况下，当本药与一种或多种麻醉药合用时，有严重过敏反应的报道。有报道在ICU的严重疾病患者的过长时间使用肌松药后出现肌无力和/或肌病。大部分患者同时接受类固醇制剂。

【点评】 监护室连续使用顺阿曲库铵后，可能需要50分钟左右方可自然恢复。

2016年，危重症专家 Jean-Louis Vincent 提出了 eCASH 的理念，即早期（early）实现舒适配合（comforable，cooperative，calm）、镇痛优先（analgesia first）、目标指导的最小程度镇静（sedatives minimised and targeted）、人性化（humane person/family centred）的危重症患者镇静镇痛理念，对早期移动、促进睡眠节律恢复、调整环境、家人介入等方面提出了更高的要求，也增加了危重症患者的照护压力。尽管如此，对特殊人群，相对较强的镇静镇痛依然有意义，如应用肌松药物患者、癫痫持续状态、严重颅高压、需严格限制活动的手术过程等。基于个体情况的镇静镇痛方案的实施，是危重症患者照护的基础和关键。

第四节　拮抗药物与解毒药物

一、拮抗药物

1. **盐酸纳洛酮注射液**: Naloxone Hydrochloride Injection

【剂型规格】　注射剂: 0.4mg : 1ml。

【作用机制】　纳洛酮为阿片受体拮抗药，本身几乎无药理活性，能竞争性拮抗各类阿片受体，对μ受体有很强的亲和力。不具有其他阿片受体拮抗药的"激动性"或吗啡样效应，不引起呼吸抑制、拟精神病反应或缩瞳反应。

【适应证】　①用于急性阿片类药物过量的诊断。②用于阿片类药物过量，完全或部分逆转阿片类药物引起的呼吸抑制。③解救急性乙醇中毒。④用于阿片类药物复合麻醉术后，拮抗该类药物所致的呼吸抑制，促使患者苏醒。

【用法】　成人阿片类药物过量：首次可静脉注射本药0.4～2.0mg，如果未获得呼吸功能的理想的对抗和改善作用，可隔2～3分钟重复注射给药。如果给10mg后还未见反应，就应考虑此诊断问题。如果不能静脉给药，可肌内给药。术后阿片类药物抑制效应：给药剂量应根据患者反应来确定。首次纠正呼吸抑制时，应每隔2～3分钟，静脉注射0.1～0.2mg，直至产生理想的效果，即有通畅的呼吸和清醒度，无明显疼痛和不适。重度乙醇中毒0.8～1.2mg，1小时后重复给药0.4～0.8mg。肾功能不全患者无须调整剂量。

【禁忌证】　禁用于已知对盐酸纳洛酮或任何其他成分过敏的患者。

【不良反应】　①躯体症状：身体疼痛、发热、流汗、流涕、打喷嚏、竖毛、打哈欠、虚弱、发抖。②神经系统：神经质、躁动不安。③胃肠道系统：腹泻、恶心或呕吐、腹部绞痛。④心血管系统：血压升高、心动过速。⑤急性戒断综合征：身体疼痛、腹泻、心动过速、发热、流涕、打喷嚏、除毛发、出汗、打哈欠、恶心或呕吐、神经质、躁动不安、腹部绞痛、无力和血压升高。⑥其他：死亡、昏迷、肺水肿和心脏骤停。

【点评】　纳洛酮可逆转阿片类药物引起的嗜睡和呼吸抑制，但大约1/3病例会出现症状复发，因为纳洛酮的清除半衰期仅为30～90分钟，因此，某些情况下可能需要重复给予解毒药。

2. **氟马西尼注射液**: Flumazenil Injection

【剂型规格】　注射剂: 0.5mg : 5ml。

【作用机制】　氟马西尼是一种苯二氮䓬类受体拮抗药，它通

25

过竞争性抑制苯二氮䓬类与其受体反应从而特异性阻断其中枢神经作用。

【适应证】 ①作为苯二氮䓬类药物过量时中枢作用的特效逆转药。②终止用苯二氮䓬类药物诱导及维持的全身麻醉。③用于鉴别诊断苯二氮䓬类、其他药物或脑损伤所致不明原因的昏迷。④逆转全身麻醉手术后因使用苯二氮䓬类药物所致的中枢镇静和催眠。

【用法】 成人剂量：可用5%葡萄糖、乳酸钠林格液或普通生理盐水稀释后静脉注射，稀释后应在24小时内使用。①苯二氮䓬类药物过量：首次剂量，在15秒内将氟马西尼0.3mg静脉注射，如果在60秒内未达到所需的清醒程度，可重复使用直至患者清醒或达总量2mg。如果再度出现昏睡，可以每小时静脉滴注0.1～0.4mg药物，滴注速度应根据所要求的清醒程度进行个体调整。②终止用苯二氮䓬类药物诱导及维持的全麻：推荐的初始剂量为15秒内静脉注射0.2mg。如果首次注射后60秒内清醒程度未达到要求，则追加给药0.1mg，必要时可间隔60秒后再追加给药一次，直至最大总量1mg，通常剂量为0.3～0.6mg。

【禁忌证】 ①对本药过敏患者。②对使用苯二氮䓬类药物以控制对生命构成威胁的情况（如用于控制严重头部损伤后的颅内压或癫痫）的患者。③严重抗抑郁药物过量症状的患者。

【不良反应】 ①全身反应：疲劳（乏力）、头痛、注射部位疼痛、注射部位反应（血栓性静脉炎、皮肤异常、皮疹）。②心血管系统：皮肤血管舒张（出汗、潮红、潮热）、心律失常。③消化系统：恶心、呕吐（11%）。④神经系统：躁动（焦虑、神经质、口干、震颤、心悸、失眠、呼吸困难、呼吸过度）（3%～9%），头晕（眩晕、共济失调）（10%），情绪不佳（哭泣异常、人格分裂、欣快感、眼泪增加、抑郁、烦躁不安、偏执狂）。⑤特殊感觉：视觉异常（视野缺损、复视），感觉异常（感觉减退）。

【点评】 由于氟马西尼的血浆消除半衰期短（0.7～1.3小时），而长效或大剂量苯二氮䓬类药物的作用持续时间更长，如给予氟马西尼后发生再镇静，可重复给药直至达到预期效果，但1小时内氟马西尼的累计剂量不应超过3mg。

二、解毒药物

1. 亚甲蓝注射液: Methylthioninium Chloride Injection

【剂型规格】 注射剂：20mg∶2ml。

【作用机制】 不同浓度亚甲蓝会对血红蛋白产生两种相反的作用：①低浓度亚甲蓝会将高铁血红蛋白转化为血红蛋白。②高浓度亚甲蓝将还原型血红蛋白中的二价铁转化为三价铁，从而形成高铁血红蛋白。因为高铁血红蛋白易与氰化物中CN^-结合形成氰化高铁血红蛋白，但数分钟后两者又离解，故仅能暂时抑制CN^-对组织中毒的毒性。

【适应证】 ①对化学物（如亚硝酸盐、硝酸盐、苯胺、硝基苯、三硝基甲苯、苯醌、苯肼等）和含有或产生芳香胺的药物（如乙酰苯胺、对乙酰氨基酚、非那西丁、苯佐卡因等）引起的高铁血红蛋白血症有效。亚甲蓝是高铁血红蛋白水平＞30%的急性中毒性高铁血红蛋白血症的首选治疗药物，也适用于高铁血红蛋白水平为20%～30%的有症状患者，尤其是有肺或心脏合并症的患者。对于高铁血红蛋白水平＜30%的无症状患者，无论有无发绀，均可在停用致病毒品或药物后进行随访，无须治疗。②亚甲蓝对急性氰化物中毒能暂时延迟其毒性。

【用法】 ①亚硝酸盐中毒：重度（症状令人担忧的毒性暴露和/或高铁血红蛋白＞30%），5分钟内静脉给予1～2mg/kg。最佳剂量不明。若高铁血红蛋白水平仍较高（如＞20%）和/或正在上升，可在1小时内重复给药。但由于亚甲蓝可能引起溶血，通常不应给药超过2～3次（＞7mg/kg），即使对于没有G6PD缺乏的患者也如此。轻度（症状不太令人担忧的毒性暴露，且高铁血红蛋白为20%～30%），应从1mg/kg开始给药。②氰化物中毒：一次5～10mg/kg，加入5%葡萄糖注射液20～40ml，缓慢静脉注射，最大剂量为20mg/kg。至口唇发绀消失，再给予硫代硫酸钠。

【禁忌证】 ①葡萄糖-6-磷酸脱氢酶（G6PD）缺乏患者，亚甲蓝可导致溶血。②不建议用于近期使用5-羟色胺选择性再摄取抑制药等药物的患者，会导致5-羟色胺综合征，且可能危及生命。

【不良反应】 本药物静脉注射过速，可引起头晕、恶心、呕吐、胸闷、腹痛。剂量过大，除上述症状加剧外，还可出现头痛、血压降低、心率增快伴心律失常、大汗淋漓和意识障碍。用药后尿液呈蓝色，排尿时可有尿道口刺痛。本药不能通过皮下或肌内注射，会引起局部组织坏死。

【点评】 给予亚甲蓝治疗后，如病情迅速改善且发绀消退的患者无须复查高铁血红蛋白水平，因为亚甲蓝吸收的光波长与之相同，这种干扰会影响高铁血红蛋白检测的准确度。对于发绀复发及缺氧症状复发的患者（可能由于持续使用致病物质），需要重复给予亚甲蓝。

2. 阿托品注射液：Atropine Injection

【剂型规格】 注射剂：0.5mg：1ml。

【作用机制】 阿托品是常见的抗胆碱能药物，作用机制为竞争性拮抗乙酰胆碱或胆碱受体激动药对M胆碱受体的激动作用。

【适应证】 急性有机磷杀虫药中毒。

【用法】 阿托品静脉注射1～4分钟起效，8分钟效果达峰，全身性作用可维持2～3小时，根据中毒程度及临床表现，推荐首次剂量分别为2～4mg、4～10mg、10～20mg。一般首次给药10分钟未见症状缓解即可重复给药，严重患者每5分钟即可重复给药，重复剂量重度中毒多采用首次中度剂量，中度中毒多采用轻度首次量，根据病情变化调整用药，达阿托品化后减量延时。阿托品化后常作为开始维持量的标志，通常要求救治2小时内达阿托品化，延迟阿托品化则增加病死率。

维持量轻度中毒一般为0.5mg，每4～6小时给予一次；中度中毒为0.5～1.0mg，每2～4小时给予一次；重度中毒为0.5～1.0mg，每1～2小时给予一次；3小时以上多采用皮下注射。用药剂量规律明确稳定后，也可阿托品稀释后微量泵相当剂量持续泵入，中至重度中毒疗程一般不少于5天，通过减量口服过渡，逐渐停药。经典阿托品化指标包括口腔皮肤黏膜干燥、颜面潮红、肺部湿啰音显著减少或消失、意识状态好转、瞳孔较前明显扩大、心率明显增快（＞120次/分）。

【禁忌证】 青光眼、前列腺肥大及高热者禁用。

【点评】 急性有机磷杀虫药中毒患者应迅速给予足量阿托品，并使其达到阿托品化，目前临床阿托品化的指标仅作为临床参考指标，不能因盲目"达标"而无限度地使用阿托品，否则易导致阿托品过量或中毒。阿托品化与有机磷杀虫药物的种类、服毒量、中毒时间、洗胃程度、毒物吸收速度、机体对阿托品的敏感性等多种因素有关，主张"在观察中用药和用药中观察"及个体化原则。

3. 氯解磷定: Pralidoxime Chloride

【剂型规格】 注射剂: 0.5g : 2ml。

【作用机制】 本药是肟类化合物，其季铵基团能趋向与有机磷杀虫药结合的已失去活力的磷酰化胆碱酯酶的阳离子部位，它的亲核性基团可直接与胆碱酯酶的磷酸化基团结合，而后共同脱离胆碱酯酶，使胆碱酯酶恢复原态，重新呈现活力。

【适应证】 有机磷中毒。

【用法】 肌内注射或静脉缓慢注射。成人常用首次推荐剂量：轻度中毒0.5～1.0g，中度中毒1.0～2.0g，重度中毒1.5～3.0g，随后以0.5～1.0g每2小时肌内注射一次，随后根据病情酌情延长用药间隔时间，疗程一般3～5天。严重病例可适当延长用药时间。

【禁忌证】 对本药过敏者。

【不良反应】 注射后可引起恶心、呕吐、心率增快，心电图出现暂时性ST段压低和QT间期延长。注射速度过快可引起眩晕、视物模糊、复视、动作不协调。剂量过大可抑制胆碱酯酶、抑制呼吸和引起癫痫样发作。

【点评】 推荐将氯解磷定作为解救急性有机磷杀虫药中毒的首选复能剂，根据军事医学科学院经验，也可以给予多点肌内注射，如无法获得氯解磷定可选用碘解磷定。

4. 药用炭片

【剂型规格】 片剂：0.3g/片。

【作用机制】 该药物是一种安全有效、能够降低胃肠道吸收入血的毒物水平的清除剂，其具有巨大的比表面积，能有效地从胃肠道中吸附毒物，使这些毒性物质不在体内循环，而从肠道排出体外。

【适应证】 食物或生物碱引起的中毒及腹泻等。

【用法】 口服或咀嚼服用，每次50～100g，后加用导泻药物促进其从肠道排出。必要时可以重复服用。肠梗阻是给予活性炭的禁忌证。

【禁忌证】 对于存在肠梗阻患者，应绝对禁用，疑有肠蠕动减少者，应谨慎使用。

【不良反应】 可出现恶心，长期服用可出现便秘。

【点评】 一些研究表明，持续较长时间给药且累积给予较大剂量与较小剂量多次给药相比，其疗效并无差异。

5. 乙酰半胱氨酸注射液：Acetylcysteine Injection

【剂型规格】 注射剂：4g：20ml。

【作用机制】 具有抗氧化和清除氧自由基，乙酰半胱氨酸为还原型谷胱甘肽（GSH）的前体，属体内氧自由基清除剂。其肝脏保护作用的机制尚不十分清楚，可能与维持或恢复谷胱甘肽水平有关。另外，乙酰半胱氨酸也可能通过改善血流动力学和氧输送能力，扩张微循环发挥肝脏保护作用。

【适应证】 ①敌草快中毒：敌草快是一种非选择性速效灭生性除草剂，与百草枯同属联吡啶类化合物。

【用法】 减轻敌草快引起的毒性效应，静脉输液，150mg/（kg·d），每次输注时间大于2小时。②对乙酰氨基酚过量：乙酰半胱氨酸注射液是对乙酰氨基酚过量的解毒剂，最大限度地预防严重肝损伤的关键摄入，治疗间隔为0～8小时。8小时后功效逐渐减弱，服用对乙酰氨基酚15～24小时后开始治疗，其效果有限。给药方案：乙酰半胱氨酸注射液的总推荐剂量为300mg/kg，分3次单独连续给药（即3袋法给予负荷、第二次和第三次剂量）。3剂的总推荐输注时间为21小时。

基于体重的推荐剂量和基于体重的稀释度如下。

（1）体重5～20kg患者：①袋1（负荷剂量），150mg/kg

的乙酰半胱氨酸溶于3ml/kg稀释剂（无菌注射用水、0.45%氯化钠注射液或5%葡萄糖水溶液）中，输注超过1小时给药；袋2（第2剂），50mg/kg的乙酰半胱氨酸溶于7ml/kg稀释剂中，输注超过4小时给药；袋3（第3剂），100mg/kg的乙酰半胱氨酸溶于14ml/kg稀释剂中，输注超过16小时给药。②尚未研究体重＜5kg的推荐剂量。

（2）体重21～40kg患者：袋1（负荷剂量），150mg/kg的乙酰半胱氨酸在溶于100ml的稀释剂中输注1小时给药；袋2（第2剂），50mg/kg的乙酰半胱氨酸溶于250ml稀释剂中输注超过4小时给药；袋3（第3剂），100mg/kg的乙酰半胱氨酸溶于500ml稀释剂中输注超过16小时给药。

（3）体重＞40kg患者：袋1（负荷剂量），150mg/kg的乙酰半胱氨酸溶于200ml稀释剂中输注1小时给药；袋2（第2剂），50mg/kg的乙酰半胱氨酸溶于500ml的稀释剂中输注超过4小时给药；袋3（第3剂），100mg/kg的乙酰半胱氨酸溶于1000ml的稀释剂中输注超过16小时给药。

（4）尚未进行具体研究来评估体重＞100kg患者调整剂量的必要性。有关体重＞100kg患者的剂量要求的信息有限。

【点评】 在治疗过程中应严格控制给药速度（输注时间大于2小时），主要不良反应为与输注速度相关的过敏反应和类过敏反应。

（王春耀　王江山）

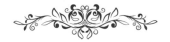

第二章
心血管系统疾病用药

第一节 钙离子通道阻滞药

钙离子通道阻滞药（CCB）是一类选择性阻滞电压门控性钙离子通道，抑制细胞外钙离子内流，降低细胞内钙离子浓度，对外周血管有扩张作用，其降压效果和幅度相对较强；非二氢吡啶类同时可延长窦房结和房室结依赖钙电流产生缓慢扩布的动作电位，具有抗心律失常作用。

适应证： 高血压、冠心病、外周血管疾病、心律失常、原发性肺动脉高压、神经系统疾病等。

禁忌证： ①重度心力衰竭、心源性休克。②主动脉瓣狭窄。③非二氢吡啶类不能用于显著窦房结功能低下或房室传导阻滞者。

不良反应： ①反射性激活交感神经系统引起的头痛、头晕、颜面潮红、心动过速。②周围血管扩张所致的周围性水肿，以胫前、踝部最常见。③心动过缓或房室传导阻滞，多见于非二氢吡啶类CCB。④直立性低血压，主要在与其他降压药物合用时易发生。⑤恶心、便秘、腹痛等消化道症状。⑥失眠、震颤、感觉异常、嗜睡、眩晕等精神神经症状。⑦牙龈增生。

临床应用要点： ①非二氢吡啶类CCB（地尔硫革、维拉帕米）应避免和β受体阻滞药合用，以免诱发或加重对心脏的抑制作用。②长效CCB可作为高血压伴脑血管动脉粥样硬化的首选药物；CCB＋ACEI/ARB、CCB＋β受体阻滞药是多国高血压指南优先推荐的联合降压治疗方案之一。③肾衰竭对CCB的药物代谢动力学影响很小，且CCB不能被透析，故CCB可用于终末期肾病，是肾性高血压的首选。④具有负性肌力作用的CCB对于心肌梗死后伴有左心射血分数下降、无症状的心力衰竭患者可能有害，不宜应用。若心力衰竭合并高血压或心绞痛，CCB宜选用氨氯地平或非洛地平，长期应用的安全性较高。

1. 硝苯地平：Nifedipine

【剂型规格】 片剂：10mg/片。

【适应证与用法】 ①变异型心绞痛：10mg，一日3次，或20～30mg，一日3～4次；心绞痛发作时可舌下含服，单次最大剂量30mg，每日总量不超过120mg。②高血压：10mg，一日3次。

【禁忌证】 详见总述。

【不良反应】 详见总述。

【点评】 硝苯地平因快速降压、血压波动大，并导致反射性心动过速，从而增加不良事件风险，已不推荐常规降压使用，并基本退出临床使用。

2. 硝苯地平控释片: Nifedipine Controlled Release Tablet

【剂型规格】 片剂: 30mg/片。

【适应证与用法】 30mg, 一日1次, 根据血压情况可增加剂量至60mg, 一日1次或每12小时1次, 最大剂量120mg/d, 不能掰开或碎服。

【禁忌证】 详见总述。

【不良反应】 详见总述。

【点评】 硝苯地平控释片强效、平稳; 具有抗动脉粥样硬化、改善动脉内皮功能; 微囊控释技术, 每日1次, 依从性好。

3. 硝苯地平缓释片: Nifedipine Sustained Release Tablet

【剂型规格】 片剂: 10mg/片, 20mg/片。

【适应证与用法】 高血压: 10 ~ 20mg, 一日2次。

【禁忌证】 详见总述。

【不良反应】 详见总述。

【点评】 硝苯地平缓释片应用不如硝苯地平控释片(拜新同)广泛, 但剂量较低、可用于硝苯地平控释片不耐受患者。

4. 非洛地平: Felodipine

【剂型规格】 缓释片剂: 5mg/片。

【适应证与用法】 高血压: 5mg, 一日1次, 根据情况可减少至2.5mg/d或增加至20mg/d。

【禁忌证】 详见总述。

【不良反应】 详见总述。

【点评】 非洛地平较其他二氢吡啶类CCB对血管平滑肌选择性抑制作用强于对心肌作用, 未发现明确的心肌负性肌力作用; 经肝脏CYP450系统代谢, 肝功能不全者注意减量。

5. 氨氯地平: Amlodipine

【剂型规格】 片剂: 5mg/片, 2.5mg/片。

【适应证与用法】 高血压: 2.5 ~ 10mg, 一日1次。

【禁忌证】 详见总述。

【不良反应】 详见总述。

【点评】 氨氯地平血管选择性强, 与受体结合和解离的速度慢, 起效慢、作用时间长, 最大降压效应出现在用药后2 ~ 4周; 比较容易出现外周血管扩张效应导致下肢水肿, 继续用药可自行消失; 牙龈增生较其他CCB更为常见。

6. 氨氯地平阿托伐他汀钙: Amlodipine Besylate and Atorvastation Calcium

【剂型规格】 片剂: 苯磺酸氨氯地平5mg/片＋阿托伐他汀钙10mg/片。

【适应证与用法】 用于高血压和高脂血症。1片, 一日1次。

【禁忌证】 详见总述。

【点评】 复方制剂，强化抗动脉粥样硬化作用，改善动脉内皮功能。

7. 拉西地平：Lacidipine

【剂型规格】 片剂：4mg/片。

【适应证】 用于高血压。

【用法】 2～8mg，一日1次。

【禁忌证】 详见总述。

【不良反应】 详见总述。

【点评】 本药是第三代高度脂溶性二氢吡啶类CCB，作用时间长，药力作用强。

8. 乐卡地平：Lercanidipine

【剂型规格】 片剂：10mg/片。

【适应证】 用于轻至中度原发性高血压。

【用法】 10mg，一日1次。

【禁忌证】 详见总述。

【不良反应】 详见总述。

【点评】 乐卡地平是新一代二氢吡啶类CCB，高血管选择性、高脂溶性，起效时间较慢而作用时间长。

9. 贝尼地平：Benidipine

【剂型规格】 片剂：4mg/片，8mg/片。

【适应证与用法】 用于原发性高血压：2～4mg，一日1次，每日最大剂量8mg；用于心绞痛：4mg，一日2次。

【禁忌证】 详见总述。

【不良反应】 详见总述。

【点评】 贝尼地平能均衡扩张肾小球出球小动脉和入球小动脉，保护肾脏。

10. 尼莫地平：Nimodipine

【剂型规格】 片剂：30mg/片，20mg/片。

【适应证与用法】 用于脑血管病及其导致的脑供血不足，轻至中度原发性高血压，还可用于血管性头痛、缺血性突发性聋。30～40mg，一日3次，每日最大剂量240mg。

【禁忌证】 严重低血压，脑水肿或颅内压明显升高。

【不良反应】 详见总述。

【点评】 合并脑血管疾病者优先选用尼莫地平。

11. 尼群地平：Nitrendipine

【剂型规格】 片剂：10mg/片。

【适应证与用法】 用于各型高血压，10mg，一日1次，或10～20mg，一日2次，或10mg，一日3次。

【禁忌证】 详见总述。

【不良反应】 详见总述。

【点评】 尼群地平降压作用在1～2小时最大，可持续6～8小时；对冠状动脉及外周血管均有较强的选择性，可作为临时短效降压的备用选择。

12. 尼卡地平：Nicardipine

【剂型规格】 片剂：40mg/片；针剂：10mg：10ml。

【适应证与用法】 用于高血压、劳力型心绞痛：20～40mg，一日3次；静脉用于高血压急症：0.5～6μg/（kg·min）静脉滴注；静脉用于手术时异常血压升高的短期处置：2～10μg/（kg·min）静脉滴注。

【禁忌证】 重度主动脉瓣狭窄，脑卒中急性颅内压增高，脑出血尚未完全止血者。

【不良反应】 详见总述。

【点评】 尼卡地平有高度血管选择性，可增加心、脑、肾等主要脏器的血流量。

13. 地尔硫䓬：Diltiazem

【剂型规格】 缓释胶囊：90mg/粒；粉针：10mg/支。

【适应证与用法】 用于心绞痛、高血压、肥厚型心肌病（梗阻性）、原发性肺动脉高压。口服：90mg，一日1～2次；血流动力学正常的室上性心动过速或快速心房颤动控制心室率：10mg＋0.9%氯化钠注射液20ml，3分钟以上缓慢静脉注射；手术室异常高血压处置及高血压急诊：10mg，缓慢静脉注射，或以5～15μg/（kg·min）速度静脉泵入，血压降至目标值后根据血压情况调整速度；变异型心绞痛或不稳定性心绞痛：以1～5μg/（kg·min）速度静脉泵入，最大速度5μg/（kg·min）。

【禁忌证】 ①病态窦房结综合征、二度或三度房室传导阻滞未安装起搏器者。②严重低血压或心源性休克。③急性心肌梗死。④严重充血性心力衰竭。⑤严重心肌病（射血分数减低）。⑥妊娠。

【不良反应】 详见总述。

【点评】 地尔硫䓬因有传导阻滞作用和心肌负性肌力作用，用药需注意监测心率和血压，尤其静脉用药必须小剂量开始，并需持续心电、血压监测。可能导致严重心动过缓、严重房室传导阻滞甚至心脏停搏，用药前要备好抢救药物设备，充分知情同意。

14. 维拉帕米：Verapaminl

【剂型规格】 注射剂：5mg：2ml；缓释片：240mg/片；片剂：40mg/片。

【适应证与用法】 阵发性室上性心动过速、心房颤动、心房扑动控制心室率：5～10mg稀释后静脉缓慢注射至少2分钟以上，首剂15～30分钟后可重复给药一次，或以每小时5～10mg

静脉滴注，每日总量不超过50～100mg；口服治疗心绞痛、高血压、肥厚型心肌病（梗阻性）或预防阵发性室上性心动过速发作：缓释片，120mg，一日1次，或240mg，一日2次；普通片剂，40～80mg，一日3次。

【禁忌证】 病态窦房结综合征、严重房室传导阻滞、严重心力衰竭、心源性休克或严重低血压，预激综合征伴心房颤动、心房扑动，基础使用胺碘酮、地高辛、β受体阻滞药者慎用。

【不良反应】 详见总述。

【点评】 维拉帕米因有传导阻滞作用和心肌负性肌力作用，肝肾功能不全时应慎用并注意减量。

第二节　血管紧张素转换酶抑制药

　　血管紧张素转换酶（ACE）可将无活性的血管紧张素Ⅰ转换为血管紧张素Ⅱ，后者为强血管收缩物质。血管紧张素转换酶抑制药（ACEI）可竞争性抑制循环和组织中的ACE，减少血管紧张素Ⅱ的生成，从而抑制血管收缩、减少醛固酮的分泌，达到抑制肾素-血管紧张素-醛固酮系统（RAAS）的作用。同时能抑制激肽酶Ⅱ，使激肽聚集，增加前列腺素及其代谢产物生成，促使血管扩张、血压下降。此外，本类药也可直接作用于血管，降低血管阻力，尤其增加肾血流量；降低交感神经系统活性、改善内皮功能及血管、心肌重构。本类药适用于高血压、冠心病、心力衰竭、急性心肌梗死后（LVEF＜50％）、左心室肥厚、慢性肾病、蛋白尿/微量蛋白尿、代谢综合征的患者，并可以降低心脑血管疾病的死亡风险，显著降低患者的病残率、病死率等。

　　禁忌证：①过敏反应。②有使用ACEI类药物曾出现致命性不良反应史，如血管神经性水肿的患者。③双侧肾动脉狭窄。④慎用于血肌酐＞265.2μmol/L或急性肾衰竭患者。⑤高钾血症。⑥有症状性低血压。⑦严重心力衰竭。⑧妊娠。

　　不良反应：①刺激性干咳，最常见，可能与缓激肽聚集相关，用药早期即可出现，随着用药时间的延长症状不会趋于缓解，停药后可消失。②血管神经性水肿，可出现在肢端、面部、口唇等部位，如发生在舌、声门、喉部则可引起气道梗阻，严重者可致命。处理应立刻停药，皮下注射肾上腺素、静脉注射氢化可的松。③低血压，血压下降与以前是否使用利尿药治疗相关，也与患者血浆肾素及血管紧张素Ⅱ水平相关，尤其是老年人、血容量不足和心力衰竭患者容易发生。④血钾升高，尤其是肾功能障碍者。⑤肾功能恶化，ACEI扩张肾小球入球小动脉的程度小于扩张出球小动脉的程度，肾小球处于相对缺血状态，肾小球滤过率不同程度降低，可致肌酐不同程度升高，若未早期发现可发生血尿、蛋白尿、急性肾衰竭等。⑥其他，包括皮疹、味觉障碍、粒细胞减少、男性乳腺发育、低血糖、低钠血症等。

　　临床作用要点：①治疗慢性心力衰竭的基石，应从小剂量开始，若可以耐受则每隔1～2周逐渐加量至靶剂量或最大耐受剂量，滴定过程及靶剂量需个体化。起始治疗后1～2周应检测肾功能和血钾，血清肌酐增高超过基础值的30％～50％应考虑减量或停药。②ACEI对慢性射血分数减低性心力衰竭患者应终身应用，避免突然撤药，并尽早联用β受体阻滞药，注意切勿因不能到达ACEI的靶剂量而推迟使用β受体阻滞药。治疗心力衰竭的疗效在数周、数月甚至更长时间才会出现。③ACEI＋利尿药、ACEI＋CCB是多国高血压指南优先推荐的联合降压方案之一。④指南推荐在急性心肌梗死后早期使用ACEI以减低病死率，前壁心肌梗死伴有左心力衰竭的患者获益最大。在无禁忌的情况下，血运重建后血流动力学稳定即可小剂量开始使用ACEI。

1. 卡托普利：Captopril

【剂型规格】 片剂：12.5mg/片，25mg/片。

【适应证与用法】 高血压：12.5mg，一日2～3次，按需要1～2周内增加至50mg，一日2～3次；慢性心力衰竭：6.25mg，一日3次起始，常用12.5～25mg，一日2～3次，靶剂量50mg，一日3次。

【禁忌证】 详见总述。

【不良反应】 详见总述。

【点评】 卡托普利口服起效快，1.0～1.5小时药物浓度达峰，作用持续6～12小时，常用于血压波动时临时短效降压使用（替代既往广泛应用的硝苯地平片）；刺激性干咳比较常见，部分不能耐受者需停药。

2. 复方卡托普利制剂：Compound Captoprit

【剂型规格】 片剂：卡托普利10mg/片＋氢氯噻嗪6mg/片。

【适应证与用法】 高血压：起始剂量1～2片，一日2～3次，按需要1～2周内增加至2片，一日2～3次；慢性心力衰竭：起始剂量1片，一日2～3次，必要时逐渐增加至2片，一日2～3次。

【禁忌证】 详见总述。

【不良反应】 详见总述。

【点评】 复方卡托普利制剂每片含有氢氯噻嗪6mg，配合降压。

3. 依那普利：Enalapril

【剂型规格】 片剂：5mg/片。

【适应证与用法】 高血压：5～10mg，一日1～2次；最大剂量每日40mg；心力衰竭起始剂量2.5mg，一日2次，靶剂量10～20mg，一日2次。

【禁忌证】 详见总述。

【不良反应】 详见总述。

【点评】 依那普利半衰期11小时，降压作用可维持24小时，药效为卡托普利的10～20倍。

4. 依那普利叶酸片：Enalapril and Folic Acid Tablet

【剂型规格】 片剂：依那普利10mg/片＋叶酸0.8mg/片。

【适应证与用法】 H型高血压，即伴有同型半胱氨酸升高的高血压，起始量半片，一日1次；维持量1～2片，一日1次。

【禁忌证】 基本同依那普利。

【不良反应】 基本同依那普利。

【点评】 依那普利叶酸片同时可降低同型半胱氨酸。

5. 贝那普利：Benazepril

【剂型规格】 片剂：10mg/片。

【适应证与用法】 高血压：通常10mg，一日1次，可增加至20mg，一日1～2次，每日最大剂量40mg；慢性心力衰竭：起始剂量2.5mg，一日1次，靶剂量40mg，一日1次。

【禁忌证】 详见总述。

【不良反应】 详见总述。

【点评】 贝那普利为第二代羧基类ACEI，半衰期约为10小时，作用可持续24小时，2～3天达稳态，可增加肾血流和排钠作用，改善肾功能。

6. 贝那普利氢氯噻嗪片：Benazepril and Hydrochlorothiazide Tablet

【剂型规格】 片剂：贝那普利10mg/片＋氢氯噻嗪12.5mg/片。

【适应证与用法】 单药不能控制的高血压，1～2片，一日1次。

【禁忌证】 详见总述。

【不良反应】 详见总述。

【点评】 贝那普利氢氯噻嗪片为ACEI与氢氯噻嗪复合制剂，作用机制互补，尤其适用于盐敏感型高血压。

7. 咪达普利：Imidapril

【剂型规格】 片剂：10mg/片。

【适应证与用法】 高血压：2.5～10mg，一日1次，最大剂量20mg，一日1次；慢性心力衰竭：起始剂量2.5～5mg，一日1次，靶剂量10mg，一日1次。

【禁忌证】 详见总述。

【不良反应】 详见总述。

【点评】 咪达普利每日用药1次，持续作用24小时，3～5天后达稳态血药浓度，咳嗽发生率较低。

8. 福辛普利：Fosinopril

【剂型规格】 片剂：10mg/片。

【适应证与用法】 高血压：10mg，一日1次，维持量10～40mg，一日1次；慢性心力衰竭：10mg，一日1次，靶剂量40mg，一日1次。

【禁忌证】 详见总述。

【不良反应】 详见总述。

【点评】 福辛普利为第三代水溶性、含磷基的ACEI，肝肾双通道代谢，尤其适合治疗糖尿病肾病、肾功能不全及老年患者。

9. 培哚普利: Perindopril

【剂型规格】 片剂: 4mg/片。

【适应证与用法】 高血压: 起始剂量4mg, 一日1次, 最大剂量, 8mg, 一日1次; 慢性心力衰竭: 起始剂量2mg, 一日1次, 靶剂量4～8mg, 一日1次。

【禁忌证】 详见总述。

【不良反应】 详见总述。

【点评】 培哚普利为第三代脂溶性ACEI, 口服4～8小时后达最大效应, 作用持续24小时, 4日后血药浓度达稳态; 降压作用温和, 心力衰竭患者更易于达到靶剂量。

10. 培哚普利吲哒帕胺片: Pedolopride and Indapamide Tablet

【剂型规格】 片剂: 培哚普利4mg/片 + 吲哒帕胺1.25mg/片。

【适应证与用法】 高血压: 1片, 一日1次, 血压不能控制时可增至2片, 一日1次。

【禁忌证】 详见总述。

【不良反应】 详见总述。

【点评】 培哚普利吲哒帕胺片是ACEI与吲哒帕胺(噻嗪类利尿药)的复方制剂, 用于单药不能控制的高血压, 尤其是盐敏感型高血压。

11. 雷米普利: Ramipril

【剂型规格】 片剂: 5mg/片。

【适应证与用法】 高血压: 起始剂量2.5mg, 一日1次, 维持剂量5mg, 一日1次, 最大剂量20mg, 一日1次; 慢性心力衰竭: 初始剂量2.5mg, 一日1次, 根据需要1～2周后可加量, 一日1～2次给药, 靶剂量10mg, 一日1次; 急性心肌梗死后(2～9日)轻至中度心力衰竭患者: 只能在住院的情况下对血流动力学稳定的患者进行, 起始剂量2.5mg, 一日2次, 若不能耐受可采用1.25mg, 一日2次, 酌情加量, 靶剂量10mg, 一日1次。

【禁忌证】 详见总述。

【不良反应】 详见总述。

【点评】 雷米普利为第三代脂溶性部分前体药, 能减轻心脏负荷, 在心力衰竭时可扩张动脉与静脉, 降低周围血管阻力(后负荷)和肺毛细血管压力(前负荷), 从而改善心输出量, 能显著降低病死率和主要心血管事件的发生率(循证医学证据较为充分)。

12. 赖诺普利: Lisinopril

【剂型规格】 片剂: 5mg/片, 10mg/片。

【适应证与用法】 高血压：起始剂量10mg，一日1次，一般维持剂量10～40mg，一日1次，最大剂量80mg/d；慢性心力衰竭：起始剂量2.5～5.0mg，一日1次，靶剂量20～40mg/d。

【禁忌证】 详见总述。

【不良反应】 详见总述。

【点评】 赖诺普利第三代唯一本身为水溶性的ACEI，无须经肝代谢转换即有活性，半衰期为12.6小时。

第三节　血管紧张素Ⅱ受体阻滞药

血管紧张素Ⅱ受体阻滞药（ARB）的问世，被誉为20世纪90年代心血管药物的一个里程碑。其适应证和禁忌证基本同ACEI，一般作为不能耐受ACEI的替代选择。目前临床上广泛使用的均为AT_1高度选择性阻滞药，通过可逆性、竞争性阻滞AT_1受体与血管紧张素Ⅱ的结合，抑制血管紧张素Ⅱ的血管收缩作用及醛固酮分泌作用，从而抑制RAAS活性。ARB与ACEI相比，ARB抑制RAAS的作用更完全，而且不影响ACE和缓激肽的降解，出现咳嗽和血管神经性水肿的可能小，且降压作用更强。

不良反应：常见的有头痛、眩晕、心悸、低血压，少见的有咳嗽、高钾血症、肾功能恶化、血管神经性水肿等。

临床应用要点：①目前ARB获批的适应证包括高血压、慢性心力衰竭、左心室肥厚、慢性肾病、急性心肌梗死后、预防心房颤动发作、代谢综合征、不能耐受ACEI的替代治疗。②治疗慢性心力衰竭应从小剂量开始，在患者耐受的基础上逐渐增加至最大耐受剂量或靶剂量。在开始用药第1～2周应监测血压、肾功能和血钾。③对因咳嗽或血管水肿不能耐受ACEI者，缬沙坦和坎地沙坦已经显示出降低住院率和病死率的益处。④对于常规治疗（包括ACEI）后心力衰竭症状持续存在且LVEF低下者，可考虑加用ARB。但目前尚无推荐ACEI＋ARB＋醛固酮受体拮抗药同时使用，避免高钾血症的发生。⑤ARB降压作用起效缓慢，平稳增强，一般在4～8周时作用才最大。限制钠盐摄入或合并使用利尿药可使起效迅速和作用增强，ARB＋利尿药/CCB是多国指南优先推荐的联合降压方案之一。

1. 氯沙坦: Losartan

【剂型规格】　片剂：50mg/片。

【适应证与用法】　高血压：50mg，一日1次，部分患者可增至100mg，一日1次；慢性心力衰竭，初始剂量12.5mg，一日1次，可逐渐增加至50mg，一日1次，靶剂量100mg，一日1次。

【禁忌证】　基本同ACEI类药物。

【不良反应】　详见总述。

【点评】　氯沙坦是第一个用于治疗高血压的非肽类ARB，对血管紧张素Ⅱ受体（AT_1型）具有高度选择性，其代谢产物活性比母体高10～40倍，并具有口服有效、高亲和力、高选择性和无激动活性的特点；3～6周可达最大降压效果。降压作用比较缓和，有促进尿酸排泄作用，可适用于合并高尿酸血症患者。

2. 氯沙坦钾氢氯噻嗪：Losartan and Hydrochlorothiazide

【剂型规格】 片剂：氯沙坦钾50mg/片＋氢氯噻嗪12.5mg/片。

【适应证与用法】 轻至中度高血压：1片，一日1次，对反应不足的患者可增至2片，一日1次。

【禁忌证】 基本同ACEI类药物。

【不良反应】 详见总述。

【点评】 氯沙坦和氢氯噻嗪具有协同作用，比单独使用降压作用更强；氯沙坦有促尿酸排泄作用，两者合用可减轻利尿药所致的高尿酸血症。

3. 缬沙坦：Valsartan

【剂型规格】 胶囊：80mg/片。

【适应证与用法】 高血压：80～160mg，一日1次，每日最大剂量320mg；慢性心力衰竭：起始剂量20～40mg，一日2次，靶剂量80～160mg，一日2次。

【禁忌证】 基本同ACEI类药物。

【不良反应】 详见总述。

【点评】 缬沙坦为强效和特异性的非肽类ARB，对AT_1型受体的亲和力比AT_2型受体高20 000倍，降压同时不影响心率，不影响胆固醇、甘油三酯、血糖或尿酸；降压效果中等强度，2～4周可起到最大降压作用，但胶囊制剂调整剂量稍困难。

4. 缬沙坦氢氯噻嗪：Valsartan and Hydrochlorothiazide

【剂型规格】 片剂：缬沙坦80mg/片＋氢氯噻嗪12.5mg/片。

【适应证与用法】 高血压：1片，一日1次，对反应不足的患者可增至2片，一日1次。

【禁忌证】 基本同ACEI类药物。

【不良反应】 详见总述。

【点评】 缬沙坦钾氢氯噻嗪为ARB与氢氯噻嗪复方制剂，两者具有协同作用，适用于盐敏感型高血压。

5. 缬沙坦氨氯地平：Valsartan Amlodipine

【剂型规格】 片剂：缬沙坦80mg/片＋氨氯地平5mg/片。

【适应证与用法】 用于单药不能控制的高血压，1片，一日1次。

【禁忌证】 参考前述钙离子拮抗药和ACEI类药物。

【不良反应】 参考前述钙离子拮抗药和ACEI类药物。

【点评】 ARB可以减轻CCB引起的外周水肿和交感神经激活，起协同效应，提高患者依从性。

6. 替米沙坦：Telmisartan

【剂型规格】 片剂：80mg/片。

【适应证与用法】 高血压：起始剂量40mg，一日1次，维持剂量20～80mg，一日1次；慢性心力衰竭：起始剂量40mg，一日1次，靶剂量80mg，一日1次。

【禁忌证】 基本同ACEI类药物。

【不良反应】 详见总述。

【点评】 替米沙坦能有效升高血管紧张素Ⅱ水平和降低醛固酮水平；用药后4～8周发挥最大降压作用，起效慢，降压作用强而持久。

7. 替米沙坦氢氯噻嗪：Telmisartan and Hydrochlorothiazide

【剂型规格】 片剂：替米沙坦80mg/片＋氢氯噻嗪12.5mg/片。

【适应证与用法】 用于单药不能控制的高血压，1片，一日1次。

【禁忌证】 基本同ACEI类药物。

【不良反应】 详见总述。

【点评】 替米沙坦氢氯噻嗪为ARB与氢氯噻嗪复方制剂，两者具有协同作用，适用于盐敏感型高血压。

8. 坎地沙坦：Candesartan

【剂型规格】 片剂：8mg/片。

【适应证与用法】 高血压：4～12mg，一日1次；慢性心力衰竭：起始剂量4～8mg，一日1次，靶剂量32mg，一日1次。

【禁忌证】 基本同ACEI类药物。

【不良反应】 详见总述。

【点评】 坎地沙坦为前体药，体内水解代谢产物方有活性；2～4周达完全疗效；目前慢性心力衰竭循证证据最多的ARB，降压强度中等。

9. 奥美沙坦酯：Olmesartan Medoxomil

【剂型规格】 片剂：20mg/片。

【适应证与用法】 高血压：20～40mg，一日1次。

【禁忌证】 基本同ACEI类药物。

【不良反应】 详见总述。

【点评】 奥美沙坦酯为前体药，水解为奥美沙坦后起作用；1～2小时起效，3～5天达稳态，降压最强的ARB。

10. 奥美沙坦氢氯噻嗪：Olmestartan and Hydrochlorothiazide

【剂型规格】 片剂：奥美沙坦酯20mg/片＋氢氯噻嗪12.5mg/片。

【适应证与用法】 单药难以控制的高血压，1片，一日1次。

【禁忌证】 基本同ACEI类药物。

【不良反应】 详见总述。

【点评】 奥美沙坦氢氯噻嗪为ARB与氢氯噻嗪复方制剂，两者具有协同作用，适用于盐敏感型高血压。

11. 厄贝沙坦: Irbesartan

【剂型规格】 片剂: 150mg/片。

【适应证与用法】 高血压: 150 ～ 300mg, 一日1次; 慢性心力衰竭: 起始剂量75 ～ 150mg, 一日1次, 靶剂量300mg, 一日1次。

【禁忌证】 基本同ACEI类药物。

【不良反应】 详见总述。

【点评】 厄贝沙坦具备独立于降压作用外的肾脏保护作用, 可缓解肾脏疾病的进展, 降压作用较强。

12. 厄贝沙坦氢氯噻嗪: Irbestartan and Hydrochlorothiazide

【剂型规格】 片剂: 厄贝沙坦150mg/片＋氢氯噻嗪12.5mg/片。

【适应证与用法】 高血压: 1 ～ 2片, 一日1次。

【禁忌证】 基本同ACEI类药物。

【不良反应】 详见总述。

【点评】 厄贝沙坦氢氯噻嗪: ARB与氢氯噻嗪复方制剂, 两者具有协同作用, 适用于盐敏感型高血压。

13. 阿利吉仑: Aliskiren

【剂型规格】 片剂: 150mg/片, 300mg/片。

【适应证与用法】 原发性高血压: 常规150mg, 一日1次, 对血压仍不能控制者可增至300mg, 一日1次。

【禁忌证】 有阿利吉仑引起血管神经性水肿病史, 妊娠中晚期, 禁止与环孢素、伊曲康唑、奎尼丁、维拉帕米等联用, 重度肾功能异常患者 [估算肾小球滤过率 (eGFR) ＜30ml/min] 不推荐使用。

【不良反应】 血管神经性水肿, 低血压。

【点评】 阿利吉仑为全球第一个直接肾素抑制药, 从源头阻断RAS, 不推荐与ACEI/ARB联用。

14. 沙库巴曲缬沙坦钠: Sacubitril and Valsartan

【剂型规格】 片剂: 100mg/片。

【适应证与用法】 慢性心力衰竭: 起始剂量25 ～ 50mg, 一日2次, 靶剂量200mg, 一日2次; 原发性高血压: 常规200mg, 一日1次, 对血压仍不能控制者可增至400mg, 一日1次。

【禁忌证】 禁止联合ACEI, 有ACEI或ARB相关血管神经性水肿或特发性血管神经性水肿病史者, 重度肾功能异常患者 (eGFR＜30ml/min) 不推荐使用。

【不良反应】 血管神经性水肿, 低血压, 高血钾。

【点评】 沙库巴曲缬沙坦钠全球第一个血管紧张素受体脑啡肽酶抑制药 (ARNI), 临床研究明确证实在射血分数减低的心力衰竭人群中可降低心血管死亡和心力衰竭住院的风险, 指南推荐作为射血分数减低的心力衰竭人群抗心肌重构治疗的首选一线药物，但对血压影响较大，需缓慢逐步滴定剂量。后适应证逐步推广到高血压人群，可更好地改善预后并预防靶器官损伤。不推荐与ACEI/ARB联用，且要求由ACEI、ARB切换为ARNI时间隔至少48小时或24小时，以减少血管神经性水肿的风险。

第四节　β受体阻滞药

β受体阻滞药具有抗高血压、降低心肌氧耗、增加冠状动脉血流、改善心功能、抗心律失常、降低血浆肾素和交感神经活性等作用，适用于不同程度的高血压、冠心病、快速室上性心律失常、肥厚型心肌病、主动脉夹层、慢性心力衰竭等患者。

禁忌证：①过敏。②心源性休克。③不稳定性、失代偿性慢性心力衰竭。④有症状的心动过缓、病态窦房结综合征、二度或三度房室传导阻滞。⑤症状性低血压。⑥严重的周围血管疾病。⑦支气管哮喘、慢性阻塞性肺疾病急性加重期。

内在拟交感活性：有些β受体阻滞药在与β受体结合后除阻断受体外，对β受体具有部分激动作用，称为内在拟交感活性（ISA）。ISA较强的药物在临床应用时，其抑制心肌收缩力、减慢心率和收缩支气管的作用一般较无ISA的药物弱。

不良反应：①低血压。②心动过缓、房室传导阻滞。③液体潴留和心力衰竭恶化（常发生于起始治疗3～5日）。④支气管痉挛、哮喘发作。⑤代谢、内分泌紊乱，血糖、血脂异常、高钾血症。⑥抑郁、疲乏、头痛、失眠等。⑦撤药综合征：长期治疗后突然停药可发生高血压、心律失常和心绞痛恶化。⑧加重肢体功能障碍和末梢循环性疾病，如无症状外周动脉病患者用药后可能会导致间歇性跛行。

临床应用要点：①如果在应用β受体阻滞药降压时需要加药，应优先考虑CCB，而不用噻嗪类利尿药，避免增加发生糖尿病的危险。亲脂性β受体阻滞药容易透过血脑屏障，可发生与其相关的中枢神经系统不良反应，如多梦、幻觉、失眠、疲乏及抑郁症。②目前临床试验已经证实可有效降低慢性心力衰竭死亡率的只有3种：美托洛尔、比索洛尔和卡维地洛。③β受体阻滞药治疗慢性心力衰竭应从极小剂量开始，逐步增加至靶剂量，避免突然停药引起反跳现象。减量应缓慢，每2～4日减量1次，2周内减完。β受体阻滞药的治疗应个体化，一般以用药后最终静息心率55～60次/分为达标剂量（靶剂量）或最大耐受量。④β受体阻滞药治疗慢性心力衰竭起效时间长，可能需要2～3个月。起始治疗后患者需无明显的液体潴留，体重恒定（干体重），利尿药已经维持在合适剂量。在一天的不同时间分开服用ACEI和β受体阻滞药可以减少低血压发生的危险。纽约心功能分级（NYHA）Ⅳ级心力衰竭的患者需待病情稳定（4天内未静脉用药，已无液体潴留且体重恒定）后，在严密监护下由专科医师指导应用。⑤以下情况可首选β受体阻滞药：快速性心律失常、冠心病、心力衰竭合并高血压者；交感神经活性增高者，如心率增快、心理应激、焦虑、甲状腺功能亢进、围手术期高血压等；不能耐受ACEI/ARB的年轻高血压患者。

1. 美托洛尔: Metoprolol

【剂型规格】 普通片剂: 25mg/片; 缓释片: 47.5mg/片; 针剂: 5mg/支。

【适应证与用法】 ①高血压: 普通剂型（酒石酸美托洛尔）25～50mg，一日2～3次，或100mg，一日2次; 缓释剂型（琥珀酸美托洛尔），47.5～95mg，一日1次。②心力衰竭: 普通剂型（酒石酸美托洛尔）6.25mg，一日2～3次，靶剂量50mg，一日3次; 缓释剂型（琥珀酸美托洛尔）11.875～23.75mg，一日1次，缓慢逐步滴定加量至最大耐受剂量或靶剂量190mg一日1次。③急性心肌梗死: 心源性休克者禁用，主张早期使用（最初几小时内），早期用药可减小未能血流重建患者的梗死范围、降低短期内死亡率（此作用在用药后24小时即出现），且降低血流重建患者再梗死及再缺血发生率，若2小时内用药还可降低死亡率。心肌梗死后若无禁忌应长期口服，已证实长期用药可降低心源性死亡率。一般先采用静脉注射本药一次2.5～5.0mg（2分钟内），每5分钟1次，共3次（10～15mg）。15分钟后开始口服，一次25～50mg，每6～12小时1次，共24～48小时; 然后口服25～100mg，一日2次。心肌梗死后若无禁忌，可长期口服，50～100mg，一日2次。④心绞痛: 普通剂型（酒石酸美托洛尔）25～50mg，一日2～3次，或100mg，一日2次，缓释剂型（琥珀酸美托洛尔）95～190mg，一日1次。⑤心律失常: 静脉给药，一次2～20mg; 对于室上性心动过速、心房颤动、心房扑动，给予5～15mg有较好疗效。具体用法: 在25分钟内静脉注射5mg，每隔7.5分钟注射1次。口服药: 普通剂型（酒石酸美托洛尔）25～50mg，一日2～3次，或100mg，一日2次; 缓释剂型（琥珀酸美托洛尔）95～190mg，一日1次。

【禁忌证】 详见总述。

【不良反应】 详见总述。

【点评】 美托洛尔为脂溶性、高选择性β_1受体阻滞药（$\beta_1 : \beta_2 = 20 : 1$）。美托洛尔的降压作用与阻断心脏$\beta_1$受体而降低心输出量、阻断中枢$\beta$受体而降低外周交感神经活性、抑制肾素释放、减少去甲肾上腺素释放以及促进前列环素生成等作用有关。较大剂量时，心脏选择性逐渐消失，对血管及支气管平滑肌的β_2受体也有作用。对于大多数患者来说，如无禁忌首选缓释剂型。

2. 比索洛尔: Bisoprolol

【剂型规格】 片剂: 5mg/片。

【适应证与用法】 高血压: 初始剂量5mg，一日1次，某些患者（如支气管痉挛者）可能适合从2.5mg，一日1次开始。可根据治疗效果增至10～20mg，一日1次。慢性、稳定性心力衰竭：从小剂量开始，1.25mg，一日1次，如耐受性好可逐渐（每2～4周加量）增加至靶剂量10mg，一日1次。心绞痛：起始剂量2.5mg，一日1次，最大剂量10mg，一日1次。

【禁忌证】 详见总述。

【不良反应】 详见总述。

【点评】 比索洛尔具有长效、水、脂双溶性，是目前选择性最高的β_1受体阻滞药（$\beta_1 : \beta_2 = 75 : 1$），对支气管$\beta_2$受体的阻滞仅在大剂量时可能出现，一般无明显临床意义。无内在拟交感性及膜稳定性，不影响糖、脂代谢，肝、肾各50%代谢清除。

3. 阿替洛尔: Atenolol

【剂型规格】 片剂: 12.5mg/片，25mg/片。

【适应证与用法】 高血压和心绞痛: 6.25～12.5mg，一日2～3次，最大剂量每日100mg。

【禁忌证】 详见总述。

【不良反应】 详见总述。

【点评】 阿替洛尔为中效、水溶性、选择性β_1受体阻滞药；无内在拟交感性及膜稳定性，肾功能不全者需减量。不推荐治疗慢性心力衰竭。

4. 艾司洛尔: Esmolol

【剂型规格】 注射剂: 0.2mg : 2ml。

【适应证与用法】 主要用于治疗围手术期高血压、室上性心动过速、心房颤动、心房扑动紧急控制心室率患者。详见第六节。

【禁忌证】 详见总述。

【不良反应】 详见总述。

【点评】 艾司洛尔为超短效选择性β_1受体阻滞药，其心脏选择性与美托洛尔相当。大剂量时选择性消失，对血管及支气管平滑肌的肾上腺β_2受体也有作用。在降压作用上比美托洛尔、普萘洛尔等其他β受体阻滞药更能降低血压，提示本药的降压效应可能存在其他未知机制。

5. 普萘洛尔: Propranolol

【剂型规格】 片剂: 10mg/片。

【适应证与用法】 窦性心动过速，尤其是甲状腺功能亢进、β受体反应亢进症、运动和精神因素与交感神经兴奋性增高有关者；高血压；心绞痛；原发性震颤；偏头痛预防等；肝硬化、上消化道出血的预防及治疗。高血压: 10mg，一日3～4次，按需要及耐受程度逐渐调整剂量，直至血压得到控制，最大剂量200mg/d；心绞痛: 10～20mg，一日3～4次，最大剂量320mg/d；

心律失常：10～30mg，一日3～4次。

【禁忌证】 详见总述。

【不良反应】 详见总述。

【点评】 普萘洛尔高亲脂性、非选择性β受体阻滞药，无内在拟交感活性，具有中等强度的膜稳定性，尤其适合用于甲状腺功能亢进患者心率控制，但因其非选择性，合并肺部疾病患者慎用。

6. 拉贝洛尔：Labetalol

【剂型规格】 片剂：50mg/片；针剂：25mg/支。

【适应证】 多种类型高血压（尤其是高血压危象）、围手术期血压控制、嗜铬细胞瘤。

【用法】 口服常规剂量：开始100mg，一日2～3次；可增至200mg，一日3～4次。静脉注射：用10%葡萄糖注射液稀释后，一次25～50mg，5～10分钟内缓慢推注。维持剂量0.5～2.0mg/min，根据反应调整剂量，24小时总量不超过300mg。静脉给药时应处于卧位，控制速度，防止降压过快。

【禁忌证】 详见总述。

【不良反应】 详见总述。

【点评】 拉贝洛尔为高亲脂性，可选择性拮抗α₁受体和非选择性拮抗β受体，均表现为降压效应，对β受体的作用比α受体强，口服时约为1:3，静脉注射时约为1:7，对降低立位血压比卧位明显，一般不降低心输出量或每搏量。静脉注射时尤其适用于高肾上腺能状态、妊娠、肾功能不良时高血压急症，几乎不影响心脑血流；静脉注射后5分钟内出现最大作用，作用持续6小时。妊娠安全等级为C级，以目前证据可安全用于妊娠期高血压患者。

7. 卡维地洛：Carvedilol

【剂型规格】 片剂：25mg/片，10mg/片。

【适应证与用法】 ①轻至中度高血压、心绞痛：6.25mg，一日2次，如可耐受，1～2周后逐渐增至12.5～50mg，一日2次，最大剂量100mg/d。②慢性心力衰竭：可降低死亡率和心血管疾病住院率，改善患者的一般情况并减慢疾病进程，同时接受地高辛、ACEI、利尿药治疗的患者，必须先应用这些药物待稳定病情后再使用本药，推荐起始剂量3.125mg，一日2次，每2周递增一次，靶剂量25mg，一日2次。

【禁忌证】 详见总述。

【不良反应】 详见总述。

【点评】 卡维地洛为高亲脂性，可阻断α₁受体和非选择性拮抗β受体，其β受体阻断作用较强，为拉贝洛尔的33倍，为普萘洛尔的3倍，α和β受体阻断强度比为1:10。无ISA，具有膜稳定性，还具有抗氧化特性，对心输出量和心率影响小。

8. 阿罗洛尔：Arotinolol

【剂型规格】 片剂：10mg/片。

【适应证】 轻至中度高血压、心绞痛和心律失常，也用于原发性震颤。

【用法】 常规10mg，一日2次，可增加至15mg，一日2次。

【禁忌证】 详见总述。

【不良反应】 详见总述。

【点评】 阿罗洛尔为水、脂双溶性，对于肾上腺素能α受体和β受体均有一定的阻滞作用，两者强度为1：8。

第五节　α受体阻滞药及其他类型降压药

　　α受体阻滞药能选择性地与α肾上腺素能受体结合，其本身不激动或弱激动肾上腺素能受体，阻断神经递质及药物与α受体结合，起到拮抗作用。本类药物目前为二线降压药，降压作用起效较迅速强力，但随着时间延长，降压效力逐渐减弱。单独口服一般仅对轻至中度高血压有明确疗效，有助于良性前列腺增生症状的改善，静脉主要用于高血压急症或顽固性高血压的联合治疗，心力衰竭者慎用。

　　不良反应：①最常见的不良反应是直立性低血压，甚至可伴有晕厥，在首次给药时、老年患者尤易发生。为避免首剂低血压的发生，建议首次给药宜在睡觉前，并且剂量减半，在给药后嘱患者在体位变化时动作应缓慢。②反射性心动过速、心绞痛。③头痛、头晕、嗜睡等神经系统症状。④其他如恶心、乏力、便秘、皮疹等，偶有外周组织水肿、视物模糊等。

　　临床应用要点：①作用于中枢的α受体阻滞药由于其较明显的中枢镇静等副作用，目前已少用。有抑郁症病史者应避免使用可乐定、利血平、甲基多巴等中枢作用降压药。目前临床使用的主要是作用于外周的选择性α1受体阻滞药。②多数选择性α1受体阻滞药对血脂有良好的作用，可降低甘油三酯和提升高密度脂蛋白胆固醇浓度，能改善良性前列腺肥大增生的排尿症状。③对于嗜铬细胞瘤，由于单纯应用β受体阻滞药可引起α受体对循环中儿茶酚胺的敏感性相对增加而导致重度高血压，因此，在接受足量的α受体阻滞药治疗前，应避免使用任何一种β受体阻滞药。④其药物代谢不受肾功能影响，故可作为难治性肾性高血压患者的备选药物治疗方案。

1. 哌唑嗪：Prazosin

　　【剂型规格】　片剂：1mg/片。

　　【适应证与用法】　①高血压：起始剂量0.5～1mg，一日2～3次，可逐渐调整用量至每日6～15mg，分2～3次口服，每日剂量不超过20mg。②慢性心力衰竭：维持剂量4～20mg/d，分次服用。

　　【禁忌证】　对本药过敏者。

　　【不良反应】　详见总述。

　　【点评】　哌唑嗪为选择性α1受体阻滞药，作为高血压二线用药，常与其他降压药合用，也可用于嗜铬细胞瘤术前的血压控制；建议睡前卧床给药，高度警惕直立性低血压。

2. 特拉唑嗪：Terazosin

　　【剂型规格】　片剂：10mg/片。

【适应证与用法】　①高血压，首剂1mg，以后剂量逐渐增加至1～5mg，一日1次。②改善良性前列腺增生患者的排尿症状，初始剂量1mg，一日1次，缓慢增加至推荐量5～10mg，一日1次。

【禁忌证】　对本药过敏者。

【不良反应】　详见总述。

【点评】　特拉唑嗪为高度选择α_1受体阻滞药，作用于周围血管，降低动脉阻力，作用比哌唑嗪更均匀，降压起效慢，持续时间长。本药还可降低总胆固醇、低密度脂蛋白胆固醇及提升高密度脂蛋白胆固醇。通常为联合用药的选择，不作为高血压治疗的一线药物。

3. 多沙唑嗪：Doxazosin

【剂型规格】　控释片：4mg/片。

【适应证与用法】　①高血压：首次给药小剂量1mg，一日1次，睡前服用，逐渐增加至常用量4～8mg，一日1次，最大剂量16mg，一日1次。②良性前列腺增生：2～4mg，一日1次。若剂量超过每日4mg，易引起过度体位性反应（直立性低血压、晕厥、直立性眩晕）。

【禁忌证】　①对本药过敏者。②近期心肌梗死患者。③胃肠道梗阻患者。

【不良反应】　详见总述。

【点评】　多沙唑嗪为长效、选择性α_1受体阻滞药，本药还具有降低总胆固醇、低密度脂蛋白胆固醇和甘油三酯，以及抗血小板作用，尤其适合合并高脂血症患者。

4. 阿夫唑嗪：Alfuzosin

【剂型规格】　片剂：2.5mg/片；缓释片，10mg/片。

【适应证与用法】　良性前列腺增生：2.5mg，一日3次，缓释片为5mg，一日2次，或10mg，一日1次，睡前服用。高血压：7.5～10mg，分3次服用。

【禁忌证】　对本药过敏、严重肝肾功能异常患者禁用。

【不良反应】　详见总述。

【点评】　阿夫唑嗪对膀胱三角区、尿道和前列腺的α_1受体有高度选择性作用（高于哌唑嗪和特拉唑嗪），主要用于改善良性前列腺增生的症状。

5. 酚苄明：Phenoxybenzamine

【剂型规格】　片剂：5mg/片。

【适应证与用法】　①嗜铬细胞瘤和周围血管痉挛性疾病（如雷诺综合征）：初始剂量10mg，一日2次，以后隔日增加10mg，直至获得预期临床疗效或出现轻微的α受体阻断效应，维持剂量20～40mg，一日2次。②前列腺增生：5mg，一日1次开始，3日后可改为5mg，一日2次。③静脉滴注用于心力衰竭或休克、嗜铬细胞瘤术前用药，0.5～1mg/kg加入葡萄糖注射液250～500ml中2小时滴完，一日总量不超过2mg/kg，术前用药3日，必要时麻醉诱导前再给药一次。

【禁忌证】 对本药过敏者，低血压，心绞痛，心肌梗死。

【不良反应】 详见总述。

【点评】 酚苄明为长效、非选择性α受体阻滞药，主要用于嗜铬细胞瘤的治疗和术前准备，以及周围血管痉挛性疾病和前列腺增生。

6. 酚妥拉明: Phentolamine

【剂型规格】 注射剂：10mg：1ml。

【适应证与用法】 ①嗜铬细胞瘤的高血压发作、高血压急症：肌内注射或静脉注射5mg/kg，或起始剂量0.1～0.2mg/min，一般0.3mg/min，最大剂量0.5～1.0mg/min静脉泵入。②血管痉挛性疾病：一次5～10mg，20～30分钟后可重复给药。③与正性肌力药物合用联合治疗顽固性充血性心力衰竭、休克：0.3mg/min静脉滴注。

【禁忌证】 对本药过敏者，低血压，心肌梗死，心绞痛。

【不良反应】 详见总述。

【点评】 酚妥拉明为短效、非选择性α受体阻滞药，主要用于嗜铬细胞瘤危象及高血压急症的紧急控制。

7. 乌拉地尔: Urapidil

【剂型规格】 注射剂：25mg：5ml。

【适应证】 高血压急症。

【用法】 10～50mg，快速静脉注射，必要时可在5分钟后重复给药，静脉注射后可改为持续静脉滴注，剂量为2mg/min，以后根据临床反应调整速度，维持量6～24mg/h（100～400μg/min），最大药物浓度4mg/ml。

【禁忌证】 主动脉峡部狭窄、动静脉分流患者（透析时的分流除外）。

【不良反应】 详见总述。

【点评】 乌拉地尔为α受体阻滞药，具有外周和中枢双重降压作用，降压幅度与剂量相关，无耐受性。对静脉的舒张作用大于对动脉的作用，降压时不影响颅内压，对血压正常者无降压效果。还可降低心脏前后负荷和平均肺动脉压。

8. 甲基多巴: Methldopa

【剂型规格】 片剂：250mg/片。

【适应证】 高血压，尤其适用于妊娠期高血压。

【用法】 250mg，一日2～3次，每2日调整一次剂量至达到疗效，维持量为每日500～2000mg，分2～4次服用，最大剂量不超过3000mg/d。

【禁忌证】 活动性肝病，溶血性贫血、抑郁症。

【不良反应】 详见总述。

【点评】 具有中枢作用的α受体阻滞药，口服4～6小时后降压作用达高峰，主要经肾脏代谢。

9. 传统固定配比单片复方制剂

【适应证】 高血压。

【用法】 复方利血平，1～2片，一日3次；复方利血平氨苯喋啶（北京降压0号），起始剂量1片，一日1次，维持剂量1片，一日2～3次；复方罗布麻片，起始剂量2片，一日3次，维持剂量2片，一日1次；珍菊降压片，1～2片，一日3次。

【点评】 此类药物以当时常用的利血平、可乐定、双肼屈嗪和氢氯噻嗪为主要成分，此类复方制剂组成成分的合理性虽然有争议，但仍在基层广泛使用。

第六节 高血压急症用药

1. 硝普钠: Nitroprusside Sodium

【剂型规格】 注射剂: 50mg/支。

【适应证】 高血压急症、急性心力衰竭、麻醉控制性降压。

【用法】 静脉滴注: 起始剂量0.5μg/（kg·min），根据疗效逐渐以0.5μg/（kg·min）递增，常用维持剂量为3μg/（kg·min），最大量为10μg/（kg·min），总量为3500μg/kg。静脉泵入: 50mg＋生理盐水50ml，0.6ml/h（10μg/min）开始，可加量至200～300μg/min。

【禁忌证】 ①伴有动静脉分流或主动脉缩窄的高血压患者。②妊娠期妇女。

【不良反应】 ①血压下降过快、过剧。②硫氰酸盐中毒（肾功能不全者多见）: 视物模糊、眩晕、运动失调、谵妄、恶心、呕吐等。③冠状动脉窃血。

【点评】 硝普钠是硝基氢氰酸盐，为速效、短时、强效的血管扩张药。对动脉、静脉平滑肌均有直接扩张作用，使周围血管阻力降低，产生降压作用；还能减低心脏前后负荷，改善心输出量，以及减轻瓣膜关闭不全时血液反流，从而使心力衰竭症状缓解。给药后几乎立即起效并达到作用高峰，静滴停止后作用维持1～10分钟。输注过程注意避光，肾功能不全者有蓄积性，避免长时间应用。

2. 硝酸甘油: Nitroglycerol

【剂型规格】 注射剂: 5mg/支。

【适应证】 高血压急症、急性心力衰竭（冠脉缺血相关）、口服药物控制不佳的心绞痛。

【用法】 开始剂量5μg/min，宜用静脉泵恒速滴注，可每3～5分钟增加5μg/min以达满意疗效，若在20μg/min时无效，可以10～20μg/min递增，最大剂量100μg/min，合并急性肺水肿时最大量可至200μg/min。

【禁忌证】 低血压，应用磷酸二酯酶抑制药和可溶性鸟苷酸环化酶激动药者，梗阻性肥厚型心肌病。

【不良反应】 头痛、眩晕、低血压反应等。

【点评】 硝酸甘油主要扩张外周静脉，使血液贮集于外周，减少回心血量，降低左心室舒张末压和舒张期冠状动脉血流阻力；同时扩张周围小动脉，使外周阻力和血压下降，减少心肌耗氧量；扩张某些区域或冠状小动脉，使心肌缺血区血流重新分布，缓解心绞痛。降压作用和强度弱于硝普钠，主要用于改善心肌缺血、缓解心绞痛。

3. 乌拉地尔: Urapidil

【剂型规格】 注射剂: 25mg : 5ml。

【适应证】 高血压。

【用法】 10 ～ 50mg, 快速静脉注射, 必要时可在5分钟后重复给药, 静脉注射后可改为持续静脉滴注, 剂量为2mg/min, 以后根据临床反应调整速度, 维持量6 ～ 24mg/h（100 ～ 400μg/min）, 最大药物浓度4mg/ml。

【禁忌证】 主动脉峡部狭窄、动静脉分流患者（透析时的分流除外）。

【不良反应】 头痛、头晕、恶心、呕吐等低血压反应。

【点评】 乌拉地尔为α受体阻滞药, 具有外周和中枢双重降压作用, 降压幅度与剂量相关, 无耐受性。对静脉的舒张作用大于对动脉的作用, 降压时不影响颅内压, 对血压正常者没有降压效果。还可降低心脏前后负荷和平均肺动脉压。

4. 酚妥拉明: Phentolamine

【剂型规格】 注射剂: 10mg : 1ml。

【适应证】 主要用于嗜铬细胞瘤危象所致高血压急症。

【用法】 肌内注射或静脉注射5mg/kg, 或起始剂量0.1 ～ 0.2mg/min, 一般0.3mg/min, 最大剂量0.5 ～ 1.0mg/min静脉泵入。

【禁忌证】 ①对本药过敏。②低血压。③心肌梗死。④心绞痛。

【不良反应】 低血压反应, 头晕, 心悸。

【点评】 酚妥拉明为短效非选择性α受体阻滞药。

5. 拉贝洛尔: Labetalol

【剂型规格】 针剂: 25mg/支。

【适应证】 高血压。

【用法】 静脉注射: 用10%葡萄糖注射液稀释后, 一次25 ～ 50mg, 5 ～ 10分钟缓慢推注。维持剂量0.5 ～ 2.0mg/min, 根据反应调整剂量, 24小时总量不超过300mg。应处于卧位, 控制速度, 防止降压过快。

【禁忌证】 支气管哮喘, 病态窦房结综合征, 房室传导阻滞, 急性心力衰竭, 心源性休克。

【不良反应】 头晕、乏力、低血压反应。

【点评】 拉贝洛尔为高亲脂性, 选择性拮抗α_1受体和非选择性拮抗β受体, 均表现为降压效应, 对β受体的作用比α受体强, 静脉注射时约为1 : 7, 对降低立位血压比卧位明显, 一般不降低心排血量或每搏输出量。尤其适用于高肾上腺能状态、妊娠、肾功能不良时高血压急症, 几乎不影响心脑血流; 静脉注射后5分钟内出现最大作用, 作用持续6小时。

6. 艾司洛尔: Esmolol

【剂型规格】 注射剂: 0.2mg:2ml。

【适应证】 高血压。

【用法】 1mg/kg在30秒内静脉注射，继之以0.15mg/（kg·min）静脉滴注，最大维持剂量为0.3mg/（kg·min）。

【禁忌证】 支气管哮喘、严重慢性阻塞性肺疾病（COPD）、窦性心动过缓、二度或三度房室传导阻滞、顽固性心力衰竭、心源性休克。

【不良反应】 头晕、头痛、心动过缓、低血压、支气管痉挛等。

【点评】 艾司洛尔为超短效、选择性β_1受体阻滞药，其心脏选择性与美托洛尔相当。大剂量时选择性消失，对血管及支气管平滑肌的肾上腺β_2受体也有作用。负性肌力作用较强，在有效降压的同时能良好控制心室率，尤其适合疑似或确诊主动脉夹层患者的围手术期血压管理。

7. 尼卡地平: Nicardipine

【剂型规格】 针剂: 10mg:10ml。

【适应证与用法】 静脉用于高血压急症: 0.5～6.0μg/（kg·min）静脉滴注；静脉用于手术时异常血压升高的短期处置: 2～10μg/（kg·min）静脉滴注。

【禁忌证】 ①重度主动脉瓣狭窄。②脑卒中急性颅内压增高。③脑出血尚未完全止血。

【不良反应】 低血压、外周水肿、恶心、呕吐。

【点评】 尼卡地平有高度血管选择性，可增加心、脑、肾等主要脏器的血流量。

8. 地尔硫草: Diltiazem

【剂型规格】 粉针: 10mg/支。

【适应证与用法】 静脉注射: 10mg，缓慢静脉注射，或以5～15μg/（kg·min）速度静脉泵入，血压降至目标值后根据血压情况调整速度。

【禁忌证】 ①病态窦房结综合征、二度或三度房室传导阻滞未安装起搏器者。②严重低血压或心源性休克。③急性心肌梗死。④严重充血性心力衰竭。⑤严重心肌病（射血分数减低）。⑥妊娠。

【不良反应】 心动过缓、低血压。

【点评】 地尔硫草因有传导阻滞作用和心肌负性肌力作用，用药需注意监测心率和血压，尤其静脉用药必须小剂量开始，并需持续心电、血压监测，可能导致严重心动过缓、严重房室传导阻滞甚至心搏骤停，用药前要备好抢救药物设备，充分知情同意。

9. 硫酸镁: Magnesium Sulfate

【剂型规格】 注射剂: 25%硫酸镁溶液10ml/支，50%硫酸镁溶液500ml/瓶。

【适应证】 具有先兆子痫的首选降压药物。

【用法】 硫酸镁5g稀释至20ml，静脉慢推5分钟，随后1～2g/h维持，或5g稀释至20ml，深部肌内注射，每4小时重复。总量25～30g/d。

【禁忌证】 心肌损害、心脏传导阻滞。

【不良反应】 潮红、出汗、口干、恶心、呕吐、腱反射迟钝或消失。

【点评】 硫酸镁具有神经肌肉阻滞、抑制钙离子内流的作用，主要用于先兆子痫的解痉治疗，降压作用有限。

第七节　硝酸酯类药物

硝酸酯类药物抗心绞痛作用的主要机制：①扩张容量静脉，减少回心血量，降低心脏前负荷。②扩张外周动脉，减少心脏后负荷。③扩张冠状动脉，解除冠状动脉痉挛，重新分配冠状动脉血流量。此外，静脉应用硝酸酯类药物可有效降低血压。硝酸酯类药物根据其化学结构主要分为以下3类（表5）。从中可知，随着硝基数量减少，起效时间减慢，药效持续时间延长。抗心绞痛药物除硝酸酯类药物外，还包括β受体阻滞药、钙离子通道阻滞药、曲美他嗪、尼可地尔及中药制剂等，可参阅相关章节。

表5　硝酸酯类代表药物

代表药物	硝基数量	起效时间	持续时间	药效维持	给药途径
硝酸甘油	3	舌下：1～2分钟　口服：30分钟	舌下：20～40分钟　口服：10分钟	短效	静脉、喷入、舌下、口服、经皮
硝酸异山梨酯	2	舌下：2～5分钟　口服：15～20分钟	舌下：2～4小时　口服：2～4小时	中效	舌下、口服、静脉
单硝酸异山梨酯	1	缓慢	长	长效	口服

临床应用要点：心绞痛急性发作时应选用短效或中效制剂，长效制剂用于心绞痛的长期治疗与预防。长期连续用药可产生耐药，尤其长期持续静脉注射，因此不宜长期连续使用。每天8～12小时的药物作用空白期可减少耐药的发生。在药效空白期内有心绞痛发作的风险。硝酸酯类药物可有效减少、减轻心绞痛，改善冠心病患者生活质量，但不改善其临床预后。

禁忌证：①急性循环衰竭，包括心源性休克、急性心肌梗死伴低血压、严重低血压（收缩压＜90mmHg）。②梗阻性肥厚型心肌病。③缩窄性心包炎、心脏压塞。④禁止与cGMP特异的5型磷酸二酯酶选择性抑制药（如西地那非、伐地那非、他达拉非）联用。⑤闭角型青光眼。

不良反应：①头痛，服用硝酸酯类药物后头痛并不少见，称为硝酸盐性头痛，为脑膜血管舒张所致。服用非长效制剂作为起始治疗再过渡到长效制剂或减量可减少头痛发作，持续应用头痛症状会逐渐减轻。②低血压，尤其是容量不足、循环不稳定患者。③心动过速，血管扩张后反射性交感神经兴奋所致。④恶心、呕吐。⑤皮肤潮红、皮疹、过敏、皮炎等。

1. 硝酸甘油: Nitroglycerin

【剂型规格】 注射剂：5mg：1ml；片剂：0.5mg/片；气雾剂：0.5mg/喷。

【适应证与用法】 ①心绞痛发作：片剂0.25～0.5mg，舌下含服，如有必要，可5分钟后重复；气雾剂1～2次舌下喷，如有必要，可5分钟后重复。②急性充血性心力衰竭。③高血压急症：静脉注射5～10μg/min起始，每5～10分钟增加5～10μg/min，直至症状缓解或血压控制满意，最大剂量不宜超过100μg/min，持续注射不宜超过72小时。停药应逐步减量。

【禁忌证】 详见总述。

【不良反应】 详见总述。

【点评】 硝酸甘油舌下含服起效迅速，持续静脉注射可有效缓解严重心绞痛。

2. 硝酸异山梨酯: Isosorbide Dinitrate

【剂型规格】 注射剂：10mg：10ml，5mg：5ml；片剂：5mg/片。

【适应证与用法】 ①急性左心力衰竭、严重或不稳定性心绞痛：注射剂1～2mg/h起始，每20～30分钟调整剂量2mg/h，根据病情需要及血流动力学调整剂量，通常剂量8～10mg/h，急性左心力衰竭可能需要较大剂量，如50mg/h。②心绞痛发作：片剂5～10mg舌下含服或口服。③预防心绞痛发作：片剂5～10mg，一日3次。

【禁忌证】 详见总述。

【不良反应】 详见总述。

【点评】 硝酸异山梨酯可预防与治疗心绞痛发作，且作用持续时间较硝酸甘油长，可作为硝酸甘油的替代或其向长效硝酸酯类药物的过渡药物，但反复服用易出现耐药。

3. 单硝酸异山梨酯: Isosorbide Mononitrate

【剂型规格】 片剂：60mg/片；缓释胶囊：50mg/粒，20mg/粒；缓释胶囊：40mg/粒；片剂，20mg/片。

【适应证与用法】 ①冠心病、心绞痛长期治疗：20～60mg，一日1次。②与洋地黄和/或利尿药联合治疗慢性充血性心力衰竭：20～60mg，一日1次。

【禁忌证】 详见总述。

【不良反应】 详见总述。

【点评】 单硝酸异山梨酯起效慢，药效持续时间长，适用于心绞痛长期治疗及预防，不宜用于心绞痛急性发作的治疗。缓释制剂的特殊工艺可使白天心脏负荷重时血药浓度高、夜间心脏负荷相对轻时血药浓度低，并模拟空白期，避免耐药出现。

第八节 抗血小板药物

抗血小板药物通过抑制血小板黏附、活化、分泌及聚集，抑制动脉粥样硬化血栓形成，在心血管系统疾病，尤其是冠心病的治疗方面起重要作用。根据其作用机制，可分为以下几类（表6）。

表6 临床常用抗血小板药物

分类	作用机制	代表药物
TXA$_2$抑制药	阻断环氧化酶-花生四烯酸途径，抑制TXA$_2$形成	阿司匹林
ADP P2Y12受体阻滞药	抑制P2Y12受体，减少ADP诱导的血小板激活及聚集	噻吩并吡啶类（氯吡格雷、噻氯匹定、普拉格雷）非噻吩并吡啶类（替格瑞洛、坎格瑞洛）
GPⅡb/Ⅲa受体抑制药	通过抑制纤维蛋白原结合到活化GPⅡb/Ⅲa受体后继发的血小板桥接，阻断血小板聚集的共同通路	GPⅡb/Ⅲa抗体（阿昔单抗）和受体拮抗药（替罗非班、依替巴肽）
磷酸二酯酶抑制药	通过抑制cAMP磷酸二酯酶提高血小板内cAMP水平，抑制血小板活化	双嘧达莫、西洛他唑
选择性5-羟色胺2A受体受体抑制药	阻断5-羟色胺诱导的血小板聚集	沙格雷酯

注：TXA$_2$，血栓素A$_2$；ADP，腺苷二磷酸；GP，糖蛋白；cAMP，环磷酸腺苷。

临床应用要点：阿司匹林口服后经胃肠道完全吸收，目前临床常用的阿司匹林肠溶片具有抗酸性，在酸性胃液不溶解而在碱性肠液溶解。因此，为减少胃黏膜损伤，阿司匹林肠溶片应空腹服用。阿司匹林肠溶片相对普通片吸收延迟3～6小时，对于急性冠脉综合征抗血小板治疗，可通过嚼服阿司匹林肠溶片的方式使药物迅速吸收。

噻吩并吡啶类P2Y12受体阻滞药氯吡格雷是一种前体药，需通过肝脏细胞色素P450酶代谢后转化为活性代谢产物发挥生物活性，CYP2C19是氯吡格雷活性代谢产物生成过程中的主要酶，若存在遗传性CYP2C19功能降低或联用竞争CYP2C19的药物（如奥美拉唑），可能使氯吡格雷药效下降。尽管在体外试验中，质子泵抑制药（尤其奥美拉唑）可竞争CYP2C19，从而降低氯吡格雷的血小板抑制作用，但目前无联用氯吡格雷与质子泵抑制药增加缺血事件风险的明确临床证据。

非噻吩并吡啶类P2Y12受体阻滞药替格瑞洛则无须肝脏代谢起效，因此起效更迅速。与氯吡格雷相比，该药能更完全地抑制ADP诱导的持续性血小板聚集。

氯吡格雷与替格瑞洛相互转换：如从氯吡格雷转换为替格瑞洛，在最后一剂氯吡格雷24小时内任一时间给予替格瑞洛180mg（负荷量）。约12小时后，开始给予替格瑞洛90mg，一日2次；如从替格瑞洛转换为氯吡格雷，在最后一剂替格瑞洛24小时后给予氯吡格雷300～600mg（负荷量）。

服用抗血小板药物患者若进行外科手术，通常需要停用P2Y12受体抑制药（氯吡格雷术前至少停用5天，替格瑞洛术前至少停用3天），而阿司匹林通常无须停用。氯吡格雷与P2Y12受体为不可逆结合，因此逆转其作用需输注血小板。

禁忌证：①活动性病理性出血，如消化性溃疡出血、颅内出血等。②有出血倾向患者。③过敏反应。

常见不良反应：①出血。②血液系统异常，包括白细胞、血小板降低及贫血等。③胃肠道不适，如呕吐、腹泻、腹痛等。④头晕、头痛。⑤颜面潮红、皮疹、皮肤瘙痒。

对于阿司匹林，有诱发阿司匹林哮喘的风险。

1. 阿司匹林：Aspirin

【剂型规格】 片剂：100mg/片，25mg/片。

【适应证与用法】 ①冠心病二级预防：75～150mg，一日1次，常用100mg，一日1次。②急性冠脉综合征：负荷剂量300mg，嚼碎后服用可快速吸收，随后100mg，一日1次。③脑血管疾病的二级预防，详见第九章。

【禁忌证】 ①有水杨酸盐或NSAIDs过敏、导致哮喘的病史。②急性胃肠道溃疡，与氨甲蝶呤（15mg/周或更大剂量）合用。③妊娠后3个月（其余见总述"禁忌证"）。

【不良反应】 详见总述"常见不良反应"。

【点评】 阿司匹林是冠心病二级预防基石药物。

2. 氯吡格雷：Clopidogrel

【剂型规格】 片剂：75mg/片，25mg/片。

【适应证与用法】 ①急性冠脉综合征（包括ST段抬高型心肌梗死、非ST段抬高型心肌梗死及不稳定性心绞痛）：负荷剂量300～600mg，随后75mg，一日1次，疗程12个月。②非急性冠脉综合征介入治疗：75mg，一日1次，术前负荷300mg；若拟2小时内手术，应负荷600mg；若植入药物洗脱支架，疗程6～12个月；若植入药物洗脱球囊，疗程3～6个月。③脑血管疾病的二级预防，详见第九章。④外周动脉粥样硬化疾病的二级预防。

【禁忌证】 见总述。

【不良反应】 见总述。

【点评】 氯吡格雷在急性冠脉综合征介入治疗的地位下降，用于不适合应用替格瑞洛的患者，但仍是非急性冠脉综合征介入治疗的首选抗血小板药物。

3. 氯吡格雷阿司匹林片: Clopidogrel and Aspirin

【剂型规格】 片剂：氯吡格雷75mg/片＋阿司匹林100mg/片。

【适应证与用法】 急性冠脉综合征（包括ST段抬高型心肌梗死、非ST段抬高型心肌梗死及不稳定性心绞痛）：1片，一日1次，疗程12个月。

【禁忌证】 见阿司匹林及氯吡格雷禁忌证。

【不良反应】 见总述。

【点评】 单片复方制剂能够显著提高患者依从性，多立维采用"片中片"剂型可使阿司匹林缓慢释放，减少胃肠道不良反应。

4. 替格瑞洛: Ticagrelor

【剂型规格】 片剂：90mg/片，60mg/片。

【适应证与用法】 ①与阿司匹林合用，用于急性冠脉综合征：负荷量180mg，随后90mg，一日2次，疗程12个月。②有心肌梗死病史1年以上并植入药物洗脱支架，且伴有至少一种动脉粥样硬化血栓形成事件高危因素（年龄≥65岁、既往2次心肌梗死、多支冠病变或慢性终末期肾功能不全）的患者，当患者需要长期抗血小板治疗时，推荐给药剂量为60mg，一日2次。

【禁忌证】 有颅内出血史患者、重度肝损伤患者。避免与强效CYP3A4抑制剂（如酮康唑、克拉霉素、萘法唑酮、利托那韦和阿扎那韦）联用。心动过缓高风险患者、有哮喘和/或COPD病史患者慎用。余见总述"禁忌证"。

【不良反应】 高尿酸血症，呼吸困难。余见总述"常见不良反应"。

【点评】 在PLATO研究中，与氯吡格雷相比，替格瑞洛可降低急性冠脉综合征患者心血管死亡、心肌梗死或脑卒中复合终点的发生率，而不增加大出血发生率。因此，对于急性冠脉综合征介入治疗的患者，指南推荐地位优于氯吡格雷。替格瑞洛无须经过肝脏代谢，起效迅速；可逆的抑制血小板P2Y12受体，停药后药效较快消失。

5. 双嘧达莫: Dipyridamole

【剂型规格】 注射剂：10mg∶2ml；片剂：25mg/片。

【适应证与用法】 ①诊断心肌缺血药物试验：5%葡萄糖稀释后，静脉滴注4分钟，给药速度140μg/（kg·min）。②冠心病：25～50mg，一日3次。③血栓栓塞性疾病：100mg，一日4次。

【禁忌证】 低血压、窦房结功能障碍、高度房室传导阻滞患者慎用，余见总述"禁忌证"。

【不良反应】 严重冠脉病变患者使用后有诱发心绞痛风险。余见总述"常见不良反应"。

【点评】 双嘧达莫可用于药物负荷的核素心肌灌注显像，目前已较少用于心血管疾病的治疗。

6. 西洛他唑：Cilostazol

【剂型规格】 片剂：50mg/片。

【适应证与用法】 ①慢性动脉闭塞症引起的溃疡、肢体疼痛、冷感及间歇性跛行等缺血性症状：50～100mg，一日1～2次。②预防脑梗死复发，详见第九章。

【禁忌证】 充血性心力衰竭、合并冠状动脉狭窄患者慎用。余见总述"禁忌证"。

【不良反应】 心悸，余见总述"常见不良反应"。

【点评】 西洛他唑除抗血小板外，还有扩张动脉作用。

7. 沙格雷酯：Sarpogrelate

【剂型规格】 片剂：100mg/片。

【适应证与用法】 改善慢性动脉闭塞症引起的溃疡、疼痛及冷感等缺血性症状：100mg，一日3次，饭后口服；老年患者从低剂量开始，如150mg/d，餐后服用。

【禁忌证】 孕妇禁用，余见总述"禁忌证"。

【点评】 沙格雷酯有改善侧支循环、抑制血管收缩、抑制血管平滑肌增生作用，可改善雷诺现象并减轻指/趾溃疡。

8. 替罗非班：Tirofiban

【剂型规格】 针剂：5mg∶100ml，12.5mg∶50ml。

【适应证与用法】 急性冠脉综合征经冠状动脉介入治疗：可溶于0.9%氯化钠注射液或5%葡萄糖注射液，最终浓度为50μg/ml。起始剂量10μg/kg，3分钟左右静脉注射，继以0.15μg/（kg·min），持续泵入36小时。

【禁忌证】 详见总述。

【不良反应】 详见总述。

【点评】 替雷非班主要用于冠状动脉介入过程中，针对冠状动脉慢血流、无复流、有较大血栓、术中补救处理远端栓塞、冠状动脉夹层等现象。不常规用于急性冠脉综合征的非介入治疗及冠状动脉造影前常规应用。肌酐清除率＜30ml/min患者剂量减半。

9. 依替巴肽: Eptifibatide

【剂型规格】 针剂: 20mg : 10ml。

【适应证与用法】 非ST段抬高型心肌梗死、不稳定性心绞痛的介入治疗。先1～2分钟静脉给予负荷剂量180μg/kg（最大剂量22.6mg），继以静脉输注2μg/（kg·min）（最大剂量15mg/h），持续18～24小时。

【禁忌证】 给药前30天内有异常活动性出血，给药前6周内曾接受过较大外科手术，出血性脑卒中史或给药前30天内脑卒中史，肾脏透析患者。余见总述"禁忌证"。

【不良反应】 见总述。

【点评】 同替罗非班。

第九节 抗凝血药物

抗凝血药物通过直接或间接干扰凝血途径的不同环节，阻止血液凝固，在预防及治疗动、静脉血栓方面起重要作用（表7）。根据其化学结构、对凝血途径的主要作用环节及临床应用途径，本节将抗凝血药物分为以下几种：①间接凝血酶抑制药，包括普通肝素、低分子量肝素和磺达肝癸钠，其对因子Ⅹa和/或因子Ⅱa的抑制作用需通过抗凝血酶Ⅲ进行。②直接凝血酶抑制药和直接因子Ⅹa抑制药，如比伐芦定、利伐沙班、达比加群等，其抗凝作用无须依赖抗凝血酶Ⅲ。③维生素K拮抗药，如华法林。

表7　临床常用抗凝血药物主要特点

药物名称	主要作用环节	凝血监测	给药途径	是否依赖 AT-Ⅲ
普通肝素	抗凝血酶（因子Ⅱa）、因子Ⅹa	APTT	静脉	是
低分子量肝素	抗因子Ⅹa、凝血酶	无须监测	静脉/皮下	是
磺达肝癸钠	抗因子Ⅹa	无须监测	静脉/皮下	是
比伐芦定	抗因子Ⅹa	APTT	静脉	否
阿加曲班	抗凝血酶	APTT	静脉	否
利伐沙班	抗因子Ⅹa	无须监测	口服	否
阿哌沙班	抗因子Ⅹa	无须监测	口服	否
艾多沙班	抗因子Ⅹa	无须监测	口服	否
达比加群	抗凝血酶	无须监测	口服	否
华法林	抗因子Ⅱ、Ⅶ、Ⅸ、Ⅹ	INR	口服	否

注：APTT，活化部分凝血活酶时间；INR，国际标准化比值；AT-Ⅲ，抗凝血酶Ⅲ。

临床应用要点：肝素通过与抗凝血酶Ⅲ（AT-Ⅲ）结合，增强AT-Ⅲ对凝血酶、因子Ⅹa的灭活而间接发挥抗凝作用。普通肝素、低分子量肝素、磺达肝癸钠都能通过AT-Ⅲ有效灭活因子Ⅹa。但灭活凝血酶需要肝素、AT-Ⅲ和凝血酶形成三元复合物，只有肝素链长度在18个糖单位以上时才能形成这种三元复合物。在低分子量肝素中，这种至少18个糖单位的分子链很少，而磺达肝癸钠没有这种分子链。从普通肝素到低分子量肝素再到磺达肝癸钠，分子量逐渐减小，其对凝血酶的作用逐渐减弱，药效持续时间逐渐延长，与血小板因子Ⅳ结合逐渐减少，引起肝素诱导的血小板减少风险逐渐降低。比伐芦定、达比加群酯与阿哌沙班、利伐沙班分别针对因子Ⅱa与Ⅹa发挥作用，无须结合抗凝血酶Ⅲ。低分子量肝素主要通过肾脏清除，因此肾功能不全患者应用低分子量肝素需要调整剂量，并密切监测不良反应。不同种类的低分子量肝素适应证、推荐剂量有所不同，临床应用时需注意。

华法林属于香豆素类药物，通过拮抗维生素K，影响因子Ⅱ、Ⅶ、Ⅸ、Ⅹ的羧化，令其停留于无凝血活性的前体阶段，从而影响凝血过程，其起效慢，药效消退也慢。华法林同时抑制蛋白C、蛋白S，因此在应用初始，会造成血液高凝状态，故在INR升高前，需要合并应用肝素或低分子量肝素。

直接口服抗凝药物相互作用少、量效关系可预测，因此无须监测凝血功能，临床应用方便，在非瓣膜病心房颤动、骨科术后患者预防深静脉血栓方面应用前景广阔。而肾功能不全患者应慎用此类药物。

禁忌证：①有临床意义的活动性出血或出血高风险（如近期出血性脑卒中、血小板减少、难以控制的高血压等）。②多数低分子量肝素、磺达肝癸钠及上述直接口服抗凝药物禁用于严重肾功能损害（肌酐清除率<15ml/min）患者。③有肝素诱导血小板减少症病史患者禁用肝素类药物。④24小时内进行过腰椎穿刺、脊髓或硬膜外麻醉。

不良反应：①出血。高龄、肾功能不全、低体重、女性为易出血的危险因素。②肝素诱导性血小板减少症（HIT），应用过程中应常规监测血小板计数。如果出现血小板减少30%以上，伴有或不伴有血栓形成，应考虑HIT可能。HIT的处理包括立即停用肝素、低分子量肝素及磺达肝癸钠，并给予非肝素类抗凝药物，如比伐芦定、阿加曲班。③皮下注射部位血肿。

1. 普通肝素: Unfractionated Heparin

【剂型规格】 针剂：12 500U∶2ml。

【适应证与用法】 ①预防血栓形成或治疗血栓栓塞性疾病（如急性冠脉综合征、肺栓塞、血栓性静脉炎）：首剂负荷剂量60～80U/kg，静脉注射，维持量通常为14～18U/（kg·h），静脉注射，开始输注时6小时测定APTT，根据APTT调整（表8），目标APTT为正常值上限1.5～2.5倍。②冠状动脉介入术中抗凝：70～100U/kg，静脉注射，并监测活化凝血时间（ACT），ACT目标值300～350秒，如手术时间超过1小时，可追加普通肝素2000U。如同时联合应用GPⅡb/Ⅲa受体抑制药，肝素剂量为50～70U/kg，ACT目标值200～250秒。③弥散性血管内凝血：25～50U/kg，静脉注射，持续4小时，若

4～8小时病情无好转，即停用。④用于血液透析：负荷剂量2000～3000U/h，静脉注射，维持量通常为1000～2000U/h，透析结束前30～60分钟停用。⑤心内导管等器械的体外抗凝：0.9%氯化钠溶液500ml＋肝素12 500U，体外冲洗相关器械。

表8　普通肝素剂量调整

APTT/s	APTT比值	负荷剂量	维持剂量
＜35	＜1.2	80U/kg	增加4U/（kg·h）
35～45	1.2～1.5	40U/kg	增加2U/（kg·h）
46～70	1.5～2.3	—	—
71～90	2.3～3.0	—	减少2U/（kg·h）
＞90	＞3.0	—	终止输注1小时，然后减少3U/（kg·h）

【禁忌证】　详见总述。

【不良反应】　详见总述。

【点评】　普通肝素静脉给药起效迅速，停止给药药效迅速消失，有助于临床灵活掌握抗凝强度；需持续给药以维持药效，通过监测APTT以调整剂量；过量可应用鱼精蛋白中和（1mg鱼精蛋白中和100U肝素）。肝素类药物罕见情况下可出现皮肤坏死。可影响抗凝血酶和狼疮抗凝物检测。

　　2. 依诺肝素钠: Enoxaparin Sodium

【剂型规格】　针剂：4000AXaU：0.4ml；6000AXaU：0.6ml/支。对等换算：1000U（抗 X a 活性）＝10mg。

【适应证与用法】　①预防静脉血栓栓塞性疾病：1mg/kg或100U/kg，一日1次，皮下注射。②治疗深静脉血栓：1mg/kg或100U/kg，每12小时1次，皮下注射。③不稳定性心绞痛及非ST段抬高型心肌梗死：100U/kg，每12小时1次，皮下注射，疗程2～8天（肌酐清除率＜30ml/min患者减量为100U/kg，一日1次，皮下注射）。④联合经皮冠状动脉介入治疗或溶栓治疗急性ST段抬高型心肌梗死：负荷3000U，静脉注射，15分钟后100U/kg，皮下注射，随后100U/kg，每12小时1次，皮下注射。首剂应在溶栓前15分钟至溶栓后30分钟内给予。⑤冠状动脉介入术中抗凝：30U/kg，静脉注射，如果最后一次依诺肝素皮下注射是在球囊扩张前8小时内，则不需再次给药。⑥血液透析预防体外循环血栓形成：透析开始时动脉通路给予100U/kg×1次。

【禁忌证】　详见总述。

【不良反应】 皮下注射部位局部刺激，血清转氨酶升高。余见总述"常见不良反应"。

【点评】 循证医学证据充分，非ST段抬高型急性冠脉综合征指南推荐应用。

3. 那屈肝素钙: Nadroparin Calcium

【剂型规格】 针剂: 3075U∶0.3ml，4100U∶0.4ml，6150U∶0.6ml（1ml那屈肝素相当于9500U抗因子Ⅹa）。

【适应证与用法】 ①预防静脉血栓栓塞性疾病: 0.1ml/10kg，一日1次，皮下注射。②治疗已经形成的深静脉血栓: 0.1ml∶10kg，每12小时1次，皮下注射。③治疗不稳定性心绞痛及非ST段抬高型心肌梗死: 0.1ml/10kg，每12小时1次，皮下注射。④血液透析预防体外循环血栓形成: 透析开始时动脉通路给予65U/kg 1次。

【禁忌证】 急性感染性心内膜炎、严重的肝功能损害、中枢神经系统及眼睛和耳朵的损伤和外科手术、视网膜病变、玻璃体出血、流产。余见总述"禁忌证"。

【不良反应】 皮下注射部位局部刺激、血清转氨酶升高、血钾升高。余见总述"常见不良反应"。

【点评】 低分子量肝素钙在不稳定性心绞痛及非ST段抬高型心肌梗死的治疗中，疗效及安全性弱于依诺肝素。

4. 达肝素钠: Dalteparin Sodium

【剂型规格】 针剂: 5000U∶0.2ml，7500U∶0.3ml。

【适应证与用法】 ①治疗急性深静脉血栓: 200U/kg，一日1次，或100U/kg，每12小时1次，皮下注射（每日总量不超过18 000U）。②血液透析预防体外循环血栓形成: 在血液透析开始时，透析开始时动脉通路给予5000U。③治疗不稳定性心绞痛及非ST段抬高型心肌梗死: 120U/kg，每12小时1次，皮下注射（最大剂量10 000U/12小时）。

【禁忌证】 外伤或反复硬膜外或脊髓穿刺史，有脊柱畸形或脊柱手术史。余见总述"禁忌证"。

【不良反应】 皮下注射部位局部刺激。余见总述"常见不良反应"。

【点评】 达肝素钠在不稳定性心绞痛及非ST段抬高型心肌梗死的治疗中，疗效及安全性弱于依诺肝素。

5. 磺达肝癸钠: Fondaparinux Sodium

【剂型规格】 针剂: 2.5mg∶0.5ml。

【适应证与用法】 ①下肢重大骨科手术患者预防静脉血栓栓塞事件: 2.5mg，一日1次，皮下注射，术后6小时开始给予，至少持续至术后5～9天。②不稳定性心绞痛及非ST段抬高型心肌梗死: 2.5mg，一日1次，皮下注射，最长使用8天。③溶栓或

71

初始不接受其他形式再灌注治疗的ST段抬高型心肌梗死，首剂2.5mg，静脉注射，随后2.5mg，一日1次，皮下注射，最长使用8天。肌酐清除率20～50ml/min的患者减量到1.5mg，一日1次，皮下注射。

【禁忌证】 ①感染性心内膜炎。②对于预防静脉血栓栓塞，禁用于体重低于50kg患者。③余见总述"禁忌证"。

【不良反应】 皮下注射部位局部刺激，血清转氨酶升高。余见总述"常见不良反应"。

【点评】 临床试验证实，磺达肝癸钠对于非ST段抬高型急性冠脉综合征不劣于依诺肝素，而大出血风险降低。但磺达肝癸钠不能用于冠状动脉介入术中抗凝。

6. 比伐芦定: Bivalirudin

【剂型规格】 针剂: 250mg/瓶。

【适应证与用法】 ①择期或急诊经皮冠状动脉介入治疗抗凝: 在进行介入治疗前，静脉注射负荷剂量0.75mg/kg，继以1.75mg/（kg·h）持续静脉输注，静脉注射5分钟后监测ACT，如有需要再静脉注射0.3mg/kg，介入术后即停用。

【禁忌证】 活动性大出血。

【不良反应】 出血。

【点评】 比伐芦定为水蛭素衍生物，为直接抑制凝血酶，起效迅速，半衰期约为25分钟，停药后约1小时延长的凝血时间会恢复正常，剂量－效应关系可预测。肾衰竭患者不需要改变静脉推注剂量；肌酐清除率<30ml/min的患者可能需要减慢输注速率，如1mg/（kg·h），比伐芦定可经血液透析清除。可以作为抗凝剂用于有肝素诱导性血小板减少症/肝素诱导的血小板减少伴血栓形成综合征的患者。

7. 阿加曲班: Argatroban

【剂型规格】 针剂: 10mg: 20ml。

【适应证与用法】 ①改善慢性动脉闭塞症患者四肢溃疡、静息痛及冷感: 10mg＋0.9%氯化钠稀释250ml，稀释后静脉滴注2～3小时，每日2次。②起病48小时内的缺血性脑卒中急性期患者的神经症状及日常生活改善: 60mg稀释后持续静滴24小时×2天，此后10mg稀释后静滴3小时，每日2次×5天。

【禁忌证】 活动性大出血。

【不良反应】 出血。

【点评】 阿加曲班是肠外小分子直接凝血酶抑制药，半衰期短，静脉给药1～3小时后达到稳定抗凝效果；停药后，APTT在2小时内恢复正常。阿加曲班经肝脏代谢，建议肝功能受损患者调整剂量，肾功能受损的患者无须调整剂量。

8. 华法林: Warfarin

【剂型规格】 片剂: 3mg/片。

【适应证与用法】 用于心房颤动、深静脉血栓形成、肺栓塞、人工瓣膜置换术后患者的抗凝治疗: 起始剂量通常为3mg一日1次(高龄及出血风险较高的患者适当减量, 用药起始阶段需联用肝素或低分子量肝素直至INR升高), 随后根据INR目标值范围调整剂量。INR目标值范围通常为2.0～3.0。对于高龄患者心房颤动抗凝治疗INR目标值范围可在1.6～2.5; 对于联用抗血小板药物患者, INR目标值范围可在2.0～2.5; 对于置换人工机械瓣患者, INR目标值需>2.5。

【禁忌证】 妊娠期、严重肝功能损害及肝硬化、感染性心内膜炎。余见总述"禁忌证"。

【INR监测】 通常用药后3天开始监测, 根据INR调整剂量, INR达标后从每周2次逐渐过渡到每2周1次, INR稳定后至少每月监测1次。若华法林剂量调整或合并应用与华法林相互作用的药物, 需要重新监测。

【药物和食物相互作用】 常见增强华法林效应的药物/食物: ①药物, 如胺碘酮、阿奇霉素、奥美拉唑、氟康唑、莫西沙星、阿托伐他汀等。②食物, 如西柚、大蒜、鱼油等。常见抑制华法林效应药物/食物: ①药物, 如利福平、卡马西平、螺内酯、口服避孕药等。②食物, 如菠菜、西芹、甘蓝等。

【过量处理】 ①INR<4.5且无明显出血: 停用1～2次, 监测INR下降至目标范围后重新使用。②INR 4.5～10, 若无明显出血和出血风险, 停用, 监测INR下降至目标范围后重新使用; 若有出血或出血风险: 口服维生素K 1.0～2.5mg, INR将迅速降低。③INR>10, 若无明显出血, 口服维生素K 2～5mg, 必要时可重复。④严重出血: 可予维生素K 10mg静脉注射, 若存在严重出血, 可同时输注新鲜血浆或凝血酶原浓缩物。

【不良反应】 ①出血。②血管炎、动脉粥样硬化。③肝炎、肝酶升高、胆汁淤积性肝炎。④胃肠道症状。⑤皮疹、皮炎(包括大疱性出疹)、瘙痒、脱发。⑥气管或气管支气管钙化。

【点评】 华法林剂量-效应关系存在明显个体化差异, 而且与多种药物/食物存在相互作用, 应用时需密切注意INR及出血等不良反应。皮肤坏死是华法林的罕见严重并发症。

9. 利伐沙班: Rivaroxaban

【剂型规格】 片剂: 10mg/片, 20mg/片。

【适应证与用法】 ①预防择期髋关节或膝关节置换手术静脉血栓形成: 10mg, 一日1次。②非瓣膜病心房颤动脑卒中或体循环栓塞预防: 20mg, 一日1次, 低体重和高龄(>75岁)的患者15mg，一日1次。③治疗下肢深静脉血栓形成（DVT）、肺栓塞（PE），降低DVT和PE复发风险：急性期15mg，一日2次，口服×3周后20mg，一日1次，对于完成至少6个月标准抗凝治疗后持续存在DVT和/或PE风险的患者，为降低复发风险，10～20mg，一日1次。

【禁忌证】 活动性病理性出血、机械瓣患者的抗凝治疗。

【不良反应】 ①出血。②粒细胞减少、血小板减少。③胆汁淤积。

【点评】 利伐沙班为口服直接因子Ⅹa抑制药，药代动力学可预测，药物相互作用少，固定剂量，无须监测INR，使用方便。15mg及15mg以上剂量需与餐同服（有助吸收）。肌酐清除率＜30ml/min患者避免使用。

10. 艾多沙班：Edoxaban

【剂型规格】 片剂：30mg/片，60mg/片。

【适应证与用法】 ①非瓣膜病心房颤动脑卒中或体循环栓塞预防：60mg 一日1次，对于中至重度肾损害（肌酐清除率15～50ml/min）、低体重（≤60kg）、同时服用P-糖蛋白抑制药（环孢素、决奈达隆、红霉素、酮康唑）的患者推荐30mg 一日1次。②预防和治疗下肢DVT、PE：60mg 一日1次，治疗DVT、PE需经初始非口服抗凝治疗至少5天后开始给药。

【禁忌证】 活动性病理性出血。

【不良反应】 ①出血。②血小板减少。

【点评】 艾多沙班对肌酐清除率较高（＞95ml/min）的非瓣膜性心房颤动患者疗效降低，可用于中至重度肾功能不全患者（肌酐清除率15～50ml/min）。

11. 阿哌沙班：Apixaban

【剂型规格】 片剂：2.5mg/片。

【适应证与用法】 预防择期髋关节或膝关节置换手术静脉血栓形成：2.5mg，一日2次。

【禁忌证】 活动性病理性出血。

【不良反应】 ①出血。②恶心。③血清转氨酶升高。④血小板减少。

【点评】 国内说明书尚未批准阿哌沙班用于心房颤动、深静脉血栓形成、肺栓塞适应证。

12. 达比加群酯：Dabigatran

【剂型规格】 胶囊：110mg/粒，150mg/粒。

【适应证与用法】 非瓣膜病心房颤动脑卒中或体循环栓塞预防：150mg，一日2次，对于年龄≥75岁、中度肾损害（肌酐清除率30～50ml/min）、同时接受强效P-糖蛋白抑制药治疗的患者推荐110mg 一日2次。

【禁忌证】 活动性病理性出血、机械瓣患者的抗凝治疗。

【不良反应】 ①出血。②消化不良、胃炎样症状。

【点评】 达比加群为口服直接凝血酶抑制药，药代动力学可预测，药物相互作用少，固定剂量，无须监测INR，使用方便。

第十节 血脂调节药物

血脂异常是指血浆总胆固醇升高、甘油三酯升高、高密度脂蛋白胆固醇降低中的一种或两种以上异常组合的病理性脂代谢症，是冠心病等多种心血管疾病的主要危险因素之一。冠心病血脂异常的治疗应以低密度脂蛋白胆固醇（LDL-C）作为首要目标。《2023年中国血脂管理指南》指出，LDL-C控制目标为：超高危患者＜1.4mmol/L，极高危患者＜1.8mmol/L，高危患者＜2.6mmol/L，低危患者＜3.4mmol/L，其中超高危、极高危患者同时满足较基线降低幅度＞50%。临床调节血脂首选他汀类调脂药物。起始宜应用中等强度他汀类，根据个体调脂疗效和耐受情况，适当调整剂量，若胆固醇水平不能达标，可与其他调脂药物联合使用。

血脂调节药物分类如下。主要降低胆固醇的药物：①羟甲基戊二酰辅酶A（HMG-CoA）还原酶抑制药（他汀类）主要降低胆固醇，兼具降低甘油三酯作用。他汀类一般不用于儿童，唯一例外是用于治疗家族性高胆固醇血症。②胆固醇吸收抑制药（依折麦布）。③前蛋白转化酶枯草杆菌蛋白酶/kexin9型（PCSK9）抑制药。④普罗布考。⑤胆酸螯合剂。胆酸螯合剂为碱性阴离子交换树脂，可阻断肠道内胆汁酸中胆固醇的重吸收。⑥烟酸及其衍生物。⑦其他调脂药物：血脂康、脂必泰、多廿烷醇。

主要降低甘油三酯的药物：①苯氧芳酸及其衍生物（贝特类）。主要降低甘油三酯，兼具降低胆固醇作用。②烟酸及其衍生物。③多烯脂肪酸类，又称多不饱和脂肪酸，临床应用最多的是深海鱼油，其中含有大量的多烯不饱和脂肪酸。

一、HMG-CoA还原酶抑制药（他汀类）

羟甲基戊二酰辅酶A（HMG-CoA）还原酶为胆固醇生物合成的限速酶，HMG-CoA还原酶抑制药通过竞争性抑制HMG-CoA还原酶从而减少内源性胆固醇合成，降低血浆胆固醇水平。目前研究还显示，他汀类除了调脂作用外，还具有稳定斑块、保护血管内皮细胞、抗炎、预防新发心房颤动及肾脏保护作用等多效性。高强度他汀每日剂量可降低LDL-C≥50%（阿托伐他汀40～80mg、瑞舒伐他汀20mg）；中等强度他汀每日剂量可降低LDL-C 25%～50%（阿托伐他汀10～20mg、瑞舒伐他汀5～10mg、氟伐他汀80mg、洛伐他汀40mg、匹伐他汀2～4mg、普伐他汀40mg、辛伐他汀20～40mg、血脂康1.2g）。他汀类药物可使甘油三酯水平降低7%～30%，HDL-C水平升高5%～15%。

适应证：①经饮食控制和其他非药物治疗（如运动治疗、减轻体重）后仍不能控制的原发性高胆固醇血症或混合型血脂异常。②冠心病。

禁忌证：①失代偿性肝硬化。②急性肝衰竭。③胆汁淤积和活动性肝病。④肌病和横纹肌溶解。④妊娠及哺乳期。

不良反应：①最常见的不良反应是肝转氨酶升高，常发生在治疗的最初3个月，多为轻度、一过性、可逆性，且与剂量相关，也与其他合并用药有关。只要密切监测，转氨酶轻度升高（低于正常值上限3倍）仍然可以继续使用。②肌肉损伤、肌炎甚至横纹肌溶解和肾衰竭。在老年人、合并使用大环内酯类抗生素时，横纹肌溶解的风险显著增加。③长期服用他汀类药物有增加新发糖尿病的危险，发生率为10%～12%，但他汀类对心血管疾病的总体益处远大于新增糖尿病危险。因此，无论是糖尿病高危人群还是糖尿病患者，有他汀类药物治疗适应证者都应坚持服用此类药物。④他汀类药物治疗可能引起认知功能异常，但多为一过性，发生率不高。⑤头痛、失眠、抑郁及胃肠道反应（如恶心、呕吐等）。

1. 瑞舒伐他汀钙片：Rosuvastatin Calcium Tablet

【剂型规格】 片剂：10mg/片。

【适应证】 见总述。

【用法】 口服，起始剂量为5mg 一日1次，对需要更有效降低LDL-C的患者，起始剂量可增加到10mg 一日1次，每日最大剂量为20mg。

【禁忌证】 严重肾功能不全（肌酐清除率＜30ml/min）。余见总述"禁忌证"。

【不良反应】 见总述。

【点评】 瑞舒伐他汀钙片是目前降低LDL-C效力最强的他汀类药物，口服2周内起效。药物90%以原形经粪便排泄，仅10%经肝脏CYP450酶代谢，药物相互作用比较少。

2. 阿托伐他汀钙片：Atorvastatin Calcium Tablet

【剂型规格】 片剂：20mg/片，10mg/片。

【适应证】 ①见总述"适应证"。②患有杂合子家族性高胆固醇血症的儿童患者：10～17岁的青春期男孩和女孩（至少初潮1年后）。

【用法】 口服，起始剂量为10～20mg。

【禁忌证】 见总述。

【不良反应】 见总述。

【点评】 阿托伐他汀钙片经CYP450 3A4代谢，服用环孢素、克拉霉素、伊曲康唑、莱特莫韦或某些蛋白酶抑制药的患者应减量，肾功能不全患者无须调整剂量。

3. **氟伐他汀钠: Fluvastatin Sodium**

【剂型规格】 缓释片: 80mg/片; 胶囊: 40mg/粒。

【适应证】 见总述。

【用法】 口服, 起始剂量为 20 ～ 40mg, 每晚1次, 每日最大剂量为80mg。

【禁忌证】 见总述。

【不良反应】 见总述。

【点评】 口服4周内达最大降脂疗效, 主要经过肝清除, 肝功能不全者可能产生蓄积, 活动性肝病或持续地不能解释的转氨酶升高者禁用。

4. **普伐他汀钠片: Pravastatin Sodium Tablet**

【剂型规格】 片剂: 20mg/片; 40mg/片。

【适应证】 见总述"适应证"。

【用法】 口服, 起始剂量为 10 ～ 20mg, 每晚1次, 每日最大剂量为40mg。

【禁忌证】 见总述。

【不良反应】 见总述。

【点评】 普伐他汀钠片是第一个有活性的非前体他汀, 主要经肝脏代谢, 但不经CYP450 3A4代谢, 通过肝、肾双通道清除, 不良反应相对小。

5. **辛伐他汀片: Simvastatin Tablet**

【剂型规格】 片剂: 20mg/片。

【适应证】 ①见总述"适应证"。②患有杂合子家族性高胆固醇血症的儿童患者: 对于患有杂合子家族性高胆固醇血症的 10 ～ 17岁的青春期男孩和女孩 (至少初潮1年后), 结合饮食控制, 本药可用于降低总胆固醇、低密度脂蛋白胆固醇、甘油三酯和载脂蛋白B。

【用法】 口服, 每晚1次, 起始剂量为 10 ～ 20mg, 每日最大剂量为80mg。

【禁忌证】 与强CYP3A4抑制药联合应用 (如伊曲康唑、酮康唑、泊沙康唑、伏立康唑、HIV蛋白酶抑制药、波普瑞韦、替拉瑞韦、红霉素、克拉霉素、泰利霉素、奈法唑酮或含有可比司他的药物), 与吉非贝齐、环孢素或达那唑联合应用。余见总述"禁忌证"。

【不良反应】 见总述。

【点评】 辛伐他汀片为无活性的前体药, 疗效是洛伐他汀的2倍。口服2周起效, 4 ～ 6周作用达高峰, 长期治疗停药后作用可持续4 ～ 6周。2011年美国食品药品监督管理局 (FDA) 警告, 辛伐他汀与胺碘酮联合使用或高剂量使用增加横纹肌溶解发生风险。使用辛伐他汀时, 要避免同时应用CYP3A4抑制药 (如伊曲康唑、酮康唑、红霉素、克拉霉素、HIV蛋白酶抑制药或奈法唑酮）。同时服用环孢素、达那唑、吉非贝齐、其他贝特类（非诺贝特除外）或降脂剂量（≥每日1g）的烟酸、维拉帕米、地尔硫草的患者，辛伐他汀的剂量不能超过每日10mg。同时服用氨氯地平、辛伐他汀剂量不宜超过每日20mg。服用辛伐他汀期间避免大量饮用葡萄柚汁。

6. 匹伐他汀钙片: Pitavastatin Calcium Tablet

【剂型规格】 片剂：1mg/片，2mg/片。

【适应证】 详见总述。

【用法】 口服，每晚一次，起始剂量为1～2mg，每日最大剂量为4mg。

【禁忌证】 重症肝病或胆道闭塞的患者，正在服用环孢素患者，余见总述"禁忌证"。

【不良反应】 详见总述"不良反应"。

【点评】 匹伐他汀钙片禁忌与环孢素合用，与秋水仙碱合用应谨慎。在服用红霉素的患者中，每日剂量不超过1mg；在服用利福平的患者中，每日剂量不超过2mg。

7. 洛伐他汀: Lovastatin

【剂型规格】 片剂：20mg/片。

【适应证】 高胆固醇血症、家族性高胆固醇血症。

【用法】 口服，每晚一次，起始剂量10～20mg，每日最大剂量为80mg。

【禁忌证】 见总述。

【不良反应】 见总述。

【点评】 洛伐他汀为真菌发酵产物，口服2周内起效，4～6周达最大疗效。

二、胆固醇吸收抑制药

依折麦布: Ezetimibe

【剂型规格】 片剂：10mg/片。

【适应证】 联合他汀类药物，用于治疗冠心病、家族性高胆固醇血症、原发性高胆固醇血症。用于治疗纯合子植物留醇血症。

【用法】 口服，10mg，一日1次。

【禁忌证】 活动性肝病或不明原因血清转氨酶持续升高的患者。

【不良反应】 头痛和消化道反应，如腹痛、腹泻、胀气。

【点评】 依折麦布为选择性胆固醇吸收抑制药，作用于小肠上皮细胞，选择性抑制小肠中胆固醇的吸收。本药对于内源性胆固醇无抑制作用，而他汀类药物的作用机制为减少肝脏中胆固醇的合成，故两药联用有协同降低胆固醇的作用。可在他汀基础上降低LDL-C 10%～20%。依折麦布联合他汀类药物与单用他汀类药物的临床研究显示，依折麦布/辛伐他汀联合治疗组患者的主要复合心血管结局发生率较低。肝肾功能不全患者无须调整剂量。

三、前蛋白转化酶枯草杆菌蛋白酶/kexin9型（PCSK9）抑制药

PCSK9是PCSK9基因编码的丝氨酸蛋白酶，主要由肝脏产生。PCSK9与肝细胞表面的LDL受体（LDL-R）结合，使LDL-R降解，进而升高血浆LDL-C水平。PCSK9抗体能干扰其与LDL-R的结合，使肝脏表达更多的LDL-R，从而降低血浆LDL-C水平。阿利西尤单抗和依洛尤单抗是完全人源化的单克隆抗体，能够结合血浆中的游离PCSK9，促进其降解。其直接结果是肝脏能够从循环中清除更多的LDL-C，从而降低血浆LDL-C水平。PCSK9抑制药以剂量依赖的方式降低LDL-C，最多可降低70%，在他汀类治疗之上最多可再降低60%。

1. 依洛尤单抗: Evolocumab

【剂型规格】 注射剂：140mg：1ml。

【适应证】 成人或12岁以上青少年的纯合子家族性高胆固醇血症治疗，成人动脉粥样硬化性心血管疾病的治疗。

【用法】 皮下注射，140mg，每2周1次；或420mg，每月1次。

【禁忌证】 对依洛尤单抗严重过敏患者。

【不良反应】 过敏反应，注射部位刺激。

【点评】 依洛尤单抗注射液用于他汀类药物联合依折麦布治疗后LDL-C仍不达标患者，或无法耐受他汀类药物的患者。

2. 阿利西尤单抗: Alirocumab

【剂型规格】 注射剂：75mg：1ml，150mg：1ml。

【适应证】 ①心血管事件预防。②成人动脉粥样硬化性心血管疾病的治疗。③原发性高胆固醇血症（包括杂合子型家族性和非家族性）和混合型血脂异常。

【用法】 皮下注射，75～150mg，每2周1次。

【禁忌证】 对阿利西尤单抗严重过敏的患者。

【不良反应】 过敏反应，注射部位刺激。

【点评】 阿利西尤单抗注射液用于他汀＋依折麦布治疗后LDL-C仍不达标患者，或无法耐受他汀类药物患者。

四、苯氧芳酸及其衍生物（贝特类）

适应证：饮食控制疗效不佳的高甘油三酯血症。

禁忌证：①活动性肝病，包括原发性胆汁性肝硬化，以及不明原因持续肝功能异常患者。②已知有胆囊疾病患者。③严重肾功能异常、透析患者。④哺乳期。⑤禁忌与酮洛芬联用。

1. 非诺贝特：Fenofibrate

【剂型规格】 微粒化胶囊：200mg/粒。

【适应证】 治疗成人饮食控制疗法效果不理想的高胆固醇血症（Ⅱa型），内源性高甘油三酯血症，单纯型（Ⅳ型）和混合型（Ⅱb和Ⅲ型）。

【用法】 口服，200mg，一日1次。

【禁忌证】 见总述。

【不良反应】 胃肠道症状、转氨酶升高、肌炎、肌痛。

【点评】 非诺贝特通过抑制极低密度脂蛋白和甘油三酯的生成，并同时增强其分解代谢，降低胆固醇和甘油三酯，其降低胆固醇的效果优于其他贝特类，还可以提高HDL-C和降低尿酸。贝特类药物具有肌肉毒性，在同时接受他汀类药物治疗的患者中更为显著。非诺贝特肌肉损伤发生率较低，对于需要他汀类与贝特类药物联合治疗的患者，首选非诺贝特。

2. 苯扎贝特：Bezafibrate

【剂型规格】 片剂：200mg/片。

【适应证】 用于治疗高甘油三酯血症、高胆固醇血症、混合型高脂血症。

【用法】 口服，200～400mg，一日3次，餐后服用或与餐同服。慢性肾功能不全患者需减量，肌酐清除率40～60ml/min的患者400mg，一日2次；肌酐清除率15～40ml/min的患者400mg，一日1次或隔日1次；肌酐清除率＜15ml/min的患者400mg，每3日1次。

【禁忌证】 见总述。

【不良反应】 胃肠道症状、肌炎、肌痛、转氨酶升高。

【点评】 苯扎贝特为贝特类酸性降脂药物，还可轻度降低血糖，适用于糖尿病伴高甘油三酯血症患者。

3. 吉非罗齐：Gemfibrozil

【剂型规格】 胶囊：0.3g/粒。

【适应证】 用于饮食控制无效的Ⅱb型、Ⅳ型或Ⅴ型高脂血症。

【用法】 口服，0.3～0.6g，一日2次，餐前半小时服用。

【禁忌证】 ①重度肝肾功能不全、原发性胆汁性肝硬化、存在胆囊疾病的患者。②禁忌与辛伐他汀、瑞格列奈、达塞布韦钠片、司来帕格联合用药。

【不良反应】 消化道症状、胆汁淤积、眩晕、头痛、皮疹、视物模糊、视网膜水肿、白内障等。

【点评】 吉非罗齐为非卤化的氯贝丁酯类降脂药，以降低甘油三酯为主（40% ～ 50%），兼具降低胆固醇作用（10% ～ 20%）。不推荐吉非罗齐与其他汀类药物联合应用，联用可导致发生横纹肌溶解的风险显著升高。

五、烟酸及其衍生物

阿昔莫司: Acipimox

【剂型规格】 胶囊: 0.25g/粒。

【适应证】 用于治疗高甘油三酯血症（Ⅳ型）、高胆固醇血症（Ⅱa型）、高甘油三酯合并高胆固醇血症（Ⅱb型）。

【用法】 口服，0.25g，一日2 ～ 3次。

【禁忌证】 严重消化性溃疡。

【不良反应】 ①用药初期可出现因皮肤血管扩张所致的面部潮热、皮肤瘙痒，通常于用药后数日内消失，无须停药。②胃肠道反应、诱发或加重消化性溃疡。③诱发非糖尿病患者的糖耐量异常，血尿酸升高。

【点评】 阿昔莫司为烟酸类衍生物，抑制脂肪分解，影响尿酸和葡萄糖代谢。

六、其他调脂药物

1. 血脂康胶囊: Xiezhikang Jiaonang

【剂型规格】 胶囊: 0.3g/粒。

【适应证】 用于由高脂血症及动脉粥样硬化引起的心脑血管疾病的辅助治疗。

【用法】 口服，2粒，一日1 ～ 2次，餐后服用。

【禁忌证】 活动性肝炎或无法解释的血清转移酶升高者。孕妇及哺乳期妇女慎用。

【不良反应】 胃肠道症状，偶可引起转氨酶、肌酸激酶可逆性升高。

【点评】 本药主要成分有红曲等，含洛伐他汀。部分对他汀类药物不良反应不能耐受的患者使用血脂康胶囊也有满意的疗效。

2. 脂必妥胶囊: Zhibituo Jiaonang

【剂型规格】 胶囊: 0.35g/粒。

【适应证】 主治痰瘀互结、血气不利所致的高脂血症。

【用法】 口服，3粒，一日2次，餐后服用。

【禁忌证】 尚不明确。孕妇及哺乳期妇女慎用。

【不良反应】 尚不明确。

【点评】 本药主要成分有红曲、山楂、白术等，含洛伐他汀。可尝试用于对他汀类药物不良反应不能耐受的患者。

3. 多廿烷醇: Policosanol

【剂型规格】 片剂: 10mg/片。

【适应证】 用于Ⅱa和Ⅱb型高脂血症患者。

【用法】 起始剂量5mg，每晚1次；效果不明显可增至5mg，一日2次，每日最大剂量为20mg。

【禁忌证】 对多廿烷醇过敏患者。

【不良反应】 尚不明确。

【点评】 多廿烷醇为蔗蜡中提取的多种脂肪醇混合物，可降低胆固醇，副作用小。

第十一节 抗心律失常药物

抗心律失常药物通常是指治疗快速心律失常的药物。心律失常包括快速心律失常与缓慢心律失常。对于前者，抗心律失常药物可快速终止其发作，并预防复发，在心律失常紧急处理及维持治疗方面有重要作用；对于后者，抗心律失常药物可短期提高心率，在起搏治疗前维持血流动力学稳定。为叙述方便，本节同时包括治疗缓慢心律的药物及对心律失常有治疗作用的中成药。在Ⅱ类抗心律失常药物中，本节仅对艾司洛尔简要叙述，其他药物请参考相关章节。

目前抗心律失常药物依据2018年改良版 Vaughan William 分类法进行分类（表9）。

表9 抗心律失常药物分类与特点

类别	作用离子通道/受体	代表药物
0	HCN通道阻滞药	伊伐布雷定
Ⅰ类	电压门控钠离子通道阻滞药	
Ⅰa	阻滞快钠通道（++）	奎尼丁、普鲁卡因胺、丙吡胺
Ⅰb	阻滞快钠通道（+）	利多卡因、美西律
Ⅰc	阻滞快钠通道（+++）	普罗帕酮、氟卡尼
Ⅰd	阻断迟发性钠离子内流	雷诺嗪
Ⅱ类	自主神经抑制药和激动药	
Ⅱa	非选择性及选择性β受体阻滞药	非选择性：卡维地洛、普萘洛尔；选择性β_1受体阻滞药：美托洛尔、艾司洛尔
Ⅱb	非选择性β肾上腺素能受体激动药	异丙肾上腺素
Ⅱc	毒蕈碱型M_2受体抑制药	阿托品、山莨菪碱、东莨菪碱
Ⅱd	毒蕈碱型M_2受体激动药	氨甲酰胆碱、毛果芸香碱、乙酰甲胆碱、地高辛
Ⅱe	腺苷A_1受体激动药	腺苷、腺苷三磷酸
Ⅲ类	钾离子通道阻滞药与激动药	
Ⅲa	电压门控钾通道阻滞药	胺碘酮、决奈达隆、索他洛尔、伊布利特
Ⅲb	代谢依赖的钾通道激动药	尼可地尔
Ⅳ类	钙通道阻滞药	
Ⅳa	膜表面钙通道阻滞药	维拉帕米、地尔硫䓬

类别	作用离子通道/受体	代表药物
Ⅳb	细胞内表面钙通道阻滞药	普罗帕酮、氟卡尼
Ⅳc	肌质网钙离子-ATP酶激动药	临床未获批准
Ⅳd	膜表面离子交换抑制药	临床未获批准
Ⅳe	磷酸激酶和磷酸化酶抑制药	临床未获批准
Ⅴ类	机械敏感性通道阻滞药	氨茴酸
Ⅵ类	缝隙连接通道阻滞药	甘珀酸钠
Ⅶ类	上游靶点调节药	ACEI、ARB、ω-3脂肪酸、他汀类

注：HCN，超极化激活的环核苷门控通道（hyperpolarization-activated cyclic nucleotide-gated，HCN）。

临床应用要点：大多数抗心律失常药物本身有致心律失常作用，此外，大多数抗心律失常药物虽然减少心律失常发作，但并不能改善心律失常患者的预后。Ⅰ类抗心律失常药物容易诱发室性心动过速、心室颤动等致命性心律失常，尤其用于存在心肌病变、心肌缺血、射血分数下降的患者时，因此对于器质性心脏病患者应慎用。β受体阻滞药可以降低交感神经兴奋、减少β受体介导的心律失常，是唯一证明可减少全因死亡的药物。电压门控钾通道阻滞药可延长动作电位时程、延长复极、延长有效不应期，可有效终止折返，其中胺碘酮不增加死亡率，可用于心肌病变、射血分数下降的患者；由于Ⅲ类抗心律失常药物对钾通道的阻滞，可延长QT间期，有诱发尖端扭转室性心动过速的风险。膜表面钙通道阻滞药负性肌力作用较强，不宜用于低血压及左心室收缩功能异常患者。

禁忌证：各类治疗快速心律失常的抗心律失常药物有共同的禁忌证，现分述如下。①病态窦房结综合征（植入起搏器患者除外）。②二度或三度房室传导阻滞（植入起搏器患者除外）。③严重低血压（收缩压＜90mmHg）。④心源性休克。⑤β受体阻滞药、维拉帕米、地尔硫革、洋地黄类药物、腺苷禁忌用于预激综合征伴室上性快速心律经旁路下传者。⑥普罗帕酮、决奈达隆、膜表面钙通道阻滞药禁用于左心室收缩功能异常的心力衰竭患者。

不良反应：各类治疗快速性心律失常的抗心律失常药物通常有以下不良反应。①心动过缓、传导阻滞、心脏停搏。②低血压。联用抗心律失常药物会显著增加不良反应发生，因此通常不联用抗心律失常药物。

1. 奎尼丁：Quinidine

【剂型规格】 片剂：0.2g/片。

【适应证与用法】 治疗各种快速性心律失常，包括转复及预防心房颤动、心房扑动、室上性心动过速及室性心动过速；治疗各种频发室上性期前收缩及室性期前收缩：第1天：0.2g，每2小时1次，连续5次，如无效也无不良反应，第2天增至0.3g，每2小时1次，第3天0.4g，每2小时1次，连续5次。总剂量不宜超过2.4g/d；恢复窦性心律后改为维持量0.2g，一日1～2次。连用3～4天如无效或有毒性反应，应停药。

【禁忌证】 严重心肌损害者禁用。低血压、QT间期延长者慎用。

【不良反应】 ①金鸡纳反应：包括胃肠道反应（恶心、呕吐、腹痛、腹泻等）与中枢神经系统反应（耳鸣、聋、谵妄等）。②尖端扭转型室性心动过速（曾称奎尼丁晕厥）。③低血压。

【点评】 奎尼丁不良反应多，每次应用前应监测血压、心率，长期应用维持窦性心律增加病死率。

2. 利多卡因：Lidocaine

【剂型规格】 针剂：200mg：10ml。

【适应证与用法】 治疗及预防急性心肌梗死患者室性心律失常：负荷剂量50～100mg稀释后缓慢静脉注射3～5分钟，必要时5～10分钟后重复1～2次；维持剂量1～4mg/min静脉滴注。

【禁忌证】 严重房室及室内传导阻滞患者。

【不良反应】 窦性心动过缓、窦性停搏、房室传导阻滞、血压下降。

【点评】 急性心肌梗死患者出现室性心律失常预防性应用利多卡因不能降低病死率。

3. 美西律：Mexiletine

【剂型规格】 片剂：50mg/片。

【适应证与用法】 治疗各种室性心律失常：首次200～300mg，必要时2小时后再服100～200mg。维持剂量400～800mg/d，分2～3次服用。最大量为1200mg/d。

【禁忌证】 心源性休克、病态窦房结综合征、二度或三度房室传导阻滞。

【不良反应】 ①心血管系统：心悸、室性心律失常增加、高血压、充血性心力衰竭、心动过缓、房室传导阻滞。②神经系统：头晕、震颤、协调困难、紧张、睡眠习惯改变、感觉异常/麻木、虚弱、疲倦、耳鸣、迷惑。③消化系统：上消化道不适、恶心、呕吐、胃灼热。④血液系统：白细胞减少。⑤眼部：视物模糊、视觉障碍。⑥皮肤：皮疹。⑦其他：胸痛、头痛、呼吸困难、非特异性水肿、口干、关节痛等。

【点评】 美西律有效浓度与毒性血药浓度相近，因此剂量不宜过大。

4. 普罗帕酮：Propafenone

【剂型规格】 针剂：70mg：20ml；片剂：150mg/片，50mg/片。

【适应证与用法】 ①转复或预防心房颤动：片剂，150mg，一日3次，口服；②转复心房颤动、室上性心动过速、室性心动过速：1.5～2mg/kg静脉注射10～20分钟，心律失常终止后停用，单次最大剂量不超过140mg。

【禁忌证】 心力衰竭、心源性休克、心动过缓、病态窦房结综合征、房室传导阻滞、3个月内心肌梗死者禁用、器质性心脏病者慎用。

【不良反应】 ①心脏传导异常、心动过缓、心悸、心房扑动。②胃肠道症状。③视物模糊、弱视。④味觉异常、头晕、头痛、疲劳、共济失调。

【点评】 普罗帕酮多用于无器质性心脏病患者，也可用于室上性心动过速伴预激综合征患者。

5. 艾司洛尔：Esmolol

【剂型规格】 针剂：200mg：2ml。

【适应证与用法】 ①控制心房颤动、心房扑动时心室率：先静脉注射负荷量0.5mg/（kg·min），约1分钟，随后静脉滴注维持量，自0.05mg/（kg·min）开始，4分钟后若疗效理想则继续维持，若疗效不佳可重复给予负荷量并将维持量以0.05mg/（kg·min）的幅度递增。维持量最大可加至0.3mg/（kg·min），但0.2mg/（kg·min）以上的剂量未显示能带来明显的好处。②围手术期高血压或心动过速：即刻控制剂量为1mg/kg，30秒内静脉注射，继以0.15mg/（kg·min）静脉滴注，最大维持量为0.3mg/（kg·min）；逐渐控制剂量同室上性心动过速治疗。

【禁忌证】 ①严重心动过缓、房室传导阻滞。②重度心力衰竭、心源性休克。

【不良反应】 低血压、头痛、头晕、呼吸困难。

【点评】 艾司洛尔为超短效选择性β₁受体阻滞药，起效快，半衰期短，静脉泵入给药，停药后药效迅速消失。

6. 胺碘酮：Amiodarone

【剂型规格】 针剂：150mg：3ml支；片剂：200mg/片。

【适应证与用法】 ①转复或预防心房颤动/心房扑动、预防心室期前收缩/室性心动过速/心室颤动、预防阵发性室上性心动过速：片剂，负荷剂量200mg，一日3次×5～7天，200mg，一日2次×5～7天，维持剂量100～300mg，一日1次，根据个体反应采取最小有效剂量。②转复心房颤动/心房扑动、室上性心动过速、室性心动过速：针剂，负荷剂量150～300mg＋5%葡萄糖注射液100ml，静脉滴注30分钟，24小时内可重复2～3次，维持剂量600mg＋5%葡萄糖注射液38ml，5ml/h（即1mg/min）静脉泵入×6小时，随后减至2.5mg/h（即0.5mg/min）维持。24小时累积剂量不超过1.8g。

【禁忌证】 ①窦房结功能异常、房室传导阻滞、双束支传导阻滞、永久性心房颤动。②严重低血压、循环衰竭。③甲状腺功能异常病史。④碘过敏。

【不良反应】 心脏不良反应：低血压、心动过缓、QT间期延长、尖端扭转型室性心动过速。心脏外不良反应：①甲状腺功能亢进或减退。②肺纤维化、机化性肺炎。③经浅表静脉注射可引起静脉炎。④肝损伤，如肝炎、肝硬化。⑤角膜微粒沉着、皮肤灰蓝色改变。

【点评】 胺碘酮不增加器质性心脏病患者死亡率，致心律失常作用相对较少，可用于心力衰竭患者。起效较慢（通常需数天至2周），半衰期较长（25～60天），且个体差异明显。

7. 决奈达隆：Dronedarone

【剂型规格】 片剂：400mg/片。

【适应证与用法】 转复心房颤动/心房扑动，转复后维持窦性心律：400mg，一日2次。

【禁忌证】 ①心功能Ⅳ级或近期失代偿心力衰竭。②严重肝不全。③病态窦房结综合征、二度或三度房室传导阻滞、心动过缓＜50次/分。④合用强CYP3A抑制药。⑤合用同时延长QT间期药物。⑥QTc间期≥500毫秒。⑦妊娠期或哺乳期。

【不良反应】 ①心动过缓、QT间期延长、心功能恶化。②肌酐升高。③胃肠道反应。④肝损伤。

【点评】 决奈达隆无甲状腺影响，临床试验提示决奈达隆有减少心律失常死亡的作用。应用时需监测肝功能。

8. 索他洛尔：Sotalol

【剂型规格】 片剂：80mg/片；针剂：40mg/支。

【适应证与用法】 治疗各种室上性（心房颤动、心房扑动、室上性心动过速）及室性（室性期前收缩、室性心动过速）心律失常：首剂80mg，每12小时1次，常规剂量80～160mg，每12小时1次。肾功能不全患者给药间隔延长至24～48小时。

【禁忌证】 ①支气管哮喘。②窦性心动过缓、二度或三度房室传导阻滞、长QT间期综合征。③心源性休克、未控制的充血性心力衰竭。

【不良反应】 主要不良反应为QT间期延长，尖端扭转型室性心动过速。

【点评】 用药期间应密切监测QT间期、电解质。避免与其他导致QT间期延长的药物联用。QTc≥500毫秒应考虑减量或停药。

9. 伊布利特：Ibutilide

【剂型规格】 针剂：1mg：10ml。

【适应证与用法】 转复心房扑动、心房颤动：1mg原液或稀释后缓慢静脉注射10分钟。若未能转复，间隔10分钟可重复给药。单次最大剂量为2mg。

【禁忌证】 ①严重心动过缓、严重心力衰竭。②低钾血症、低镁血症。③QT间期延长、尖端扭转型室性心动过速病史。

【不良反应】 室性心律失常、头痛、恶心。

【点评】 通常在给药5～20分钟内有效转复心房扑动、心房颤动。用药后监测心电监护至少4小时或直至QT间期恢复基线，需警惕多形性室性心动过速。

10. 维拉帕米：Verapamil

【剂型规格】 针剂：5mg：2ml；片剂：40mg/片；缓释片：240mg/片。

【适应证与用法】 ①终止阵发性室上性心动过速、控制心房颤动心室率：针剂，5～10mg＋生理盐水或5%葡萄糖注射液20ml稀释后静脉推注，时间＞2分钟，15～30分钟后可重复给予5～10mg，最大剂量不超过15mg。②治疗房性期前收缩、预防室上性心动过速发作、控制心房颤动心室率：片剂，80～120mg，一日3～4次。③高血压（见第二章第一节）。④心绞痛。

【禁忌证】 见第二章第一节。

【不良反应】 见第二章第一节。

【点评】 维拉帕米避免用于心力衰竭患者。维拉帕米除作为抗心律失常药物外，缓释片（异搏定）还用于治疗高血压、变异型心绞痛、肥厚型心肌病等。

11. 地尔硫䓬：Diltiazem

【剂型规格】 片剂：30mg/片；缓释胶囊：90mg/粒；针剂：10mg/支。

【适应证与用法】 ①终止阵发性室上性心动过速、控制心房颤动心室率：针剂，负荷剂量10mg稀释后静脉推注＞2分钟，若心室率控制不满意可在2分钟和15分钟重复，维持剂量（体重kg×3）mg＋生理盐水至50ml，持续泵入5～15ml/h，即5～15μg/（kg·min）。②控制心房颤动心室率：片剂，30mg，一日3次；缓释胶囊，90mg，一日1次。③高血压（见第二章第一节）。④心绞痛。⑤急性肺血管扩张试验阳性的肺动脉高压（见第二章第十四节）。

【禁忌证】　见第二章第一节。

【不良反应】　见第二章第一节。

【点评】　地尔硫䓬避免用于心力衰竭患者。地尔硫䓬除作为抗心律失常药物外，还可用于治疗高血压、肺动脉高压、变异型心绞痛。

12. 伊伐布雷定：Ivabradine

【剂型规格】　片剂：5mg/片，7.5mg/片。

【适应证与用法】　①禁用或不耐受β受体阻滞药、窦性心律的慢性稳定性心绞痛：起始剂量为5mg，一日2次，3～4周后根据患者心率调整为2.5～7.5mg，一日2次；②不耐受β受体阻滞药或与β受体联用治疗慢性心力衰竭且窦性心律，心率≥75次/分：起始剂量为5mg，一日2次，2周后根据患者心率调整为2.5～7.5mg，一日2次。

【禁忌证】　①治疗前静息心率小于70次/分；②病态窦房结综合征、窦房传导阻滞、三度房室传导阻滞、起搏器依赖患者。③低血压（＜90/50mmHg）；④心源性休克、不稳定性心绞痛、急性心肌梗死、失代偿心力衰竭。⑤重度肝功能不全。⑥与强效CYP450 3A4抑制药合用。⑦与维拉帕米、地尔硫䓬合用。

【不良反应】　①视野磷光现象。②心动过缓。③头痛。

【点评】　伊伐布雷定是窦房结起搏调制电流"f电流"（If）的选择性抑制药，单纯降低心率，不影响心内传导与心肌收缩。研究提示其可改善心力衰竭患者的生活质量、降低心力衰竭住院率。

13. 硫酸镁：Magnesium Sulfate

【剂型规格】　针剂：25%硫酸镁2.5g：10ml。

【适应证与用法】　①长QT间期综合征致尖端扭转型室性心动过速：25%硫酸镁注射液20ml＋5%葡萄糖20ml稀释后缓慢静脉推注，随后25%硫酸镁注射液20ml＋5%葡萄糖30ml持续静脉泵入2ml/h。②镁缺乏症。③先兆子痫或子痫。

【禁忌证】　①心脏传导阻滞或心肌损伤的患者。②处于糖尿病昏迷中的患者。③重症肌无力患者。④哺乳期妇女。

【不良反应】　①静脉注射硫酸镁常引起潮红、出汗、口干等症状，快速静脉注射时，可引起恶心、呕吐、心悸、头晕，个别出现眼球震颤，减慢注射速度症状可消失。②肾功能不全，用药剂量大，可发生血镁积聚，血镁浓度达5mmol/L时，可出现肌肉兴奋性受抑制，感觉反应迟钝，膝腱反射消失，呼吸开始受抑制。血镁浓度达6mmol/L时，可发生呼吸停止和心律失常、心脏传导阻滞，浓度进一步升高，可使心搏骤停。③连续使用硫酸镁可引起便秘，部分患者可出现麻痹性肠梗阻，停药后好转。④极少数患者可能出现低钙血症。⑤镁离子可自由透过胎盘，造成新生儿高血镁症，表现为肌张力低，吸吮力差，不活跃，哭声不响亮等，少数有呼吸抑制现象。有文献报道，妊娠期间连续应用硫酸镁注射液超过5～7日治疗早产，有导致新生儿低钙和骨骼异常的风险，包括骨量减少和骨折。

【点评】 硫酸镁适用于所有类型长QT间期综合征所导致的尖端扭转型室性心动过速。静脉注射过快或剂量过大，可引起低血压、心动过缓、呼吸抑制，可用10%葡萄糖酸钙10～20ml缓慢静脉推注解救。

14. 腺苷: Adenosine

【剂型规格】 针剂: 6mg : 2ml。

【适应证与用法】 终止折返性室上性心动过速: 6mg快速静脉注射（2秒内弹丸式注射），单次剂量不超过12mg，如果2分钟后无效，可再次给药6～12mg。

【禁忌证】 支气管狭窄或痉挛患者（如哮喘）。

【不良反应】 面部潮红、支气管痉挛、胸部紧缩感、恶心、心动过缓。

【点评】 腺苷起效快，半衰期极短，需快速静脉注射，停药后不良反应迅速消失。

15. 阿托品: Atropine

【剂型规格】 针剂: 0.5mg : 1ml，1mg : 1ml。

【适应证与用法】 ①缓慢性心律失常，尤其是迷走神经兴奋导致的窦房传导阻滞、房室传导阻滞: 每次0.5～1mg静脉注射，按需每1～2小时1次，每次最大剂量为2mg。②心肺复苏: 每次1mg静脉注射，3～5分钟重复1次，总量不超过3mg。③各种内脏绞痛。④全身麻醉前给药、严重盗汗和流涎症。⑤解救有机磷酸酯类中毒。

【禁忌证】 青光眼、前列腺肥大、高热。

【不良反应】 口干、少汗、皮肤干燥发热、腹胀、排尿困难等。

【点评】 孕妇静脉注射阿托品可使胎儿心动过速，本药可分泌入乳汁，并有抑制泌乳作用。老年人容易发生如排尿困难、便秘、口干等抗胆碱样不良反应，也易诱发未经诊断的青光眼。充血性心力衰竭、冠心病、二尖瓣狭窄患者慎用。

16. 异丙肾上腺素: Isoprenaline

【剂型规格】 针剂: 1mg : 2ml。

【适应证与用法】 ①各类缓慢型心律失常: 3mg＋0.9%氯化钠注射液44ml静脉泵入，1ml/h（即1μg/min）。②心源性或感染性休克。

【禁忌证】 心绞痛、心肌梗死、甲状腺功能亢进、嗜铬细胞瘤。

【不良反应】 心动过速、心绞痛、头痛、恶心。

【点评】 异丙肾上腺素用于短期提高心率，改善血流动力学，减少间歇依赖的尖端扭转型室性心动过速发作。

17. 稳心颗粒：Wenxin Keli

【剂型规格】 冲剂：5g/袋，9g/袋。

【适应证与用法】 功能性心律失常（如室性期前收缩、房性期前收缩、窦性心动过速等）：1袋，一日3次。

【禁忌证】 缓慢性心律失常。

【不良反应】 胃肠道症状、头晕、头痛、皮疹、瘙痒等。

【点评】 本药主要成分有党参、黄精、三七、琥珀、甘松。具有益气养阴、活血化瘀之功效。主治气阴两虚，心脉瘀阻所致心悸不宁，气短乏力，胸闷胸痛。

18. 参松养心胶囊：Sensong Yangxin Jiaonang

【剂型规格】 胶囊：0.4g/粒。

【适应证与用法】 冠心病室性期前收缩：2～4粒，一日3次。

【禁忌证】 对本药成分过敏患者。

【不良反应】 胃肠道症状。

【点评】 本药主要成分有人参、麦冬、山茱萸、丹参、炒酸枣仁、桑寄生、赤芍、土鳖虫、甘松、黄连、南五味子、龙骨。具有益气养阴，活血通络，清心安神之功效，应配合原发病治疗使用。

第十二节　洋地黄与其他正性肌力药物

正性肌力药物选择性增强心肌收缩力，可改善射血分数下降的心力衰竭患者血流动力学状态，缓解症状。慢性心力衰竭的基础治疗原则为抑制神经内分泌激活、抑制及逆转心肌重构，心力衰竭患者长期应用正性肌力药物无助于降低病死率及改善预后。目前常用的正性肌力药物主要有以下几类（表10）。本节对常用的正性肌力药物进行分述，儿茶酚胺类药物详见第一章。

表10　常用的正性肌力药物分类

分类	代表药物
洋地黄类	地高辛、去乙酰毛花苷
Ⅲ型磷酸二酯酶抑制药	米力农
钙增敏剂	左西孟旦
儿茶酚胺类	多巴胺、多巴酚丁胺

临床应用要点：①洋地黄类药物目前主要用于：a.慢性左心室射血分数下降心力衰竭患者，以改善症状。b.快速心房颤动/心房扑动患者控制心室率，以控制静息状态下心室率为主。2022年美国心脏协会（AHA）心力衰竭诊治指南认为，对于有持续症状的LVEF下降的心力衰竭患者，在应用ACE/ARB/ARNI、β受体阻滞药及醛固酮受体拮抗药、SGLT2抑制药的基础上，可考虑应用地高辛以减少因心力衰竭住院的风险（Ⅱb级推荐，B级证据）。2022年欧洲心脏病学会（ESC）心房颤动的诊断和管理指南中，对于LVEF低于40%的心房颤动患者，推荐β受体阻滞药和/或地高辛控制心室率（Ⅰ级推荐，B级证据）。②洋地黄类药物的治疗窗相对较窄，治疗剂量和中毒剂量之间有很大的重叠，使用地高辛的患者需要监测血清地高辛浓度，其"最佳"水平具体取决于临床情况。因为肾功能明显降低可导致地高辛及其代谢物的蓄积，而易导致地高辛中毒，所以对慢性肾功能不全或肾功能快速变化的患者，监测血清地高辛水平尤为重要。血样采集需在地高辛给药后至少6小时、最好12小时进行，以确保完成了由血液到组织的分布过程。在晚期肾病者或血液透析患者中，地高辛浓度检测应在上次用药后至少12～24小时。在此时间之前测定血清地高辛浓度可能会误判为升高。③胺碘酮、普罗帕酮、钙离子通道阻滞药均可提高地高辛药浓度，联合应用时应注意。④其他种类正性肌力药物目前仅局限应用于急性心力衰竭伴低血压患者，以短期改善器官灌注及症状，长期应用有增加

死亡率的风险。

1. 地高辛: Digoxin

【剂型规格】 片剂: 0.25mg/片。

【适应证与用法】 ①急性及慢性心力衰竭: 口服, 0.125～0.25mg, 一日1次。②快速心房颤动、心房扑动控制心室率: 0.125～0.25mg, 一日1次。高龄及肾功能不全患者应减量。

【禁忌证】 ①预激综合征伴心房颤动、心房扑动。②禁止与钙注射剂合用。③梗阻性肥厚型心肌病。④缓慢性心律失常, 如窦性停搏、房室传导阻滞等。⑤急性心肌梗死24小时内。

【不良反应】 ①胃肠道反应: 食欲减退、恶心、呕吐、腹泻、腹痛等。胃肠道反应是洋地黄中毒最早的表现。②神经精神症状: 头痛、眩晕、谵妄、幻觉等。③视觉障碍: 黄视、绿视、视物模糊等。④心律失常: 室上性或室性心律失常、房室传导阻滞、窦性停搏等, 其中以室性期前收缩最常见。心律失常是洋地黄类药物最严重的不良反应。⑤心电图异常: ST段呈"鱼钩"样改变是洋地黄类药物中毒的特征性表现。出现洋地黄中毒时, 应及时停药, 快速性心律失常可给予静脉补钾治疗, 严重者给予苯妥英钠。缓慢性心律失常及传导阻滞患者可给予阿托品, 并考虑临时起搏治疗。

【点评】 地高辛尽管不能改善总体生存, 但能有效缓解LVEF下降心力衰竭患者的症状、提高生活质量、减少心力衰竭住院。洋地黄类药物对于二尖瓣狭窄或缩窄性心包炎造成的肺水肿无效。低血钾、缺氧患者对洋地黄类药物耐受性降低, 应用时应慎重。

2. 去乙酰毛花苷: Deslanoside

【剂型规格】 针剂: 0.4mg:2ml。

【适应证与用法】 ①以下疾病引起的的充血性心力衰竭 (包括肺水肿、心源性哮喘等): a.先天性心脏病、瓣膜病、高血压、缺血性心脏病 (心肌梗死、心绞痛等)、肺心病 (由于肺血栓/栓塞、肺栓塞、肺纤维化等)、其他心脏病 (由于肺血栓/栓塞、肺栓塞、肺纤维化等)、肾病、甲状腺功能亢进、甲状腺功能减退等。b.心房颤动/心房扑动引起的心动过速、阵发性室上性心动过速。②预防和治疗以下情况中的心力衰竭和各种形式的心动过速: 手术、急性发热、分娩、休克、急性中毒。用法: 首剂0.4～0.6mg加入5%葡萄糖20ml稀释后缓慢静脉注射, 2～4小时可再次给药0.2～0.4mg, 总量1.0～1.6mg。

【禁忌证】 见地高辛"禁忌证"。

【不良反应】 见地高辛"不良反应"。

【点评】 静脉注射10分钟起效, 1～2小时后达作用高峰。

3. 米力农：Milrinone

【剂型规格】 针剂：5mg：5ml。

【适应证与用法】 急性心力衰竭伴低心输出量：负荷剂量 25～75μg/kg静脉注射5～10分钟，维持剂量0.25～0.75μg/（kg·min），每日最大剂量不超过1.13mg/kg。

【禁忌证】 禁用于严重瓣膜狭窄病变及梗阻性肥厚型心肌病。低血压、心动过速、急性心肌缺血、肝肾功能异常患者慎用。

【不良反应】 心律失常、低血压、心绞痛、头痛、低钾血症。

【点评】 米力农不常规用于急性心力衰竭患者，除非伴有低心输出量、低血压、重要器官灌注不足，可短时应用。长期应用增加心律失常、心肌缺血风险，增加心力衰竭患者的死亡率。

4. 左西孟旦：Levosimedan

【剂型规格】 针剂：12.5mg：5ml。

【适应证与用法】 急性失代偿性心力衰竭：负荷剂量6～12μg/kg静脉注射10分钟；维持剂量0.1μg/（kg·min），用药30～60分钟后根据效果调整剂量0.05～0.2μg/（kg·min），如低血压、心动过速，可将输注速率减至0.05μg/（kg·min）或停止给药。若初始剂量耐受性好且需要增强血流动力学效应，则输注速率可增至0.2μg/（kg·min）。持续静脉输注24小时。

【禁忌证】 ①显著影响心室充盈和/或射血的机械性阻塞性疾病。②严重肝肾功能异常。③严重低血压。④有尖端扭转型室性心动过速病史。

【不良反应】 低血压、心动过速、低钾血症、恶心、头痛、眩晕。

【点评】 左西孟旦有扩血管作用，收缩压＜90mmHg的患者不宜给予静脉注射负荷量。

第十三节　溶栓药物

溶栓药物（纤维蛋白溶解药）能直接或间接激活纤溶酶原使其变成纤溶酶，降解不同类型的纤维蛋白（原），溶解血栓。根据溶栓药物的纤维蛋白选择性，可分为以下两类（表11）。

表11　溶栓药物的纤维蛋白选择性分类

	分类	代表药物	急性心肌梗死溶栓常规剂量	纤维蛋白原消耗
非特异性纤溶酶原激活药	第一代	尿激酶	150万U，60分钟	明显
		链激酶	150万U，30～60分钟	明显
特异性纤溶酶原激活药	第二代	阿替普酶	15mg静脉注射，随后以0.75mg/kg在30分钟内持续静脉滴注（最大剂量不超过50mg），继之以0.5mg/kg于60分钟持续静脉滴注（最大剂量不超过35mg），总剂量不超过100mg	轻度
	第三代	瑞替普酶	18mg静脉注射＞2分钟，30分钟后可重复上述剂量	中度
		替奈普酶	30～50mg，根据体重①静脉注射	极小
		重组人尿激酶原	20mg静脉注射，3分钟后30mg静脉滴注30分钟	极小

注：①体重＜60kg，剂量为30mg；体重每增加10kg，剂量增加5mg；最大剂量为50mg。

临床应用要点：溶栓药物目前主要应用在三方面：急性ST段抬高型心肌梗死、急性缺血性脑卒中及急性肺栓塞。上述不同疾病有不同的溶栓指征、时间窗，而且应用不同溶栓药物、通过不同给药途径，其溶栓指征和时间窗也有所不同，应根据相关指南进行治疗。此外，溶栓药物也广泛用于人工机械瓣血栓堵塞、血栓性动脉闭塞、血液透析插管、移植和动静脉瘘等情况。溶栓药物只用于治疗急性血栓栓塞性疾病，对形成已久并已经机化的血栓难以发挥作用。多数溶栓药物半衰期较短，通常需要连续静脉给药。在溶栓之后，均需要持续肝素抗凝至少48小时，直至进行血管重建或在住院期间持续给予（最长用至8天），抗凝药物可选择普通肝素（维持APTT 50～70秒）或依诺肝素（静脉注射随后改皮下注射1mg/kg，q12h）。应用特异性纤溶酶原激活药必须在有效的抗凝及抗栓基础上进行，确诊急性ST段抬高型心肌梗死后应即刻肝素化：静脉注射普通肝素4000U（50～70U/kg），继以12U/（kg·h）静脉滴注。

禁忌证：溶栓药物有以下共同的禁忌证：①既往脑出血史。②已知的脑血管结构异常（如动静脉畸形）。③已知的颅内恶性肿瘤（原发或转移）。④3个月内缺血性脑卒中或短暂性脑缺血发作病史（不包括4.5小时内畸形缺血性脑卒中）。⑤可疑或确诊主动脉夹层。⑥活动性出血或具有出血倾向（不包括月经来潮）。⑦3个月内的严重头部闭合性创伤或面部创伤。⑧慢性、严重、未得到良好控制的高血压（收缩压≥180mmHg或舒张压≥110mmHg），需在控制血压的基础上（收缩压＜160mmHg）开始溶栓治疗。⑨心肺复苏胸外按压持续时间＞10分钟或有肋骨骨折、心包积血。⑩痴呆或已知其他颅内病变。⑪3周内创伤或进行过大手术或4周内发生过内脏出血。⑫2周内不能压迫止血部位的大血管穿刺。⑬感染性心内膜炎。⑭妊娠。⑮活动性消化性溃疡。⑯终末期肿瘤或严重肝肾疾病。⑰正在使用抗凝药物。

不良反应：最常见而严重的不良反应为出血，包括内脏出血（如颅内出血、消化道出血）与浅表出血（如穿刺部位出血）等。颅内出血的危险因素包括高龄、低体重、女性、既往脑血管疾病史、入院时高血压。用药后需要密切监测。

其他常见不良反应包括：①过敏反应，包括皮疹、发热、寒战等，严重可致低血压，多见于链激酶输注过程中。②再灌注心律失常（如窦性心动过缓、室上性心动过速、室性期前收缩、室性心动过速等）。

1. 尿激酶：Urokinase

【剂型规格】 粉针剂：25万U/支。

【适应证与用法】 ①急性ST段抬高型心肌梗死：在静脉肝素治疗的基础上，将尿激酶150万U溶于100ml生理盐水或以2.2万U/kg于30分钟内静脉滴注。溶栓结束后6～12小时皮下注射普通肝素7500U或低分子量肝素，共3～5天。②血流动力学不稳定的急性大面积肺栓塞：a.负荷量4400U/kg，静脉注射10分钟，继以2200U/（kg·h）持续静脉滴注12小时；b.快速给药：2万U/kg持续静脉滴注2小时。③急性缺血性脑卒中：尿激酶100万～150万U，溶于生理盐水100～200ml，持续静脉滴注30分钟。

【禁忌证】 见总述。

【不良反应】 消化道反应、胆固醇栓塞，余见总述"不良反应"。

【点评】 只有在无特异性纤溶酶原激活药时，选择非特异性纤溶酶原激活药进行溶栓。

2. 链激酶: Streptokinase

【**剂型规格**】 粉针剂: 50万U/支。

【**适应证与用法**】 ①急性ST段抬高型心肌梗死: 150万U溶于5%葡萄糖100ml, 静脉滴注30～60分钟。②急性肺栓塞: a.负荷量25万U, 静脉注射30分钟, 继以10万U/h持续静脉滴注12～24小时; b.快速给药: 150万U持续静脉滴注2小时。

【**禁忌证**】 详见总述"禁忌证"。

【**不良反应**】 溶血性贫血、黄疸、继发性栓塞。余见总述"不良反应"。

【**点评**】 链激酶为异种蛋白, 需警惕过敏反应, 5天前至1年内使用过链激酶或既往对其过敏的患者禁用。

3. 阿替普酶: Alteplase

【**剂型规格**】 针剂: 20mg/支, 50mg/支。

【**适应证与用法**】 ①急性ST段抬高型心肌梗死: a.全量给药法, 在静脉肝素治疗的基础上, 静脉注射阿替普酶15mg, 随后0.75mg/kg在30分钟内持续静脉滴注（最大剂量不超过50mg）, 继之以0.5mg/kg在60分钟内持续静脉滴注（最大剂量不超过35mg）, 总剂量不超过100mg。b.半量给药法, 在静脉肝素治疗的基础上, 50mg阿替普酶溶于50ml专用溶剂, 首先静脉注射8mg, 之后将42mg于90分钟内静脉滴注完毕。②血流动力学不稳定的急性大面积肺栓塞: 50mg持续滴注2小时。③急性缺血性脑卒中: 总剂量0.9mg/kg（最大剂量90mg）, 总剂量的10%作为初始静脉推注剂量, 随后立即静脉输注剩余剂量, 持续60分钟, 对出血风险较高的急性缺血性脑卒中患者, 可考虑静脉给予低剂量阿替普酶静脉溶栓（0.6mg/kg）。

【**禁忌证**】 见总述。

【**不良反应**】 见总述。

【**点评**】 第二代特异性纤溶酶原激活药, 在急性心肌梗死的临床研究中, 与链激酶相比, 阿替普酶可提高生存率, 但使用方法较为复杂。

4. 瑞替普酶: Retepiase

【**剂型规格**】 粉针剂: 18mg/支。

【**适应证与用法**】 急性ST段抬高型心肌梗死: 在静脉肝素治疗的基础上, 18mg瑞替普酶溶于5～10ml灭菌注射用水, 静脉注射时间＞2分钟, 30分钟后重复上述剂量。

【**禁忌证**】 见总述"禁忌证"。

【**不良反应**】 见总述"不良反应"。

【**点评**】 替奈普酶与阿替普酶的疗效相当, 但替奈普酶的非脑部出血发生率更低, 更易于使用。

5. **重组人尿激酶原**: Recombinant Human Prourokinase

【**剂型规格**】 粉针剂: 5mg: 50万U。

【**适应证与用法**】 急性ST段抬高型心肌梗死: 在静脉肝素治疗的基础上, 给予重组人尿激酶原一次用量50mg, 先将20mg溶于10ml 0.9%氯化钠注射液, 3分钟内静脉注射, 其余30mg溶于90ml 0.9%氯化钠注射液, 30分钟内静脉滴注。后继续维持肝素静脉滴注48小时左右。

【**禁忌证**】 见总述。

【**不良反应**】 见总述。

【**点评**】 重组人尿激酶原是我国具有独立知识产权的特异性纤溶酶原激活药, 用法简单方便。

第十四节　肺高血压靶向药物

　　肺高血压（PH）是以肺动脉压力升高为特征的一种临床综合征，其血流动力学定义为静息状态下右心导管检查平均肺动脉压（mPAP）≥25mmHg。PH病因复杂，根据病因及病理生理学机制分为肺动脉高压、左心疾病相关肺高血压、低氧和/或肺部疾病所致肺高血压、肺血管阻塞疾病所致肺高血压、未知因素所致肺高血压。肺动脉高压（PAH）是指孤立性肺动脉压力升高，而左心房与肺静脉压力正常，主要由肺小动脉本身病变导致肺血管阻力增加，且不合并慢性呼吸系统疾病、慢性血栓栓塞性疾病及其他未知因素等导致的肺高血压。PAH的血流动力学诊断标准为右心导管测量mPAP≥25mmHg，同时肺动脉楔压（PAWP）≤15mmHg及肺血管阻力（PVR）＞3Wood单位。近年来，新开发的药物显著改善了部分肺高压患者的症状及预后。本节主要介绍肺动脉高压靶向治疗药物，其他利尿、强心等治疗药物请参考相关章节。目前常用降低肺动脉压力药物主要分类如下（表12）。

表12　常用降低肺动脉压力药物分类

分类	代表药物	适应人群
钙通道阻滞药	地尔硫草、硝苯地平、氨氯地平	急性肺血管扩张试验阳性PAH
内皮素受体拮抗药	波生坦、安立生坦、马昔腾坦	PAH
5型磷酸二酯酶抑制药	西地那非、他达拉非、伐地那非	PAH
鸟苷酸环化酶激动药	利奥西呱	PAH和CTEPH
前列环素类似物	依前列醇、伊洛前列腺素、曲前列尼尔、贝前列素	PAH
前列环素IP受体激动药	司来帕格	PAH

　　注：CTEPH，慢性血栓栓塞性肺高血压。

一、钙离子通道阻滞药

　　少数PAH由肺动脉痉挛引起，单独应用大剂量CCB可显著改善症状、血流动力学和长期预后。急性肺血管扩张试验是筛选此类患者的有效方法。治疗急性肺血管扩张试验阳性PAH患者所需CCB的剂量往往较大，治疗时先给予常规起始剂量，观察患者血压、心律、心率、心电图及症状变化，逐渐加至最大耐受剂量，并定期随访。对未接受急性肺血管扩张试验或结果阴性的患者，不建议应用大剂量CCB治疗。

1. 地尔硫䓬: Diltiazem

【剂型规格】 详见第二章第一节。

【用法】 30mg，一日3～4次开始，逐渐加至可耐受最大剂量或240～720mg/d。

【禁忌证】 见第二章第一节。

【不良反应】 见第二章第一节。

【点评】 仅用于急性肺血管扩张试验阳性的PAH患者，用药期间需监测心率。

2. 硝苯地平: Nifedipine

【剂型规格】 见第二章第一节。

【用法】 硝苯地平控释片30mg，一日1次开始，逐渐加至可耐受最大剂量或120～240mg/d。

【禁忌证】 见第二章第一节。

【不良反应】 见第二章第一节。

【点评】 仅用于急性肺血管扩张试验阳性的PAH患者，用药期间需监测血压。

3. 氨氯地平: Amlodipine

【剂型规格】 见第二章第一节。

【用法】 2.5mg，一日1次开始，逐渐加至可耐受最大剂量或20mg/d。

【禁忌证】 见第二章第一节。

【不良反应】 见第二章第一节。

【点评】 基础心率较慢者选用二氢吡啶类，基础心率较快者选用地尔硫䓬。维拉帕米有加重心力衰竭风险，不宜应用。

二、内皮素受体拮抗药

内皮素系统异常激活是PAH发生发展的重要机制之一。内皮素-1主要通过与肺血管壁上的内皮素受体A和B结合发挥肺血管收缩和促平滑肌细胞有丝分裂的作用。内皮素受体拮抗药通过阻断内皮素-内皮素受体信号转导发挥治疗PAH的作用。由于内皮素受体拮抗药有潜在致畸作用，服用此类药物需严格避孕及避免哺乳。

1. 波生坦: Bosentan

【剂型规格】 片剂: 125mg×56片，32mg×56片。

【适应证与用法】 WHO功能Ⅱ～Ⅳ级PAH，成人62.5～

125.0mg，一日2次，儿童2mg/（kg·d），分2次口服。

【禁忌证】 ①中度及重度肝功能损害者和/或AST和/或ALT高于正常值上限3倍，总胆红素超过正常值上限2倍。②合并使用环孢素者。③合并用格列本脲者。

【不良反应】 ①胎儿致畸作用。②肝功能异常。③水肿、液体潴留。④鼻塞、颜面潮红。⑤头痛。⑥贫血。⑦心悸、低血压。

【点评】 波生坦为非选择性内皮素受体拮抗药，可同时拮抗内皮素α和β受体。波生坦可改善特发性PAH、结缔组织病相关PAH和艾森曼格综合征患者的运动耐量、心功能、血流动力学参数并延缓到达临床恶化时间。此外，波生坦还有治疗儿童PAH的适应证，可用于3岁以上特发或先天性心脏病相关PAH的儿童。波生坦引起转氨酶升高的发生率为6%～10%，且有导致贫血和外周水肿的风险。治疗期间应监测肝功能和血常规，尤其是治疗开始时的前3～6个月。

2. 安立生坦：Ambrisentan

【剂型规格】 片剂：5mg/片，10mg/片。

【适应证与用法】 WHO功能Ⅱ～Ⅲ级PAH，起始剂量5mg，一日1次，若耐受则可考虑调整为10mg，一日1次。

【禁忌证】 ①重度肝功能损害者。②特发性肺纤维化。

【不良反应】 ①胎儿致畸作用。②贫血。③头痛。④心悸。⑤颜面潮红、鼻塞。⑥腹痛、便秘。⑦水肿、液体潴留。

【点评】 安立生坦为高选择性内皮素α受体拮抗药，安立生坦单药治疗可显著改善PAH患者的症状、运动耐量、血流动力学指标，并延缓到达临床恶化时间。此外，AMBITION研究显示安立生坦与他达拉非起始联合治疗显著降低了PAH临床事件及再住院率。安立生坦最常见的不良反应是外周水肿，大多数患者为轻至中度，仅有1.6%的患者长期服用安立生坦会发生重度外周水肿。服用安立生坦无须常规监测肝功能。

3. 马昔腾坦：Macitentan

【剂型规格】 片剂：10mg/片。

【适应证与用法】 PAH，10mg，一日1次。

【禁忌证】 妊娠期。

【不良反应】 ①胎儿致畸作用。②肝功能异常。③液体潴留。④贫血。

【点评】 马昔腾坦是一种新型组织靶向性并具有高度亲脂性的双重内皮素受体拮抗药。马昔腾坦可显著延缓PAH患者到临床恶化进程，并能改善患者心功能分级、运动耐量和血流动力学参数。与单药治疗相比，序贯联合马昔腾坦治疗可显著降低PAH患者恶化/死亡风险。马昔腾坦严重不良反应为贫血，需严密监测血常规，无须常规监测肝功能。

三、5型磷酸二酯酶抑制药

5型磷酸二酯酶是环磷酸鸟苷（cGMP）的降解酶，其抑制药可通过一氧化氮/环磷酸鸟苷通路发挥血管舒张作用。目前用于PAH治疗的5型磷酸二酯酶抑制药主要包括西地那非、他达拉非和伐地那非。

1. 枸橼酸西地那非: Sidenafil Citrate

【剂型规格】 片剂: 20mg/片。

【适应证与用法】 ①成人PAH: 20mg，一日3次。②勃起功能障碍: 25～100mg，必要时。

【禁忌证】 ①与硝酸酯类药物合用。②与鸟苷酸环化酶激动药合用。③与强效的CYP3A4抑制药（如酮康唑、伊曲康唑、利巴韦林）合用。④处在非动脉炎性前部缺血性视神经病变引起单眼眼视力丧失的患者。⑤严重肝损伤、近期脑卒中或心肌梗死史、初始严重低血压（血压低于90/50mmHg）。

【不良反应】 ①颜面潮红、鼻塞。②头痛。③消化不良。④视觉异常。⑤阴茎异常勃起。

【点评】 西地那非是首个被批准用于PAH治疗的5型磷酸二酯酶抑制药，多项随机对照试验证实了其治疗PAH的有效性和安全性。临床研究中，西地那非的用量为20～80mg，一日3次。2011年欧洲药监局批准西地那非应用于1～17岁的PAH患儿，推荐剂量: 年龄<1岁，0.5～1.0mg/kg，一日3次；体重<20kg，10mg，一日3次；体重>20kg，20mg，一日3次。西地那非常见的不良反应主要源于其血管舒张作用（如头痛、潮热和鼻出血）和对其他非5型磷酸二酯酶的抑制作用（肌肉疼痛和视觉障碍）等。上述不良反应通常是轻至中度，且具有剂量依赖性，大部分患者可逐渐耐受。妊娠期用药为B级。

2. 他达拉非: Tadalafil

【剂型规格】 片剂: 20mg/片。

【适应证与用法】 ①国内尚未批准用于治疗PAH。美国FDA批准用于治疗PAH，20～40mg，一日1次。②勃起功能障碍，10～20mg，必要时。

【禁忌证】 同西地那非。

【不良反应】 同西地那非。

【点评】 他达拉非是目前上市的5型磷酸二酯酶抑制药中唯一的长效制剂。多项随机对照临床试验证实其可显著改善PAH患者的运动耐量、症状、血流动力学参数和到达临床恶化时间。AMBITION研究也证实了他达拉非和安立生坦两种长效PAH靶向药物初始联合治疗的疗效和安全性。儿童剂量为2.5～10mg，一日1次。

3. 伐地那非：Vardenafil

【剂型规格】 片剂：20mg/片。

【适应证与用法】 ①国内尚未批准用于治疗PAH。临床研究中用量：成人5～10mg，一日2次，儿童1.25～2.5mg，一日2次。②勃起功能障碍，5～20mg，必要时。

【禁忌证】 同西地那非。

【不良反应】 同西地那非。

【点评】 伐地那非治疗PAH的循证医学证据主要源于EVALUATION研究。该研究是在我国PAH患者中开展的随机双盲、安慰剂对照临床试验，结果显示伐地那非可显著改善PAH患者的运动耐量、心功能分级和血流动力学参数，且耐受性良好。

四、鸟苷酸环化酶激动药

利奥西呱：Riociguat

【剂型规格】 片剂：0.5mg/片，1.0mg/片，1.5mg/片，2.0mg/片，2.5mg/片。

【适应证与用法】 ① WHO功能Ⅱ～Ⅲ级，术后持续或复发或不能手术的CTEPH。② WHO功能Ⅱ～Ⅲ级的特发、遗传、结缔组织病相关PAH。起始剂量0.5～1.0mg，一日3次，如果患者无低血压症状且收缩压仍＞95mmHg，则每2周将剂量增加0.5mg，一日3次至患者可耐受最大剂量或2.5mg，一日3次。

【禁忌证】 ①妊娠期。②与硝酸酯类药物合用。③与5型磷酸二酯酶抑制药合用。④肺高血压伴特发性间质性肺炎。

【不良反应】 ①头痛。②消化道症状。③低血压。④咯血。

【点评】 利奥西呱是目前唯一具备PAH和CTEPH双适应证的靶向药物。对于吞咽困难患者可压碎服用。利奥西呱可能影响骨骼生长，儿童慎用。

五、前列环素类似物

前列环素可刺激腺苷酸环化酶，使平滑肌细胞内cAMP浓度升高，进而扩张血管。前列环素是目前最强力的内源性血小板聚集抑制药，且具有细胞保护和抗增殖作用。研究发现PAH患者肺动脉中前列环素合成酶表达减少，且尿中前列环素代谢产物降低，表明PAH患者前列环素代谢通路下调。已有多种人工合成的前列环素类似物用于治疗PAH，这些药物尽管药代动力学特征不同，但药效动力学作用相似。

1. 曲前列尼尔：Treprostinil

【剂型规格】 针剂：20mg：20ml，50mg：20ml。

【适应证与用法】 WHO功能Ⅱ～Ⅳ级PAH。皮下或静脉（中心静脉导管）注射。皮下注射无须稀释，静脉注射需用灭菌注射用水或生理盐水稀释。初始输注速率为0.625～1.25ng/（kg·min），逐渐调整至可耐受最大剂量。常见维持剂量15～20ng/（kg·min），剂量＞40ng/（kg·min）的临床应用经验较少。本药应避免突然停止输注，可在中断数小时内重新以相同剂量速率给药，如果中断时间较长可能需要重新调整剂量。

【禁忌证】 无绝对禁忌。

【不良反应】 ①注射部位疼痛。②头痛、下颌疼痛。③胃肠道反应。④水肿。

【点评】 注射部位疼痛和消化道症状是曲前列尼尔停药的最主要原因。对出现明显不良反应的患者可考虑减缓加量速度，并适当对症治疗。妊娠期用药为B级。

2. 伊洛前列素：Iloprost

【剂型规格】 针剂：20μg：2ml。

【适应证与用法】 PAH：每次吸入从2.5μg开始（可根据不同患者的需要和耐受性逐渐增加至10～20μg），每日吸入6～9次，每次吸入时间应为5～10分钟。

【禁忌证】 ① 合并出血风险的疾病。②严重心脏疾病（包括严重心律失常、严重冠状动脉疾病、不稳定性心绞痛、6个月内心肌梗死、失代偿性心力衰竭、心瓣膜病导致的心功能异常）。③3个月内脑血管事件（包括脑卒中、短暂性脑缺血发作）。④体循环低血压（收缩压＜85mmHg）。

【不良反应】 ①血管扩张导致的低血压、头痛、面部潮红。②局部刺激导致的咳嗽加重。③晕厥。④颊肌痉挛。

【点评】 吸入伊洛前列素起效迅速，肺血管选择性好，对体循环影响较小。随机对照试验显示吸入伊洛前列素可显著改善PAH患者的症状、运动耐量和血流动力学参数。由于吸入伊洛前列素起效快速（2～5分钟），不仅可作为急性肺血管扩张试验用药，也可用于肺动脉高压危象的抢救。吸入伊洛前列素需配备合适的雾化吸入装置（推荐压缩雾化器），以便雾化颗粒高效地沉积于肺泡。

六、前列环素IP受体激动药

司来帕格：Selexipag

【剂型规格】 片剂：0.2mg/片，0.4mg/片，0.8mg/片，1.0mg/片，

1.2mg/片，1.4mg/片，1.6mg/片。

【适应证与用法】 PAH：起始剂量为0.2mg，一日2次，如果患者可耐受则每周将剂量增加0.2mg，一日2次，直至患者可耐受最大剂量或1.6mg，一日2次。

【禁忌证】 ①严重冠心病或不稳定性心绞痛、6个月内心肌梗死、失代偿心力衰竭、严重心律失常。②3个月内脑血管事件（包括脑卒中、短暂性脑缺血发作）。③与心肌功能疾病相关且与PAH无关的先天性或获得性瓣膜病。④与CYP2C8强效抑制药（如吉非替尼）合用。

【不良反应】 ①头痛、肌肉关节疼痛。②胃肠道症状。③皮疹、颜面潮红。④下颌疼痛。⑤低血压。

【点评】 司来帕格是一种口服选择性前列环素IP受体激动药，尽管其与其代谢产物具有和内源性前列环素相似的作用模式，但其与前列环素的药理学机制不同。GRIPHON研究显示司帕来格可显著降低PAH患者的综合临床事件终点（致残率及致死率）。

第十五节 改善心肌代谢及其他
抗心绞痛药物

改善心肌代谢药物通过多种不同机制发挥改善心肌微循环、抗缺血、稳定心肌细胞膜、保护心肌等作用，可有效缓解心绞痛，在冠心病、心力衰竭等疾病中起重要辅助治疗作用。此外，β受体阻滞药、钙离子通道阻滞药、伊伐布雷定也具有抗心绞痛作用，具体药物详见相应章节。

1. 尼可地尔: Nicorandil

【剂型规格】 片剂: 5mg/片。

【适应证与用法】 用于治疗各种类型心绞痛: 5mg，一日3次，症状改善不明显时可增加剂量至10mg，一日3次。

【禁忌证】 ①烟酸过敏者。②应用5型磷酸二酯酶抑制药、鸟苷酸环化酶激动药患者。③青光眼患者慎用。

【不良反应】 ①头痛。②胃肠道症状。③心悸、乏力、颜面潮红。严重的副作用包括肝功能异常、血小板减少、口腔溃疡、舌溃疡、肛门溃疡、消化道溃疡。

【点评】 尼可地尔可促进冠状动脉平滑肌细胞膜ATP敏感性钾通道开放，扩张冠状动脉血管，有效缓解心绞痛。与硝酸酯类药物无交叉耐药。

2. 曲美他嗪: Trimetazidine

【剂型规格】 普通片剂: 20mg/片；缓释片: 35mg/片。

【适应证与用法】 心绞痛发作的预防性治疗: 普通片剂20mg，一日3次；缓释片35mg，一日2次。

【禁忌证】 ①帕金森病、帕金森综合征、震颤、不宁腿综合征及其他相关的运动障碍。②严重肾功能不全（肌酐清除率 < 30ml/min）。

【不良反应】 ①眩晕、头痛。②胃肠道症状。

【点评】 曲美他嗪通过提高缺血心肌的代谢效率而发挥抗缺血作用，对血流动力学无明显影响。不适用于心绞痛发作时治疗，也不适用于不稳定性心绞痛或心肌梗死的初始治疗。

3. 辅酶 Q_{10}: Ubidecarenone Q_{10}

【剂型规格】 片剂: 10mg/片。

【适应证与用法】 辅助治疗病毒性心肌炎、慢性心功能不全、肝炎: 10mg，一日3次，餐后服用。

【禁忌证】 无特殊禁忌证。

【不良反应】 胃肠道症状。

【点评】 辅酶 Q_{10} 可在体内呼吸链电子传递中起作用，保持缺血心肌细胞线粒体的形态结构，对缺血心肌有一定保护作用。

第十六节 其他治疗心力衰竭和心肌病药物

1. 重组人脑钠尿肽：Recombinant Human Brain Natriuretic Peptide

【剂型规格】 粉针剂：0.5mg/支。

【适应证与用法】 急性失代偿性心力衰竭，NYHA 心功能分级 III～IV 级：负荷剂量为 $1.5～2.0\mu g/kg$，维持剂量 $0.0075～0.01\mu g/（kg·min）$，持续静脉滴注 24 小时。

【禁忌证】 ①心源性休克，收缩压 ＜90mmHg。②血容量不足心脏充盈压降低者。

【不良反应】 ①低血压。②头痛、恶心。

【点评】 重组人脑钠肽仅用于急性心力衰竭，可扩张血管、排钠利尿。最常见的不良反应为低血压，用药期间应密切监测。

2. 维立西呱：Vericiguat

【剂型规格】 片剂：2.5mg/片，5mg/片，10mg/片。

【适应证与用法】 近期心力衰竭失代偿经静脉治疗后病情稳定的射血分数减低（EF ＜45%）的症状性慢性心力衰竭成人患者，以降低发生心力衰竭住院或需要急诊静脉利尿药治疗的风险。起始剂量为 2.5mg，一日 1 次，每 2 周左右加倍剂量，根据患者耐受情况调整至合适的维持剂量，最大剂量为 10mg，一日 1 次。如患者出现症状性低血压或收缩压 ＜90mmHg，则建议下调剂量或停用。

【禁忌证】 ①妊娠期。②与其他鸟苷酸环化酶激动药合用。

【不良反应】 ①头晕、头痛。②消化道症状。③低血压。④贫血。

【点评】 维立西呱是目前唯一批准用于心力衰竭治疗的鸟苷酸环化酶激动药。VICTORIA 研究显示，在 β 受体阻滞药、ACEI/ARB/ARNI、醛固酮受体拮抗药等抗心力衰竭药物基础上，与安慰剂相比，维立西呱 10mg，一日 1 次可以降 EF ＜45%，且既往发生过心力衰竭加重事件患者的心血管死亡或因再次心力衰竭住院的风险。

3. 氯苯唑酸：Tafamidis

【剂型规格】 胶囊：61mg/粒。

【适应证与用法】 成人野生型或遗传型甲状腺素转运蛋白淀粉样变性心肌病（ATTR-CM），以减少心血管死亡及心血管相关住院。口服，61mg，一日 1 次。

【禁忌证】 妊娠期。

【不良反应】 暂未发现。

【点评】 氯苯唑酸是甲状腺素转运蛋白（TTR）的选择性稳定剂。氯苯唑酸在甲状腺素结合位点与TTR结合，稳定四聚体并减缓其解离成单体，限制淀粉样蛋白生成。

（钱　浩　黎婧怡）

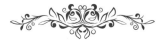

第三章
呼吸系统疾病用药

第一节 感冒常用对症药物

此类药物均为复合制剂，通过其不同成分，分别缓解感冒时的各种症状，具有共同的作用特点和适应证。

本类药适用于缓解普通感冒及流行性感冒引起的发热、头痛、四肢酸痛、喷嚏、流涕、鼻塞、咳嗽、咽痛等症状。

严重肝肾功能不全者禁用。

不良反应包括轻度头晕、乏力、恶心、上腹部不适、口干、食欲减退、皮疹、过敏等，偶可引起肝肾功能损伤。

注意事项：①用药期间禁忌饮酒。②用药期间不得驾驶机动车、船，不得进行高空作业、机械作业或操作精密仪器。③与其他解热镇痛药同用可增加肾毒性风险。④不宜与镇静药、催眠药、氯霉素、巴比妥类、解痉药、酚妥拉明、洋地黄苷类药物并用。⑤用药后症状控制不佳或出现新症状时需警惕是否合并细菌感染。

1. 酚麻美敏片 I：Phenylephrine I

【剂型规格】 片剂：每片含对乙酰氨基酚 325mg、盐酸伪麻黄碱 30mg、氢溴酸右美沙芬 15mg、马来酸氯苯那敏 2mg。

【适应证】 见总述。

【用法】 口服，一次1～2片，每6小时1次，24小时内不超过8片。

【禁忌证】 ①严重肝肾功能不全。②对本药任一成分过敏者。

【不良反应】 轻度头晕、乏力、困倦、恶心、上腹部不适、口干、食欲减退、皮疹、过敏等，偶可引起肝肾功能损伤。

【点评】 对乙酰氨基酚具有解热镇痛作用；盐酸伪麻黄碱能选择性收缩上呼吸道血管，减轻鼻塞、流涕、喷嚏等症状；氢溴酸右美沙芬抑制咳嗽中枢产生镇咳作用；马来酸氯苯那敏为抗组胺药，可减轻感冒所致的流泪、流涕、喷嚏等过敏症状。

2. 氨麻美敏片 II：Aminomethylamine II

【剂型规格】 片剂：复合包装，日片4片＋夜片2片。日片（氨酚伪麻美芬片），每片含对乙酰氨基酚 500mg、盐酸伪麻黄碱 30mg、氢溴酸右美沙芬 15mg。夜片（氨酚美敏片 II），每片含对乙酰氨基酚 500mg、盐酸伪麻黄碱 30mg、氢溴酸右美沙芬 15mg、马来酸氯苯那敏 2mg。

【适应证】 见总述。

【用法】 日片，口服，1片，每6小时1次；夜片，口服，睡前服1片。

【禁忌证】 对伪麻黄碱、抗组胺药、对乙酰氨基酚或氢溴酸右美沙芬过敏者禁用。

【不良反应】 可有轻度头晕、乏力、恶心、上腹部不适、口干、食欲减退和皮疹等，可自行恢复。

【点评】 马来酸氯苯那敏存在困倦等不良反应，日片不含该成分可避免日间困倦症状的发生，夜片含有该成分可在减轻感冒症状的同时改善睡眠。

3. 复方盐酸伪麻黄碱缓释胶囊: Compound Pseudoe-Phedrine Hydrochloride Sustained Release Capsule

【剂型规格】 复方制剂：每粒含盐酸伪麻黄碱90mg，马来酸氨苯那敏4mg及辅料。

【适应证】 减轻由于普通感冒、流行性感冒引起的上呼吸道症状以及鼻窦炎、花粉症（枯草热）所致的各种症状，特别适用于缓解上述疾病的早期临床症状，如喷嚏、流涕、鼻塞等。

【用法】 口服，成人1粒，每12小时1次（24小时内不应超过2粒）。

【禁忌证】 对本药中任一组分过敏者禁用。

【不良反应】 可有头晕、困倦、口干、胃部不适、乏力、大便干燥等。

【点评】 与前两种感冒对症药物相比，本药不含对乙酰氨基酚成分，无解热镇痛功效；不含右美沙芬，无明显镇咳效果。比较适合应用于卡他症状为主的感冒患者。

第二节 支气管扩张药

支气管扩张药是一组能缓解支气管平滑肌痉挛、扩张支气管的药物，对于支气管哮喘、慢性阻塞性肺疾病（COPD）等气流阻塞性疾病的治疗具有重要作用，可用于缓解呼吸困难、控制喘息症状的发作、减轻气流受限、改善肺功能，减缓病情进展速度，提高患者生活质量，改善预后。

狭义的支气管扩张药主要包括3类：①β₂肾上腺素受体激动药（以下简称β受体激动药），包括短效β受体激动药（SABA）和长效β受体激动药（LABA）。②抗胆碱能药物，包括短效抗胆碱能药（SAMA）和长效抗胆碱能药（LAMA），以及β受体激动药和抗胆碱能药物的复合制剂。③茶碱类药物。

广义的支气管扩张药（平喘药）还包括吸入糖皮质激素（吸入激素＋LABA、吸入激素＋LABA＋LAMA的复合制剂）、抗炎症介质类药物（白三烯受体拮抗药）、细胞膜稳定剂等。

注意事项：①支气管哮喘的治疗根据严重程度选择治疗药物，治疗过程中根据病情及时调整剂量；哮喘症状控制后不能立即停药，防止病情复发。②COPD稳定期患者应进行综合评估，根据综合评估结果选择适当的药物治疗。若治疗有效，且无明显副作用，应长期维持用药。③使用吸入药物前应评估患者能否有效吸入药物，并对吸入装置的使用方法进行指导，确保正确有效使用。④吸入药物使用方式包括经雾化器及吸入装置吸入。吸入装置包括定量压力吸入器、干粉吸入器、软雾吸入器，不同吸入装置对患者各有一定的要求。例如，定量压力吸入器要求患者手口协调，手口不协调者可配合与储雾罐使用。干粉吸入器要求患者吸气流速不能太低（需超过30L/min），吸气流速过低者不建议使用干粉吸入器。⑤长期吸入激素（无论单药还是复合制剂，无论经雾化还是吸入装置）会增加口咽部念珠菌感染的风险，每次用药后需用水漱口。长期吸入激素会增加呼吸道感染的风险，对于活动性或隐匿性肺结核、呼吸道真菌和病毒感染的患者，吸入激素的必要性和剂量需重新评估。

一、β₂肾上腺素受体激动药

本类药物通过选择性激动气道β₂受体，激活腺苷酸环化酶，使细胞内的cAMP含量增高，游离Ca²⁺减少，从而松弛支气管平滑肌，发挥平喘作用。

根据作用时长分为短效（SABA）及长效（LABA）。

SABA：起效快（数分钟），作用持续4～6小时。药物包括沙丁胺醇、特布他林、克仑特罗、氢溴酸非诺特罗等。

LABA：起效时间不一（速效：福莫特罗、茚达特罗；缓效：沙美特罗），作用持续12小时或以上。药物包括沙美特罗、福莫特罗、班布特罗、丙卡特罗、茚达特罗等。

不良反应包括心悸、心动过速、震颤，低钾血症（大剂量使用或与糖皮质激素合用时）。偶见糖尿病患者发生高血糖或高乳酸血症。

1. 沙丁胺醇：Salbutamol

【剂型规格】 气雾剂：$10\mu g$/揿；吸入溶液剂：$5\mu g$：2.5ml。

【作用特点】 短效β_2受体激动药，快速起效。

【适应证】 用于缓解支气管哮喘或COPD患者的支气管痉挛、预防运动诱发的哮喘或其他变应原诱发的支气管痉挛。

【用法】 气雾剂：使用压力定量吸入器吸入，缓解哮喘急性症状时，$100 \sim 200\mu g$，若5分钟未缓解，可再次用药。吸入溶液剂：经呼吸机或雾化装置给药，5mg，一日$1 \sim 4$次。

【禁忌证】 对本药或其他肾上腺素受体激动药过敏者禁用。

【不良反应】 过敏反应及支气管痉挛。较常见的不良反应有震颤、恶心、心悸、头痛、失眠。较少见的不良反应有头晕、目眩、口咽发干。

【点评】 ①起效快（5分钟内），舒张支气管作用强，作用持续时间短，对于重度哮喘持续状态，可多次给药。②对于急性哮喘发作时，患者自行用药，若间隔使用沙丁胺醇2次仍未缓解，尽快就医。③哮喘长期治疗中，若需频繁使用SABA缓解症状，提示病情未控制，应调整治疗方案。④勿与非选择性β受体阻滞药合用（如普萘洛尔）。

2. 特布他林：Terbutaline

【剂型规格】 吸入溶液剂：5mg：2ml；片剂：2.5mg/片。

【作用特点】 本药为短效β_2受体激动药。

【适应证】 支气管哮喘、慢性喘息性支气管炎、阻塞性肺气肿和其他伴有支气管痉挛的肺部疾病。

【用法】 雾化吸入：5mg，一日3次；口服：第$1 \sim 2$周，1.25mg，一日$2 \sim 3$次，之后可加量至2.5mg，一日3次。

【禁忌证】 对本药过敏者禁用。甲状腺功能亢进、严重的心血管疾病、糖尿病、闭角型青光眼患者慎用。

【不良反应】 报道的有震颤、头痛、恶心、强直性痉挛、心动过速和心悸这些拟交感胺类药的作用特点，大多在开始用药$1 \sim 2$周内自然消失。可能会发生皮疹和荨麻疹。也发现过睡眠失调和行为失调，如易激动、多动、坐立不安等。大剂量应用可使有癫痫病史的患者发生酮症酸中毒。

【点评】 特布他林经气雾吸入5分钟起效，长期应用可产生耐受性。β_2受体激动药可能会引起低钾血症，在与黄嘌呤衍生物、糖皮质激素、利尿药合用及缺氧的情况下需监测血清钾的浓度。如果雾化液意外进入眼，应用水冲洗。运动员慎用。

3. 福莫特罗: Formoterol

【剂型规格】 吸入粉剂: 4.5μg/吸，60吸/支。

【作用特点】 本药为长效β_2受体激动药，β_2受体选择性高，抗炎作用明显，可抑制抗原诱导的嗜酸性粒细胞聚集及浸润。作用快、强且持久。吸入后1～3分钟起效，2～4小时达峰，作用持续12小时左右。

【适应证】 支气管哮喘、慢性支气管炎、喘息型支气管炎、肺气肿等气道阻塞性疾病所引起的呼吸困难，尤其适用于需要长期服用β受体激动药和夜间发作型哮喘患者。

【用法】 干粉吸入器（都保）：每次1～2吸，一日1～2次，24小时内不超过36μg。

【禁忌证】 对本药或乳糖（含少量牛奶蛋白质）过敏者禁用。

【不良反应】 ①循环系统：偶见心动过速、室性期前收缩、面部潮红、胸部压迫感等。②神经系统：偶见头痛、震颤、兴奋、嗜睡等，罕见耳鸣、麻木感、坐立不安、头晕、眩晕等。③消化系统：偶见嗳气、腹痛、胃酸过多等。④过敏反应：偶见瘙痒，罕见皮疹，出现时应停药。⑤其他：偶见发热、盗汗、口渴、疲劳、倦怠感等。

【点评】 本药不应用于支气管哮喘的一线治疗，使用本药的哮喘患者应同时使用适量的吸入激素。

4. 茚达特罗: Indacaterol

【剂型规格】 吸入粉硬胶囊：每粒胶囊含150μg马来酸茚达特罗、24.8mg乳糖。

【作用特点】 本药为一种新型超长效β_2受体激动药。

【适应证】 用于COPD患者的维持治疗。

【用法】 干粉吸入器（比斯海乐）：1粒，一日1次。

【禁忌证】 不适用于支气管哮喘治疗。

【不良反应】 最常见的不良反应包括鼻咽炎、上呼吸道感染、咳嗽、头痛及肌肉痉挛。大多数不良反应为轻度或中度，不良反应发生率随治疗继续而降低。

【点评】 ①本药不应与其他长效β受体激动药合用，慎与β受体阻滞药、非保钾利尿药、单胺氧化酶抑制药、三环类抗抑郁药和延长QTc间期的药物合用。②胶囊用于经吸入装置吸入，而不应口服。

5. 丙卡特罗: Procaterol

【剂型规格】 片剂: $25\mu g$/片。

【作用特点】 本药为长效β_2受体激动药。口服吸收良好，30分钟起效，可维持12小时，且具有较强的抗过敏及促进呼吸道纤毛运动的作用。

【适应证】 用于支气管哮喘、喘息性支气管炎、肺气肿等。

【用法】 口服，$25 \sim 50\mu g$，一日2次，或$50\mu g$，每晚1次。

【禁忌证】 对本药及肾上腺素受体激动药过敏者禁用。

【不良反应】 一般不良反应包括: ①偶有口干、鼻塞、倦怠、恶心、胃部不适、震颤、头痛、眩晕或耳鸣，亦可发生皮疹、心律失常、心悸、颜面潮红等。②偶有转氨酶、乳酸脱氢酶升高等肝功能损伤。严重不良反应包括: ①罕见休克、过敏性症状。②曾有报道出现严重的低血钾，血清钾的降低作用会由于合用黄嘌呤衍生物、类固醇制剂及利尿药而增强，因此重症哮喘患者应特别注意。

【点评】 丙卡特罗是国内少有的口服β_2受体激动药之一，可用于不能有效使用吸入装置的患者。

6. 班布特罗: Bambuterol

【剂型规格】 片剂: 10mg/片。

【作用特点】 本药为长效β_2受体激动药，在体内转化为特布他林。

【适应证】 支气管哮喘、慢性喘息性支气管炎、阻塞性肺气肿和其他伴有支气管痉挛的肺部疾病。

【用法】 成年人初始剂量为10mg，每晚1次，根据临床效果，在用药$1 \sim 2$周后增至20mg，每晚1次。

【禁忌证】 对本药、特布他林及拟交感胺类药过敏者禁用。肝硬化或某些肝功能不全患者不宜用本药。

【不良反应】 震颤、头痛、强直性肌肉痉挛及心悸等，在治疗最初$1 \sim 2$周内大多数自行消失。罕见转氨酶轻度升高、口干、头晕、胃部不适、皮疹。

【点评】 本药在体内可转化为特布他林，延长母体药物作用时间。高血压、缺血性心脏病、快速性心律失常、严重心力衰竭或甲状腺功能亢进的患者慎用。伴有糖尿病的患者使用时应加强血糖控制。

二、抗胆碱能药物

支气管基础口径由迷走神经张力决定，迷走神经张力越高，支气管基础口径越窄。此外，各种因素刺激迷走神经末梢，可反射性引起支气管痉挛。抗胆碱能药物可与迷走神经末梢释放的乙酰胆碱竞争性结合平滑肌细胞表面的胆碱能受体，从而阻断乙酰胆碱所致支气管平滑肌收缩。COPD患者的迷走神经张力较高，因此，虽然抗胆碱能药物扩张气道的作用不及β受体激动药，但对于COPD患者舒张支气管的作用强于β受体激动药，两者合用时可同时作用于交感和副交感神经，同时舒张大、中、小气道，效果更强。

不良反应包括口干、鼻黏膜干燥，眼干、青光眼（少见，主要与雾化药物直接接触眼有关），尿潴留，偶见支气管痉挛。

分类：①短效，作用持续6～8小时。药物包括异丙托溴铵等。②长效，作用持续24小时。药物包括噻托溴铵、格隆溴铵、乌美溴铵等。

1. 异丙托溴铵：Ipratropium Bromide

【剂型规格】 气雾剂：20μg/揿；雾化吸入液：250μg：2ml，500μg：2ml。

【作用特点】 短期抗胆碱能药物。阿托品的异丙基衍生物，对呼吸道平滑肌有较高的选择性。口服不吸收，多经吸入使用。15分钟起效，1～2小时达峰，持续6小时。

【适应证】 用于COPD或哮喘急性加重时支气管痉挛的治疗。

【用法】 使用压力定量吸入器吸入：1～2揿/次，一日3～4次，每日总剂量不得超过12揿。雾化吸入，250～500μg/次，一日3～4次。

【禁忌证】 青光眼患者禁用，前列腺增生及老年患者需注意副作用（尿潴留）。

【不良反应】 ①最常见的非呼吸系统不良反应为头痛、恶心和口干。②由于肠道吸收较少，如心动过速、心悸、眼调节障碍、胃肠动力障碍和尿潴留等抗胆碱副作用少见且可逆，但对已有尿道梗阻的患者，其尿潴留危险性增高。③可能引起咳嗽、局部刺激，极少情况下出现支气管收缩。

【点评】 使用异丙托溴铵雾化吸入时，应避免药液或气雾剂进入眼，特别是有青光眼倾向的患者，首选口含式雾化器。若无口含式雾化器，应选择大小合适的雾化面罩。

2. 噻托溴铵：Tiotropium Bromide

【剂型规格】 喷雾剂：2.5μg/揿；粉雾剂：18μg/粒。

【作用特点】 本药为长效抗胆碱能药物，作用持续时间24小时。对COPD患者扩张支气管作用优于β受体激动药，是COPD患者稳定期的基础治疗用药。

【适应证】 用于COPD的维持治疗。

【用法】 喷雾剂：使用软雾吸入器（能倍乐）吸入，5μg（2喷），一日1次；粉雾剂：使用Handi Haler药粉吸入器吸入：18μg，一日1次（噻托溴铵粉吸入剂已经逐渐被噻托溴铵软雾吸入器取代）。

【禁忌证】 ①闭角型青光眼。②重度前列腺增生。③对噻托溴铵或本药所含有其他成分（如乳糖）过敏。④对阿托品或阿托品衍生物过敏。

【不良反应】 最经常发生的不良反应为口干。常见不良反应包括便秘、口腔念珠菌感染。少见不良反应包括心动过速、心悸。

【点评】 ①噻托溴铵用于COPD稳定期治疗，不用于急性期缓解症状。②固定一日1次用药，不可超量使用。

三、甲基黄嘌呤类药物（茶碱类）

茶碱为黄嘌呤衍生物，对气管平滑肌有直接舒张作用，但强度不及β_2受体激动药。此外，茶碱还具有强心作用，改善心肌收缩力；可扩张血管，降低肺和冠状动脉血管阻力；扩张肾脏血管，有利尿作用。

茶碱口服易吸收，生物利用度几乎100%，半衰期1～2小时。有效血浓度为10～20mg/L，快速吸收的茶碱一般在口服后1～2小时血药浓度达峰，缓释茶碱达峰时间为4～6小时，每日1次的缓释剂在服药后8～12小时达峰。茶碱的血药浓度安全范围很窄，血药浓度超过治疗水平时常发生不良反应，需按患者所用的药物剂型、用法监测血药浓度峰值。

茶碱的不良反应常见的有食欲减退、恶心、呕吐、不安、烦躁、失眠、易激动等。若茶碱血浓度超过20mg/L，可发生心动过速、心律失常；若血药浓度超过40mg/L，可发生发热、脱水、惊厥、昏迷等症状，严重者甚至呼吸、心脏骤停致死。如发现毒性反应，应立即停药并对症处理及支持治疗。口服过量者可给予催吐，血药浓度过高者进行血液透析治疗。

1. 氨茶碱: Aminophylline

【剂量规格】 片剂：0.1g/片（有普通及缓释片）；针剂：250mg：10ml。

【药物相互作用】 ①与地尔硫草、维拉帕米、美西律、西咪替丁、某些抗菌药物（如大环内酯类、喹诺酮类、克林霉素、林可霉素）合用，可降低茶碱清除率，增加本药血药浓度和毒性。②与肝酶诱导剂（如苯巴比妥、苯妥英钠、利福平）合用，可加快茶碱代谢，使血药浓度下降，同时茶碱可干扰苯妥英钠的吸收。

【适应证】 ①用于支气管哮喘、COPD、慢性喘息性支气管炎，以缓解喘息症状。②心源性哮喘。

【用法】 口服：平片0.1～0.2g，一日3次；缓释片：0.1～

0.3g，一日 2 次。静脉滴注：250mg 加入 100～250ml 葡萄糖注射液，缓慢静脉滴注，最大量为一次 500mg，一日 1000mg。

【禁忌证】 ①对本药及制剂中的任何成分过敏患者。②活动性消化性溃疡患者。③未控制的惊厥性疾病患者。

【不良反应】 见总述。

【点评】 ①老年人、肝肾功能不全者应酌情调整茶碱用量及用药间隔。②合用药物降低茶碱清除率时，停用合用药物后，茶碱血药浓度维持时间往往显著延长，应酌情调整药量及延长用药间隔。③不要同时进食含咖啡因的饮料或食品。

2. 茶碱缓释片：Theophylline Sustained-Release Tablet

【剂型规格】 片剂：0.1g/ 片。

【药物相互作用】 同氨茶碱。

【作用特点】 茶碱缓释片血药浓度波动小，持续时间长，可增加茶碱的疗效，减少其不良反应。

【适应证】 支气管哮喘、喘息性支气管炎、COPD，也可用于心源性哮喘。

【用法】 口服，0.1～0.2g，一日 2 次。

【禁忌证】 ①对本药过敏者。②活动性消化性溃疡患者。③未控制的惊厥性疾病患者。

【不良反应】 见总述。

【点评】 茶碱缓释片相比氨茶碱片血药浓度波动小，不良反应少，与氨茶碱缓释片效果及不良反应类似。但用药期间仍应注意监测血药浓度，特别是老年、肝肾功能不全、合并其他用药的患者以及用药剂量较大者，以减少不良反应发生的风险。

3. 多索茶碱：Doxofylline

【剂型规格】 片剂：0.2g/ 片；针剂：0.3g：20ml。

【适应证】 支气管哮喘、慢性喘息性支气管炎及其他支气管痉挛引起的呼吸困难。

【用法】 口服：0.2～0.4g，一日 2 次（饭前或饭后 3 小时服用）。静脉滴注：300mg，一日 1 次。300mg 多索茶碱加入 5% 葡萄糖注射液或生理盐水 100ml 中，缓慢静脉滴注。

【禁忌证】 ①对多索茶碱或黄嘌呤衍生物类药物过敏患者。②急性心肌梗死患者禁用。

【不良反应】 见总述。

【点评】 ①巴比妥类、大环内酯类对本药代谢影响不明显。②与喹诺酮类药物（如伊诺沙星、环丙沙星）合用，宜减量。

4. 二羟丙茶碱：Diprophylline

【剂型规格】 片剂：0.1g；注射剂：0.25g：2ml。

【适应证】 适用于支气管哮喘、喘息性支气管炎、阻塞性肺气肿等缓解喘息症状，也可用于心源性肺水肿引起的哮喘，尤其适用于不能耐受茶碱的哮喘患者。

【用法】 口服：成人0.1～0.2g，一日3次，最大量：一次0.5g。肌内或静脉注射：一次0.25～0.75g（以5%或10%葡萄糖注射液稀释）。

【禁忌证】 对本药或其他茶碱类药物过敏者，活动性消化溃疡和未经控制的惊厥性疾病患者禁用。

【不良反应】 类似茶碱。剂量过大时可出现恶心、呕吐、易激动、失眠、心动过速、心律失常，甚至可发生发热、脱水、惊厥等症状，严重者甚至呼吸、心脏骤停。

【点评】 本药平喘作用比茶碱稍弱，对心脏和神经系统的影响较小，尤适用于伴心动过速的哮喘患者。

四、吸入性糖皮质激素

吸入性糖皮质激素（简称吸入激素）具有抗炎、抗过敏、止痒等作用，对以嗜酸性粒细胞性炎症为主的哮喘效果良好。与口服糖皮质激素相比，系统性不良反应明显减少。

本药适用于哮喘患者及部分COPD患者。

长期使用吸入激素存在咽部真菌感染、下呼吸道感染的风险，所有含激素的吸入制剂（包括复方制剂）使用后应注意漱口，存在肺真菌感染、肺结核等肺部感染的患者用药需谨慎。

吸入激素不常规用于COPD稳定期治疗，但对于血嗜酸性粒细胞 > 0.3×10^9/L或可逆试验阳性，综合评估为C、D组的COPD患者可能获益，可用于慢性阻塞性肺疾病急性加重期（AECOPD）的治疗。

1. 布地奈德：Budesonide

【剂量规格】 气雾剂、粉雾剂：200μg/吸；雾化用混悬液（普米克令舒）：1mg：2ml。

【适应证】 非糖皮质激素依赖性或糖皮质激素依赖性的支气管哮喘和慢性喘息性支气管炎患者。

【用法】 气雾剂、粉雾剂：200～400μg，一日2～4次；雾化：1～2mg，一日2～3次。根据严重程度不同调整用量。

【禁忌证】 对本药及制剂中的任何成分过敏患者。

【不良反应】 ①轻度喉部刺激、咳嗽、声音嘶哑。②口咽部念珠菌感染。③速发型或迟发型过敏反应，包括皮疹、接触性皮炎、荨麻疹、血管神经性水肿和支气管痉挛。④精神症状，如紧张、坐立不安、抑郁和行为障碍等。

【点评】 ①本药不适用于快速缓解支气管痉挛，因此治疗哮喘急性发作时需联合其他治疗，包括支气管扩张药、系统性糖皮质激素等。②高剂量吸入激素可能会掩盖一些已有感染的症状，若呼吸道症状持续不缓解，应行进一步检查评估。③长期高剂量治疗中，部分患者会有一定程度的肾上腺皮质功能抑制，因此建议进行血液学和肾上腺功能监测。

2. 倍氯米松: Beclomelhasone

【剂型规格】 气雾剂: 50μg/揿。

【适应证】 本药可用于缓解哮喘症状。

【用法】 吸入，50～100μg，一日3～4次，每日最大量为1mg。

【禁忌证】 对本药及制剂中的任何成分过敏患者禁用。

【不良反应】 应用本药可有咽部刺激感，致使咽喉部白念珠菌感染。吸后立即漱口可减轻刺激感，并可用局部抗菌药物控制感染。偶见声音嘶哑或口干，少数可因变态反应引起皮疹。

【点评】 本药只用于慢性哮喘，不适用于急性发作。

3. 氟替卡松: Fluticasone

【剂型规格】 气雾剂: 125μg/揿。

【适应证】 本药可用于哮喘的长期控制。

【用法】 吸入，开始时应用较大剂量，轻度哮喘250μg，一日2次，中度哮喘250～500μg，一日2次，重度哮喘500～1000μg，一日2次，然后根据病情逐渐下调至能维持症状缓解的最低有效剂量。

【禁忌证】 对本药及制剂中的任何成分有过敏反应者。

【不良反应】 十分常见的不良反应: 口腔及咽喉部念珠菌病。用药后，以清水漱口可能对患者有所帮助。有症状的念珠菌病可局部用抗真菌药物治疗，同时可以继续使用本药吸入气雾剂。不常见的不良反应: 皮肤过敏反应。非常罕见的不良反应: 血管神经性水肿，呼吸困难和/或支气管痉挛、过敏样反应及系统性作用（库欣综合征、库欣样特征、肾上腺功能抑制、儿童和青少年发育迟缓、骨矿物质密度降低）。

【点评】 氟替卡松气雾剂不用于哮喘急性发作，而是用于常规的长期控制，患者需要吸入速效和短效支气管扩张药，以缓解急性哮喘发作的症状。

五、复方制剂

复方制剂包括吸入激素与 β_2 受体激动药的复方，β_2 受体激动药与抗胆碱能药物的复方，以及吸入激素、β_2 受体激动药和抗胆碱能药物三药复方。相比单药，复方制剂支气管扩张作用更强。相比单药联合使用，复合制剂存在协同作用，且患者依从性更好。

通常来说，长效复方制剂单品多设计为30天用量，每支为

30吸时，一般为1吸，一日1次；每支为60吸时，一般为1吸，每12小时1次，或2吸，一日1次；每支为120吸时，一般为2吸，每12小时1次。

复方制剂的不良反应和注意事项包括其所包含成分的不良反应和注意事项，可分别参见上述β_2受体激动药、抗胆碱能药物、吸入激素的单药制剂的相关不良反应及用药注意事项。

（一）吸入激素 + β_2受体激动药复方制剂

1. 沙美特罗氟替卡松: Salmeterol and Fluticasone

【剂型规格】 干粉吸入器：50μg/100μg（每吸含50μg沙美特罗和100μg氟替卡松）、50μg/250μg（每吸含50μg沙美特罗和250μg氟替卡松）、50μg/500μg（每吸含50μg沙美特罗和500μg氟替卡松）。

【适应证】 可逆性气道阻塞性气道疾病的规律治疗，包括成人和儿童哮喘，50μg/500μg剂型的适应证还包括COPD。

【用法】 经口吸入，根据对吸入激素的需求选择不同规格。各种规格均为一日2次，每次1吸。

【禁忌证】 对本药及制剂任何成分过敏者禁用。本药中含乳糖，对乳糖及牛奶过敏者禁用。

【不良反应】 包括沙美特罗（β_2受体激动药）及氟替卡松（吸入激素）各自的不良反应。沙美特罗的不良反应包括：①震颤、心悸及头痛，均为暂时性，可随规律治疗而减轻。②敏感型患者可出现心律失常（包括心房颤动、室上性心动过速及期前收缩）。③口咽部刺激。④罕见有关节痛、肌痛、肌肉痉挛及过敏反应。⑤非常罕见高血糖症的报道。氟替卡松的不良反应包括：①声嘶、口咽部念珠菌病。②过敏反应（少见）。③罕见的系统作用：库欣综合征、库欣样特征、肾上腺皮质功能抑制、儿童和青少年发育迟缓、骨矿物密度降低、白内障和青光眼。

【点评】 ①本药不适用于急性症状的缓解。②不同剂型之间氟替卡松剂量不同，而沙美特罗剂量相同。因此，不要使用50/250剂型的药物2吸替代50/500剂型的药物1吸，这会导致沙美特罗用量加倍，β_2受体激动药相关不良反应增加。③COPD患者使用本药时应对发生肺炎的风险保持警惕，与所有吸入激素一样，肺结核患者慎用本药。④与所有吸入激素一样，用后应注意漱口，以减少声音嘶哑和念珠菌病的发生率。

2. 布地奈德福莫特罗: Budesonide and Fomotro

【剂型规格】 干粉吸入器：80μg/4.5μg（每吸含80μg布地奈德和4.5μg富马酸福莫特罗）、160μg/4.5μg（每吸含160μg布地奈德和4.5μg富马酸福莫特罗）、320μg/9μg（每吸含320μg布地奈德和9μg富马酸福莫特罗）。

【适应证】 ①哮喘的缓解治疗和维持治疗。②COPD综合评估属于C级或D级和尽管规范使用支气管扩张药仍有反复急性加重的COPD患者。

【用法】 ①哮喘：本药应个体化用药，并根据病情严重程度调节剂量。作为常规维持治疗时，160μg/4.5μg，1～2吸/次，每12小时1次，有些患者可能需要用至4吸/次，每12小时1次。有效控制症状后，应逐渐减至最低有效剂量，甚至一日1次给药。②COPD：160μg/4.5μg，1～2吸/次，每12小时1次。

【禁忌证】 对布地奈德、福莫特罗或吸入乳糖（含少量牛乳蛋白质）有过敏反应的患者禁用。

【不良反应】 因本药含有布地奈德（吸入激素）和福莫特罗（β_2受体激动药），这两种药物的不良反应在使用本药时均可能出现。两药合并使用后，不良反应的发生率未增加。本药不良反应分别详见布地奈德及福莫特罗的不良反应。

【点评】 ①本药起效较快，作用时间长，160μg/4.5μg剂型不仅可用于哮喘的维持治疗，还可用于哮喘症状的缓解用药。②信必可都保为干粉吸入器，对于吸气流速有一定要求，吸氧流速过低者吸入药物剂量不足，可导致效果欠佳。③由于本药含有β_2受体激素剂，可能出现心悸、心动过速等不良反应。④与所有吸入激素类似，本药慎用于肺结核、呼吸道真菌感染患者；用后应漱口，以减少念珠菌感染风险。

3. 倍氯米松福莫特罗: Beclomethasoue and Formoterol

【剂型规格】 压力定量吸入器：100μg/揿，6μg/揿，每揿含丙酸倍氯米松100μg，富马酸福莫特罗6μg。

【适应证】 本药可用于哮喘稳定期治疗（不推荐用于哮喘急性发作的治疗）。

【用法】 一日2次，每次1～2揿（最大日剂量为4揿）。

【禁忌证】 已知对丙酸倍氯米松、富马酸福莫特罗二水合物和/或任何辅助材料过敏者禁用。

【不良反应】 本药含有丙酸倍氯米松和富马酸福莫特罗，不良反应与每一成分的不良反应相关，复方制剂未发现增加其他的不良事件。本药不良反应分别详见倍氯米松及福莫特罗的不良反应。

【点评】 本药气雾剂中丙酸倍氯米松为超细颗粒分布，有利于药物在远端小气道的沉降。本药每揿100μg丙酸倍氯米松相当于非超细颗粒配方中丙酸倍氯米松250μg。由于本药气雾剂可形成超细颗粒，沉降于远端小气道，因此在远端气道疾病（如细支气管炎）中有其独有的优势。

（二）抗胆碱能药物＋β₂受体激动药复方制剂（双支扩剂）

1. 复方异丙托溴铵: Compound Ipratropium Bromide Aerosol

【剂型规格】 吸入用溶液：2.5ml/支，每支含异丙托溴铵0.5mg、硫酸沙丁胺醇3mg。

【作用特点】 本药为短效双支扩药。

【适应证】 本药用于治疗气道阻塞性疾病有关的可逆性支气管痉挛，急性发作期及维持治疗期均可使用。

【用法】 本药只能通过雾化吸入，雾化时不需要稀释。用量每日3～4次，每次1支。

【禁忌证】 梗阻性肥厚型心肌病、快速性心律失常患者禁用。对本药的任何成分或对阿托品及其衍生物过敏者禁用。

【不良反应】 本药同时具有β₂受体激动药及抗胆碱能药物的不良反应。

【点评】 本药同时舒张大、中、小气道。起效快，吸入后5分钟起效，作用维持6小时。本药主要用于AECOPD或哮喘急性发作时缓解症状。

2. 乌美溴铵维兰特罗: Umeclidinium and vilanterol

【剂型规格】 干粉吸入剂（易纳器）：每吸含乌美溴铵62.5μg、三苯乙酸维兰特罗25μg。

【作用特点】 本药为长效双支扩药。

【适应证】 用于COPD患者的长期维持治疗。

【用法】 一日1次，每次1吸。

【禁忌证】 对本药中活性成分或任一辅料过敏的患者禁用。严重乳蛋白过敏的患者禁用。

【不良反应】 本药同时具有β₂受体激动药及抗胆碱能药物的不良反应。临床使用中最常见的不良反应为鼻咽炎。

【点评】 ①易纳器（干粉吸入装置）使用方便。②适用于COPD稳定期患者，不用于AECOPD或哮喘缓解急性症状。维兰特罗是细胞色素P4503A4（CYP3A4）的底物，合用强效CYP3A4抑制药可能会抑制维兰特罗的代谢，导致暴露量增加而增加不良反应的可能性。

3. 噻托溴铵奥达特罗: Tiotropium Olodaterol

【剂型规格】 软雾吸入器：每揿含有2.5μg噻托溴铵和2.5μg奥达特罗。

【作用特点】 本药为长效双支扩药。

【适应证】 COPD患者的长期维持治疗。

【用法】 一日1次，每次吸入2揿（每日在相同的时间吸入）。

【禁忌证】 ①禁用于对本复方制剂中任何成分及辅料过敏

者。②禁用于对阿托品或其衍生物过敏者。③禁用于未使用长期控制药物的哮喘患者。

【不良反应】 本药同时具有β_2受体激动药及抗胆碱能药物的不良反应。

【点评】 本药每日使用次数不得多于1次，不用于治疗哮喘。

4. 格隆溴铵福莫特罗: Glycopyrronium and Formoterol

【剂型规格】 压力定量气雾剂：每揿含格隆溴铵7.2μg与富马酸福莫特罗5.0μg。

【作用特点】 本药为长效双支扩药。

【适应证】 用于COPD患者的维持治疗。

【用法】 一日2次，每次2揿。

【禁忌证】 对格隆溴铵、富马酸福莫特罗或本药的任何成分具有超敏反应的患者禁止使用。

【不良反应】 本药同时具有β_2受体激动药及抗胆碱能药物的不良反应。

【点评】 本药不用于治疗哮喘。

（三）吸入激素 + 抗胆碱能药物 + β_2受体激动药复方制剂

1. 氟替美维: Flutamide

【剂型规格】 干粉吸入器（易纳器）：每吸含糠酸氟替卡松100μg、乌美溴铵62.5μg及三苯乙酸维兰特罗25μg。

【适应证】 用于COPD患者的维持治疗。

【用法】 一日1次，每次1吸（每日同一时间使用）。

【禁忌证】 ①对本药中活性成分或任何辅料过敏的患者禁用。②对乳蛋白重度过敏的患者禁用。

【不良反应】 常见的不良反应：肺炎、上呼吸道感染、支气管炎、鼻咽炎、鼻窦炎、流感、口腔及咽喉念珠菌病、尿路感染、咳嗽、口咽疼痛、发声困难、头痛、关节痛、背痛、便秘。偶见的不良反应：室上性快速性心律失常、心动过速、心房颤动、口干。

【点评】 本药主要用于综合评估属于C级或D级和尽管规范使用支气管扩张药仍有反复急性加重的COPD患者，不适用于COPD急性发作时缓解症状。

2. 布地格福: Budesonide

【剂型规格】 压力定量吸入器：每揿含布地奈德160μg、格隆溴铵7.2μg及富马酸福莫特罗4.8μg。

【适应证】 用于COPD患者的维持治疗。

【用法用量】 一日2次，每次2揿。

【禁忌证】 对本药活性成分或其他任何辅料成分过敏者。

【不良反应】 本药含有布地奈德、格隆溴铵和福莫特罗，因此3种药物相关不良反应在使用本药时都可能出现。常见的不良反应：口腔念珠菌病、心悸、发音困难、咳嗽、恶心、肌痉挛。偶见的不良反应：过敏、高血糖症、焦虑、失眠、激越、震颤、头痛、头晕、心绞痛、心动过速、心律失常（心房颤动、室上性心动过速和期前收缩）、咽喉刺激、支气管痉挛、口干、尿潴留、胸痛。十分罕见的不良反应：糖皮质激素的系统性作用，行为异常。

【点评】 本药不适用于治疗急性期的支气管痉挛或AECOPD患者。

六、抗炎症介质类药物和抗组胺药

作用机制：①通过稳定肥大细胞膜，阻止脱颗粒释放炎症介质。②降低呼吸道末梢感受器的兴奋性，或抑制迷走神经传入支，防止各种刺激引起的支气管痉挛。③降低非特异性气道高反应性而起到平喘作用。

不良反应：主要有口干、咽喉干痒、胸部压迫感。用药初期可有嗜睡、疲倦、头晕等。

注意事项：每日1次使用时多为睡前服药，可减少日间嗜睡、困倦等不良反应。不宜突然停药，需逐渐减量。

1. 孟鲁司特：Montelukast

【剂型规格】 片剂：10mg/片。

【作用特点】 本药为新型长效白三烯受体拮抗药。

【适应证】 本药适用于哮喘的预防和长期治疗，用于治疗对阿司匹林敏感的哮喘患者及预防运动诱发的支气管收缩患者。

【用法】 口服，10mg，一日1次（哮喘患者应在睡前服用）。

【禁忌证】 对本药的任何成分过敏者禁用。

【不良反应】 本药一般耐受性良好，不良反应轻微，通常不需要终止治疗。发生率>1%的不良反应是腹痛和头痛。美国FDA黑框警告：使用孟鲁司特后有发生严重神经精神症状的风险，也有导致血小板减少症的风险。

【点评】 本药与吸入激素联合使用，有助于减少吸入激素用量，但不能替代吸入激素。本药作用较弱，不单独用于治疗急性哮喘发作。

2. 酮替芬：Ketotifen

【剂型规格】 片剂：1mg/片。

【作用特点】 本药为抗过敏药，是强效抗组胺H_1受体阻滞药，作用时间长，对抗原及组胺诱发的气道痉挛均有保护作用。对于合并过敏性皮疹、变应性鼻炎患者，本药对控制全身症状疗效好。

【适应证】 用于变应性鼻炎、变应性支气管哮喘患者。

【用法】 口服，1mg，一日2次。

【禁忌证】 对本药过敏者。

【不良反应】 ①常见嗜睡、疲倦及口干、恶心等胃肠道反应。②偶见头痛、头晕、迟钝及体重增加。

【注意事项】 ①服药期间不得驾驶机动车、船，不得从事高空作业、机械作用及操作精密仪器。②与其他中枢神经抑制药或酒精并用，可增强本药的镇静作用，应予避免。③孕妇慎用。

【点评】 本药抗组胺作用强，同时部分患者嗜睡反应明显。

3. 西替利嗪: Cetirizine

【剂型规格】 片剂: 10mg/片。

【作用特点】 本药为长效H_1受体选择性拮抗药，可抑制组胺继发的气道高反应性，嗜睡等不良反应较轻。

【适应证】 用于变应性鼻炎、变应性结膜炎及过敏引起的瘙痒和荨麻疹的对症治疗，也可用于抑制过敏反应引起的气道高反应性，改善咳嗽和气道痉挛。

【用法】 口服，10mg，一日1次（睡前服用可减少嗜睡等不良反应）。

【禁忌证】 对本药过敏者禁用。严重肾功能损害患者禁用。

【不良反应】 ①疲倦、嗜睡、激动不安。②头晕、头痛。③腹痛、口干、恶心。

【点评】 本药主要用于过敏性哮喘合并其他过敏反应时对过敏症状的控制，并非针对哮喘症状的主要治疗药物。

4. 扎鲁司特: Zafirlucast

【剂型规格】 片剂: 20mg/片。

【适应证】 本药常用于哮喘的长期预防和治疗。

【用法】 口服，20mg，一日2次。必要时可逐渐加至最大剂量40mg一日2次。

【禁忌证】 对本药及制剂任何成分过敏者禁用。肝功能损害者慎用。

【不良反应】 安全性及耐受性好，可有轻度头痛或胃肠道反应。少见转氨酶、胆红素升高的不良反应，停药后多可恢复正常。

【点评】 本药为选择性半胱氨酰白三烯受体拮抗药，可改善肺功能和哮喘症状，并可减少β_2受体激动药的使用。本药可用于预防哮喘发作，因此需持续使用。

第三节　镇　咳　药

咳嗽反射由咳嗽感受器、传入神经、咳嗽中枢及传出神经构成，抑制咳嗽反射的任何一个环节，即可达到镇咳的作用。按作用机制，镇咳药可分为中枢性镇咳药、周围性镇咳药及双重作用药。

一、中枢性镇咳药

中枢性镇咳药主要通过抑制延髓咳嗽中枢发挥镇咳作用。本类药物主要用于各种原因引起的剧烈干咳，兼有镇痛和麻醉作用。

1. 可待因: Codeine

【剂型规格】　片剂：15mg/片，30mg/片。

【作用特点】　本药可直接作用于延髓，对延髓咳嗽中枢有较强的抑制作用，镇咳作用强而迅速。

【适应证】　用于剧烈的频繁干咳，如痰量较多者宜合用祛痰药。

【用法】　口服，15～30mg，一日2～3次。最大量，一次100mg，一日250mg。

【禁忌证】　18岁以下青少年及儿童禁用。孕妇禁用。严重高血压、冠心病或正在服用单胺氧化酶抑制药患者禁用。

【不良反应】　嗜睡、头晕、幻觉，呼吸微弱/缓慢，心率或快或慢、惊厥、耳鸣、震颤，荨麻疹等过敏反应，精神抑郁、肌肉强直，药物依赖症状。

【点评】　本药属于毒麻药，长期应用可引起依赖性。剂量过大可引起呼吸抑制或中枢神经兴奋作用，中毒解救可使用纳洛酮。

2. 吗啡: Morphine

【剂型规格】　片剂：5mg；针剂：5mg/支，10mg/支。

【作用特点】　①本药主要作用于中枢神经系统和平滑肌。②对咳嗽中枢的直接抑制可产生镇咳作用，镇咳作用显著，但使痰液难以咳出。③抑制呼吸中枢。④强效镇痛。⑤极易成瘾。

【适应证】　本药仅用于癌症或主动脉瘤引起的剧烈咳嗽并伴有极度痛苦的患者，急性肺梗死或急性左心力衰竭伴有剧烈咳嗽的患者。其他非呼吸系统适应证参见血液及肿瘤疾病中的镇痛药。

【用法】　皮下注射或口服，每次5～10mg，一日1～3次。最大量：皮下注射，每次20mg，每天60mg。

【禁忌证】 ①已存在呼吸抑制、颅内压增高和颅脑损伤、支气管哮喘、肺源性心脏病失代偿、甲状腺功能减退、肾上腺皮质功能不全、前列腺肥大、排尿困难、严重肝功能不全、休克未纠正的患者。②婴儿、妊娠期或哺乳期妇女。

【不良反应】 恶心、呕吐、排尿困难、便秘、嗜睡、血压下降、呼吸抑制、成瘾性。急性中毒患者表现为昏迷、呼吸抑制、瞳孔极度缩小或呈针尖样、血压下降、发绀、尿少、体温下降、皮肤湿冷、肌无力，严重时可因缺氧、循环衰竭而致死。中毒解救：口服4～6小时内应立即洗胃，静脉注射拮抗药纳洛酮0.4mg。

【点评】 本药属于毒麻药，极易成瘾（1周以上可成瘾），应严格掌握适应证。

3. 喷托维林: Pentoxyverine

【剂型规格】 片剂：25mg/片。

【作用特点】 非成瘾性中枢性镇咳药，对咳嗽中枢有选择性抑制作用，兼有阿托品样作用和局麻作用。

【适应证】 各种原因引起的干咳。

【用法】 口服，25mg，一日3～4次。

【禁忌证】 对本药及制剂中的任何成分过敏者禁用。

【不良反应】 偶有便秘、轻度头痛、头晕、嗜睡、口干、恶心、腹胀、皮肤过敏等反应。

【点评】 ①服药期间不得驾驶机动车、船，从事高空作业、机械作用及操作精密仪器。②青光眼及心力衰竭患者慎用。③痰多者宜合用祛痰药。

4. 右美沙芬: Dextromethorphan

【剂型规格】 片剂：15mg/片。

【作用特点】 作用强度与可待因相当，一般治疗剂量不抑制呼吸。长期服用无成瘾性及耐药性。

【适应证】 频繁剧烈的干咳。

【用法】 口服，每次1～2片，一日3～4次。

【禁忌证】 ①妊娠3个月内妇女、哺乳期妇女。②有精神疾病病史者。③服用单胺氧化酶抑制药停药不满2周者。

【不良反应】 头晕、头痛、嗜睡、易激动、嗳气、食欲减退、便秘、恶心、皮肤过敏（停药后即可自行缓解）。过量可引起神志不清、支气管痉挛、呼吸抑制。

【注意事项】 ①服用本药不得驾驶机动车、船，不得从事高空作业、机械作业或操作精密仪器。②痰多、哮喘患者慎用。③肝肾功能不全者慎用。④不得与抗精神抑郁药合用。⑤不宜与其他中枢神经系统抑制药合用。⑥用药期间不能饮酒。

【点评】 因其无成瘾性，是较为常用的中枢性镇咳药，也是多种复方镇咳药的主要成分之一。痰多者建议与祛痰药合用。

二、周围性镇咳药

抑制咳嗽反射弧中的末梢感受器、传入神经或传出神经的传导而起镇咳作用。

复方甘草片: Compound Liquorice

【剂型规格】 片剂：每片含甘草浸膏粉112.5mg、阿片粉4mg、樟脑2mg、八角茴香油2mg及苯甲酸钠2mg。

【作用特点】 甘草流浸膏为保护性镇咳祛痰药，阿片粉的有效成分吗啡可抑制咳嗽中枢，有较强的镇咳作用；樟脑及八角茴香油能刺激支气管黏膜腺体分泌，稀释痰液，使痰液易于咳出；苯甲酸钠为防腐剂。上述成分有镇咳、祛痰的协同作用。

【适应证】 用于镇咳、祛痰。

【用法】 口服或含服，每次1～2片，一日3～4次。

【禁忌证】 对本药及所含成分过敏者禁用。

【不良反应】 有轻微的恶心、呕吐反应。

【注意事项】 ①妊娠期及哺乳期妇女避免应用。②胃炎及胃溃疡患者慎用。③严重肝功能减退者慎用。

【点评】 咳嗽是机体的一种防御性反射，依靠咳嗽可促进痰液排出，对于支气管扩张、COPD患者痰液量较多时，不建议长期使用本药镇咳。对于咳嗽剧烈者可短期服用，痰多时建议合用祛痰药。

三、复方镇咳药

1. 美敏伪麻: Dextromethorphan Hydrobromide

【剂型规格】 口服溶液剂。复方制剂，每毫升含氢溴酸右美沙芬2mg、马来酸氯苯那敏0.4mg、盐酸伪麻黄碱6mg及辅料。

【作用特点】 本药为复方制剂，镇咳同时可缓解上呼吸道感染的其他症状。氢溴酸右美沙芬为中枢性镇咳药，无依赖性；马来酸氯苯那敏为抗组胺药，缓解或减轻流泪、喷嚏、流涕；盐酸伪麻黄碱可减轻鼻、咽部充血，减轻鼻塞症状。

【适应证】 适用于缓解普通感冒、流感及过敏引起的咳嗽、咳痰、喷嚏、流涕、鼻塞、咽痛等症状。

【用法】 口服，10ml，一日3～4次（24小时内不超过4次）。

【禁忌证】 ①妊娠3个月内的孕妇。②正在服用单胺氧化酶抑制药或停药后14天内。

【不良反应】 少数患者可出现嗜睡、头晕、心悸、兴奋、失眠、恶心等症状，停药后可自行消失。

【注意事项】 ①运动员慎用。②本药不宜与抗抑郁药、解痉药、氯霉素、洋地黄苷类药物合用。③用药期间不得饮酒（可能加重嗜睡）。④服药期间不得驾驶机动车、船，不得从事高空作业、机械作业或操作精密仪器。

【点评】 本药有中枢镇咳的作用，故对于痰多可能合并肺部感染的患者需慎用，以防镇咳后导致痰液引流不畅。

2. 复方甲氧那明: Compound Methoxyphenamine

【剂型规格】 胶囊：复方制剂，每粒胶囊含盐酸甲氧那明12.5mg、那可丁7mg、氨茶碱25mg、马来酸氯苯那敏2mg。

【作用特点】 盐酸甲氧那明可抑制支气管痉挛，缓解哮喘发作时的哮喘症状；那可丁为外周性镇咳药；氨茶碱可抑制支气管痉挛，缓解哮喘发作时的咳嗽症状；马来酸氯苯那敏具有抗组胺作用。上述成分配伍既可减轻咽喉及支气管炎症等引起的咳嗽，还可缓解哮喘发作时的咳嗽，有利于排痰。

【适应证】 用于支气管哮喘和喘息性支气管炎，以及其他呼吸系统疾病引起的咳嗽、咳痰、喘息等症状。

【用法】 1～2粒，一日3次。

【禁忌证】 ①哺乳期妇女禁用。②哮喘危象、严重心血管疾病患者禁用。

【不良反应】 偶有皮疹、恶心、眩晕、心悸及排尿困难，停药后症状可消失。

【点评】 临床主要用于感染后咳嗽，特别是存在刺激性咳嗽症状者。痰多者慎用或减量使用。

3. 复方愈创甘油醚: Compound Codeine and Guaifenesin Syrup

【剂型规格】 糖浆：100ml/瓶。

【作用特点】 可待因为中枢性镇咳药，愈创木酚甘油醚为刺激性祛痰药，能使痰液稀释，易咳出。

【适应证】 本药适用于感冒、流感及气管炎、支气管炎、咽炎、喉炎、肺炎、百日咳等引起的咳嗽。

【用法】 10ml，一日3次，24小时不得超过30ml。

【禁忌证】 对本药及制剂中的任何成分过敏者禁用。

【不良反应】 偶有恶心、胃肠不适、便秘、困倦，长期使用有依赖性。

【注意事项】 ①长期应用可引起依赖性。②妊娠期、哺乳期妇女慎用。

【点评】 本药含磷酸可待因，镇咳作用突出，由于其可致成瘾性，使用时需谨慎。对于呼吸道感染的患者应慎用，痰多时可与祛痰药合用。

第四节 祛 痰 药

祛痰药是指能使痰液变稀，黏稠度降低，易于咳出，或能加速呼吸道黏膜纤毛运动，促进痰液排出的药物。按作用机制可分为3类：①恶心性祛痰药和刺激性祛痰药，如氯化铵、碘化钾等口服后可刺激胃黏膜，引起恶心、反射性地促进呼吸道腺体分泌物增加，使痰液稀释而易于咳出。②溶解性祛痰药，如乙酰半胱氨酸，可分解痰液的黏液成分，使黏蛋白纤维断裂或分子裂解，使脓性痰中DNA分解，从而使痰液液化而易于咳出。③改善纤毛运动药物，如桃金娘油。

一、恶心性/刺激性祛痰药

1. 氯化铵：Ammonium Chloride

【剂型规格】 片剂：0.3g/片。

【作用特点】 口服后刺激胃黏膜迷走神经，引起轻度恶心，反射性引起呼吸道分泌物增加，使痰液变稀。

【适应证】 本药适用于痰黏稠不易咳出者。

【用法】 口服，0.3～0.6g，一日3次。

【禁忌证】 ①严重肝、肾功能减退，尤其是肝性脑病、肾衰竭、尿毒症者禁用。②消化性溃疡及代谢性酸中毒者禁用。

【不良反应】 过量可导致高氯性酸中毒。

【注意事项】 镰状细胞贫血患者使用本药可引起缺氧和/或酸中毒。

【点评】 目前很少单独使用，多为复方制剂，如复方氯化铵甘草口服溶液（棕铵合剂）。

2. 复方氯化铵甘草口服溶液：Compound Ammonium Chloride Licorice Oral Solution

【剂型规格】 口服溶液：200ml，每100ml含氯化铵3g。

【适应证】 本药适用于上呼吸道感染、支气管炎和感冒所致咳嗽、咳痰。

【用法】 口服，10ml，一日3次。

【禁忌证】 对本药成分过敏者禁用。余同氯化铵。

【不良反应】 胃部烧灼感。过量可导致高氯性酸中毒。

【点评】 本药兼具镇咳、祛痰作用，镇咳作用良好。但若患者停药后咳嗽反复，建议进一步查找咳嗽原因，而非盲目长期用药。

3. 愈创甘油醚：Guaifenesin

【剂型规格】 片剂：0.2g/片；糖浆：1%溶液。

【适应证】 本药适用于慢性化脓性支气管炎、肺脓肿和支气管扩张等呼吸道感染引起的多痰。

【用法】 口服：片剂0.2g，一日3～4次；糖浆10～20ml，一日3次。

【禁忌证】 ①肺出血、肾炎、急性胃肠炎。②妊娠3个月内妇女。

【不良反应】 恶心、胃部不适、头晕、嗜睡。

【点评】 本药通过刺激胃黏膜迷走神经，反射性引起呼吸道分泌物增加，使痰液变稀。同时有消毒、防腐作用，可减少痰液臭味。

4. 愈创木酚磺酸钾: Guaiacol Potassium Sulfonale

【剂型规格】 复方制剂：每10ml含盐酸异丙嗪10mg、愈创木酚磺酸钾250mg、氯化铵100mg。

【适应证】 本药适用于感冒及过敏性支气管炎引起的咳嗽、多痰。

【用法】 口服，5～10ml，一日3次。

【禁忌证】 对本药中任一成分过敏者禁用。严重肝肾功能不全者禁用。

【不良反应】 困倦、口干，偶有胃肠道刺激症状，少数患者用药后可出现兴奋、失眠、心悸、视物模糊、排尿困难等。

【点评】 本药可温和地刺激呼吸道黏膜分泌增加，发挥祛痰作用。

二、黏液溶解药/黏液调节药

1. 乙酰半胱氨酸: Acetylcysteine

【剂量规格】 片剂：0.2g/片，0.6g/片；泡腾片：0.6g/片；雾化吸入：0.3g∶3ml。胶囊：0.2g/粒。

【作用特点】 本药能溶解黏痰，降低痰的黏滞性，并使之液化。因其抗氧化作用，也可适用于肺间质纤维化的治疗。此外，还可用于对乙酰氨基酚中毒的解救。

【适应证】 本药适用于黏稠分泌物过多为特点的急慢性支气管炎、支气管扩张症、COPD等。

【用法】 ①用于祛痰：口服，0.2g，一日3次，或0.6g，一日1～2次；雾化吸入，0.3g，一日1～2次。②用于肺间质纤维化治疗时用量为0.6g，一日3次。

【禁忌证】 对乙酰半胱氨酸过敏者禁用。

【不良反应】 偶尔发生恶心、呕吐、上腹部不适、腹泻、咳嗽，减量或停药即可缓解。

【注意】 ①本药与铁、铜等金属及橡胶、氧气、氧化物接触可发生不可逆性结合而失效，应避免接触。②肝功能不全者本药血药浓度增高，应适当减量。③与糜蛋白酶配伍禁忌。

【点评】 本药是强有效的化痰剂。

2. 溴己新: Bromhexine

【剂型规格】 片剂: 8mg/片; 注射剂: 4mg: 2ml。

【适应证】 本药适用于急性、慢性支气管炎及支气管扩张等有多量黏痰而不易咳出者。

【用法】 口服: 8～16mg, 一日3次。肌内注射或静脉注射: 4mg, 一日2～3次。静脉注射时用葡萄糖注射液稀释。

【禁忌证】 对本药成分过敏者禁用。胃溃疡患者慎用。

【不良反应】 偶有恶心、胃部不适, 可能使血清丙氨酸转氨酶（ALT）暂时升高。

【点评】 本药同时具有黏液溶解剂和恶心性祛痰药的作用。

3. 氨溴索: Ambroxol

【剂型规格】 片剂: 30mg/片; 针剂: 15mg: 2ml。

【作用特点】 本药为溴己新在全身内的有效代谢产物, 还可增加纤毛运动, 促进肺表面活性物质释放。祛痰作用强于溴己新, 且不良反应更少。

【适应证】 本药适用于痰液黏稠不易咳出者。

【用法】 口服: 30mg, 一日3次。静脉注射: 15mg, 一日2～3次, 严重病例可增至30mg, 一日3次（每15mg用5ml灭菌注射用水溶解, 缓慢注射或入壶）。

【禁忌证】 对盐酸氨溴索或其他配方成分过敏者禁用。

【不良反应】 偶见胃肠道不适。

【注意事项】 注射用针剂不宜作为雾化剂使用。

【点评】 本药不良反应少, 安全性好。

4. 羧甲司坦: Carbocysteine

【剂型规格】 片剂: 250mg/片。

【适应证】 本药适用于支气管炎、支气管扩张、支气管哮喘等呼吸系统疾病引起的痰液黏稠、咳痰困难者。

【用法】 口服, 500mg, 一日3次。

【禁忌证】 消化道溃疡活动期患者禁用。

【不良反应】 偶有头晕、恶心、胃部不适、腹泻、胃肠道出血及皮疹。

【点评】 本药口服后经胃肠道吸收快且效果好, 能进入肺组织和呼吸道黏膜。

5. 糜蛋白酶: Chymotrypsin

【剂型规格】 冻干粉针剂: 1mg（800U）/支, 5mg（4000U）/支。

【作用特点】 本药为蛋白分解酶, 可分解肽键, 使稠厚黏痰和脓性痰稀化。

【适应证】 痰液黏稠、脓性痰不易咳出者。

【用法】 雾化吸入：用生理盐水或灭菌注射用水配制成浓度0.5mg/ml，一日2～4次。

【禁忌证】 严重肝病、凝血功能严重异常、正在应用抗凝药者禁用。

【点评】 ①禁止静脉注射。②超声雾化吸入后糜蛋白酶效价下降明显，超声雾化吸入时间宜控制在5分钟内。③如有过敏反应可用抗组胺药治疗。

三、促纤毛运动药

1. 桃金娘油: Myrtol

【剂型规格】 胶囊：120mg/粒，300mg/粒。

【作用特点】 重建上、下呼吸道的黏液纤毛清除功能，通过促溶、调节分泌及促进呼吸道纤毛摆动的主动促排作用，使痰液易于排出。还具有抗炎作用，减轻支气管黏膜肿胀。可消除呼吸时的恶臭气味，使呼吸有清新感受。

【适应证】 本药适用于急慢性支气管炎、支气管扩张、COPD、肺部真菌感染等，以及急慢性鼻窦炎的治疗。

【用法】 口服：急性患者300mg，一日3～4次；慢性患者300mg，一日2次（空腹或餐后2小时服，凉开水送服）。

【禁忌证】 对本药过敏者禁用。胃肠道疾病不能吞服胶囊者禁用。

【不良反应】 极少，仅有胃肠道不适。

【点评】 胶囊，口服后在十二指肠吸收，因此应空腹餐前或餐后2小时服用，凉开水送服。

2. 桉柠蒎: Eucalyptol, Limonene and Pinene

【剂型规格】 胶囊：0.3g/粒。

【作用特点】 本药由桃金娘科桉属和芸香科橘属及松科松属植物的提取物所组成，其主要成分为桉油精、柠檬烯及α-蒎烯。促进呼吸道腺体分泌，改善气管黏膜纤毛运动，使黏液移动速度增加。

【适应证】 本药适用于急慢性支气管炎、肺炎、支气管扩张、肺脓肿、COPD、肺部感染等呼吸道疾病，以及急慢性鼻窦炎，也可用于支气管造影术后，促进造影剂排出。

【用法】 急性患者0.3g，一日3～4次；慢性患者0.3g，一日2次。餐前半小时，凉开水整粒吞服。

【禁忌证】 对本药过敏者禁用。

【不良反应】 偶有胃肠道不适及过敏反应。

【点评】 本药不良反应少，安全性好。

第五节 呼吸中枢兴奋药

呼吸兴奋药主要通过直接兴奋延髓呼吸中枢，或通过刺激颈动脉体和主动脉体化学感受器反射性兴奋呼吸中枢，使呼吸加深加快、通气量增加，同时提高呼吸中枢对CO_2的敏感性。主要适用于中枢抑制、通气不足引起的呼吸衰竭，包括：①各种危重疾病所至呼吸抑制，如一氧化碳（CO）中毒致呼吸衰竭。②AECOPD引起Ⅱ型呼吸衰竭时，且无条件使用无创/有创通气机时。③中枢抑制药物过量引起的意识障碍及呼吸衰竭。上述情况下，呼吸兴奋药往往作为机械通气前的应急措施，不主张单独应用此类药物治疗。对于肺炎、肺水肿、弥漫性肺纤维化等病变引起的以肺换气功能障碍为主所导致的呼吸衰竭不宜使用呼吸兴奋药。

呼吸兴奋药使用原则：①必须保持气道通畅，否则会促发呼吸肌疲劳，反而加重CO_2潴留。②脑缺氧、水肿未纠正而频繁抽搐者慎用。③患者的呼吸肌功能基本正常。④不可突然停药。

呼吸兴奋药不良反应（大剂量应用时出现）：血压增高、心悸、心动过速、咳嗽、呕吐、皮肤瘙痒、震颤、肌强直、出汗、颜面潮红、发绀等。中毒时可出现惊厥，继而中枢抑制。

1. 尼可刹米: Nikethamide

【剂型规格】 针剂: 0.375g∶15ml。

【适应证】 中枢性呼吸抑制及各种原因引起的呼吸抑制。

【用法】 皮下注射、肌内注射或静脉注射。每次0.25～0.5g，必要时1～2小时重复用药，最大量每次1.25g。

【禁忌证】 抽搐及惊厥者禁用。对本药过敏者禁用。

【不良反应】 常见不良反应为面部刺激症、烦躁不安、抽搐、恶心、呕吐等。大剂量时可出现血压升高、心悸、出汗、颜面潮红、呕吐、震颤、心律失常、惊厥甚至昏迷。

【点评】 本药起效迅速，作用时间短，一次静脉注射只能维持5～10分钟，视病情间隔给药。中毒剂量与治疗有效剂量相近，频繁应用或一次大量使用可发生中毒。若出现血压升高、震颤及肌强直时，应及时停药以防惊厥。若出现惊厥，应及时静脉注射苯二氮䓬类药物或小剂量硫喷妥钠控制。

2. 洛贝林: Lobeline

【剂型规格】 针剂: 3mg∶1ml。

【适应证】 各种原因引起的中枢性呼吸抑制。临床上常用于新生儿窒息、一氧化碳中毒、阿片类药物中毒等。

【用法】 静脉注射：每次3mg，最大量每次6mg，一日20mg；皮下或肌内注射：每次10mg，最大量每次20mg，一日

138

50mg。

【禁忌证】 对本药过敏者禁用。

【不良反应】 恶心、呕吐、呛咳、头痛、心悸等。大剂量时可引起心动过速、传导阻滞、呼吸抑制甚至惊厥。

【点评】 迅速起效（大多不超过3分钟），作用持续时间短（20分钟左右），不良反应持续时间也很短，常在用药后1～2小时内。

第六节　抗纤维化药物

肺纤维化是各种原因导致的间质性肺疾病的晚期肺脏病理改变，以特发性肺纤维化（IPF）为典型代表，也包括结缔组织病（如类风湿关节炎）继发性、慢性过敏性肺炎、结节病等疾病所导致的肺纤维化。与间质炎症改变不同，糖皮质激素、免疫抑制药对已经形成的肺纤维化基本无效。目前暂无可逆转肺纤维化的有效药物。所谓抗纤维化药物（目前有两种，分别为吡非尼酮和尼达尼布），是通过减少炎症细胞聚集，抑制成纤维细胞增殖、迁移和转化，以及减少细胞外基质的合成和积聚，来阻断或减缓新的纤维化形成，而并非清除已形成的纤维化。因此，抗纤维化药物并不能逆转肺纤维化，仅能减缓肺功能下降速度。

1. 吡非尼酮：Pirfenidone

【剂型规格】　胶囊：100mg/粒，200mg/粒。

【适应证】　本药适用于轻至中度IPF。

【用法】　从小剂量起始服用，逐渐递增。初始用量200mg，一日3次起，每周递增1次，每次递增200mg，一日3次，直至目标剂量600mg，一日3次。若患者耐受性较差，可减慢递增速度，每周递增100mg，一日3次，直至最大耐受剂量，至少达到并维持在400mg，一日3次以上剂量。

【禁忌证】　①重度肝病。②严重肾病（肌酐清除率＜30ml/min）或需透析者。③正服用氟伏沙明（一种治疗抑郁症或强迫性精神障碍的药物）者。

【不良反应】　①胃肠道反应：恶心、呕吐、食欲减退。②皮肤疾病：光过敏、皮疹。③肝功能损害。④神经系统：嗜睡、晕眩、行走不稳感。

【点评】　①本药的临床研究结果显示可减缓轻至中度IPF患者肺功能的下降幅度，但未显示本药可逆转肺纤维化，用药前应向患者充分告知。②因本药可能导致光过敏，应告知患者避免日光暴晒，使用防晒霜。③因本药可能导致肝损伤，需定期监测肝功能。④空腹服药时，血药浓度明显升高，可能导致不良反应，建议随餐服用。

2. 尼达尼布：Nintedanib

【剂型规格】　胶囊：150mg/粒，100mg/粒。

【适应证】　本药适用于IPF、系统性硬化症相关肺纤维化。

【用法】　推荐剂量：150mg，每12小时1次。若耐受不佳，可降低剂量至100mg，每12小时1次；若仍不耐受，停用本药。本药应与食物同服，用水送服整粒胶囊，不得咀嚼或碾碎。

【禁忌证】　对大豆、花生或本药任何成分过敏者，中至重度肝损伤患者（Child-Pugh分级B级或C级），妊娠期。

慎用于具有较高心血管风险者（包括已诊断冠心病），可能出现QTc间期延长的患者。

【不良反应】①消化道反应，包括腹泻、恶心呕吐、腹痛、食欲减退。②肝功能损害。③血小板减少及出血。④高血压。

【点评】①75岁或以上患者可适应降低剂量至100mg，每12小时1次。②用药过程中需定期监测肝功能，或出现肝酶升高<1.5倍正常值上限，可减量至100mg，每12小时1次，或暂停用药，待肝酶恢复至基线时，重新加用100mg，每12小时1次，随后再增至150mg，每12小时1次。用药过程中若肝酶升高>正常值上限1.5倍，或达到Child-Pugh分级B级，应停药。

第七节 其他呼吸系统用药

细菌溶解产物：Bacterial Lysates

【剂型规格】 胶囊：成人7mg/粒，儿童3.5mg/粒。

【作用特点】 本药成分为细菌的冻干溶解物：流感嗜血杆菌、肺炎双球菌、肺炎克雷伯菌、臭鼻克雷伯菌、金黄色葡萄球菌、草绿色链球菌、化脓性链球菌、卡他奈瑟菌。本药为免疫刺激药。

【适应证】 本药适用于预防呼吸道的反复感染及慢性支气管炎急性发作，可作为急性呼吸道感染治疗的合并用药。

【用法】 ①预防和/或巩固治疗：空腹口服，一日1粒，每月连用10天，停20天，3个月为1个疗程。②急性期治疗：空腹口服，每日1粒，直至症状消失（至少服用10天）。

【禁忌证】 对本药成分过敏者禁用。

【不良反应】 胃肠道反应（恶心、腹痛、呕吐），皮肤反应（皮疹、荨麻疹）、呼吸道不适（咳嗽、呼吸困难、哮喘）、发热及过敏反应。

【点评】 ①临床常用于支气管扩张症等结构性肺病患者的预防性治疗，有类似疫苗的作用，可于入冬前使用1个疗程（3个月），每年1次；基础病严重、反复感染者，可每半年使用1个疗程。②本药对于正在进行糖皮质激素和/或免疫抑制药治疗的患者是否获益尚无结论，用药时需谨慎。

（张　婷）

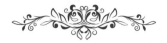

第四章
消化系统疾病用药

第一节　抑酸、抗反流和治疗溃疡的药物

酸相关性疾病是临床常见的消化系统疾病，是指由于胃酸分泌过多，或对胃酸敏感所致的消化系统疾病的总称。临床最常见的酸相关性疾病包括胃食管反流病、消化性溃疡和胃泌素瘤等。如上所述，无论是反流还是消化道溃疡，本质上都是胃酸过多或胃酸敏感所致，因此抑酸治疗在这些疾病的诊治中均起到了主导作用。另外，胃黏膜保护剂也能起到部分抗反流和治疗溃疡的作用。抑酸治疗还在幽门螺杆菌（Hp）感染、急性胰腺炎和上消化道出血等的治疗中均发挥着重要的作用。临床上常用的抑酸药物包括质子泵抑制药（如奥美拉唑、雷贝拉唑）和H_2受体拮抗药（如西咪替丁）。近年来新型抑酸剂——钾离子竞争性酸阻滞药（如伏诺拉生）也逐渐应用于临床。

一、质子泵抑制药

质子泵抑制药（PPI）是目前治疗酸相关性疾病的首选药物，其可通过抑制H^+-K^+-ATP酶的活性从而抑制胃酸分泌，可以有效抑制基础胃酸的分泌及各种刺激引起的胃酸分泌，具有抑酸作用强、特异性高、持续时间长的特点。不同药物的细微差别见下文。

适应证：消化性溃疡、胃食管反流病、胃泌素瘤、NSAIDs相关性溃疡，与抗生素和铋剂联合使用根除Hp。

短期的不良反应程度较轻，常可逆。较常见的有头痛、腹泻、便秘、腹痛、恶心、呕吐、腹胀等，偶有头晕、嗜睡、肝酶升高、皮疹等。临床上换用不同类型的PPI，可能会减少某一种不良反应。关于PPI长期应用的安全性问题得到了关注，但是极少有高级别的循证医学数据支持这些担忧。

注意事项：①妊娠期和哺乳期妇女慎用，不常规推荐用于儿童。②本类药物能显著升高胃内pH值（＞4.0），可能会影响某些药物的吸收。③肾功能受损者无须调整剂量，肝功能受损者慎用或酌情减量。④特别的药物相互作用：有限数据显示，奥美拉唑联用氯吡格雷时会使其活性降低。因此，2009年美国FDA建议正在使用氯吡格雷的患者，若同时使用或考虑使用PPI，则应咨询其临床医生。⑤长期使用PPI会引起血胃泌素水平升高，需要和胃泌素瘤相鉴别。⑥在评估血清嗜铬粒蛋白（CgA）水平前应停用奥美拉唑/艾司奥美拉唑至少14天，如首次测得的CgA水平较高，可考虑再次测量。⑦PPI在上消化道受累的轻度克罗恩病中也有一定疗效。

目前国内主要推荐含铋剂的四联（PPI＋铋剂＋2种抗菌药）作为一线经验性治疗根除Hp方案，疗程为14天。其中标准剂量（PPI＋铋剂）（每日2次，餐前0.5小时口服）＋2种抗菌药（餐后口服）。标准剂量PPI为艾司奥美拉唑20mg、雷贝拉唑10mg（或20mg）、奥美拉唑20mg、兰索拉唑30mg、泮托拉唑40mg、艾普拉唑5mg，以上任选一。

1. 奥美拉唑：Omeprazole

【剂型规格】 片剂：10mg/片，20mg/片；静脉注射剂：40mg/支。

【适应证与用法】 口服：①反流性食管炎的治疗，40mg，一日1次，6～8周；预防反流性食管炎复发或控制胃食管反流症状：20mg，一日1次。②根除Hp：见总述。③严重肝功能损害者剂量不应＞20mg/d。静脉：40mg＋氯化钠溶液100mg，静脉滴注，一日1次或每12小时1次。对于接受内镜黏膜切除术的患者，术后可使用静脉泵入奥美拉唑注射剂，推荐剂量为8mg/h。

【禁忌证】 药物过敏。禁止与利巴韦林合用。

【不良反应】 可能会增加艰难梭菌相关性腹泻和骨折风险。余见总述。

【点评】 片剂必须整片吞服，不可咀嚼或压碎。

2. 艾司奥美拉唑：Esomeprazole

【剂型规格】 片剂：20mg/片，40mg/片；注射粉剂：40mg/支。

【适应证与用法】 口服：①反流性食管炎的治疗，40mg，一日1次，6～8周；预防反流性食管炎复发或控制胃食管反流症状：20mg，一日1次。②根除Hp：见总述。③严重肝功能损害者剂量不应＞20mg/d。静脉：40mg＋生理盐水100mg，静脉滴注，一日1次或每12小时1次。对于接受内镜黏膜切除术的患者，术后可使用静脉泵入艾司奥美拉唑注射剂，推荐剂量为8mg/h。

【禁忌证】 药物过敏。禁止与利巴韦林合用。

【不良反应】 可能会增加艰难梭菌相关性腹泻和骨折风险。余见总述。

【点评】 片剂必须整片吞服，不可咀嚼或压碎。多国药品手册建议应避免本药与氯吡格雷联合使用。合并使用能够抑制CYP2C19活性的药物（如艾司奥美拉唑），会影响氯吡格雷转化为其活性代谢产物的代谢。联合使用氯吡格雷和40mg艾司美拉唑会降低氯吡格雷的药理学活性。因此，在使用本药时应考虑其他抗血小板治疗。

3. 雷贝拉唑：Rabeprazole

【剂型规格】 片剂：10mg/片。

【适应证与用法】 推荐剂量为10mg，一日1次，根据病情可增加到20mg，一日1次。疗程：①活动性十二指肠溃疡，4～8周。②活动性胃溃疡，6～12周。③胃食管反流病，4～8周。

【禁忌证】 药物过敏。禁止与利巴韦林合用。

【不良反应】 可能会增加艰难梭菌相关性腹泻和骨折风险。长期服用会增加胃底腺息肉风险。余见总述。

【点评】 片剂必须整片吞服，不可咀嚼或压碎。雷贝拉唑主要经非酶途径代谢，是受CYP2C19相关多态性影响较小的PPI，与其他药物间相互作用较少。

4. 兰索拉唑：Lansoprazole

【剂型规格】 胶囊：30mg/粒；口崩片：30mg/片。

【适应证与用法】 30mg，一日1～2次，十二指肠溃疡疗程4～6周；胃溃疡、吻合口溃疡、反流性食管炎6～8周；维持治疗15～30mg，一日1次；高龄、肾功能低下者，酌情减量。

【禁忌证】 药物过敏。禁止与利巴韦林合用。

【不良反应】 美国FDA黑框警告，兰索拉唑可能会导致严重的心脑血管事件发生，增加心肌梗死和脑梗死的风险。余见总述。

【点评】 对于口崩片，服药时可以将药片置于舌上，用唾液湿润并以舌轻压，药片崩解后随唾液吞服，也可以水送服。

5. 泮托拉唑：Pantoprazole

【剂型规格】 肠溶片：20mg/片、40mg/片；注射剂：40mg/支。

【适应证与用法】 治疗消化性溃疡、反流性食管炎，40mg，一日1次；维持治疗，20mg，一日1次。

【禁忌证】 药物过敏。禁止与利巴韦林合用。

【不良反应】 可能会增艰难梭菌相关性腹泻和骨折风险。长期服用会增加胃底腺息肉风险。余见总述。

【点评】 片剂必须整片吞服，不可咀嚼或压碎。

二、H_2受体拮抗药

H_2受体拮抗药选择性阻断胃壁细胞H_2受体，从而抑制由于组胺、促胃液素及胆碱能药物刺激引起的胃酸分泌，同时可以抑制所有时相的胃酸分泌。该类药物在短期内可有效抑酸，但易受饮食影响、抑酸持续时间短，且快速耐受限制了其长期获益，在临床中逐渐被PPI替代。不同药物的细微差别见下文。

适应证：胃、十二指肠溃疡，急性胃黏膜病变，胃食管反流病，上消化道出血，应激性溃疡及胃泌素瘤等。

不良反应较轻，主要包括头痛、头晕、腹泻、便秘和恶心等。

1. 西咪替丁：Cimetidine

【剂型规格】 片剂：0.4g/片；注射剂：0.2g/支。

【适应证与用法】 注射剂静脉滴注0.2g/次，15～20分钟，每4～6小时1次，最高剂量2g/d。片剂，0.2～0.4g，一日2～4次，餐后及睡前服用，或0.8g，一日1次，睡前服用。消化性溃疡维持剂量：0.4g，一日1次，睡前服用。肾功能不全者需酌情减量。

【禁忌证】 药物过敏。

【不良反应】 有抗雄激素样作用，严重心肺疾病、系统性红斑狼疮、器质性脑病及肝肾功能不全患者及老年患者慎用，必须使用时，应酌情减量。余见总述。

【点评】 儿童使用一次按体重5～10mg/kg，一日2～4次。妊娠期可能安全，而哺乳期使用较为安全，已有研究显示该药物不会明显增加婴儿不良反应。

2. 雷尼替丁：Ranitidine

【剂型规格】 胶囊：150mg/粒。

【适应证与用法】 胃溃疡、十二指肠溃疡：300mg/d，分1～2次服用。

【禁忌证】 药物过敏。

【不良反应】 严重肝肾功能损害者、妊娠期和哺乳期患者慎用。余见总述。

【点评】 长期使用可降低维生素B_{12}的吸收，导致维生素B_{12}缺乏。

3. 法莫替丁：Famotidine

【剂型规格】 片剂：20mg/片；粉剂：20mg/支。

【适应证与用法】 消化性溃疡：20mg，一日2次。肾功能不全者应减量。

【禁忌证】 药物过敏患者禁用。严重肝肾功能损害者，婴幼儿、高龄患者，以及妊娠期和哺乳期患者慎用。

【不良反应】 见总述。

【点评】 本药主要经肾代谢，对于肾功能不全患者使用时尤需慎重。

三、钾离子竞争性酸阻滞药

钾离子竞争性酸阻滞药（P-CAB）是新型可逆的PPI，其不需要激活转化就可与质子泵的钾离子区域进行离子化的竞争性结合，具有吸收快、与进食时间无关、可快速持久地抑制胃酸分泌的优点，弥补了不可逆型PPI的部分不足。我国已上市的是伏诺拉生，批准的适应证是反流性食管炎。

伏诺拉生: Vonoprazan

【剂型规格】 片剂: 20mg/片。

【适应证与用法】 反流性食管炎：成人一日1次，每次20mg，疗程为4～8周。

【禁忌证】 药物过敏患者禁用。禁止与阿扎那韦或利巴韦林合用。

【不良反应】 可见血细胞减少、腹痛、腹泻等。肝肾功能不全者，婴幼儿、高龄患者，以及妊娠期、哺乳期妇女慎用或减量。

【点评】 本药可能会出现严重皮肤疾病，如中毒性表皮坏死松解症等。

四、抗酸药与胃黏膜保护药

抗酸药通过中和胃酸，提高胃及食管下段pH，减轻酸性反流物对食管黏膜的损伤，从而缓解胃食管反流病（GERD）的轻微症状，但该类药物持续时间短，尚不能充分治愈食管炎及预防GERD并发症。另外，胃黏膜保护药可与胃黏膜的蛋白质络合，在病变表层形成保护膜，保护黏膜免受胃酸、胃蛋白酶及胆汁酸的刺激。因此，这两类药物主要作为辅助用药治疗酸相关性疾病。

1. 胶体铋剂: Colloidal Bismuth

胶体铋剂可在溃疡处形成保护性薄膜，促进溃疡组织的愈合。此外，还可降低胃蛋白酶活性，促进黏液分泌，从而保护胃黏膜；对Hp有一定的清除作用，已被纳入标准四联抗Hp方案中。临床上最主要使用的是枸橼酸铋钾。

枸橼酸铋钾: Bismuth Potassium Citrate

【剂型规格】 胶囊: 0.3g/粒。

【适应证与用法】 慢性胃炎、胃酸过多引起的胃痛、胃灼热和反酸，消化性溃疡。与抗菌药联合用于根除Hp的治疗。成人口服每次1粒，一日4次，前3次于三餐前半小时，第4次于晚餐后2小时服用；或每次2粒，一日2次。

【禁忌证】 药物过敏、严重肾功能不全、妊娠期及哺乳期妇女禁用。

【不良反应】 服药期间患者口中带有氨味，并可使舌、粪呈灰黑色，应在使用前告知患者，避免不必要的担心，偶有恶心、便秘。

【点评】 胶体铋剂很难被消化道吸收，少量吸收的铋剂需经肾排泄，长期服用可能损害肾小管，因此肾衰竭者禁用。

2. 铝碳酸镁: Hydrotalcite

【剂型规格】 咀嚼片: 500mg/片。

【适应证与用法】 急慢性胃炎、反流性食管炎、胃溃疡、十二指肠溃疡、与胃酸有关的胃部不适症状。预防 NSAIDs 相关胃黏膜损伤。口服, 500 ～ 1000mg, 一日 3 ～ 4 次, 餐后 1 ～ 2 小时嚼服, 服药不受进食影响。

【禁忌证】 ①药物过敏。②严重肾功能不全患者。

【不良反应】 偶见便秘、稀便、口干、食欲减退等。严重心功能不全、低磷血症、高镁血症、高钙血症患者慎用。服药后 1 ～ 2 小时内应避免服用其他药物。

【点评】 铝剂的安全性近年来得到关注, 研究认为长期使用铝碳酸镁会导致铝在脏、肺、骨骼和大脑中积聚。这些会导致骨软化症和脑病/痴呆症。低磷酸盐血症和骨软化症可能发生, 尤其是低磷酸盐饮食。

3. 硫糖铝: Sucralfate

【剂型规格】 混悬液: 1g: 10ml。

【适应证与用法】 治疗胃溃疡、十二指肠溃疡、急性及有症状的慢性胃炎。口服, 10 ～ 20ml, 一日 2 ～ 4 次, 可在餐前 1 小时及睡前服。

【禁忌证】 药物过敏禁用。肝肾功能不全者、妊娠期及哺乳期妇女慎用。

【不良反应】 常见的不良反应有便秘, 偶有腹泻、恶心、口干等, 长期应用可影响磷的代谢。

【点评】 同铝碳酸镁。

4. 磷酸铝: Aluminium Phosphate

【剂型规格】 混悬液: 20g/袋。

【适应证与用法】 本药适用于缓解胃酸过多引起的反酸等症状, 用于胃溃疡、十二指肠溃疡及反流性食管炎等酸相关性疾病的抗酸治疗。口服, 每次 1 ～ 2 袋, 一日 2 ～ 3 次, 或在症状发作时服用。

【禁忌证】 慢性肾衰竭、高磷血症者禁用。

【不良反应】 本药偶可引起便秘, 可给予足量的水加以避免。建议同时服用缓泻药。与其他药物同时服用时, 应间隔 2 小时。

【点评】 每袋磷酸铝凝胶含蔗糖 2.7g, 糖尿病患者使用本药时不应超过 1 袋。

5. 吉法酯: Gefarnate

【剂型规格】 片剂: 50mg/片。

【适应证与用法】 胃溃疡、十二指肠溃疡: 50 ～ 100mg, 一日 3 次。

【禁忌证】 药物过敏、计划妊娠或可能妊娠的妇女及哺乳期妇女禁用。

【不良反应】 偶见口干、恶心、心悸、便秘等。

【点评】 有前列腺素类药物禁忌者如青光眼患者慎用。

6. L-谷氨酰胺呱仑酸钠: L-Gualenate and Sodium Gualenate

【剂型规格】 颗粒剂: 0.67g/袋。

【适应证与用法】 用于胃炎、胃溃疡和十二指肠溃疡。口服, 每次1袋, 一日3次, 建议餐后2小时直接口服, 避免用水冲服。

【禁忌证】 药物过敏。

【不良反应】 偶见恶心、便秘、腹泻等。

【点评】 有学者提出大剂量L-谷氨酰胺呱仑酸钠（总剂量为4g/d）能加速胃黏膜修复, 但尚未获得循证数据支持。

第二节　促胃肠动力药与止吐药

促胃肠动力药是通过增加下食管括约肌压力、调节食管收缩幅度、刺激食管蠕动，从而减轻反酸症状，促进胃肠排空和转运的药物。目前临床常用的促动力药是多巴胺受体拮抗药和5-羟色胺（5-HT）受体激动药等。在GERD接受抑酸药物治疗效果不佳时，可考虑联合应用。止吐药可通过影响呕吐反射的不同环节发挥止吐作用，临床上常用的有甲氧氯普胺、昂丹司琼、格拉司琼和阿瑞匹坦（化疗患者使用）等。

1. 甲氧氯普胺: Metoclopramide

【剂型规格】　片剂：5mg/片；注射剂：10mg：1ml。

【作用特点】　本药为多巴胺D$_2$受体阻滞药，具有中枢性止吐和促胃肠动力作用。

【适应证与用法】　适用于各种病因导致的恶心、呕吐及消化不良症状等，对糖尿病等原因导致的胃排空障碍有一定疗效。口服5～10mg，一日3次，空腹服用；肌内注射或缓慢静脉注射10～20mg，每日用量不超过0.5mg/kg。

【禁忌证】　药物过敏、嗜铬细胞瘤、癫痫及乳腺癌、消化道出血或穿孔患者及孕妇禁用。肝肾衰竭者慎用。

【不良反应】　可致嗜睡及锥体外系反应，静脉注射给药可导致直立性低血压。

【点评】　近期美国FDA发出黑框警告，长期使用甲氧氯普胺可引起迟发性运动障碍。

2. 多潘立酮: Domperidone

【剂型规格】　片剂：10mg/片。

【作用特点】　本药为外周性多巴胺受体拮抗药，可促进上消化道运动。

【适应证与用法】　适用于各种原因导致的消化不良症状，功能性及器质性因素引起的恶心、呕吐，还可应用于由胃排空延迟、胃食管反流、食管炎引起的消化不良症状。口服，10mg，一日3次，饭前服用。

【禁忌证】　药物过敏、嗜铬细胞瘤、催乳素瘤、乳腺癌、肠梗阻及胃肠道出血、穿孔者禁用。

【不良反应】　不良反应包括口干、溢乳、乳房痛、皮疹、瘙痒、腹泻、嗜睡或性欲减退。

【点评】　近期美国FDA发出黑框警告，使用多潘立酮可增加严重室性心律失常或心源性猝死的风险，尤其是在年龄≥60岁，每日服用本药剂量超过30mg的患者人群中。

3. 莫沙必利: Mosapride

【剂型规格】 片剂: 5mg/片。

【作用特点】 本药为选择性5-HT$_4$受体激动药，可促进胃及十二指肠运动，加快胃排空。

【适应证与用法】 本药主要用于功能性消化不良伴有胃灼热、嗳气、恶心、呕吐、早饱、上腹部饱胀感等消化道症状，用于胃食管反流病、糖尿病性胃轻瘫及部分胃切除患者的胃肠道功能障碍。口服，5mg，一日3次建议餐前使用。

【禁忌证】 药物过敏、胃肠道出血、穿孔及肠梗阻者禁用。妊娠期、哺乳期妇女及儿童慎用。

【不良反应】 本药可致腹泻、口干等。

【点评】 由于服药期间可能会出现严重肝功能障碍，因此不能长期盲目使用。

4. 伊托必利: Itopride

【剂型规格】 片剂: 50mg/片。

【作用特点】 本药具有多巴胺D$_2$受体拮抗和乙酰胆碱酯酶抑制活性，可促进胃肠动力。

【适应证与用法】 本药适用于因胃肠动力减慢引起的消化不良症状，包括上腹部饱胀感、上腹痛、食欲减退、恶心和呕吐等。口服，50mg，一日3次，餐前服用。

【禁忌证】 药物过敏、胃肠道出血、穿孔及肠梗阻者禁用。肝肾功能异常、妊娠期或哺乳期妇女、儿童及高龄患者慎用。

【不良反应】 本药可致腹泻、腹痛、头痛等。

【点评】 由于该对胃肠动力影响大，可能会影响共同服用的药物吸收。应特别注意治疗指数窄的药物、缓释药物和肠溶制剂。

5. 普芦卡必利: Prucalopride

【剂型规格】 片剂: 2mg/片。

【作用特点】 本药为高选择性5-HT$_4$受体激动药。

【适应证与用法】 成年女性患者通过轻泻剂难以充分缓解的慢性便秘症状。成人2mg，一日1次；>65岁患者起始剂量1mg，一日1次；严重肝肾功能障碍者1mg，一日1次。

【禁忌证】 药物过敏。血液透析、肠梗阻或肠穿孔、严重肠道炎性疾病及近期接受过肠道手术患者禁用。妊娠期或哺乳期妇女以及18岁以下患者不建议使用。

【不良反应】 本药可有一过性头痛及腹痛、恶心、腹泻等。

【点评】 本药不建议存在继发原因（内分泌疾病、代谢性疾病和神经性疾病引起）和药物相关性便秘患者使用。另外，普芦卡必利是国内第一个被批准用于治疗慢性便秘的促动力药物。美国FDA已批准其作为男性患者的适应证，我国尚未批准。

第四章 消化系统疾病用药

6. 昂丹司琼：Ondansetron

【剂型规格】 片剂：4mg／片；注射剂：4mg：2ml。

【作用特点】 本药为高选择性5-HT$_3$受体拮抗药。

【适应证与用法】 本药适用于细胞毒类药物化疗及放疗引起的呕吐，预防和治疗手术后的恶心、呕吐。个体化剂量。每日用量8～32mg，可在化疗前15分钟，化疗后4小时、8小时静脉注射8mg。口服药物8mg，每8小时1次。

【禁忌证】 胃肠道梗阻、腹部手术后患者禁用。妊娠期及哺乳期妇女慎用。

【不良反应】 本药可致头痛、腹部不适、便秘、口干等。

【点评】 本药静脉使用可能会引起QTc间期延长和心律失常。

7. 格拉司琼：Granisetron

【剂型规格】 注射剂：3mg：3ml。

【作用特点】 本药为强效高选择性5-HT$_3$受体拮抗药。

【适应证与用法】 同昂丹司琼。推荐单次给药3mg，在化疗前静脉注射，根据症状可增加用药次数，每日用量不超过9mg。

【禁忌证】 同昂丹司琼。

【不良反应】 同昂丹司琼。

【点评】 止吐效果是昂丹司琼的5倍。

8. 阿瑞匹坦：Aprepitant

【剂型规格】 胶囊：80mg/粒，125mg/粒。

【作用特点】 本药为人P物质神经激肽1（NK1）受体的选择性高亲合力拮抗药。

【适应证与用法】 与其他止吐药物联合给药，适用于预防高度致吐性抗肿瘤化疗的初次和重复治疗过程中出现的急性和迟发性恶心和呕吐。口服，化疗前1小时口服125mg（第1天），在第2天和第3天早晨每日1次口服80mg。

【禁忌证】 药物过敏。妊娠期禁用。禁止与其他CYP3A4抑制药（如匹莫齐特、阿普唑仑）合用。

【不良反应】 疲劳、腹泻、消化不良、腹痛、食欲减退等。

【点评】 老年患者使用无须调整剂量。本药是一种剂量依赖性CYP3A4抑制药，在主要通过CYP3A4代谢的药物的患者中联用时必须慎用。

第三节 胃肠解痉药

目前临床应用的胃肠解痉药主要是M胆碱受体拮抗药，可使胃肠平滑肌松弛，解除痉挛，从而缓解或消除疼痛。

1. 阿托品: Atropine

【剂型规格】 注射剂: 0.5mg: 1ml, 1mg: 1ml。

【适应证与用法】 阿托品可有多种药理作用，在消化系统领域，主要用于缓解内脏绞痛，如胃肠痉挛引起的疼痛、肾绞痛、胆绞痛等。每次0.3～0.5mg, 0.5～3.0mg/d, 皮下、肌内或静脉注射每次0.3～0.5mg, 0.5～3mg/d, 皮下、肌内或静脉注射。最大量每次2mg。

【禁忌证】 青光眼、心动过速、哮喘等患者。前列腺肥大虽不是绝对禁忌证，但需要特别注意尿潴留的可能。严重心力衰竭、溃疡性结肠炎患者慎用。妊娠期及哺乳期妇女慎用。

【不良反应】 不良反应与剂量相关。常见的不良反应有口干、视物模糊、心率加快、瞳孔扩大等。

【点评】 该药在非常低的剂量即可有效，用药过量可能会造成永久性不可逆损害或死亡。

2. 山莨菪碱: Anisodamine

【剂型规格】 片剂: 5mg/片；注射剂: 10mg: 1ml。

【适应证与用法】 在消化领域，主要用于解除平滑肌痉挛、胃肠绞痛、胆道痉挛。常见用法是肌内注射每次5～10mg, 按需使用。

【禁忌证】 颅内压升高、脑出血急性期、青光眼、前列腺肥大、哺乳期患者禁用。严重心力衰竭、心律失常患者及孕妇、儿童、高龄患者慎用。

【不良反应】 常见不良反应包括口干、面红、视物模糊等，少见的不良反应包括心动过速、排尿困难等，用量过大时可出现阿托品样中毒症状。

【点评】 该药对胃肠道平滑肌有松弛作用，作用较阿托品稍弱。其抑制消化道腺体分泌作用为阿托品的1/10。

3. 东莨菪碱: Scopolamine

【剂型规格】 注射剂: 0.3mg: 1ml。

【适应证与用法】 在消化系统领域，主要用于缓解平滑肌痉挛。皮下或肌内注射每次0.3～0.5mg, 每日最大量为1.5mg。

【禁忌证】 禁用于青光眼、前列腺肥大、重症肌无力等。严重心脏病患者、溃疡性结肠炎等慎用。

【不良反应】 不良反应基本同阿托品。

【点评】 东莨菪碱在特殊人群（如妊娠、高龄、儿童和肝肾功能不全等）的临床试验及临床数据较少，使用前需谨慎。

4. 丁溴东莨菪碱：Scopolamine Butylbromide

【剂型规格】 注射剂：20mg：1ml。

【适应证与用法】 用于治疗胃肠道痉挛、胆绞痛、肾绞痛及胃肠蠕动亢进等；可用于消化内镜及腹部影像学检查的术前准备，以减少胃肠蠕动。肌内注射或缓慢静脉注射每次10～20mg，间隔20～30分钟可再用10mg。

【禁忌证】 青光眼、前列腺肥大、严重心脏病、重症肌无力、胃肠道机械性狭窄及麻痹性肠梗阻患者禁用。

【不良反应】 不良反应基本同阿托品。

【点评】 澳大利亚药监局提示注射用丁溴东莨菪碱可引起心动过速、低血压和过敏反应，因此在心脏病患者中应谨慎使用。

5. 颠茄：Belladonna

【剂型规格】 片剂：10mg/片。

【适应证与用法】 本药适用于缓解胃肠道痉挛及胆绞痛、肾绞痛。口服，每次10mg，按需服用，必要时4小时后可重复1次。

【禁忌证】 青光眼、前列腺肥大、重症肌无力、肠梗阻、溃疡性结肠炎、中毒性巨结肠、哺乳期妇女禁用。

【不良反应】 不良反应基本同阿托品。

【点评】 该药属于中成药，药物机制与抗胆碱药类似。

6. 匹维溴铵：Pinaverium Bromide

【剂型规格】 片剂：50mg/片。

【作用特点】 本药为对胃肠道有高度选择性解痉作用的钙离子通道阻滞药。

【适应证与用法】 本药适用于与肠易激综合征有关的腹痛、排便紊乱、肠道不适，也可用于治疗与胆道功能紊乱相关的疼痛。钡剂灌肠前准备。口服，50～100mg，一日3次，切勿咀嚼或掰碎药片，宜在进餐时用水吞服，不要在卧位时或临睡前服用。

【禁忌证】 药物过敏。妊娠期、哺乳期妇女及儿童禁用。

【不良反应】 偶出现皮疹，上腹痛或饱腹感、恶心、胃灼热、腹泻及腹胀等。

【点评】 本药无抗胆碱能作用，也无对心血管系统的不良反应。

7. 奥替溴铵：Otilonium Bromide

【剂型规格】 片剂：40mg/片。

【作用特点】 本药通过阻断钙离子通道及抗胆碱能效果发挥解痉作用，可选择性作用于消化道平滑肌。

【适应证与用法】 本药适用于胃肠道痉挛和运动功能障碍

（如肠易激综合征、胃肠炎等），也可用于消化内镜检查前准备。口服，40mg，一日2～3次，疗程至少4周。

【禁忌证】 肠梗阻禁用。青光眼、前列腺肥大、幽门狭窄患者慎用。妊娠期、哺乳期妇女及儿童慎用。

【不良反应】 不良反应较少。

【点评】 对于下消化道的作用优于匹维溴铵。

第四节 助消化药

助消化药是指能促进胃肠道消化过程的药物，多为消化液成分，或通过促进消化液分泌，或抑制肠道过度发酵起到帮助消化的作用，主要用于消化液分泌功能不全时。

1. 乳酶生：Lactasin

【剂型规格】 片剂：0.15g/片。

【作用特点】 本药为活菌球菌的干燥制剂，在肠内分解糖类生成乳酸，使肠内酸度增高，从而抑制腐败菌的生长繁殖，并防止肠内发酵，减少产气，从而起到促进消化和止泻的作用。

【适应证与用法】 本药适用于消化不良、腹胀、小儿饮食失调引起的腹泻等。口服，2～6片，一日3次，饭前整片吞服。

【禁忌证】 对本药及制剂中任何成分过敏者禁用。

【不良反应】 不明确。

【点评】 避免与抗生素、铋剂、活性炭及其他可能杀灭肠球菌的药物合用。本药为活菌制剂，不应置于高温处。

2. 干酵母：Dried Yeast

【作用特点】 本药为麦酒酵母菌的干燥菌体，富含B族维生素。

【剂型规格】 片剂：0.2g/片。

【适应证与用法】 本药适用于食欲减退、消化不良及维生素B缺乏等。成人4～8片，一日3次，饭后嚼碎服。

【禁忌证】 不明确。

【不良反应】 过量服用会出现腹泻。

【点评】 避免与碱性药物、磺胺类药物合用。用量大可致腹泻。

3. 胰酶：Pancreatin

【剂型规格】 胶囊：150mg/粒。

【作用特点】 本药为胰淀粉酶、胰蛋白酶、胰脂肪酶的混合物。

【适应证与用法】 本药适用于各种原因（囊性纤维化、慢性胰腺炎、胰腺切除术后、胃切除术后、胰腺癌、胃肠道旁路重建术后、胰管或胆总管阻塞等）引起的胰腺外分泌功能不足的替代治疗，以及因胰酶缺乏引起的消化不良。起始剂量1～2粒，一日3次，最大量可增加至每餐4粒。

【禁忌证】 对胰酶或猪肉蛋白有超敏反应者禁用。

【不良反应】 本药可出现腹部不适、恶心、呕吐或喷嚏。使用高剂量胰酶可能引起肛周疼痛或高尿酸血症。

【点评】 急性胰腺炎及慢性胰腺炎活动期急性发作，不宜与酸性药物同服。本药应整粒吞服，不得打开或溶解后服用。

4. 乳酸菌素: Lacidophilin

【剂型规格】 片剂: 1.2g/ 片。

【作用特点】 该药可在肠道形成保护层，刺激肠道分泌抗体，选择性杀死肠道致病菌，促进有益菌的生长，并能促进胃液分泌，增强消化功能。

【适应证与用法】 用于肠内异常发酵、消化不良、肠炎和小儿腹泻。嚼服，成人每次 1～2 片，一日 3 次。

【禁忌证】 不明确。

【不良反应】 不明确。

【点评】 不宜与铋剂、鞣酸、活性炭等合用。

5. 复方消化酶: Compound Digestive Enzyme

【剂型规格】 胶囊: 含多种消化酶。

【作用特点】 含有胰酶、纤维素酶、胃蛋白酶、熊去氧胆酸等，可帮助消化并促进胆汁分泌。

【适应证与用法】 用于食欲减退、消化不良相关症状，如腹部不适、腹胀、早饱、嗳气、恶心、排气过多等，也可用于胆汁分泌不全患者（如胆囊炎、胆囊切除术后等）的消化不良。口服，1～2 粒，一日 3 次，餐后服用。

【禁忌证】 药物过敏。急性肝炎及胆道梗阻患者禁用。

【不良反应】 不明确。

【点评】 本药含有乳糖，对半乳糖不耐受的患者慎用。

6. 复方阿嗪米特: Compound Azintamide

【剂型规格】 片剂: 复方制剂。

【作用特点】 含有胰酶、阿嗪米特、二甲硅油，可助消化，促进胆汁分泌，减少胃肠道气体。

【适应证与用法】 因胆汁分泌不足或消化酶缺乏引起的消化不良。口服，1～2 片，一日 3 次，餐中或餐后服。

【禁忌证】 严重肝功能障碍、急性肝炎、因胆石症导致胆绞痛、胆道梗阻患者禁用。

【不良反应】 不明确。

【点评】 对于胆汁分泌不足相关的消化道症状常有明显改善。

第五节 泻 药

泻药是指可以促进肠道蠕动、加速粪便排出的药物，主要用于治疗便秘，肠道检查或手术前清洁肠道。泻药通常可分为容积性泻药（多糖类或纤维素类）、刺激性泻药（蒽醌类、蓖麻油等）、渗透性泻药（乳果糖、硫酸镁等）和润滑性泻药（甘油、液体石蜡等）。值得注意的是，酚酞是刺激性泻药的一种，曾被广泛应用于临床。但在2021年1月8日，国家药品监督管理局公告：酚酞片和酚酞含片存在严重不良反应，在我国使用风险大于获益，已停止酚酞片和酚酞含片在我国的生产、销售和使用。

1. 聚乙二醇4000：Macrogol 4000

【剂型规格】 散剂：10g/袋。

【作用特点】 可通过氢键固定水分子，增加粪便含水量并软化粪便，促进排便完成。

【适应证与用法】 成人便秘的治疗。1袋，一日1～2次，或2袋，一日1次，可将袋内散剂溶于1杯水中服用。

【禁忌证】 活动期炎症性肠病、肠梗阻、肠穿孔、胃潴留、消化道出血、中毒性巨结肠及未确诊的腹痛患者禁用。

【不良反应】 服用过量可引起腹泻。少数患者有腹痛、腹胀等。

【点评】 最好与其他药物间隔2小时服用。本药既不含糖也不含多元醇，可用于糖尿病或需要无乳糖饮食的患者。

2. 乳果糖：Lactulose

【剂型规格】 口服液：10g：15ml。

【作用特点】 可在肠腔内维持高渗压，保留水分，促进肠道蠕动，产生轻泻作用。乳果糖在结肠被分解为有机酸，降低肠道pH，并通过渗透作用增加结肠内容量。上述作用刺激结肠蠕动，保持大便通畅，缓解便秘，同时恢复结肠的生理节律。此外，还可使氨转化为离子状态，并改善细菌氮代谢，有助于肝性脑病的好转。

【适应证与用法】 慢性或习惯性便秘，调节结肠的生理节律；治疗和预防肝性脑病或肝性脑病前期。治疗便秘：起始剂量30ml/d，维持剂量10～25ml/d，疗程4周及以上。肝性脑病：起始剂量30～50ml，一日3次，维持剂量目标是调整至每日最多2～3次软便，大便pH维持在5.0～5.5。

【禁忌证】 半乳糖血症、肠梗阻及急腹症患者禁用。

【不良反应】 本药可引起肠产气增加和腹胀，剂量大时会致腹痛或腹泻。

【点评】 在便秘治疗剂量下，不会对糖尿病患者带来任何问题；而用于治疗肝性脑病或肝性脑病前期的剂量较高，糖尿病患者慎用高剂量。

3. 开塞露: Glycerol Enema

【剂型规格】 灌肠剂: 20ml/支, 110ml/支。

【作用特点】 主要成分是甘油。通过高渗作用软化大便, 刺激肠壁, 反射性地引起排便反应, 同时具有润滑作用利于大便排出。

【适应证与用法】 本药适用于便秘。将药液挤入直肠内, 成人每次1支, 按需使用。

【禁忌证】 消化道穿孔、剧烈腹痛和痔疮伴出血患者禁用。

【不良反应】 不明确。

【注意事项】 刺破或剪开后的注药导管的开口应光滑, 以免擦伤肛门或直肠。临床时有因灌肠操作不当引起的直肠损伤, 从而导致的急性直肠出血, 因此在使用时应谨慎小心。

【点评】 开塞露虽然是外用药物, 但其本质是刺激肠壁引起排便反射, 长期使用会使直肠敏感性下降, 产生一定的依赖性。

4. 复方聚乙二醇电解质: Polyethylene Glycol and Electrolyte

【剂型规格】 散剂: 68.56g/袋。

【作用特点】 本药成分为聚乙二醇4000、无水硫酸钠、氯化钠、氯化钾、碳酸氢钠, 按其要求配成溶液后即成等渗性全肠道灌洗液。

【适应证与用法】 术前肠道清洁准备; 结肠镜、钡剂灌肠及其他检查前的肠道清洁准备。每袋配成1L溶液。成人每次用量为2～4L, 以每1小时约1L的速度口服, 在排出液变为透明液体时可结束给药; 总给药量不超过4L。服本药前一小时应避免服用其他药物, 以免影响吸收。检查当日及前1日应注意少渣饮食。

【禁忌证】 肠梗阻、肠穿孔、消化道出血、中毒性肠炎、中毒性巨结肠患者禁用。严重溃疡性结肠炎、严重冠心病及肾功能不全者慎用。

【不良反应】 本药可致恶心、呕吐、腹胀等不良反应。

【点评】 随诊结肠镜检查在临床的广泛应用, 如何正确服用泻药是消化内镜医生非常关注的话题。一般而言, 上午行清醒结肠镜的患者, 应在前一天晚上8: 00～10: 00服用2L复方聚乙二醇, 检查当天晨6: 00～6: 30, 服用另1L。下午行清醒结肠镜的患者, 则在检查当天晨8: 00～11: 00服用3L复方聚乙二醇。若有条件, 可将西甲硅油乳剂（30ml）与最后一份泻药同时服用, 减少肠道内泡沫形成。

5. 硫酸镁溶液: Magnesium Sulfate

【剂型规格】 溶液剂: 50%, 40ml/瓶。

【适应证与用法】 用于清洁肠道的导泻。口服, 每次

161

10 ～ 40ml，清晨空腹服，同时饮100 ～ 400ml水，也可用水溶解后服用。

【禁忌证】 消化道出血、急腹症患者以及妊娠期、经期妇女禁用。肾功能不全者慎用。

【不良反应】 导泻作用较强，量大时可致组织脱水，需注意多饮水。少数患者会出现电解质紊乱等。

【点评】 饮水量较少，耐受性较好。

6. 利那洛肽：Linaclotide

【剂型规格】 胶囊：290μg/粒。

【作用特点】 本药是一种鸟苷酸环化酶C的激动药，具有减轻内脏疼痛作用和促分泌作用，增加小肠肠腔内氯化物和碳酸氢盐的分泌量，最终使小肠液分泌增多和结肠转运速度增快。

【适应证与用法】 成人便秘型肠易激综合征。口服，每日1次，每次1粒，至少在每日第一餐前30分钟服用。

【禁忌证】 机械性消化道梗阻。

【不良反应】 腹泻是最常见的不良反应。若出现严重腹泻，需要停药并补液支持治疗。

【点评】 目前适应证仅限于成人，因有报道发现儿童使用后严重脱水风险增加。

7. 复方匹可硫酸钠颗粒：Compound Sodium Picosulfate Granule

【剂型规格】 颗粒剂：每袋含匹可硫酸钠10mg、氧化镁3.5g及枸橼酸12.0g。

【作用特点】 本药组分包括匹可硫酸钠、氧化镁和枸橼酸。其中，匹可硫酸钠直接作用于结肠黏膜，刺激结肠蠕动；氧化镁和枸橼酸反应生成枸橼酸镁溶液，为渗透性泻药，可增加肠内的水分。

【适应证与用法】 用于结肠镜检查、影像学检查前的肠道清洁准备。用于必要时在外科手术前清洁肠道。第一次服药：检查或手术前日晚上7：00 ～ 9：00服用第1袋，应在服药后至就寝前饮用1500 ～ 2000ml的澄清液体（可分次饮用）。第2次服药：检查或手术前4 ～ 6小时服用第2袋，应在检查前饮用750ml的澄清液体（可分多次饮用）。检查或手术前2小时开始禁饮。若在麻醉下进行内镜检查或手术，应按照麻醉的常规要求操作，以免发生危险。

【禁忌证】 同复方聚乙二醇电解质。

【不良反应】 最常见的不良反应是恶心、头痛和呕吐，有可能增加水和电解质异常风险。

【点评】 儿童患者可使用，但需密切观察，警惕严重不良反应（如直立性低血压等）。

第六节 止泻药及微生态制剂

止泻药是控制腹泻的对症治疗的药物，主要通过减少肠蠕动或保护肠道免受刺激而达到止泻的效果，用药的同时需注意针对病因治疗及水和电解质的补充。微生态制剂又称肠道益生菌，是利用正常微生物或促进微生物生长的物质制成的微生物制剂，可以增加肠道内正常菌群的数量，抑制致病菌或条件致病菌生长，调节肠道内微生态环境，对腹泻和便秘均有帮助，且无明显不良反应。

1. 蒙脱石散: Montmorillonite

【剂型规格】 散剂: 3g/袋。

【作用特点】 本药可覆盖消化道黏膜，修复和提高黏膜屏障的防御功能；并对消化道内的病毒、病菌及其产生的毒素有固定、抑制作用，使其失去致病作用；此外，对消化道黏膜还具有很强的覆盖保护能力，修复、提高黏膜屏障对攻击因子的防御功能，具有平衡正常菌群和局部镇痛作用。

【适应证与用法】 本药适用于急性、慢性腹泻。成人口服1袋，一日3次；治疗急性腹泻时，首剂可加倍。将药品倒入50ml温水中摇匀快速服用。

【用法】 在治疗急性腹泻时，应注意纠正脱水。建议与其他药物间隔开服用。

【禁忌证】 不明确。

【不良反应】 少数人可能产生轻度便秘。

【点评】 临床考虑感染性肠炎时，需要合用抗感染药物。

2. 洛哌丁胺: Loperamide

【剂型规格】 胶囊: 2mg/粒。

【作用特点】 本药是阿片受体激动药，通过激动肠壁的μ阿片受体和阻止乙酰胆碱和前列腺素的释放，拮抗平滑肌收缩，从而减少肠蠕动和分泌，延长肠内容物的滞留时间。

【适应证与用法】 本药适用于控制急性、慢性腹泻症状；用于回肠造瘘术患者，可减少排便量及次数，增加大便稠硬度。急性腹泻：成人首剂4mg，以后每腹泻1次服用2mg，直至腹泻停止；慢性腹泻：成人首剂4mg，以后可调整剂量直至大便正常。每日最大量16mg。

【禁忌证】 抑制肠蠕动可能会导致肠梗阻，巨结肠、中毒性巨结肠者禁用，2岁以下婴幼儿禁用。严重中毒性或感染性腹泻、溃疡性结肠炎、假膜性肠炎患者不宜用。不建议妊娠期、哺乳期妇女使用。

【不良反应】 可能导致高血糖、恶心、呕吐、口干、头晕、嗜睡或疲劳。

【点评】 美国FDA黑框警告提示，使用高于推荐剂量的洛哌丁胺会出现尖端扭转型室性心动过速、心脏骤停和死亡，因此应避免高于推荐剂量的使用。

3. 小檗碱: Berberine

【剂型规格】 片剂: 0.1g/片。

【作用特点】 本药有较弱的抗菌作用，并可增强白细胞的吞噬作用，对大肠埃希菌、痢疾杆菌等引起的肠道感染有效。

【适应证与用法】 用于治疗肠道感染。口服，0.1～0.3g，一日3次。

【禁忌证】 溶血性贫血患者及葡萄糖-6-磷酸脱氢酶缺乏患者禁用。

【不良反应】 不明确。

【点评】 近年来，小檗碱和二甲双胍等成为"小神药"，可"包治百病"。但截至目前，在国内适应证中，小檗碱仍为肠道感染治疗药物。

4. 地衣芽孢杆菌: Bacillus Licheniformis

【剂型规格】 胶囊: 0.25g/粒。

【作用特点】 本药对葡萄球菌、酵母样菌等致病菌有拮抗作用，而对双歧杆菌、乳酸杆菌、拟杆菌、消化链球菌有促进生长作用，从而可调整菌群失调达到治疗目的。

【适应证与用法】 本药适用于细菌或真菌引起的急性、慢性肠炎、腹泻，也可用于其他原因引起的胃肠道菌群失调的防治。口服，成人2粒，一日3次，首剂加倍。儿童用量减半。与其他抗菌药合用时，必须间隔3小时服用。

【禁忌证】 不明确。

【不良反应】 偶见便秘。

【点评】 避免与铋剂、鞣酸、活性炭、酊剂等能抑制、吸附活菌的制剂合用。本药为活菌制剂，切勿将本药置于高温处，溶解时水温不宜超过40℃。

5. 双歧杆菌三联活菌: Live Combined Bifidobacterium, Lactobacillus and Enterococcus

【剂型规格】 胶囊: 210mg/粒；散剂: 1g/袋。

【作用特点】 本药为复方制剂，成分为长型双歧杆菌、嗜酸乳杆菌和粪肠球菌。

【适应证与用法】 本药主治因肠道菌群失调引起的急性、慢性腹泻及便秘，也可用于治疗轻至中度急性腹泻，慢性腹泻及消化不良、腹胀，以及辅助治疗因肠道菌群失调引起的内毒素血症。口服，成人胶囊2～4粒，一日2次；散剂1～2袋，一日2～3次。儿童用量酌减。与抑酸剂、抗生素合用时，需间隔足够时间。

【禁忌证】 不明确。

【不良反应】 不明确。

【点评】 冷藏保存。避免与铋剂、鞣酸、活性炭、酊剂等能抑制、吸附活菌的制剂合用。

6. 枯草杆菌肠球菌二联活菌: Live Combined Bacillus Subtilis and Enterococcus Faecium

【剂型规格】 胶囊: 250mg/粒; 散剂: 1g/袋。

【作用特点】 本药为复方制剂, 主要成分为屎肠球菌和枯草杆菌。

【适应证】 治疗肠道菌群失调引起的腹泻、便秘、肠炎、腹胀、消化不良、食欲减退等。12岁以上儿童及成人: 口服1 ～ 2粒, 一日2 ～ 3次; 12岁以下儿童建议服用散剂。

【禁忌证】 药物过敏。

【不良反应】 偶可见恶心、头痛、头晕、心悸。

【点评】 避免与铋剂、鞣酸、活性炭、酊剂等能抑制、吸附活菌的制剂合用。

第七节 肝胆疾病辅助用药

肝胆疾病导致肝损伤时经常会用到保肝药物，保肝药是对肝细胞损伤具有一定保护作用的药物，但多为对症用药，治疗时更应注意的是消除病因。临床上常用的保肝药可分为降酶药（联苯双酯、双环醇）、解毒类药物（葡醛内酯、谷胱甘肽）、抗炎类药物（甘草酸制剂）、必需磷脂类（多烯磷脂酰胆碱）、利胆药（腺苷蛋氨酸、熊去氧胆酸等）及生物制剂（促肝细胞生长素）等。五味子、茵栀黄等中草药制剂的保肝降酶功效也较明确。

1. 联苯双酯: Bifendate

【剂型规格】 滴丸：1.5mg/粒。

【作用特点】 本药是合成的五味子丙素的中间体，停药后易反弹。

【适应证与用法】 本药适用于慢性迁延型肝炎以及化学毒物和药物引起的ALT异常者。口服，5～10丸，一日3次。

【禁忌证】 失代偿期肝硬化患者禁用。妊娠期及哺乳期妇女禁用。

【不良反应】 少数患者会有口干、轻度恶心，偶有皮疹发生。

【点评】 该药的作用仅为降肝酶，不能改善慢性肝炎的病理，也没有抑制病毒复制的作用。

2. 双环醇: Bicyclol

【剂型规格】 片剂：25mg/片。

【适应证与用法】 慢性肝炎所致的转氨酶升高。口服，25～50mg，一日3次。

【禁忌证】 药物过敏。肝功能失代偿者（如胆红素明显升高、低白蛋白血症、肝硬化腹水、食管静脉曲张出血、肝性脑病）及肝肾综合征的患者慎用。妊娠期及哺乳期妇女慎用。

【不良反应】 偶见皮疹、头晕、腹胀、恶心。

【点评】 本药可能在一定程度上改善肝组织病理形态学损害。

3. 葡醛内酯: Glucurolactone

【剂型规格】 片剂：50mg/片。

【作用特点】 本药进入体内后转变为葡萄糖醛酸，与含有羟基或羧基的毒物结合，起到解毒和保肝的作用；还可使肝糖原含量增加，脂肪储量减少。

【适应证与用法】 本药适用于急性、慢性肝炎的辅助治疗。口服，100～200mg，一日3次。

【禁忌证】 不明确。

【不良反应】 偶有颜面潮红、轻度胃肠不适。

【点评】 非处方药。常与维生素C和B族维生素合用。

4. 谷胱甘肽: Glutathione

【剂型规格】 注射剂: 600mg/支。

【作用特点】 本药具有抗氧化作用和整合解毒作用,从而起到保肝的作用。

【适应证】 病毒性肝炎和中毒性肝损伤的辅助治疗,如药物毒性、酒精毒性和其他化学毒性物质导致的肝损伤等。

【用法】 静脉注射或肌内注射,600 ~ 1200mg,一日1次。

【禁忌证】 药物过敏。儿童、妊娠期及哺乳期妇女等禁用。

【不良反应】 本药可能引起过敏反应、低血压、心悸、消化不良等。

【点评】 本药不得与维生素B_{12}、甲萘醌亚硫酸氢钠、泛酸钙、乳清酸、抗组胺药物、磺胺药及四环素等合用。

5. 多烯磷脂酰胆碱: Polyene Phosphatidylcholine

【剂型规格】 胶囊: 228mg/粒;注射剂: 232.5mg: 5ml。

【作用特点】 本药可以加速肝细胞膜的再生和稳定,抑制脂质过氧化,抑制胶原合成,并有抑制脂肪变性和纤维化的作用。

【适应证】 本药适用于各种类型的肝病,如中毒性肝损伤、肝炎、脂肪肝、肝硬化等。

【用法】 口服,2粒,一日3次;注射液可缓慢静脉注射或静脉滴注,5 ~ 10ml,一日1次,严重病例每日可用2 ~ 4支。

【禁忌证】 已知对大豆制剂、磷脂酰胆碱过敏者禁用。注射剂含苯甲醇,禁用于早产儿和新生儿。不推荐妊娠期或哺乳期妇女使用。

【不良反应】 主要包括腹泻、腹胀、恶心和皮疹等。

【点评】 本药严禁用电解质溶液(生理盐水、林格液等)稀释;若要配置静脉输液,只能用不含电解质的葡萄糖溶液稀释。

6. 复方甘草酸苷片: Compound Glycyrrhizin Tablet

【剂型规格】 复方片剂: 每片含甘草酸苷25mg、甘氨酸25mg、DL-蛋氨酸25mg。

【作用特点】 本药含甘草酸苷、甘氨酸和蛋氨酸,具有类糖皮质激素作用,以及抗炎和免疫调节作用,能抑制肝细胞损伤。

【适应证】 本药适用于治疗慢性肝病,可改善肝功能异常。

【用法】 口服,成人2 ~ 3片,一日3次。

【禁忌证】 醛固酮症、肌病、低钾血症及有血氨升高的肝硬化患者不宜使用。妊娠期及哺乳期妇女慎用。

【不良反应】 本药可致低钾血症、血压升高等假性醛固酮症表现。

【点评】 有类糖皮质激素作用,对于炎症介导的肝功能异常可能更有效。

7. 异甘草酸镁: Magnesium Isoglycyrrhizinate

【剂型规格】 注射剂: 50mg: 10ml。

【作用特点】 本药具有类糖皮质激素作用，以及抗炎、保护肝细胞膜及改善肝功能的作用。

【适应证】 本药适用于慢性病毒性肝炎患者，可改善肝功能异常。

【用法】 静脉滴注，100mg，一日1次，每日最大用量200mg。

【禁忌证】 严重低钾血症、高钠血症、高血压、心力衰竭、肾衰竭者禁用。妊娠期及哺乳期妇女、婴幼儿、老年患者慎用。

【不良反应】 本药可致低血钾、高血压等假性醛固酮症的表现，治疗期间需定期监测血压及电解质水平。

【点评】 本药有类糖皮质激素作用，对于炎症介导的肝功能异常者可能更有效。

8. 甘草酸二铵: Diammonium Glycyrrhizinate

【剂型规格】 胶囊: 50mg/粒。

【适应证】 本药适用于伴有ALT升高的急性、慢性肝炎的治疗。

【用法】 口服，150mg，一日3次。

【禁忌证】 对卵磷脂过敏者禁用。余同异甘草酸镁。

【不良反应】 同异甘草酸镁。

【点评】 本药有类糖皮质激素作用，对于炎症介导的肝功能异常者可能更有效。

9. 腺苷蛋氨酸: Ademetionine

【剂型规格】 肠溶片: 500mg/片；注射粉剂: 500mg/瓶。

【作用特点】 本药可以消除因腺苷蛋氨酸合成酶活性降低而造成的代谢阻滞，恢复胆汁排泌的生理机制。

【适应证】 肝硬化前和肝硬化所致肝内胆汁淤积、妊娠期肝内胆汁淤积。

【用法】 初始治疗：使用粉针剂，最初1周每天肌内注射或缓慢静脉注射500～1000mg。维持治疗：使用肠溶片，每日口服1000～2000mg，整片吞服，两餐间服用。

【禁忌证】 药物过敏。

【不良反应】 常见不良反应包括胀气、呕吐、腹泻、便秘、头痛、轻度失眠、食欲减退、头晕、紧张和焦虑等。

【点评】 肝硬化患者需注意监测血氨水平。对于维生素B_{12}和叶酸缺乏的患者在应用该药时需注意补充纠正。避免该药与碱性溶液或钙溶液混合。

10. 熊去氧胆酸: Ursodeoxycholic Acid

【剂型规格】 胶囊: 250mg/粒。

【作用特点】 本药可促进胆汁酸排泌，拮抗疏水性胆汁酸的细胞毒作用，降低胆汁中胆固醇的饱和度，使胆固醇结石逐渐溶解，具有一定的免疫调节和抗炎作用。

【适应证】 胆囊胆固醇结石（X射线能穿透的结石），同时胆囊收缩功能正常的患者，胆汁淤积性肝病（如发性胆汁性肝硬化），胆汁反流性胃炎。

【用法】 胆囊胆固醇结石和胆汁淤积性肝病：口服剂量10mg/（kg·d）。胆结石患者晚上服一次，疗程为6～24个月，服药12个月后，结石未见缩小者应停药；胆汁淤积性肝病患者剂量为8～10mg/（kg·d），分2～3次服用。胆汁反流性胃炎：口服，250mg，一日1次，睡前吞服，疗程10～14天。

【禁忌证】 急性胆囊炎和胆管炎、胆道梗阻、胆结石钙化、胆囊不能正常收缩、经常性胆绞痛及胆囊无法在X线下显影的患者禁用。不建议妊娠期及哺乳期妇女使用。

【不良反应】 腹泻、恶心、呕吐和发热。

【点评】 本药能够改善早期原发性胆汁性肝硬化预后。

11. 茴三硫: Anethol Trithione

【剂型规格】 片剂: 25mg/片。

【作用特点】 本药可促进胆汁的分泌与排除，利于肝功能恢复，促进唾液分泌，分解胆固醇。

【适应证】 可用于胆囊炎、胆结石以及急性、慢性肝炎的辅助治疗，治疗唾液缺乏（如干燥综合征等）。

【用法】 口服，25mg，一日3次。

【禁忌证】 胆道完全梗阻者禁用。甲状腺功能亢进患者、妊娠期及哺乳期妇女慎用。

【不良反应】 偶有荨麻疹样红斑、出疹、皮肤瘙痒等过敏样表现，以及腹胀、腹泻、腹痛、恶心、肠鸣等胃肠道反应。

【点评】 对于口干的患者，常有意想不到的作用。

12. 精氨酸: Arginine

【剂型规格】 注射剂: 5g:20ml。

【作用特点】 本药可促进氨转化为尿素排出，降低血氨水平。

【适应证】 用于肝性脑病，尤其适用于禁用钠盐的患者，也适用于其他原因引起血氨增高所致的精神症状治疗。

【用法】 将本药15～20g稀释至1000ml 5%葡萄糖溶液中，静脉滴注4小时。

【禁忌证】 肾功能不全、高氯性酸中毒患者禁用。

【不良反应】 本药可引起皮肤发红、潮红和肿胀，以及恶心、呕吐、头痛、局部静脉刺激等。

【点评】 用药期间需注意监测酸碱平衡。

第八节 胰腺疾病及消化道出血用药

在急性胰腺炎和胰腺损伤的治疗中，减少胰酶分泌和抑制胰酶活性的治疗可能有一定作用，但并未得到所有协会指南和共识推荐，临床可选用有抑酸药和生长抑素类药物等。在消化道出血方面，如本章第一节所述，质子泵抑制药对上消化道出血有良好的治疗效果，而生长抑素类药物对于特定类型的消化道出血也有临床获益。

1. 奥曲肽：Otreotide

【剂型规格】 注射剂：0.1mg：1ml；注射剂：20mg/支。

【作用特点】 本药为人工合成的生长抑素的八肽衍生物，能够抑制胃肠道和胰腺内分泌激素的病理性分泌过多，可减少胃酸和胰酶的分泌，抑制胃肠蠕动和胆囊排空，减少内脏血流和降低门静脉压力。此外，还可以应用于多种内分泌疾病。

【适应证与用法】 ①门静脉高压引起的食管静脉曲张出血：首剂0.1mg，后泵速25～50μg/h，或0.1mg皮下注射，每6～8小时1次。②预防胰腺术后并发症：手术前1小时皮下注射善宁0.1mg，然后皮下注射0.1mg，每8小时1次，连用7天。

【禁忌证】 药物过敏。

【不良反应】 胆石症、血糖异常（低血糖或高血糖）、甲状腺功能异常、心律失常、维生素B_{12}水平下降等。

【点评】 类似于天然激素生长抑素的药理作用，但比生长抑素更有效。

2. 生长抑素：Somatostatin

【剂型规格】 粉剂：3mg/支。

【作用特点】 本药为人工合成的环状十四肽生长抑素，与天然生长抑素的结构、作用相同。

【适应证与用法】 ①严重急性上消化道出血（包括食管静脉曲张出血）：首先予以250μg缓慢静脉注射，后立即给予250μg/h泵入。若两次给药间隔大于3～5分钟，应重新静脉注射250μg，以确保给药的连续性。当大出血被止住后，应继续治疗48～72小时。通常治疗时间是120小时。②胰瘘、胆瘘、肠瘘：250μg/h静脉滴注，直到瘘管闭合（2～20天）后，可继续用药1～3天，而后逐渐停药。③预防胰腺术后并发症：手术开始时，作为辅助治疗，250μg/h静脉滴注，术后可以持续静脉滴注5天。

【禁忌证】 药物过敏。

【不良反应】 不良反应主要是恶心、呕吐、腹泻和腹痛。

【点评】 糖尿病患者使用本药时需注意密切监测血糖。

3. 乌司他丁: Ulinastatin

【剂型规格】 粉剂，0.1MU/支。

【作用特点】 本药能广泛抑制与胰腺相关的酶类。

【适应证】 急性胰腺炎、慢性复发性胰腺炎。

【用法】 治疗胰腺炎：1支溶于500ml氯化钠溶液或5%葡萄糖溶液中静脉滴注，每次1～2小时，一日1～3次，可随症状改善而减量。

【禁忌证】 药物过敏。

【不良反应】 主要包括注射部位血管疼痛、发红、瘙痒。其他还可以出现白细胞减少、嗜酸性粒细胞增多、肝酶升高、腹泻、恶心、呕吐。

【点评】 本药仅在部分国家上市，其在急性胰腺炎中的治疗意义尚不统一，因此在不同共识和指南中推荐级别相差较大。

4. 特利加压素: Terlipressin

【剂型规格】 粉剂：1mg/支。

【作用特点】 本药可降低门静脉压，且对动脉血压影响较小，可用于治疗食管胃底静脉曲张出血。

【适应证与用法】 食管胃底静脉张出血：首剂2mg静脉缓慢注射，维持剂量为每4小时静脉缓慢注射1～2mg，疗程为24～48小时，直至出血控制。

【禁忌证】 药物过敏。妊娠期禁用。

【不良反应】 常见的有室性和室上性心律失常、心动过缓、血压异常、周围缺血、周围血管收缩、面部苍白、头痛等。

【点评】 近期有国内共识提出特利加压素可试用于肝肾综合征、肝硬化相关顽固性腹水等，需要临床进一步实践。

5. 质子泵抑制药: Proton Pump Inhibitors

见第四章第一节。

第九节 炎症性肠病用药

炎症性肠病是近年来消化系统药物学领域发展最快的亚专科之一，新型生物制剂层出不穷，使医师在临床上有了更多的选择。传统治疗主要包括氨基水杨酸制剂（柳氮磺吡啶、美沙拉嗪等）、糖皮质激素和免疫抑制药（硫唑嘌呤、环孢素、甲氨蝶呤和沙利度胺等）。生物制剂除了应用多年的TNF-α抑制药（英夫利西单抗、阿达木单抗）外，已在我国上市的新型生物制剂包括维多利珠单抗（抗整合素单抗）和乌司奴单抗（抗IL12/IL23联合亚基单抗），多项药物也进入了Ⅲ期临床试验。本节将重点介绍氨基水杨酸制剂和生物制剂。

一、氨基水杨酸制剂

1. 柳氮磺吡啶：Sulfasalazine

【剂型规格】 片剂：0.25g/片；栓剂：0.5g/粒。

【作用特点】 在远端小肠和结肠内被分解为磺胺吡啶和5-氨基水杨酸，后者有抗炎和免疫调节作用。除在炎症性肠病中外，在关节炎也有应用。

【适应证】 治疗轻至中度的溃疡性结肠炎；在重度溃疡性结肠炎中可作为辅助治疗，也可用于溃疡性结肠炎缓解期的维持治疗。用于治疗活动期的克罗恩病，特别是累及结肠的患者。

【用法】 口服：治疗量3～4g/d，分3～4次服用；维持剂量2～3g/d。直肠给药：重症患者0.5g，一日2～3次，维持量0.5g每晚1次或隔晚1次。

【禁忌证】 磺胺过敏者禁用，妊娠期、哺乳期妇女及2岁以下幼儿禁用。

【不良反应】 本药可能导致食欲减退、恶心、呕吐和头痛，还会增加肾结石风险。

【点评】 美国FDA警告使用柳氮磺吡啶会增加感染风险。另外，长期应用要注意补充叶酸。

2. 美沙拉秦：Mesalamine

【剂型规格】 缓释颗粒剂：500mg/袋；肠溶片：500mg/片；灌肠液：4g：60ml。

【适应证】 炎症性肠病。

【用法】 根据病情严重程度，口服，2～4g/d，分次口服；灌肠液（直肠受累为主）：睡前1次，每次1支。

【禁忌证】 对本药过敏者禁用。2岁以下儿童禁用。肝肾功能不全者慎用。

【不良反应】 主要包括腹胀、腹痛、腹泻、恶心、头痛、头晕、皮疹和粉刺等。

【点评】 对水杨酸盐类（如阿司匹林）或其他氨基水杨酸类药物过敏者，不应服用美沙拉秦。

二、生物制剂

1. 英夫利昔单抗：Infliximab

【剂型规格】 针剂：100mg/支。

【适应证】 本药适用于克罗恩病、溃疡性结肠炎。

【用法】 中至重度活动性克罗恩病、瘘管性克罗恩病、溃疡性结肠炎：首次给予本药5mg/kg，然后在首次给药后的第2周和第6周以及以后每隔8周各给予1次相同剂量。对于疗效不佳的患者，可考虑将剂量调整至10mg/kg或缩短使用间隔。

【禁忌证】 药物过敏。

【不良反应】 本药可增加机会性感染风险，并可使潜在感染复发，如潜伏性结核感染、乙型或丙型肝炎，并有增加淋巴瘤发生风险的可能，也可加重中至重度心力衰竭患者的心功能不全。

【点评】 若在维持使用期间出现输液反应，常提示抗抗体形成，影响疾病缓解。

2. 阿达木单抗：Adalimumab

【剂型规格】 针剂：80mg:0.8ml，40mg:0.8ml。

【作用特点】 本药是抗人肿瘤坏死因子（TNF）的人源化单克隆抗体，可阻断TNF-α的生物学功能，起到肠道黏膜修复的作用。

【适应证】 克罗恩病。

【用法】 皮下注射，起始剂量第1天160mg（1天给药或连续2天给药），2周后（第15天）给药80mg。2周后（29天）开始每2周使用40mg。

【禁忌证】 基本同英夫利昔单抗。

【不良反应】 基本同英夫利昔单抗。

【点评】 阿达木单抗在其他风湿免疫性疾病中也有重要意义和价值。

3. 维得利珠单抗：Vedolizumab

【剂型规格】 针剂：300mg/支。

【作用特点】 本药是一种肠道选择性的生物制剂，为人源化单克隆抗体。可与α4β7整合素特异性结合，阻断α4β7整合素与卵巢地址素细胞黏附分子-1（MAdCAM-1）相互作用，抑制记忆T细胞穿过内皮迁移至肠道的炎症组织，从而抑制肠道炎症，但不影响全身性免疫功能。

【适应证】 本药适用于溃疡性结肠炎、克罗恩病。

【用法】 推荐剂量为300mg，分别在第0周、第2周和第6周，然后每8周静脉输注。在第14周仍未显示出治疗效果的患者终止治疗。

【禁忌证】 药物过敏。

【不良反应】 包括咽炎、咳嗽、支气管炎、鼻窦炎、口咽痛、恶心、头痛、发热、上呼吸道感染、疲劳、关节痛、背部或四肢疼痛、皮疹或瘙痒。

【点评】 本药主要应用于对抗TNF-α单抗或免疫调节药无应答、应答不充分、不耐受，或对糖皮质激素应答不充分、不耐受、依赖的中至重度活动性溃疡性结肠炎和克罗恩病。相比英夫利昔单抗和阿达木单抗，感染风险更小。

4. 乌司奴单抗: Ustekinumab

【剂型规格】 静脉制剂: 130mg : 26ml; 皮下制剂: 90mg : 1.0ml。

【作用特点】 本药是人IgG1κ单克隆抗体，可与IL-12和IL-23细胞因子共同使用的P40蛋白亚基特异性结合。

【适应证】 本药适用于克罗恩病、溃疡性结肠炎。

【用法】 诱导期: 体重＜55kg推荐剂量260mg; 体重55～85kg推荐剂量390mg; 体重＞85kg推荐剂量520mg。维持期: 维持剂量是在初始静脉给药后8周皮下注射90mg皮下剂量，此后每8～12周1次。

【禁忌证】 药物过敏。

【不良反应】 常见的不良反应为蜂窝织炎、带状疱疹、憩室炎和注射部位反应，少数患者有过敏反应。

【点评】 该药在我国上市时间不长，目前国内适应证仅为成人克罗恩病二线用药，需要更多的临床经验积累。

第十节 其他消化系统用药

1. **西甲硅油：Simethicone**

【剂型规格】 乳剂：1.2g：30ml。

【适应证】 本药适用于因胃肠道中聚集过多气体而引起的不适症状（如腹胀等），也可作为腹部影像学及内镜检查的辅助用药，以及作为双重对比显示的造影剂悬液的添加剂。

【用法】 过多气体引起的不适：成人每次2ml（50滴）/次，每日3～5次；影像学检查前准备：检查前1日，2ml/次，服用3次，检查当日早晨服用2ml。结肠镜检查前准备：与最后一袋泻药同时服用，每次30ml。

【禁忌证】 药物过敏。

【不良反应】 恶心、便秘和超敏反应。

【点评】 西甲硅油含有活化的二甲硅油，为一种化学惰性的胃消泡剂，可改变胃肠道中气泡界面的弹性，气泡因此被破坏或聚结。西甲硅油本身不会被全身吸收，因此不会被人体代谢。

2. **聚桂醇：Polidocanol**

【剂型规格】 注射剂：100mg：10ml。

【适应证与用法】 本药可作为组织硬化剂，治疗食管、胃底静脉曲张，每日总量不超过2mg/kg。

【禁忌证】 药物过敏和急性血栓栓塞性疾病禁用。

【不良反应】 注射部位血肿和血栓形成。

【点评】 需警惕异位栓塞的风险，治疗前影像学阅片和评估至关重要。

（柏小寅）

第五章
风湿免疫系统
疾病用药

第一节 非甾体抗炎药

非甾体抗炎药（NSAIDs）是指一大类非糖皮质激素类的具有抗炎、解热、镇痛作用的药物。这类药物的化学结构不尽相同，但作用机制均为抑制环氧化酶（COX）的活性，从而阻断花生四烯酸转化为前列腺素，以发挥抗炎镇痛的作用。COX可分为COX-1和COX-2。COX-1主要促进生理性前列腺素的合成，而COX-2主要在炎症或其他病理状态下的表达增多。NSAIDs药物可通过对COX-2的抑制阻断炎症部位的前列腺素释放，而对特定组织特别是在血小板和胃十二指肠黏膜中COX-1的抑制，可导致NSAIDs常见的不良反应有出血、瘀斑和胃肠道溃疡。具有选择性抑制COX-2的药物，可以减少与抑制COX-1相关的不良反应。

1. 阿司匹林: Aspirin

【剂型规格】 肠溶阿司匹林: 25mg/片；拜阿司匹林: 100mg/片。

【作用特点】 本药为水杨酸类药物，阿司匹林是唯一的可与COX-1和COX-2不可逆共价结合的NSAIDs。本药的半衰期为4～6小时。本药在小剂量给药时主要起抗血小板作用，大剂量给药时主要起镇痛和抗炎作用。

【适应证】 ①抑制血小板聚集。②镇痛、抗炎作用。

【用法】 抑制血小板聚集时建议应用小剂量，如每日80～300mg；镇痛抗炎时建议应用大剂量，每日最大剂量可达3g。

【禁忌证】 ①对另一种水杨酸类药物或者另一种非水杨酸类的NSAIDs过敏者。②活动性出血或出血倾向明显患者。③血小板减少者慎用。④活动性胃溃疡、十二指肠溃疡患者。

【不良反应】 ①恶心、呕吐、腹痛、消化道出血。②耳鸣、听力下降。③过敏反应，表现为哮喘、荨麻疹、血管神经性水肿和休克。④肝肾功能损害。

【点评】 阿司匹林已应用于临床多年，其安全性高，但长期大量应用本药时仍应警惕药物相关的不良反应。

2. 吲哚美辛: Indomethacin

【剂型规格】 肠溶片: 25mg/片；栓剂: 100mg/粒。

【作用特点】 本药为非选择性COX抑制药，通过抑制COX而减少前列腺素的合成，起到抗炎、镇痛的作用。本药还可通过作用于下丘脑体温调节中枢，引起外周血管扩张及出汗，从而起到退热作用。

【适应证】 ①关节炎，软组织损伤及炎症，其他疼痛。②解热。

【用法】 口服：①退热，每次6.25～12.5mg，一日不超过3次。②抗炎、镇痛，建议每次25mg，一日3次，每日最大总剂量可达200mg。③置肛，每次50mg，一日1～2次。

【禁忌证】 ①已知对本药过敏患者。②对阿司匹林及其他NSAIDs药物过敏患者。③禁用于冠状动脉旁路移植术围手术期疼痛的治疗。④活动性消化道溃疡或出血患者。⑤妊娠期及哺乳期妇女。

【不良反应】 ①恶心、呕吐、腹痛、消化道出血。②头痛、头晕。③各型皮疹，最严重时可导致重症多形性红斑。④肝肾功能损害。⑤造血系统受抑制而出现再生障碍性贫血，白细胞或血小板减少等。⑥过敏反应、哮喘、血管神经性水肿及休克等。

【点评】 吲哚美辛用于退热时，需注意及时补充液体。

3. 布洛芬：Ibuprofen

【剂型规格】 缓释胶囊：0.3g/粒；混悬液：2g∶100ml。

【作用特点】 同吲哚美辛。

【适应证】 同吲哚美辛。

【用法】 缓释胶囊剂，每次0.3～0.6g，一日2次；混悬液，每次0.25～0.5ml/kg，间隔6～8小时，用前混匀。

【禁忌证】 同吲哚美辛。

【不良反应】 与吲哚美辛类似。

【点评】 布洛芬混悬液常用于儿童患者。

4. 洛索洛芬：Loxoprofen

【剂型规格】 片剂：60mg/片。

【作用特点】 本药为前体药物，经消化道吸收后可转化为活性代谢物而发挥作用。本药具有明显的镇痛、抗炎症及解热作用，尤其镇痛作用很强。

【适应证】 同吲哚美辛。

【用法】 慢性炎症疼痛：成人每次60mg，一日3次；急性炎症疼痛：顿服60～120mg。可根据年龄、症状适当增减。

【禁忌证】 同吲哚美辛。

【不良反应】 与吲哚美辛类似。

【点评】 本药老年人服用安全性较高，但仍应从小剂量开始用药。

5. 双氯芬酸钠：Diclofenac Sodium

【剂型规格】 片剂：75mg/粒；肠溶片：25mg/粒。

【作用特点】 双氯芬酸钠是NSAIDs中作用较强的一种，它对前列腺素合成的抑制作用强于阿司匹林和吲哚美辛等。

【适应证】 同吲哚美辛。

【用法】 100～150mg/d，分2～3次服用。

【禁忌证】 同吲哚美辛。

【不良反应】 与吲哚美辛类似。

【点评】 本药引起肝酶升高的可能性高于其他NSAIDs。

6. 双氯芬酸钾: Diclofenac Potassium

【剂型规格】 片剂: 25mg/片。

【作用特点】 同双氯芬酸钠。

【适应证】 同吲哚美辛。

【用法】 成人, 100～150mg/d, 分2～3次服用。

【禁忌证】 同吲哚美辛。

【不良反应】 与吲哚美辛类似。

【点评】 宜在饭前整片服用, 不可掰开或咀嚼。因缺乏循证医学证据, 在妊娠期前6个月禁止应用。避免哺乳期应用。不推荐儿童及14岁以下的青少年使用。

7. 美洛昔康: Meloxicam

【剂型规格】 片剂: 7.5mg/片; 栓剂: 15mg/粒。

【作用特点】 本药为烯醇酸类药物, 对COX-2较COX-1具有更强的抑制作用。

【适应证】 骨性关节炎、类风湿关节炎、强直性脊柱炎及幼年特发性关节炎的症状控制。

【用法】 口服: 7.5mg, 一日1次, 必要时可以增至15mg, 一日1次; 栓剂: 7.5～15mg, 一日1次置肛。

【禁忌证】 ①已知对本药过敏患者。②对阿司匹林及其他NSAIDs过敏患者。③禁用于冠状动脉旁路移植术围手术期疼痛的治疗。④孕妇及哺乳期妇女禁用。

【不良反应】 ①恶心、呕吐、上腹痛等。②头痛、头晕。③皮疹。④肝、肾功能损害。⑤造血系统受抑制而出现再生障碍性贫血, 白细胞或血小板减少等。⑥水肿包括下肢水肿。

【点评】 肝功能不全患者及老年患者使用时注意药物减量。

8. 塞来昔布: Celecoxib

【剂型规格】 片剂: 0.2g/片。

【作用特点】 本药为选择性COX-2抑制药, 治疗剂量的塞来昔布不影响由COX-1激活的前列腺素类药物的合成。

【适应证】 骨性关节炎、类风湿关节炎、强直性脊柱炎及幼年特发性关节炎的症状控制, 急性疼痛的控制, 原发性痛经。

【用法】 推荐0.2g, 一日1～2次。

【禁忌证】 ①对本药、磺胺类、阿司匹林及其他NSAIDs过敏者禁用。②孕妇及哺乳期妇女禁用。③禁用于冠状动脉旁路移植术围手术期疼痛的治疗。

【不良反应】 ①眩晕。②腹痛、腹泻、消化不良、便秘。③皮疹。④水肿。

【点评】 塞来昔布能够显著降低NSAIDs药物所导致的胃肠

道不良反应及抑制血小板活性作用。

9. 依托考昔：Etoricoxib

【剂型规格】 片剂：120mg/片，60mg/片。

【作用特点】 本药为选择性COX-2抑制药，作用特点与塞来昔布类似。

【适应证】 骨性关节炎、类风湿关节炎及急性痛风性关节炎的疼痛和炎症控制。

【用法】 急性痛风性关节炎：推荐剂量为120mg，一日1次，不超过1周；类风湿关节炎、骨关节炎：30～60mg，一日1次。

【禁忌证】 ①对本药、阿司匹林及其他NSAIDs过敏者禁用。②妊娠期及哺乳期妇女禁用。③禁用于冠状动脉旁路移植术围手术期疼痛的治疗。④充血性心力衰竭患者禁用。

【不良反应】 与塞来昔布类似。

【点评】 本药胃肠道不良反应相对小，但对于存在明显心血管事件危险因素的患者应用本药前应谨慎评估。本药不与磺胺类药物产生交叉过敏反应，磺胺过敏史的患者可应用。儿童中尚无安全性和疗效数据，不推荐在儿童应用。

10. 艾瑞昔布：Imrecoxib

【剂型规格】 片剂：0.1g/片。

【作用特点】 本药为选择性COX-2抑制药，作用特点与塞来昔布类似。

【适应证】 本药用于缓解骨关节炎的疼痛症状，仅适用于男性及非育龄期且无生育要求的妇女。

【用法】 成人常用剂量为每次0.1g，一日2次，疗程8周。

【禁忌证】 ①有生育要求患者。②已知对本药或其他昔布类药物及磺胺过敏的患者。③服用阿司匹林或其他NSAIDs后诱发哮喘、荨麻疹或过敏反应的患者。④禁用于冠状动脉旁路移植术围手术期疼痛的治疗。⑤有活动性消化道溃疡/出血，或者既往曾复发溃疡/出血的患者。⑥重度心力衰竭患者。

【不良反应】 与塞来昔布类似。

【点评】 儿童不推荐应用。中度肝肾功能损害的患者应减少剂量，慎用。

第二节 改善病情抗风湿药

改善病情抗风湿药物（DMARDs）为一组具有不同作用机制的药物，可改善病情和延缓疾病进展，主要用于类风湿关节炎和脊柱关节炎的治疗。DMARDs包括三大类药物，传统合成DMARDs（csDMARDs）、生物制剂DMARDs（bDMARDs）和靶向合成DMARDs（tsDMARDs）。其中传统DMARDs起效较慢，通常需要1～3个月，包括甲氨蝶呤（MTX）、来氟米特（LEF）、柳氮磺吡啶（SSZ）、羟氯喹（HCQ），以及国产原研药物艾拉莫德（IGU）和植物提取物雷公藤多苷。靶向药物起效迅速，可通过抑制核心致炎因子或关键免疫细胞功能，快速缓解病情，生物制剂DMARDs和靶向合成DMARDs均属于这一类。目前临床应用治疗类风湿关节炎的bDMARDs包括肿瘤坏死因子抑制药（TNFi）、白介素-6抑制药、抗CD20单克隆抗体、T细胞共刺激抑制物四大类。现有的tsDMARDs是JAK抑制药，JAK是一种非受体酪氨酸蛋白激酶，介导多种促炎细胞因子胞内信号转导。

一、传统合成DMARDs（csDMARDs）

1. 甲氨蝶呤: Methotrexate

【剂型规格】 片剂: 2.5mg/片。

【作用特点】 本药为二氢叶酸还原酶抑制药，通过阻断二氢叶酸向四氢叶酸转化，从而使DNA和RNA的合成受阻，发挥抗细胞增殖作用。本药为治疗自身免疫病特别是类风湿关节炎和特发性炎性肌病的重要药物。

【适应证】 在非肿瘤相关疾病中，该药可用于银屑病、类风湿关节炎、急性多关节型幼年特发性关节炎、特发性炎性肌病的治疗。

【用法】 口服7.5～25.0mg［0.03mg/（kg·w）］，一周1次，建议在服用MTX 24小时后给予叶酸口服（2.5～5.0mg/w），以减少MTX相关不良反应。

【禁忌证】 ①对该药过敏者禁用。②妊娠期及哺乳期妇女禁用。③肝功能明显不全、血细胞减少患者禁用。

【不良反应】 ①胃肠道症状，如恶心、呕吐、食欲减退。②肝功能损害。③骨髓抑制。④口腔黏膜溃疡。⑤对胎儿有致畸作用。⑥罕见情况下会导致肺间质纤维化。

【点评】 本药采用一周1次给药，应叮嘱患者注意用药频次，若误服存在严重骨髓抑制和毒性作用的风险。叶酸应在服药次日服用，若每日应用则可能减弱甲氨蝶呤的作用。

2. 来氟米特: Leflunomide

【剂型规格】 片剂: 10mg/片。

【作用特点】 本药为噁唑类衍生物，抑制二氢乳酸脱氢酶的活性，从而影响活化淋巴细胞的嘧啶合成，并发挥其抗炎作用。

【适应证】 主要用于类风湿关节炎及其他自身免疫病的治疗。

【用法】 类风湿关节炎等: 10～20mg，一日1次；狼疮肾炎、系统性血管炎等: 每日20～40mg，一日1次。

【禁忌证】 ①对本药及其代谢产物过敏者及严重肝脏损害患者禁用。②妊娠期、哺乳期妇女禁用。

【不良反应】 ①腹泻、肝功能损害。②高血压。③皮疹。④对胎儿有致畸作用。

【点评】 来氟米特的活性代谢产物特立氟胺有疑似致畸作用，在体内通过肝肠循环能存在约2年，因此在妊娠前应进行药物洗脱，停用来氟米特后口服考来烯胺（8g，一日3次×11天）。

3. 柳氮磺吡啶: Sulfasalazine

【剂型规格】 片剂: 0.25g/片。

【作用特点】 本药为5-氨基水杨酸与磺胺吡啶的偶氮化合物。本药可通过抑制花生四烯酸级联反应，抑制中性粒细胞移动和活化，抑制T细胞增殖、NK细胞活性和B细胞活化，并阻断多种细胞因子如IL-1、IL-6、TNF等起到抗炎作用。

【适应证】 本药主要用于类风湿关节炎、脊柱关节炎、幼年特发性关节炎及炎症性肠病（主要为溃疡性结肠炎）的治疗。

【用法】 建议逐渐增加剂量，第1周起始剂量为口服0.5g，每日2次。若耐受良好，可逐周增加0.5g/d。在关节炎中最大剂量为3g/d，炎症性肠病中不超过6g。

【禁忌证】 ①对磺胺及水杨酸盐过敏者。②肠梗阻或泌尿系梗阻患者。③急性间歇性卟啉症患者。④新生儿和2岁以下小儿。

【不良反应】 ①胃肠道症状，如恶心、上腹部不适。②肝功能损害。③头晕、头痛。④血白细胞减少。⑤皮疹。

【点评】 对于既往磺胺过敏史不详的患者初次应用时，可尝试口服1片开始，无过敏反应再继续应用。服用本药期间应多饮水，以防结晶尿的发生，必要时服用碱化尿液药物。本药长期用可降低精子活性，可造成可逆性不孕，男性备孕期间应避免应用本药。

4. 羟氯喹: Hydroxychloroquine

【剂型规格】 片剂: 0.1g/片，0.2g/片。

【作用特点】 本药最早属于抗疟类药物，通过改变细胞内酸性微环境，抑制促炎因子如IL-1、IL-6和IFN-γ的生成，减少淋巴细胞增殖，干扰NK细胞的功能，抑制花生四烯酸级联反应等方面来起到抗炎和免疫调节作用。

【适应证】 本药主要用于类风湿关节炎、青少年慢性关节炎、盘状红斑狼疮、系统性红斑狼疮及光敏性疾病。

【用法】 建议剂量为每次0.2g，一日1～2次口服。

【禁忌证】 ①对本药及任何4-氨基喹啉化合物过敏患者禁用。②对任何4-氨基喹啉化合物治疗可引起的视网膜或视野改变的患者禁用。③儿童患者禁止长期使用。

【不良反应】 ①视网膜病变、黄斑病变。②皮疹及过敏反应。③头痛、失眠、耳鸣、聋。④QT间期延长、心律失常等

【点评】 为避免眼毒性，建议羟氯喹剂量≤6.5mg/（kg·d）。本药作为系统性红斑狼疮的背景治疗，妊娠期可全程应用。若长期应用，建议每半年检查眼底。

5. 艾拉莫德：Igurtatimod

【剂型规格】 片剂：25mg/片。

【作用特点】 本药属甲磺酰胺家族成员，具有调节全身及靶器官局部免疫细胞平衡，减少炎症因子释放；抑制B细胞成熟，减少免疫球蛋白分泌；同时抑制核因子κB受体激活剂配体通路及金属蛋白酶表达，促进成骨细胞特异基因表达而发挥骨及软骨保护作用。

【适应证】 本药主要用于类风湿关节炎。

【用法】 25mg，一日2次餐后服用。

【禁忌证】 ①孕妇及备孕期间。②严重肝病。③活动性消化性溃疡。

【不良反应】 ①胃肠道反应。②肝损伤。③血白细胞减少。

【点评】 本药常见的不良反应是转氨酶升高、白细胞减少、胃部不适、皮肤瘙痒等，多数不良反应较轻，在药物减量或停药后可缓解。

6. 雷公藤多苷：Tripterygium Glycosides

【剂型规格】 片剂：10mg/片。

【作用特点】 本药为雷公藤的水－三氯甲烷提取物，去除某些毒性后，保留了较强的抗炎和免疫抑制作用，对细胞免疫具有较明显的抑制作用，能作用于免疫应答感应阶段的T细胞、巨噬细胞和NK细胞，抑制它们的功能。对体液免疫也有一定的抑制作用。

【适应证】 本药主要用于类风湿关节炎及其他自身免疫病的治疗。

【用法】 常用剂量为20mg，一日2～3次。

【禁忌证】 ①严重肝功能不全及血细胞减少。②妊娠期及哺乳期妇女。

【不良反应】 ①胃肠道反应。②肝损伤。③血白细胞减少。④月经失调，精子数量减少及活力下降。

【点评】 雷公藤多苷由于性腺抑制不良反应明显，通常不作为首选药物，有生育要求的男女患者应避免长期应用（通常不超过3个月）。

二、生物制剂DMAROs

（一）肿瘤坏死因子抑制药（TNFi）

肿瘤坏死因子（TNF）作为重要的炎症因子，参与类风湿关节炎、脊柱关节炎、银屑病关节炎等疾病的发病。TNFi主要有两大类：可溶性TNF受体-IgG1Fc段融合蛋白和TNF-α单克隆抗体，均通过拮抗TNF-α阻断炎症级联反应，具有快速抗炎、改善病情、阻止骨质破坏的作用。使用该类药物前应常规除外结核菌感染、活动性乙型肝炎和恶性肿瘤。不良反应包括：①局部输液/注射反应。②感染。③肿瘤。④脱髓鞘病变。⑤自身免疫样综合征。⑥充血性心力衰竭。备孕期、妊娠期、哺乳期可根据病情继续应用TNFi，首选培塞利珠单抗，其他TNFi含有IgG1Fc段，在妊娠期（特别是妊娠晚期）需要停药，以减少药物进入胎儿循环对胎儿造成潜在的风险，具体停药事件根据药物半衰期不同有所差异。对于妊娠期有TNFi暴露的新生儿，出生后6个月内应避免接种减毒活疫苗，以免继发感染。

1. 英夫利昔单抗: Infliximab

【剂型规格】 针剂：100mg/支。

【作用特点】 本药为一种人鼠嵌合型的抗TNF的单克隆抗体。

【适应证】 本药适用于类风湿关节炎、强直性脊柱炎、银屑病关节炎、克罗恩病、溃疡性结肠炎、斑块状银屑病。

【用法】 对于类风湿关节炎患者，目前建议起始剂量为3mg/kg，在第0周、第2周和第6周给予负荷量治疗，之后每8周1次维持治疗，建议联合MTX治疗。对于强直性脊柱炎和银屑病关节炎患者，建议起始剂量为5mg/kg，在第0周、第2周和第6周予负荷量治疗，之后每8周1次维持治疗，可联合使用MTX或单药治疗。

【禁忌证】 ①对本药及其成分过敏患者禁用。②严重感染或中重度心功能不全患者禁用。

【不良反应】 详见总述。

【点评】 本药物输液反应相对常见，输液前可给予地塞米松5mg预防，静脉给药时间不得少于2小时，输注后应至少观察

1～2小时。妊娠期使用应在妊娠16周前停药。

2. 依那西普：Etanercept

【剂型规格】 针剂：25mg/支，12.5mg/支。

【作用特点】 本药为可溶性的TNF受体融合蛋白，通过特异性的与TNF结合，竞争性阻断TNF与细胞表面的TNF受体结合，以达到控制炎症，持续缓解病情的目的。

【适应证】 本药适用于类风湿关节炎、强直性脊柱炎、多关节型幼年特发性关节炎、银屑病关节炎、斑块状银屑病。

【用法】 对于类风湿关节炎、银屑病关节炎和强直性脊柱炎患者，目前建议治疗剂量为25mg，每周2次皮下注射，或者50mg，每周1次皮下注射。

【禁忌证】 ①对本药及其成分过敏患者。②严重感染患者。

【不良反应】 详见总述。

【点评】 本药为半衰期最短的TNF抑制药类的药物，孕期使用应在妊娠24周前停药。

3. 阿达木单抗：Adalimumab

【剂型规格】 预填充式注射笔：40mg：0.8ml。

【作用特点】 本药为一种完全人源化的抗TNF单克隆抗体，与英夫利昔单抗相比有较低的免疫原性，较少引起自身免疫样综合征。

【适应证】 本药适用于类风湿关节炎、强直性脊柱炎、银屑病关节炎、幼年特发性关节炎、克罗恩病、溃疡性结肠炎、斑块状银屑病。

【用法】 对于类风湿关节炎、银屑病关节炎和强直性脊柱炎患者，推荐治疗剂量为40mg，每2周1次皮下注射，可以联合MTX或者单药治疗。对于未能达到最佳疗效者，该药可增加至40mg，每周1次皮下注射。

【禁忌证】 ①对本药及其成分过敏患者。②严重感染或中重度心功能不全患者。

【不良反应】 详见总述。

【点评】 本药为预充剂型，皮下注射，注射反应相对较少。

4. 戈利木单抗：Golimumab

【剂型规格】 预填充式注射笔：50mg：0.5ml。

【作用特点】 戈利木单抗是一种新型全人源化TNF-α单克隆抗体，免疫原性较小。

【适应证】 本药适用于类风湿关节炎、强直性脊柱炎、银屑病关节炎。

【用法】 类风湿关节炎，推荐治疗剂量为50mg，每月1次皮下注射，联合MTX治疗。强直性脊柱炎，推荐治疗剂量为50mg，每月1次皮下注射。

【禁忌证】 ①对本药及其成分过敏患者。②严重感染或中重度心功能不全患者。

【不良反应】 详见总述。

【点评】 本药为预充剂型，注射反应相对小。在妊娠期、儿童中使用本药的数据尚不足，不推荐使用。女性在本药治疗期间及治疗后6个月内不得哺乳。

5. 培塞利珠单抗: Certolizumab Pegol

【剂型规格】 冻干粉：200mg/支；预填充式注射笔：200mg：1ml。

【作用特点】 培塞利珠单抗是由大肠埃希菌表达并与聚乙二醇偶联的重组人源化抗TNF-α抗体Fab片段一种新型全人源化TNF-α单克隆抗体。

【适应证】 本药适用于类风湿关节炎、银屑病关节炎、强直性脊柱炎、放射学阴性脊柱关节炎、斑块状银屑病、克罗恩病。

【用法】 推荐治疗剂量为400mg（皮下注射2次，每次200mg），第0周、2周、4周给药，随后每2周200mg或每4周400mg。

【禁忌证】 对本药及其成分过敏患者禁用。

【不良反应】 详见总述。

【点评】 培塞利珠单抗无Fc片段，不通过胎盘，不进入乳汁，可在孕期全程及哺乳期应用。

（二）白介素-6抑制药

托珠单抗: Tocilizumab

【剂型规格】 针剂：80mg：4ml。

【作用特点】 目前认为白介素-6（IL-6）在类风湿关节炎的发生过程中起重要作用。本药为一种重组人源化抗人IL-6受体的单克隆抗体，通过竞争性的阻断IL-6与其受体结合而抑制IL-6的生物学效应，从而达到控制病情的目的。

【适应证】 本药适用于多关节型幼年特发性关节炎、全身型幼年特发性关节炎、类风湿关节炎、巨细胞动脉炎、细胞因子释放综合征。

【用法】 对于类风湿关节炎患者，推荐治疗剂量4mg/kg，根据临床反应可加量至8mg/kg，每4周1次静脉输入，输液时间应大于60分钟。

【禁忌证】 对本药及其成分过敏者禁用。

【不良反应】 ①胃部不适。②头痛。③皮疹。④发热。⑤感染。⑥肝酶升高。⑦血脂升高。

【点评】 患者使用药物前应常规除外结核感染及其他感染。用药期间注意监测肝功能和血脂。

（三）抗CD20单克隆抗体

利妥昔单抗：Rituximab

【剂型规格】 针剂：100mg：10ml，500mg：50ml。

【作用特点】 针对CD20的人鼠嵌合单克隆抗体，通过清除B细胞，抑制自身免疫炎症。主要用于难治性活动性RA，尽管在国外使用多年，我国目前尚无这一适应证。

【适应证】 本药适用于非霍奇金B细胞淋巴瘤、免疫性血小板减少症、慢性淋巴细胞白血病、抗中性粒细胞胞质抗体相关性血管炎、寻常型天疱疮、Rasmussen脑炎。类风湿关节炎、难治性重症系统性红斑狼疮、血栓性血小板减少性紫癜为超说明书用药。

【用法】 推荐剂量为每次1000mg，第1天和第14天各静脉滴注1次；或者375mg/m^{2}每周1次，连用4周。

【禁忌证】 ①对本药及其成分过敏患者。②严重活动性感染或免疫应答严重损害者。③严重心力衰竭（NYHA分类Ⅳ级）患者。

【不良反应】 ①输液相关反应，严重者可致命。②皮肤黏膜反应。③血细胞减少和低丙种球蛋白血症。④感染。⑤进行性多灶性白质脑病。⑥心血管不良反应。⑦肠梗阻和胃肠道穿孔。⑧发热、疼痛等全身反应。⑨肾毒性。⑩肿瘤溶解综合征。

【点评】 ①使用前应充分排查感染，本药存在乙肝再激活的风险，使用前应筛查乙肝5项，并监测。②使用前给予抗组胺药（苯海拉明）、对乙酰氨基酚和糖皮质激素预先给药。③输注时逐渐增速。

（四）T细胞共刺激抑制物

阿巴西普：Abatacept

【剂型规格】 预充式注射器：125mg：0.95ml。

【作用特点】 阿巴西普是由细胞毒性T细胞相关蛋白4（CTLA-4）胞外结构域与人IgG1的Fc段组成的融合蛋白，通过阻断T细胞活化所需第二信号抑制T细胞活化。

【适应证】 难治性中至重度活动性类风湿关节炎成年患者。

【用法】 125mg，每周1次，皮下注射。

【禁忌证】 ①对本药及其成分过敏患者。②不推荐与TNFi同时应用。

【不良反应】 ①头痛。②恶心。③感染。④肿瘤。

【点评】 使用本药前应充分排查感染，本药存在乙肝再激活的风险，使用前应筛查乙肝5项，并监测。

三、靶向合成DMARDs

1. 枸橼酸托法替布片: Tofacitinib Citrade Tablet

【剂型规格】 片剂: 5mg/片; 缓释片: 11mg/片。

【作用特点】 Janus激酶（JAK）是一种非受体酪氨酸蛋白激酶，介导多种促炎细胞因子胞内信号转导。本药为JAK1和JAK3的抑制药，是首个JAK通路抑制药。

【适应证】 本药适用于类风湿关节炎、强直性脊柱炎、银屑病关节炎、溃疡性结肠炎、幼年特发性关节炎（多关节炎型）患者。

【用法】 5mg，一日2次; 缓释片，11mg，一日1次。

【禁忌证】 ①淋巴细胞或中性粒细胞＜$500×10^9$/L。②血红蛋白＜80g/L或下降超过20g/L。③活动性感染。④心肌梗死、脑梗死。

【不良反应】 ①感染。②淋巴细胞、中性粒细胞减少。③恶性肿瘤及淋巴增殖性疾病。④血栓形成。⑤心血管不良事件。⑥过敏。⑦胃肠道穿孔。

【点评】 ①使用前应常规排查结核、肝炎等感染。②存在心脑血管基础疾病的患者应谨慎使用。③不与生物制剂或强免疫抑制药联用。

2. 巴瑞替尼: Baricitinib

【剂型规格】 片剂: 2mg/片，4mg/片。

【作用特点】 JAK1和JAK2的抑制药。

【适应证】 本药适用于类风湿关节炎患者。

【用法】 2mg或4mg，一日1次。

【禁忌证】 ①淋巴细胞＜$500×10^9$/L，中性粒细胞＜$1000×10^9$/L，血红蛋白＜80g/L。②活动性感染。③未治疗的潜伏结核感染。④严重肝肾功能不全者。

【不良反应】 ①感染。②肿瘤。③血栓形成。④心血管不良事件。⑤过敏。⑥中性粒细胞、淋巴细胞减少。⑦肝酶升高。⑧血脂升高。⑨贫血。⑩胃肠道穿孔。

【点评】 ①中度肾功能不全患者［GFR 30～60ml/（min·$1.73m^2$）］减量为1mg/d，重度肝肾功能不全患者禁用。②与强有机阳离子转运蛋白3抑制药（如丙磺舒）联用时减量为1mg/d。

第三节　免疫抑制药

免疫抑制药又称细胞毒药物，通过抑制细胞代谢途径或杀灭增殖细胞而发挥作用。免疫抑制药最初用于治疗恶性肿瘤，之后应用于器官移植和风湿免疫性疾病。该类药物可以抑制机体免疫系统，尤其是T细胞和B细胞。该类药物在一定程度上可以改变病程，阻止和延缓病变组织器官的破坏，用于系统性自身免疫病的诱导缓解和维持治疗。这类药物在应用过程中，需要警惕感染、肿瘤的风险。

1. 环磷酰胺：Cyclophosphamide

【剂型规格】 注射剂：200mg/支；片剂：50mg/片；复方环磷酰胺片，每片含环磷酰胺50mg、人参茎叶总皂苷50mg。

【作用特点】 本药为烷化剂。在体内经过肝脏代谢，变为具有活化作用的磷酰胺氮芥，与DNA发生交联作用，阻止DNA链的分离，抑制DNA合成，阻断淋巴母细胞的生长发育，阻止T、B细胞分化，抑制细胞免疫和体液免疫，减少抗体产生。

【适应证】 可用于增殖型狼疮肾炎的诱导缓解，难治性肾病综合征、系统性血管炎和其他自身免疫性疾病的治疗。

【用法】 根据病情及耐受情况，常用剂量为2mg/kg每日或隔日口服；0.4～0.6g，一周1次，或者每次0.5～1.0g/m² 静脉输入治疗，每2～4周1次。

【禁忌证】 ①对本药及制剂中的任何成分过敏者。②血细胞减少患者、严重肝肾功能不全患者。③有感染、严重免疫抑制状态者。④妊娠期、哺乳期妇女。

【不良反应】 ①骨髓抑制。②感染。③出血性膀胱炎。④肿瘤风险。⑤生殖毒性。⑥恶心、呕吐、肝功能损害。

【点评】 ①骨髓抑制：白细胞一般在用药后7～14天最低，第3周恢复，用药时注意监测血常规。②本药治疗肾病和自身免疫病时，须达到一定的累积剂量才起效。③本药具有生殖毒性，在有生育需求人群中应用时应权衡利弊。

2. 吗替麦考酚酯：Mycophenolate Mofetil

【剂型规格】 胶囊：0.25g/粒；片剂：0.5g/片。

【作用特点】 吗替麦考酚酯在体内分解为活性产物麦考酚酸，是一种高效、选择性、非竞争性、可逆性的次黄嘌呤单核苷酸脱氢酶抑制药，可抑制鸟嘌呤核苷酸的合成，对淋巴细胞具有高度选择作用，T、B细胞均受显著影响。

【适应证】 ①移植患者的抗排斥反应治疗。②系统性红斑狼疮、系统性血管炎等自身免疫病的治疗。

【用法】 根据体重和临床病情选择治疗剂量，一般采用

0.75 ～ 1.50g/d（体重＜60kg），1.0 ～ 2.0g/d（体重＞60kg）。肾移植推荐剂量为1g，一日2次。治疗难治性排斥反应时，首次和维持剂量推荐1.5g，一日2次。

【禁忌证】 ①对吗替麦考酚酯、麦考酚酸及制剂中的任何成分过敏者。②妊娠期妇女。

【不良反应】 主要有胃肠道反应（呕吐、腹泻等）和白细胞减少症。偶见尿酸升高、高钾血症、肌痛和嗜睡。

【点评】 ①可用于增殖型狼疮肾炎的诱导缓解治疗。②长期应用时，建议监测IgG水平，警惕感染风险。

3. 硫唑嘌呤：Azathioprine

【剂型规格】 片剂：100mg/片，50mg/片。

【作用特点】 本药通过在体内分解为6-巯基嘌呤发挥作用。能阻止次黄嘌呤核苷酸转变为腺嘌呤核苷酸及鸟嘌呤核苷酸，从而抑制细胞DNA合成，抑制淋巴细胞增殖，产生免疫抑制作用。

【适应证】 常用于狼疮肾炎、系统性血管炎的维持治疗，以及多发性肌炎/皮肌炎、炎症性肠病等自身免疫病的治疗。

【用法】 根据患者病情和耐受情况，常用剂量为1 ～ 4mg/（kg·d），一日1次或分次服用；用于肾移植术后时，2 ～ 5mg/（kg·d），一日1次或分次服用。建议以1mg/（kg·d）开始给药，若患者能耐受，可逐渐于2 ～ 4周后增加到治疗剂量。

【禁忌证】 ①对本药及制剂中的任何成分过敏者禁用。②妊娠期妇女禁用。

【不良反应】 骨髓抑制、肿瘤、过敏反应、感染、胃肠道反应等。

【点评】 ①应高度警惕骨髓抑制，硫嘌呤甲基转移酶（TPMT）缺乏患者中异常敏感。在治疗前8周内，应至少每周查一次血常规，此后频率可以减少，但仍须每1 ～ 3个月监测一次。②肝肾功能不全的患者减量应用。③小剂量硫唑嘌呤［＜2mg/（kg·d）］对于孕妇可权衡利弊谨慎应用。

4. 环孢素：Cyclosporine

【剂型规格】 胶囊：25mg/粒，50mg/粒。

【作用特点】 本药通过抑制钙调磷酸酶（Cn）发挥免疫抑制作用。Cn是T细胞信号通路中的关键分子，因此环孢素能特异性地抑制辅助T细胞的活性，对B细胞的活性也具抑制作用。环孢素还可抑制T细胞所分泌的IL-2、γ-干扰素和单核－吞噬细胞所分泌的IL-1等细胞因子。能抑制体内移植物抗体的产生，具有抗排斥反应作用。

【适应证】 ①移植患者的抗排斥反应治疗。②难治性肾病综合征、狼疮肾炎、银屑病、类风湿关节炎以及其他自身免疫病。

【用法】 治疗难治性肾病综合征或狼疮肾炎时，成人剂量：5mg/（kg·d），分2次口服。若存在轻度肾功能不全，应从小剂量开始［2.5mg/（kg·d）］开始，监测血药谷浓度于100～200ng/ml。蛋白尿完全缓解后，环孢素应缓慢减量（每月减0.5mg/kg）至最小有效剂量并维持1～2年。

【禁忌证】 ①对本药及制剂中的任何成分过敏者。②严重肝功能损害。③中至重度肾功能不全，成人血肌酐＞200μmol/L，儿童＞140μmol/L。④未控制的高血压、感染及恶性肿瘤者忌用或慎用。

【不良反应】 ①肾毒性分为急性、慢性两种，前者和药物的血管作用有关，后者会导致肾间质纤维化。②肝功能损害。③高尿酸血症。④高血压、糖尿病、高脂血症、高钙血症、胃肠道反应。⑤多毛、痤疮、牙龈增生。⑥感染。⑦神经系统损害。⑧血栓性微血管病。

【点评】 ①环孢素治疗的安全血药浓度范围较窄，药物剂量应根据病情和患者机体条件而定，并监测环孢素血药浓度，及时调整剂量。②该药物无骨髓抑制风险，可用于血液系统受累的系统性红斑狼疮患者。③长期用药注意监测血压、肾功能，警惕诱发血栓性微血管病的风险。④孕妇应谨慎权衡利弊应用。

5. 他克莫司：Tacrolimus

【剂型规格】 胶囊：1mg/粒，0.5mg/粒。

【作用特点】 本药和环孢素同为钙调磷酸酶抑制药，其作用更强，免疫抑制作用是环孢素的10～100倍。本药抑制T细胞的活化作用以及T辅助细胞依赖B细胞的增殖作用，也会抑制如IL-2、IL-3及γ-干扰素等淋巴因子的生成与IL-2受体的表达。

【适应证】 ①移植患者的抗排斥反应治疗。②难治性狼疮肾炎以及其他自身免疫病。③克罗恩病。④膜性肾小球肾炎。⑤重症肌无力。⑥银屑病。

【用法】 本药的实际剂量应依据个体患者的需要加以调整，一般剂量为0.15～0.30mg/（kg·d），分两次口服。治疗过程中应借由临床判断并辅以他克莫司血中浓度的监测调整剂量，目标浓度为4～10ng/ml。为了达到较好的疗效，建议空腹、餐前1小时或餐后2～3小时服用。

【禁忌证】 ①对他克莫司或其他大环类药物及制剂中的任何成分过敏者。②对聚乙烯氢化蓖麻油（HCO-60）或类似结构化合物过敏者。③妊娠期妇女。

【不良反应】 常见不良反应有肾毒性和血糖升高。其他不良反应包括神经系统不良反应（如震颤、头痛、情绪变化等）、心血管系统不良反应（如高血压）、血液系统不良反应（如白细胞增生或减少、全血细胞减少症等）、电解质和其他代谢性疾病（如高钾血症、低镁血症、高尿酸血症等）、血栓性微血管病、感染。

【点评】 血药浓度监测是"驾驭"他克莫司和环孢素的法宝。

6. 甲氨蝶呤

见第五章第二节。

7. 来氟米特

见第五章第二节。

8. 沙利度胺: Thalidomide

【剂型规格】 片剂: 50mg/片。

【作用特点】 本药是一种外消旋谷氨酸类似物,通过抑制血管生成和肿瘤坏死因子产生起到免疫抑制作用。

【适应证】 ①麻风结节性红斑。②用于贝赫切特综合征及其他自身免疫性疾病皮肤、黏膜损害的治疗。

【用法】 100～300mg/d, 口服, 睡前服用。

【禁忌证】 ①妊娠期及哺乳期妇女。②儿童。③对本药及制剂中任何成分过敏者。④驾驶员、机械操纵者。

【不良反应】 ①对胎儿有致畸作用。②眩晕、情绪变化、头痛、周围神经病。③皮疹、肢体水肿、便秘。

【点评】 备孕、妊娠期及哺乳期妇女禁用该药。该药物睡前服用可减轻眩晕、头痛等不良反应。如有手足麻木等症状,应及时停药。

第四节　糖皮质激素

糖皮质激素（GC）是强有力的抗炎及免疫抑制药物，在许多内科疾病（特别是风湿免疫病）中有广泛的应用。糖皮质激素不仅可以抑制感染和非感染性因素（免疫、物理、化学、缺血、肿瘤）所致炎症，大剂量糖皮质激素可以通过多个环节抑制免疫反应，如抑制巨噬细胞吞噬和处理抗原的作用、抑制淋巴细胞、减少抗体产生、阻止补体途径活化、抑制炎症因子等。

目前临床使用的糖皮质激素，根据其半衰期的长短，可分为短效、中效和长效3种。短效糖皮质激素的半衰期为8～12小时，主要包括氢化可的松和可的松；中效糖皮质激素的半衰期为18～36小时，主要包括泼尼松、泼尼松龙、甲泼尼龙和曲安西龙；长效糖皮质激素半衰期为36～54小时，主要有地塞米松和倍他米松。

关于糖皮质激素的剂量换算，以泼尼松为标准，泼尼松5mg＝可的松25mg＝氢化可的松20mg＝甲泼尼龙4mg＝泼尼松龙5mg＝曲安西龙4mg＝地塞米松0.75mg＝倍他米松0.6mg。

糖皮质激素的治疗无严格标准化，增加给药剂量和给药次数，抗炎效果增加，同时不良反应也增加，因此需要根据病情个体化用药。根据给药剂量的不同，以泼尼松为例，其他糖皮质激素可等量换算。小剂量，即泼尼松≤15mg/d；中等剂量，即泼尼松30～40mg/d；大剂量，即泼尼松40～100mg/d；超大剂量，泼尼松＞100mg/d；冲击治疗，即甲泼尼龙500mg或1000mg，一般3～5天。

糖皮质激素的不良反应主要见表13。

表13　糖皮质激素的不良反应

器官系统	不良反应
骨骼肌肉系统	骨质疏松、骨坏死、类固醇肌病
消化系统	消化道溃疡（特别是在与NSAIDs联用时）、脂肪肝、肝功能异常
免疫系统	增加感染风险、抑制Ⅳ型变态反应（如结核菌素试验）
心血管系统	水潴留、高血压、动脉粥样硬化、心律失常
眼	青光眼、白内障
皮肤	皮肤萎缩、紫纹、瘀斑、伤口愈合延迟、痤疮、水牛背、多毛

器官系统	不良反应
内分泌系统	库欣貌、糖尿病、脂代谢异常、食欲和体重增加、电解质异常、下丘脑-垂体-肾上腺轴的抑制、抑制性腺激素
精神行为	失眠、精神异常、情绪不稳、认知异常

1. 氢化可的松琥珀酸钠: Hydrocortisone Sodium Succinate

【**剂型规格**】　片剂: 20mg/片; 注射剂: 25mg: 5ml, 100mg: 20ml; 针剂: 68.5mg/瓶（相当于氢化可的松50mg）。

【**作用特点**】　本药为短效糖皮质激素, 亦有一定的盐皮质激素活性。除用于抗炎外, 还可用于肾上腺皮质功能不全。主要经过肝脏代谢。

【**适应证**】　①用于抢救危重患者, 如感染性休克、过敏性休克、严重肾上腺皮质功能减退症、严重支气管哮喘患者。②用于治疗自身免疫病。③预防和治疗移植物急性排斥反应。

【**用法**】　本药可通过口服、肌内注射或静脉输注给药, 具体用量视患者病情而定。静脉制剂可溶于生理盐水或5%葡萄糖溶液中。

【**禁忌证**】　①对本药或其他糖皮质激素及制剂中的任何成分过敏者禁用。②下列疾病患者一般不宜使用, 特殊情况应权衡利弊使用, 但应注意病情恶化可能: 严重的精神病（过去或现在）和癫痫、活动性消化性溃疡、新近胃肠吻合手术、骨折、创伤修复期、角膜溃疡、肾上腺皮质功能亢进症、高血压、糖尿病、妊娠期妇女、不能控制的感染、严重骨质疏松等。

【**不良反应**】　见表13。

【**点评**】　常用于围手术期的治疗, 半衰期短, 每日应给药2～3次。

2. 泼尼松: Prednisone

【**剂型规格**】　片剂: 5mg/片。

【**作用特点**】　本药为中效糖皮质激素。本药须在肝内将11位酮基还原为11位羟基后方显药理活性。在血液中, 本药大部分与血浆蛋白结合, 游离型和结合型代谢物自尿中排出, 部分以原形排出, 小部分经乳汁排出。

【**适应证**】　适用于变应性和自身免疫性炎症性疾病, 急性白血病、恶性淋巴瘤等血液病。

【**用法**】　具体用量视患者病情而定。

【**禁忌证**】　对本药、糖皮质激素类药物及制剂中的任何成分过敏者; 高血压、血栓症、消化性溃疡、精神病、心肌梗死、内脏手术、活动性感染、青光眼患者不宜使用，特殊情况下权衡利弊方能应用。

【不良反应】 见表13。

【点评】 本药为最常用的糖皮质激素类药物，本药须经肝脏代谢活化，故肝功能不全者不宜应用该剂型。若单次应用，推荐晨起顿服，模拟自然生理分泌曲线。

3. 泼尼松龙: Prednisolone

【剂型规格】 片剂：5mg/片。

【作用特点】 本药为中效糖皮质激素，本身以活性形式存在，无须经肝脏转化即发挥其生物效应。

【适应证】 同泼尼松，尤其适用于肝功能不全患者。

【用法】 具体用量视患者病情而定。

【禁忌证】 同泼尼松。

【不良反应】 见表13。

【点评】 本药可用于肝功能不全患者。

4. 甲泼尼龙: Methylprednisolone

【剂型规格】 片剂：4mg/片；针剂：40mg/瓶，500mg/瓶。

【作用特点】 本药为合成的中效糖皮质激素，具有强力抗炎作用、免疫抑制作用及抗过敏作用，盐皮质激素作用极低。本药主要通过肝脏代谢。

【适应证】 同泼尼松。

【用法】 具体用量视患者病情而定。

【禁忌证】 同泼尼松。

【不良反应】 见表13。

【点评】 本药有静脉制剂，可用于大剂量给药，甚至冲击治疗。

5. 曲安西龙: Triamcinolone

【剂型规格】 片剂：4mg/片。

【作用特点】 本药为合成的中效糖皮质激素，与甲泼尼龙类似。

【适应证】 同泼尼松龙。

【用法】 具体用量视患者病情而定。

【禁忌证】 同泼尼松龙。

【不良反应】 见表13。

【点评】 本药不适用于儿童，必要时只可短程使用。

6. 地塞米松: Dexamethasone

【剂型规格】 片剂：0.75mg/片；针剂（磷酸钠盐）：2mg：1ml，5mg：1ml。

【作用特点】 本药为长效糖皮质激素，其血浆蛋白结合率较其他糖皮质激素类药物低。本药抗炎、抗过敏作用比泼尼松更显著，而对水钠潴留和促进排钾作用很轻，但对垂体-肾上腺抑制作用较强。

【适应证】 ①变应性、自身免疫性、炎症性疾病。②急性白血病、淋巴瘤等血液病。③肾上腺皮质疾病的诊断，即地塞米松抑制试验。

【用法】 具体用量视患者病情而定。

【禁忌证】 同泼尼松。

【不良反应】 见表13。

【点评】 在巨噬细胞活化综合征治疗中鉴于该药对垂体肾上腺轴的抑制较强，一般不建议长期给药。

7. 复方倍他米松注射液：Compound Betamethasone Injection

【剂型规格】 针剂：每支（1ml）含二丙酸倍他米松5mg、倍他米松磷酸酯二钠2mg。

【作用特点】 本药为二丙酸倍他米松和倍他米松磷酸钠的混合制剂，为长效糖皮质激素。本药通常采用局部注射给药。药物在注射部位被吸收，并发挥其治疗作用和其他局部和全身的药理作用。倍他米松经肝脏代谢，主要与蛋白结合。在肝病患者中可能出现其清除率减慢及延迟。

【适应证】 用于变应性和自身炎症性疾病。

【用法】 肌内注射：全身给药时，开始为1～2ml，必要时可重复给药，剂量及注射次数视病情和患者的反应而定。关节内注射：局部注射剂量视关节大小或注射部位而定：大关节（膝、腰、肩）用1～2ml，中关节（肘、腕、踝）用0.5～1.0ml，小关节（足、手、胸锁关节）用0.25～0.50ml。

【禁忌证】 同泼尼松。

【不良反应】 见表13。

【点评】 注射时须严格无菌操作，不得用于静脉注射或皮下注射。本药有苯甲醇，禁用于儿童肌内注射。

第五节 痛风与高尿酸血症用药

痛风属于代谢性疾病，其临床进程可分为3个阶段，即无症状高尿酸血症、急性和间歇性痛风发作、慢性痛风性关节炎。痛风的治疗主要分为两个方面，急性痛风性关节炎的治疗和预防、高尿酸血症的控制。对于急性痛风性关节炎的治疗和预防，目前主要推荐3类药物，即秋水仙碱、非甾体抗炎药（NSAIDs）和糖皮质激素。对于高尿酸血症的控制，目前推荐的药物主要分为3种：抑制尿酸生成药，即次黄嘌呤氧化酶抑制药，如别嘌呤醇、非布司他；促尿酸排泄药物，如丙磺舒、苯磺唑酮和苯溴马隆；尿酸酶类药物，聚乙二醇重组尿激酶（Pegloticase），能将尿酸氧化为水溶性的尿囊素从肾脏排出，从而起到降低血清尿酸的作用。

1. 秋水仙碱: Colchicine

【剂型规格】 片剂，0.5mg/片，1mg/片。

【作用特点】 本药可通过与微管蛋白结合，阻断微管蛋白构成微管，从而阻止中性粒细胞的趋化运动。

【适应证】 ①急性痛风发作的预防和治疗。②家族性地中海热。

【用法】 对于痛风急性期患者，推荐首剂口服秋水仙碱0.5～1.0mg，若症状未缓解，可于1小时之后再次口服0.5～1.0mg。对于痛风急性发作患者，建议在急性发作12小时之内给药。当使用秋水仙碱预防痛风急性发作时，建议使用剂量为0.5～1.0mg/d，一日1次。

【禁忌证】 对本药及制剂中的任何成分过敏者、妊娠期及哺乳期妇女、骨髓增生低下及重度肝肾功能不全者禁用。

【不良反应】 ①胃肠道反应。②白细胞减少、骨髓抑制。③肝功能异常。④脱发、皮疹、发热。

【点评】 老年人和肾功能不全患者注意减量。

2. 丙磺舒: Probenecid

【剂型规格】 片剂：0.25g/片。

【作用特点】 本药可抑制近端肾小管对尿酸的重吸收，促进其排泄，从而起到降低血清尿酸水平的作用。

【适应证】 ①高尿酸血症伴痛风或痛风性关节炎。②延长β内酰胺类抗生素的排泄时间，从而提高其血浆浓度。

【用法】 从小剂量开始，0.25g，一日2次，1周后可增加至0.5g，一日2次。

【禁忌证】 ①对本药、磺胺类药及制剂中的任何成分过敏者。②血液系统异常患者。③尿酸性肾结石患者。④痛风急性发作者。⑤妊娠期及哺乳期妇女。

【不良反应】 ①胃肠道反应。②过敏反应、皮疹。③促进肾结石形成。④偶见白细胞减少、骨髓抑制等。

【点评】 阿司匹林能减弱丙磺舒的作用，从而导致尿酸排泄减少，使血清尿酸水平升高。服用本药应保持每日入量在2500ml以上，防止形成肾结石，必要时同时服用碱化尿液的药物。

3. 苯磺唑酮: Sulfinpyrazone

【剂型规格】 片剂: 200mg/片。

【作用特点】 同丙磺舒。

【适应证】 高尿酸血症伴痛风或痛风性关节炎。

【用法】 从小剂量开始，逐渐增加剂量，建议维持治疗剂量为，每日300～400mg，分3～4次口服。

【禁忌证】 严重肝肾功能不全者禁用。

【不良反应】 同丙磺舒。

【点评】 同丙磺舒。

4. 苯溴马隆: Benzbromarone

【剂型规格】 片剂: 50mg/片。

【作用特点】 同丙磺舒，但排尿酸作用更强。

【适应证】 单纯原发性高尿酸血症及痛风性关节炎非急性期。

【用法】 建议起始剂量为25mg/d，可逐渐增至50～100mg/d。

【禁忌证】 中、重度肾功能损害者及肾结石患者禁用。

【不良反应】 同丙磺舒。

【点评】 服药期间应多饮水。

5. 别嘌醇: Allopurinol

【剂型规格】 片剂: 100mg/片。

【作用特点】 别嘌醇及其代谢产物氧嘌呤醇均能抑制黄嘌呤氧化酶，阻止次黄嘌呤和黄嘌呤代谢为尿酸，减少尿酸生成。别嘌醇亦可通过对次黄嘌呤鸟嘌呤磷酸核糖基转移酶的作用抑制体内新的嘌呤合成。

【适应证】 可用于痛风及高尿酸血症的控制。

【用法】 建议初始剂量为每次50mg，一日1～2次，口服，根据血清尿酸水平逐渐增加剂量，通常剂量为每日300mg，分2～3次口服。

【禁忌证】 ①妊娠期、哺乳期妇女慎用。②对本药及制剂中的任何成分过敏或目前正在急性痛风期的患者慎用或忌用。

【不良反应】 ①胃肠道反应。②皮疹。③罕见有白细胞减少、血小板减少、贫血、骨髓抑制。④其他有脱发、发热、淋巴结肿大、肝毒性、间质性肾炎及过敏性血管炎等。

【点评】 本药与硫唑嘌呤合用时，可使后者分解代谢减慢而增加毒性，硫唑嘌呤应减至常用量的1/4左右。

6. 非布司他: Feboxostat

【剂型规格】 片剂: 20mg/片，40mg/片，80mg/片。

【作用特点】 本药属于非嘌呤类黄嘌呤氧化酶选择性抑制药，与别嘌醇相比，非布司他对氧化型和还原型的黄嘌呤氧化酶均有显著的抑制作用，因此其降低尿酸的作用更加强大。由于本药属于非嘌呤类药物，因此相比别嘌醇具有更高的安全性。

【适应证】 适用于痛风患者的长期治疗，不推荐用于无症状高尿酸血症的治疗。

【用法】 起始剂量可为20mg/d和40mg/d，2周后血清尿酸水平仍高于357μmol/L者可加量，不超过80mg/d。

【禁忌证】 ①服用硫唑嘌呤、巯嘌呤的患者。②对本药及制剂中的任何成分过敏者。

【不良反应】 ①皮疹。②恶心、腹泻。③肝功能不全。④关节痛。⑤横纹肌溶解。⑥肾小管间质性肾炎。

【点评】 非布司他及其他降尿酸药物在刚开始使用时，由于尿酸迅速降低，可能会诱发痛风急性发作，此时不需要停用降尿酸药物。本药可联合应用NSAIDs或小剂量秋水仙碱6个月预防痛风急性发作。

第六节　生物制剂

生物制剂是风湿免疫领域近20年来的重要进展，这类药物利用抗体的靶向性，特异地阻断疾病发病中的重要炎症介质或淋巴细胞而达到控制病情的作用。生物制剂发展迅速，已成为抗风湿性疾病药物的重要组成部分，其主要不良反应是感染、过敏反应、肿瘤风险等。临床使用时需要严格把握适应证，注意筛查感染，尤其是乙型肝炎和结核，以免出现严重不良反应。截至目前，已有数十种生物制剂上市或正处在临床试验阶段。

生物制剂最早应用的领域是类风湿关节炎领域，已在改善病情抗风湿药物章节中介绍，包括肿瘤坏死因子抑制药（TNFi）、IL-6抑制药、抗CD20单克隆抗体、T细胞共刺激抑制物4类。本章节补充介绍其他几种应用于风湿免疫性疾病领域的生物制剂。

1. 司库奇尤单抗：Secukinumab

【剂型规格】 预填充式注射笔：150mg：1ml。

【作用特点】 司库奇尤单抗是一种全人源IgG1单克隆抗体，通过选择性结合IL-17A并抑制其与IL-17受体的相互作用，抑制促炎细胞和趋化因子的释放，治疗银屑病、强直性脊柱炎。

【适应证】 ①强直性脊柱炎。②中重度斑块状银屑病。③银屑病关节炎。

【用法】 强直性脊柱炎治疗150mg第0周、1周、2周、3周、4周皮下注射，此后150mg每4周1次。银屑病及银屑病关节炎治疗推荐为300mg/次，注射频次同上。

【禁忌证】 ①对本药及制剂中的任何成分过敏者。②重要的活动性感染。③在活动性炎性肠病。

【不良反应】 ①增加感染风险。②变态反应。

【点评】 临床研究中未报告结核易感性增加，结核分枝杆菌感染和复发风险较TNFi小，但仍推荐潜伏性结核在接受本药物治疗前抗结核病治疗。

2. 贝利尤单抗：Belimumab

【剂型规格】 针剂：120mg/瓶，400mg/瓶。

【作用特点】 贝利尤单抗是首个美国FDA批准用于系统性红斑狼疮治疗的生物制剂。本药是针对可溶性人B细胞活化因子（BAF）的特异性人IgG1λ单克隆抗体，可阻断BAF与B细胞上的受体结合，达到抑制B细胞存活和分化为产生抗体的浆细胞的作用，从而控制病情。

【适应证】 联合常规治疗，用于常规治疗基础上仍有高疾病活动度的活动性、自身抗体阳性系统性红斑狼疮的5岁及以上患者。

【用法】 推荐给药方案10mg/kg静脉滴注，前3次每2周一次，此后每4周给药一次。静脉给药前必须复溶和稀释，每次输液至少1小时。

【禁忌证】 对本药及制剂中的任何成分过敏者禁用。因循证医学证据不足，不推荐在病毒性肝炎、HIV感染、低丙种球蛋白血症（<4g/L）或者IgA<100mg/L及器官移植术后患者中应用。

【不良反应】 输液反应、感染、白细胞减少、抑郁、偏头痛、失眠、腹泻、恶心。

【点评】 妊娠期用药数据有限，妊娠期间不应使用本药，除非经证明获益大于风险。

3. 泰它西普: Telitacicept

【剂型规格】 冻干粉：80mg/支。

【作用特点】 注射用泰它西普是将BAF受体跨膜蛋白活化物（TACI）的胞外特定的可溶性部分，与IgG1的可结晶片段（Fc）构建成的融合蛋白。由于TACI受体对BAF和增殖诱导配体（APRIL）具有很高的亲和力，泰它西普可以阻止BAF和APRIL与它们的细胞膜受体、B细胞成熟抗原、B细胞活化分子受体之间的相互作用，抑制BAF和APRIL的生物学活性的作用。本药是我国自主研发的治疗系统性红斑狼疮的创新药。

【适应证】 常规治疗联合，适用于在常规治疗基础上仍具有高疾病活动度、自身抗体阳性的系统性红斑狼疮成年患者。

【用法】 每支（80mg）复溶于1ml灭菌注射用水。推荐剂量为160mg/次，每周一次，皮下给药。

【禁忌证】 严重感染、对本药及制剂中的任何成分过敏、肝功能异常和重度肾功能不全者禁用。因循证医学证据不足，不推荐在病毒性肝炎、HIV感染、低丙种球蛋白血症（<4g/L）或者IgA<10mg/dL及器官移植术后患者中应用。如果出现连续两次血小板<50×10^9/L、中性粒细胞<1×10^9/L或血红蛋白≤80g/L，停用本药。

【不良反应】 注射反应、感染、肝功能异常、胃肠道症状、球蛋白减少、抑郁。

【点评】 妊娠期用药数据有限，妊娠期间不应使用本药，除非经证明获益大于风险。本药在神经精神狼疮和狼疮肾炎中的有效性还缺乏数据。

4. 阿那白滞素: Anakinra

【剂型规格】 预填充注射器：100mg : 0.67ml。

【作用特点】 本药通过竞争性抑制IL-1与IL-1 Ⅰ型受体结合，阻断IL-1介导的炎症和免疫反应，用于治疗自身炎症性疾病和类风湿关节炎。

【适应证】 类风湿关节炎、自身炎症性疾病、痛风。

【用法】 100mg，一日1次，皮下注射。

【禁忌证】 对大肠埃希菌衍生的蛋白质、本药及制剂中的任何成分过敏的患者，以及活动性感染患者禁用。

【不良反应】 头痛、胃肠道反应、中性粒细胞减少、注射反应、过敏反应及感染。

【点评】 不建议与TNFi等其他生物制剂联用，避免增加感染风险。

5. 乌司奴单抗: Ustekinumab

【剂型规格】 针剂：45mg：0.5ml，90mg：1.0ml，130mg：26ml。

【作用特点】 本药是人IgG1κ单克隆抗体，可与IL-12和IL-23细胞因子使用的P40蛋白亚基特异性结合，从而抑制IL-12和IL-23的炎症通路。

【适应证】 中重度斑块状银屑病、银屑病关节炎、炎症性肠病。

【用法】 银屑病关节炎：体重≤100kg，推荐45mg第0周、4周皮下注射，此后每12周45mg；体重＞100kg，推荐剂量为90mg，注射频次同前。炎症性肠病可应用静脉注射制剂。

【禁忌证】 对本药及制剂中的任何成分过敏的患者禁用。

【不良反应】 感染、过敏反应、恶性肿瘤。

【点评】 本药目前尚无儿童、妊娠期及哺乳期妇女应用的安全性数据，不推荐在上述人群中应用。

（彭琳一）

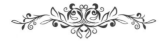

第六章
泌尿系统疾病用药

第一节 利 尿 药

利尿药作用于肾脏的不同部位，抑制肾脏对钠的重吸收，促进电解质和水的排泄，产生利尿效果，消除水肿。利尿药广泛用于肾脏疾病和心血管疾病，可减少细胞外液的容量，降低血压，和其他降压药物有协同作用，可逆转左心室肥厚，降低慢性肾脏病、心血管疾病的风险。

分类：①袢利尿药。强效利尿药，抑制髓袢升支粗段Na^+-K^+-$2Cl^-$协同转运系统，如呋塞米、布美他尼。②噻嗪类利尿药。中效利尿药，抑制远端肾小管上皮细胞顶部的Na^+-Cl^-协同转运系统发挥作用，如氢氯噻嗪、吲达帕胺。③保钾利尿药。低效利尿药。药理机制有两种，分别为抑制肾小管Na^+-K^+通道和抑制盐皮质激素受体。前者有氨苯蝶啶和阿米洛利，后者有螺内酯等醛固酮拮抗药。

临床应用要点：①慢性肾功能不全或心力衰竭，伴中至重度水肿的患者，使用利尿药时应注意监测每日出入量、体重和血压变化，定期监测血电解质、尿素氮和肌酐，警惕血容量不足和电解质紊乱。②严重低白蛋白血症患者，由于血浆胶体渗透压的下降，常影响利尿效果，可在输注白蛋白的同时使用利尿药，以提高疗效。③静脉应用利尿药时不需要考虑生物利用度，选择口服剂型时，口服生物利用度是影响利尿效果的重要因素。药物入血后，需要以有效浓度进入肾小管才能超过反应阈值产生效应，并且存在药物的最大反应率，应用额外的利尿药剂量不会产生更强的效果。④各种利尿药应从常规剂量开始，逐渐增量，如达到最大推荐剂量仍无效，可再加用另一种利尿药。⑤使用强效利尿药时应有给药间隔，目的是提供水肿液由组织间隙移向血管内所需的时间，防止出现水电解质紊乱。

1. 呋塞米：Furosemide

【剂型规格】 片剂：20mg/片；注射剂：20mg：2ml。

【作用特点】 本药为强效袢利尿药，对于肾功能不全者需提高剂量。本药利尿效果呈剂量依赖性，体重变化是监测疗效的可靠指标，需要监测血压、电解质和肾功能。

【适应证】 ①水肿性疾病：肾小球肾炎、肾病综合征、急性或慢性肾功能不全，充血性心力衰竭，肝硬化等。②高血压：不作为首选药物，若噻嗪类药物疗效不佳，尤其当伴有肾功能不全或出现高血压危象时可使用。③高钾血症、高钙血症。④稀释性低钠血症。⑤抗利尿激素分泌失调综合征（SIADH）。⑥急性药物或毒物中毒。

【用法】 ①水肿性疾病和慢性心力衰竭，具体如下。a.口服：

起始剂量20～40mg，一日1次，逐步增加剂量或频次，直至出现满意利尿效果，日剂量超过400mg后利尿效果减弱，最大日剂量可达600mg，但一般控制在100mg以内，分次服用。b.静脉：不能口服者可静脉注射，起始剂量20～40mg，一日1次，必要时增加剂量或频次，直至效果满意。②高血压：口服起始剂量40～80mg，一日1次，分次使用并酌情调整剂量。③急性心力衰竭：起始剂量20～40mg，静脉推注，必要时2～4小时后重复1次。

【禁忌证】 对本药及制剂中的任何成分过敏者禁用。

【不良反应】 ①大剂量或长期使用时，需警惕出现水电解质紊乱，如低钾血症、低钠血症、低氯血症、低钙血症、低镁血症，以及容量不足导致的直立性低血压。②耳鸣、听力障碍多见于大剂量快速静脉注射时，多为暂时性，少数不可逆。③少见过敏反应及胃肠道反应。

【点评】 ①用药期间注意维持水电解质平衡。②静脉剂型利尿药不宜和氨基糖苷类抗生素同用，以免增加后者毒性。③本药增加头孢噻唑、头孢噻吩、头孢乙腈的肾毒性。④苯妥英钠降低本药的利尿效应。

2. 布美他尼：Bumetanide

【剂型规格】 片剂：1mg/片；针剂：2ml：0.5mg。

【作用特点】 本药为强效袢利尿药，用于肾病综合征和充血性心力衰竭等水肿性疾病，适合液体潴留伴肾功能不全的患者。口服吸收度高，30～60分钟起效，静脉注射数分钟起效，作用达峰时间分别为1～2小时和15～30分钟。利尿效果呈剂量依赖性，用药后常通过监测体重评估疗效。

【适应证】 基本同呋塞米。

【用法】 成人：治疗水肿性疾病或高血压，口服起始剂量为每日0.5～2.0mg，必要时每隔4～5小时重复，日最大剂量为10～20mg；静脉制剂为静脉或肌内注射，起始剂量为0.5～1.0mg，必要时每隔2～3小时重复，日最大剂量为10mg。

【禁忌证】 对本药及制剂中的任何成分过敏者禁用。

【不良反应】 基本同呋塞米。

【点评】 ①药物剂量应个体化，从最小有效剂量开始。②在某些肾衰竭患者中，若大剂量呋塞米无效，布美他尼仍可能有效。③需警惕低钾血症，由于其抑制碳酸酐酶的作用弱，失钾较呋塞米轻。

3. 氢氯噻嗪：Hydrochlorothiazide

【剂型规格】 片剂：25mg/片。

【作用特点】 本药为中效利尿药，在口服后2小时发挥作用，达峰时间为4小时。本药降压效果温和，常和其他类降压药物合用。

【适应证】 ①水肿性疾病。②高血压。③中枢性或肾性尿崩症。④预防含钙盐成分形成的肾结石。

【用法】 ①水肿性疾病和慢性心力衰竭：25mg，口服，一日1～3次，必要时增至50mg，一日2次，一般使用到100mg/d已达到最大效应。②高血压：25～100mg，一日1～2次，口服，推荐从较小剂量开始。

【禁忌证】 对本药及制剂中的任何成分过敏者禁用。

【不良反应】 ①水电解质紊乱较常见，如低钾血症、低氯血症、代谢性碱中毒、低钠血症。②糖耐量减低，血尿酸升高，甚至诱发痛风。

【点评】 ①本药是可用于治疗尿崩症的利尿药，对中枢性和肾性尿崩症均有效，与氯磺丙脲合用有协同作用。②大多不良反应与剂量和疗程有关，需注意电解质紊乱、高血糖症、高脂血症和高尿酸血症。

4. 螺内酯：Spironolactone

【剂型规格】 片剂：20mg/片。

【作用特点】 本药为低效保钾利尿药，对远端肾小管有拮抗醛固酮的作用，利尿作用较弱，但较持久，用于治疗伴随醛固酮分泌增加的顽固性水肿，如肝硬化腹水、肾病综合征和慢性心力衰竭，也可用于治疗原发性醛固酮增多症。在心血管治疗方面，本药能够改善心血管重构。

【适应证】 ①水肿性疾病：与其他利尿药合用。②高血压。③原发性醛固酮增多症。④低钾血症。⑤慢性心功能不全。

【用法】 ①水肿性疾病：40～120mg/d，分2～4次服用，常与其他种类的利尿药合用。治疗肝硬化腹水时，螺内酯和呋塞米的剂量比例为5：2。②慢性心功能不全：起始剂量为10mg/d，可增量至20mg/d。③原发性醛固酮增多症：100～400mg/d，分2～4次服用。

【禁忌证】 高钾血症、严重肾功能不全者禁用。

【不良反应】 高钾血症为常见不良反应，还可引起低钠血症、低镁血症、低钙血症、低氯血症、碱中毒、高血糖、高尿酸血症，亦可引起男性乳房发育（通常可逆）。

【点评】 ①本药需慎用于无尿或肾功能不全患者，警惕可能引起的高钾血症。②长期使用本药有致男性乳房发育的作用，用量<100mg/d时较少见。

5. 复方盐酸阿米洛利：Compound Amiloride Hydrocholoride

【剂型规格】 片剂：每片含盐酸阿米洛利25mg、氢氯噻嗪25mg。

【作用特点】 本药复方成分中的氢氯噻嗪为中效利尿药，阿米洛利具有保钾作用，但效果较弱。本药可用于水肿性疾病，高血压和慢性心力衰竭。

【适应证】 水肿性疾病、难治性低钾血症的辅助治疗。

【用法】 $1 \sim 2$ 片，口服，一日 $1 \sim 2$ 次。

【禁忌证】 高钾血症、严重肾功能不全者禁用。

【不良反应】 可有口干、恶心、腹胀、头晕、胸闷等。

【点评】 复方制剂中含有排钾和保钾成分，长期服用应定期检查血钾、血钠、血氯水平，高钾血症和严重肾功能不全者应慎用。

第二节　慢性肾脏病的一体化治疗药物

慢性肾脏病（CKD）诊断依据：① 病程＞3个月。② 蛋白尿（尿常规蛋白1＋及以上、尿蛋白定量＞0.3g/24h、尿白蛋白肌酐比值＞30mg/g或尿蛋白肌酐比值＞50mg/g）。③估算肾小球滤过率（eGFR）≤60ml/（min·1.73m²）。④ 肾脏结构异常（肾萎缩、肾结石或钙质沉着、多囊肾等泌尿系统结构异常）。当①合并②至④中任意一条，即可诊断CKD。

CKD发展到一定阶段，肾脏难以维持其基本功能，早期时伴有夜尿增多、尿渗透压降低等尿液浓缩、稀释功能障碍的表现。随着肾功能进一步下降，肾脏无法维持内环境稳定时，表现的临床症状和并发症几乎涉及全身各个系统。因此，CKD的用药需要纵观全局，进行一体化治疗。

一、降压药物

CKD患者高血压发生率很高，其原因与水钠潴留、肾素－血管紧张素－醛固酮系统（RAAS）的激活、交感神经兴奋、血管内皮功能异常等因素相关。CKD控制血压旨在预防心脑血管并发症和延缓CKD进展。降压原则：①生活方式改变，如限盐。②药物选择以RAAS抑制药为中心。③往往需要多种降压药物联合治疗。

美国肾脏基金会（K/DOQI）推荐RAAS抑制药的应用剂量为常规剂量的2倍，有助于降低蛋白尿，从而更好地保护肾功能和延缓CKD进展。RAAS抑制药在中晚期CKD患者的临床应用中，需监测血肌酐和血钾变化，并保证患者的依从性。对于透析患者，血管紧张素转化酶抑制药（ACEI）和血管紧张素Ⅱ受体阻断药（ARB）的使用没有禁忌。

作用特点：ACEI和ARB在肾脏疾病方面的益处主要在于它们对肾小球血流动力学的特殊调节作用：扩张出球小动脉的作用强于扩张入球小动脉，从而降低肾小球内高压力、高灌注和高滤过状态。此外，ACEI和ARB还能在一定程度上抑制细胞因子和细胞外基质的蓄积，减缓肾小球硬化。

常用药物：见第二章。培哚普利（片剂：4mg/片；8mg/片），贝那普利（片剂：10mg/片），依那普利（片剂：5mg/片），咪达普利（片剂：10mg/片），雷米普利（片剂：5mg/片），赖诺普利（片剂：5mg/片，10mg/片），氯沙坦（片剂：50mg/片），缬沙坦（片剂：80mg/片），替米沙坦（片剂：80mg/片），坎地沙坦（片剂：8mg/片），奥美沙坦酯（片剂：20mg/片），厄贝沙坦（片剂：

150mg/ 片)。

二、延缓肾脏病进展的药物

钠－葡萄糖共转运蛋白2（SGLT2）抑制药通过抑制SGLT2，减少滤过葡萄糖的重吸收，降低葡萄糖的肾阈值，从而增加尿糖排泄。减少钠的重吸收，增加钠向远端小管的输送。

多项临床研究均提示，对于CKD患者（合并或不合并糖尿病），SGLT2抑制药均可延缓肾脏病进展，降低肾衰竭的风险。SGLT2抑制药对2型糖尿病、CKD以及LVEF下降的心力衰竭均具有重要治疗意义。

1. 达格列净：Dapagliflozin

【剂型规格】 片剂：5mg/ 片，10mg/ 片。

【适应证】 2型糖尿病的成人患者的单药治疗或联合治疗，心力衰竭成人患者的治疗。

【用法】 起始剂量为5mg 一日1次，可耐受者剂量可增至10mg 一日1次。对于CKD患者：用于治疗糖尿病时，不建议用于eGFR＜45ml/（min·1.73m²）的患者；治疗心力衰竭时，不建议用于eGFR＜30ml/（min·1.73m²）的患者。

【禁忌证】 对本药及制剂中的任何成分过敏者禁用。

【不良反应】 血容量不足、酮症酸中毒、泌尿系统感染、与胰岛素和胰岛素促泌剂合用引起低血糖。

【点评】 见总述。

2. 卡格列净：Canagliflozin

【剂型规格】 片剂：100mg/ 片，300mg/ 片。

【适应证】 联合二甲双胍等药物治疗成人2型糖尿病。

【用法】 起始剂量为100mg，一日1次，可耐受者剂量可增至300mg，一日1次。对于CKD患者：eGFR＞60ml/（min·1.73m²）的患者无须调整剂量，45ml/（min·1.73m²）≤eGFR＜60ml/（min·1.73m²）的患者剂量限制为100mg，一日1次，不建议用于eGFR＜45ml/（min·1.73m²）的患者，禁用于eGFR＜30ml/（min·1.73m²）的患者。

【禁忌证】 对本药及制剂中的任何成分过敏者、透析患者禁用。

【不良反应】 下肢截肢、低血压、酮症酸中毒、急性肾损伤、高钾血症、泌尿系统感染、与胰岛素和胰岛素促泌药合用引起低血糖。

【点评】 见总述。

3. 恩格列净：Empagliflozin

【剂型规格】 片剂：10mg/ 片，25mg/ 片。

【适应证】 单药或联合治疗2型糖尿病。

【用法】 起始剂量10mg，一日1次，可耐受者剂量可增至25mg，一日1次。eGFR＞45ml/（min·1.73m^2）的患者无须调整剂量，eGFR＜45ml/（min·1.73m^2）的患者不应使用本药。

【禁忌证】 对本药及制剂中的任何成分过敏者、透析患者禁用。

【不良反应】 基本同达格列净。

【点评】 目前有大规模临床研究显示，达格列净和卡格列净的应用可以降低肾衰竭的风险。此类药物不用于治疗1型糖尿病或糖尿病酮症酸中毒。

三、肾性贫血的治疗药物

肾脏是红细胞生成素（EPO）产生的器官，CKD后期由于EPO合成不足、慢性失血（胃肠道出血、透析器凝血等）、铁储备不足或铁利用障碍、炎症状态等原因，大多数CKD患者在GFR＜30ml/min后会出现正细胞正色素性贫血。

肾性贫血的治疗目标是Hb 110～120g/L。透析患者和透析前CKD患者，若Hb≤100g/L，需开始EPO治疗，起始剂量为每周100～150U/kg，分2～3次皮下注射，透析患者可在透析结束时经静脉端管路的采血点注入，但静脉使用的半衰期比皮下注射缩短，剂量需增加30%～50%。治疗过程中Hb上升速度以每月10g/L为宜，若1个月内Hb增加＞20g/L或Hb接近130g/L，应减少原剂量的25%。

（一）红细胞生成素

【剂型规格】 人红细胞生成素注射剂：1500U/支，2000U/支，3000U/支，4000U/支，5000U/支，6000U/支，10 000U/支，12000U/支。重组人红细胞生成素注射剂：3000U/支，6000U/支。重组人红细胞生成素-β注射剂：2000U/支，5000U/支，1000U/支。

【不良反应】 高血压是最常见的不良反应，发生率为20%～50%。其他可能的不良反应包括透析通路血栓、高钾血症和纯红细胞再生障碍性贫血。另外，使用EPO过程中须警惕血红蛋白过高，过高的血红蛋白水平会导致死亡、心血管事件、血栓形成和因充血性心力衰竭而住院的风险增加。

【点评】 应用前需排除是否存在营养物质如铁、叶酸、维生素B$_{12}$的缺乏。

（二）低氧诱导因子-脯氨酰羟化酶抑制药

罗沙司他：Roxadustat

【剂型规格】 片剂：20mg/片，50mg/片。

【作用特点】 罗沙司他为低氧诱导因子-脯氨酰羟化酶

（PHD）抑制药，可抑制PHD1、PHD2、PHD3，导致低氧诱导因子-α（HIF-α）快速且可逆的活化，诱导EPO产生。

【适应证】 肾性贫血。

【用法】 根据体重选择起始剂量：透析CKD贫血患者为每次100mg（体重45～60kg）或120mg（体重≥60kg），非透析患者为每次70mg（体重45～60kg）或100mg（体重≥60kg），口服给药，一周3次。

剂量调整：剂量阶梯为20mg、40mg、50mg、70mg、120mg、150mg、200mg。若血红蛋白在2周内增加＞20g/L且Hb＞90g/L，则降低一个剂量阶梯。血红蛋白升高过快时，建议在4周内仅降低一个阶梯。

【禁忌证】 对本药及制剂中的任何成分过敏者禁用。

【不良反应】 较轻微，可有头痛、背痛、疲劳、腹泻等，与对照组无显著性差异。

【点评】 对于不耐受EPO治疗或治疗效果不佳的患者，可考虑口服罗沙司他治疗。不建议与EPO同时使用。罗沙司他会增加他汀类药物的血药浓度，建议联合应用时减少他汀类药物用量。

（三）铁剂

适应证：①非透析CKD患者，转铁蛋白饱和度（TSAT）≤20%和/或铁蛋白≤100μg/L时需要补铁。②腹膜透析患者，TSAT≤20%和/或铁蛋白≤100μg/L时需要补铁。③血液透析患者，TSAT≤20%和/或铁蛋白≤200μg/L时需要补铁。

治疗目标范围：①非透析CKD患者和腹膜透析患者，20%＜TSAT＜50%，且100μg/L＜铁蛋白＜500μg/L。②血液透析患者，20%＜TSAT＜50%，且100μg/L＜铁蛋白＜500μg/L。

常用补铁药物参阅血液科用药章节。

1. 琥珀酸亚铁: Ferrous Succinate

【剂型规格】 片剂：0.1g/片。

【适应证】 见总述。

【用法】 成人每日2～4片。

【不良反应】 胃肠道不良反应，如便秘、黑便。

【点评】 铁负荷过高、血色病或含铁血黄素沉着症患者禁用。

2. 多糖铁复合物胶囊: Iron Polysaccharide Complex

【剂型规格】 胶囊：150mg/粒。

【适应证】 见总述。

【用法】 成人每日1～2粒。

【不良反应】 极少出现胃肠刺激或便秘。

【点评】 铁负荷过高、血色病或含铁血黄素沉着症患者禁用。

3. 静脉注射铁剂: Intravenous Iron Injection

【剂型规格】 针剂: 0.1g∶5ml, 0.1g∶2ml。

【适应证】 见总述。

【用法】 ①初始治疗阶段: 一个疗程的蔗糖铁或右旋糖酐铁的剂量常为1000mg; 一个疗程完成后, 铁状态尚未达标, 可以再重复治疗一个疗程。②维持治疗阶段: 当铁状态达标后, 给予的剂量和时间间隔应根据患者铁状态、对铁剂的反应、血红蛋白水平、红细胞生成刺激剂(ESAs)用量、对ESAs的反应及近期并发症等情况调整。

【禁忌证】 对本药及制剂中的任何成分过敏、铁过载、遗传性铁利用障碍患者禁用。

【不良反应】 味觉障碍是比较常见的不良反应。

【点评】 尿毒症患者常需静脉补铁, 蔗糖铁配液时只能使用生理盐水, 应缓慢输注。

四、慢性肾脏病矿物质及骨代谢异常(CKD-MBD)的治疗

高钙血症、高磷血症和继发性甲状旁腺功能亢进导致的心血管事件和软组织钙化的风险升高, 与CKD患者的死亡率增加密切相关。CKD 3～5D期患者, 建议尽可能将血磷降至正常范围, 尽可能避免高钙血症。

(一)磷结合剂

1. 碳酸钙: Calcium Carbonate

【剂型规格】 片剂: 500mg/片。

【作用特点】 含钙的磷结合剂, 利用钙与食物中的磷相结合的特点, 减少磷在胃肠道的吸收, 从而降低血磷水平。

【适应证】 预防和治疗钙缺乏症。

【用法】 通常的用法为1～3片, 一日3次。补钙需空腹服务, 降磷需餐中嚼服。

【禁忌证】 高钙血症、高钙尿症、含钙肾结石病史患者禁用。

【不良反应】 便秘、高钙血症。

【点评】 应个体化用药, 监测血钙、血磷水平并据此调整, 最新的指南建议限制含钙的磷结合剂的使用。

2. 盐酸司维拉姆: Sevelamer Hydrochloride

【剂型规格】 胶囊: 800mg/粒。

【作用特点】 本药为不含钙的磷结合剂，并且由于盐酸司维拉姆无全身性吸收，所以安全性高，可以有效控制血磷，并且不会导致高钙血症。本药以类似树脂交换离子方式吸附肠道的磷酸，结合后再由粪便排出体外。

【适应证】 控制高磷血症。

【用法】 进餐时服用，无须咀嚼，成人推荐初始剂量为800～1600mg，一日3次，根据血磷的监测水平调整剂量。

【禁忌证】 对本药及制剂中任何成分过敏、低磷血症、肠梗阻患者禁用。

【不良反应】 恶心、呕吐、便秘、腹泻等胃肠道不适。

【点评】 本药为无须咀嚼的磷结合剂，方便服用。

3. 碳酸镧: Lanthanum Carbonate

【剂型规格】 片剂: 500mg/片。

【作用特点】 本药为不含钙的磷结合剂，在上消化道的酸性环境中解离，与食物中的磷结合，形成不溶性的磷酸镧复合物，从而减少磷在胃肠道的吸收。

【适应证】 控制高磷血症。

【用法】 本药应随餐或于餐后立即服用。推荐初始剂量为750～1500mg/d，每隔2～3周逐步增加剂量，直至达到血清磷酸盐的目标水平。

【禁忌证】 对本药及制剂中的任何成分过敏、低磷血症、肠梗阻患者禁用。

【不良反应】 头痛、过敏性皮肤反应、胃肠道反应。

【点评】 本药应完全咀嚼后再吞服。

4. 骨化三醇: Calcitriol

【剂型规格】 胶丸: 0.25μg/粒。

【作用特点】 本药作用同维生素D_3，是维生素D_3最重要的活性代谢产物，对继发性甲状旁腺功能亢进症（简称甲旁亢）的治疗分为直接作用和间接作用。维生素D_3可直接作用于甲状旁腺，减少甲状旁腺细胞的增殖；降低PTH基因的转录，抑制甲状旁腺激素（PTH）的合成和分泌；增加甲状旁腺维生素D受体（VDR）数目，增加甲状旁腺对钙的敏感性，恢复钙调定点正常。间接作用方面，维生素D_3具有促进小肠吸收钙并调节骨无机盐的作用，可以纠正低血钙、过高的血碱性磷酸酶和过高的血PTH水平。另外，维生素D_3可作用于骨骼的VDR，调节骨代谢，并能在一定程度上减轻骨和肌肉疼痛。

【适应证】 CKD患者肾性骨营养不良。

【用法】 CKD 3～5D期使用建议从小剂量开始，如0.25μg/d，并根据PTH、钙、磷水平调整剂量（增加或减少原剂量的25%～50%）。CKD 5D期患者，如PTH水平超过目标值或在目标范围内进行性升高，建议骨化三醇0.25 ～ 0.50μg/d。如使用活性维生素D并调整剂量后，PTH仍超过目标值，可间断使用较大剂量活性维生素D冲击治疗，如骨化三醇每次2.0 ～ 4.0μg，每周2 ～ 3次，并根据PTH水平调整剂量。

【禁忌证】 对本药及制剂中的任何成分过敏、高钙血症、维生素D中毒患者禁用。

【不良反应】 高钙血症、头痛、食欲减退、呕吐、便秘等。

【点评】 用量大时需注意监测血钙和血磷变化，防止高钙血症和高磷血症。

5. 帕立骨化醇：Paricalcitol

【剂型规格】 针剂：5μg：1ml。

【适应证】 接受血液透析CKD患者的继发性甲旁亢。

【用法】 本药经由血液透析通路给药。成人推荐起始剂量为0.04 ～ 0.10μg/kg（2.8 ～ 7.0μg），单次注射，给药频率不超过隔日1次，在透析过程中的任何时间给药。剂量调整见表14。剂量确定后，血钙、血磷至少每月检测一次，推荐每3个月检测一次iPTH。剂量调整期间，监测频率应提升。

表14　推荐剂量调整原则（2 ～ 4周为间隔进行剂量调整）

相对于基线的iPTH水平	帕立骨化醇的剂量调整
不变或上升	增加2 ～ 4μg
下降＜30%	
30%≤下降≤60%	维持原剂量
下降＞60%	减少2 ～ 4μg
iPTH＜150ng/L（150pg/ml）	

注：iPTH，全段甲状旁腺激素。

【禁忌证】 对本药及制剂中的任何成分过敏、高钙血症、维生素D中毒者禁用。

【不良反应】 高钙血症。

【点评】 若联用高剂量的含钙制剂或噻嗪类利尿药可能会增加高钙血症的风险，若联用酮康唑需要谨慎。

6. 西那卡塞：Cinacalcet

【剂型规格】 片剂：25mg/片。

【作用特点】 西那卡塞作用于甲状旁腺细胞表面存在的钙受体，进而抑制PTH的分泌而降低血清PTH浓度。

【适应证】 接受透析CKD患者的继发性甲旁亢。

【用法】 初始剂量为成人25mg，一日1次，口服。药品应随餐服用或餐后马上服用。药品需整片吞服，不建议切分后服用。在充分观察PTH、血清钙、血清磷浓度的基础上，可逐渐将剂量由25mg递增至75mg，一日1次，最大剂量为100mg。增量时剂量调整幅度为每次25mg，增量调整间隔不少于3周。

【禁忌证】 对本药及制剂中的任何成分过敏者禁用。

【不良反应】 严重不良反应包括低钙血症、QT间期延长等。

【点评】 消化道不适症状，包括恶心、呕吐、上腹部不适、腹胀、食欲减退等较常见，应用期间需要监测血钙。

7. 环硅酸锆钠: Sodium Zirconium Cyclosilicate

【剂型规格】 散剂: 5g/袋、10g/袋。

【作用特点】 为不吸收的硅酸锆，优先捕获钾，置换出氢离子和钠离子，在胃肠道中结合钾离子增加粪便中钾的排泄。

【适应证】 治疗成人高钾血症。

【用法】 ①纠正阶段：推荐起始剂量为10g，一日3次，持续48小时，口服给药，用水冲服。②维持阶段：建议起始剂量为5g，一日1次，按需调整范围为5g，隔日1次至10g，一日1次。

【禁忌证】 对本药及制剂中的任何成分过敏者禁用。

【不良反应】 低钾血症、水肿。

【点评】 对于需要尽快纠正的重度高钾血症，本药物的经验有限，不应忽略肾脏替代治疗的作用。

（二）营养治疗

低蛋白饮食是一种限制饮食中的蛋白质，补充或不补充酮酸/氨基酸，同时保证足够能量摄入的饮食治疗方法，主要针对CKD 3期和4期的患者，目的在于延缓CKD进展，推迟进入终末期肾脏病（ESRD）。进入透析治疗后，饮食方式应更改为较高的蛋白摄入，还需补充一些能改善尿毒症状态的营养物质。

1. 复方α-酮酸: Compound α-Ketoacid

【剂型规格】 片剂: 0.63g/片。

【作用特点】 本药为复方制剂，含4种酮氨基酸钙、1种羟氨基酸钙和5种氨基酸，利用非必需氨基酸的氮转化为氨基酸，减少尿素合成和尿毒症毒性产物的蓄积，有助于改善肾性高磷血症和继发性甲旁亢，改善肾性骨病。

【适应证】 预防和治疗因CKD导致蛋白质代谢失调引起的损害。

【用法】 用餐时整片吞服，使用量为0.1～0.2g/（kg·d），按照体重70kg计算，用量为4～8片，一日3次。

【禁忌证】 对本药及制剂中的任何成分过敏、高钙血症、氨基酸代谢紊乱者禁用。

【不良反应】 高钙血症。

【点评】 本药需配合低蛋白饮食使用。低蛋白饮食的实施可以延缓，但不能替代透析。本药每片含钙量约50mg，服药期间应定期监测血钙水平。

2. 左卡尼汀: Levocarnitine

【剂型规格】 注射剂: 1g : 5ml。

【作用特点】 左旋肉碱是一种广泛存在于机体组织内的特殊氨基酸，主要功能是促进脂类代谢。足够量的游离卡尼汀可以使心肌能量代谢以脂肪酸氧化为主，保护缺血、缺氧的心肌。在尿毒症方面，由于慢性肾衰竭长期血液透析患者发生继发性肉碱缺乏，左卡尼汀能改善心肌，并减轻透析后综合征，如虚弱、肌肉抽搐和减轻透析过程中的低血压。

【适应证】 接受血液透析的CKD患者继发性肉碱缺乏产生的症状。

【用法】 每次透析后推荐起始剂量为10 ～ 20mg/kg，溶于5 ～ 10ml注射用水，2 ～ 3分钟静脉推注。

【禁忌证】 对本药及制剂中的任何成分过敏者禁用。

【不良反应】 恶心、呕吐，诱发癫痫。

【点评】 有脑梗死病史者使用会增加继发性癫痫的发病概率。妊娠期妇女不建议使用。

3. 维生素类

见第十一章第三节。

（夏　鹏）

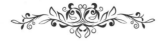

第七章
抗感染药物

第一节 抗细菌药物

抗细菌药物按其化学结构和药理活性的不同，主要可分为β-内酰胺类、氨基糖苷类、喹诺酮类、大环内酯类、四环素类、林可霉素类、氯霉素类、磷霉素类、糖肽类、磺胺类等类型。不同种类的药物分别作用于细菌生长繁殖过程中的不同靶点，典型的如β-内酰胺类、糖肽类、磷霉素类药物均作用于细菌的细胞壁；氯霉素类、氨基糖苷类、大环内酯类、四环素及林可霉素类药物作用于细菌核糖体的不同位点，喹诺酮类药物主要作用于DNA的解旋酶及拓扑异构酶；磺胺类药物作用于二氢叶酸还原酶，影响四氢叶酸的合成；多黏菌素则主要作用于细胞膜，影响膜的稳定性。

每一种抗菌药物进入临床后，伴随而来的是细菌耐药的产生。细菌耐药分为固有耐药和获得性耐药。固有耐药是指由细菌染色体决定的天然耐药性。获得性耐药是指细菌接触抗菌药物后，改变了某些生物学特性或代谢途径后而对药物产生耐受性，通常由质粒介导，也可以由染色体介导等其他机制产生。

一、β-内酰胺类

β-内酰胺类抗细菌药物按化学结构和药理作用的不同，可分为青霉素类、头孢菌素类、头霉素类、氧头孢烯类、碳头孢烯类、单环β-内酰胺类、碳青霉烯类、β-内酰胺类/β-内酰胺酶抑制药。按其抗菌谱，头孢霉素类和碳头孢烯类常被列入第二代头孢菌素，氧头孢烯类常被归入第三代头孢菌素。β-内酰胺酶抑制药（克拉维酸钾、舒巴坦钠和他唑巴坦）一般不单用，而是与青霉素或头孢类组成复合制剂。

头孢菌素根据其发明年代的先后和抗菌谱分为5代，见表15。

表15　头孢菌素的分类、代表药物及抗菌谱

分类	代表药物	对革兰阳性菌抗菌活性	对革兰阴性菌抗菌活性	对MRSA的抗菌活性
第一代	头孢拉定、头孢唑啉	＋＋＋＋	＋	－
第二代	头孢呋辛、头孢克洛	＋＋＋	＋＋	－
第三代	头孢曲松、头孢他啶	＋～＋＋	＋＋＋	

分类	代表药物	对革兰阳性菌抗菌活性	对革兰阴性菌抗菌活性	对MRSA的抗菌活性
第四代	头孢吡肟	++	++++	－
第五代	头孢洛林	+++	+++	++

注：MRSA，耐甲氧西林金黄色葡萄球菌。

碳青霉烯类药物是β-内酰胺类药物中抗菌谱最广、抗菌活性最强的一类药物，对包括超广谱β-内酰胺酶（ESBL）和头孢菌素酶（AmpC）在内的β-内酰胺酶高度稳定。此类药物主要用于多种革兰阳性菌、革兰阴性菌及厌氧菌感染，尤其是严重感染和混合感染。细菌对β-内酰胺类药物耐药的最重要的机制是产生β-内酰胺酶，破坏β-内酰胺环，导致抗生素失活。在抗感染药物中，β-内酰胺类药物的不良反应相对较少，但由于临床应用较广，不良反应仍不少见。β-内酰胺类药物常见的不良反应如下。①过敏反应：包括过敏性休克、溶血性贫血、血清病样反应、药疹、药物热、间质性肾炎等。其中，青霉素引起的过敏性休克最为常见，并且青霉素类和头孢菌素类药物存在近10%的交叉过敏现象。②肝、肾、神经系统、血液系统等方面的损伤：β-内酰胺类药物很少出现肝肾毒性，但第一代头孢菌素的肾毒性相对明显。③胃肠道反应：以口服制剂多见。④静脉炎或注射局部的刺激性反应。⑤菌群失调，二重感染，如口腔念珠菌感染、抗生素相关性腹泻、艰难梭菌引起的假膜性小肠结肠炎等。⑥双硫仑样反应：部分头孢菌素可以抑制乙醛脱氢酶的活性，故应用这些药物的患者在用药期间饮酒（乙醇）会使体内出现乙醛的蓄积，从而出现面部潮红、眼结膜充血、视物模糊、搏动性头痛、头晕、恶心、呕吐、胸痛等不适，严重时会导致心肌梗死、急性心力衰竭、呼吸困难、急性肝损伤、惊厥及死亡等。头孢哌酮及头孢哌酮钠舒巴坦钠、头孢曲松、头孢拉定、头孢美唑、头孢克洛等均有报道，其中以头孢哌酮及头孢哌酮钠舒巴坦钠最多见。

1. 青霉素 G 钠盐：Penicillin G Sodium

【剂型规格】　粉针剂：2.4g（400万U）/瓶，0.48g（80万U）/瓶。

【作用特点】　作用机制为与青霉素结合蛋白结合，抑制细胞壁的合成，于细菌繁殖期起杀菌作用。半衰期30分钟，大部分以原形由肾脏排泄，静脉输注时需每日4～6次给药。对革兰阳性球菌（溶血性链球菌、肺炎链球菌）及革兰阴性球菌（脑膜炎球菌、淋球菌）的抗菌作用较强，对炭疽杆菌、螺旋体（梅毒螺旋体、回归热螺旋体、钩端螺旋体等）、梭状芽孢杆菌（破伤风梭菌、产气荚膜梭菌）、放线菌及单核细胞性李斯特菌等有效。

【适应证】 敏感菌所致急慢性感染。

【用法】 ①肌内注射：每日80万～200万U，分3～4次给药。②静脉滴注：每日200万～2000万U，分3～4次给药。

【禁忌证】 对本药及制剂中的任何成分过敏者禁用。

【不良反应】 过敏反应最常见，表现为过敏性休克、溶血性贫血、血清病样反应、药疹、药物热、间质性肾炎等。全身大剂量（每日＞2400万U）应用可以引起腱反射亢进、脑病等神经系统损害，并可导致凝血功能障碍。

【注意事项】 使用前必须皮试，不宜鞘内给药。在治疗梅毒螺旋体及其他螺旋体感染时，有可能出现赫氏反应。

【点评】 青霉素是人类最早发现并应用于临床的抗生素，随着细菌耐药性的发展，其应用范围也逐渐缩小。目前，青霉素对甲型溶血性链球菌、脑膜炎球菌、梅毒螺旋体、放线菌、单核细胞性李斯特菌、梭状芽孢杆菌等仍保持着很高的敏感性，是这些病原体感染的首选用药。青霉素皮试仅对青霉素Ⅰ型超敏反应个体有用，曾有回顾性分析发现，80%～90%"青霉素过敏"的个体复核青霉素皮试结果为阴性。

2. 阿莫西林：Amoxicillin

【剂型规格】 胶囊：0.5g/粒。

【作用特点】 作用机制与青霉素类似，对多数革兰阳性菌（如化脓性链球菌、白喉棒状杆菌、李斯特菌）及流感嗜血杆菌、淋球菌、沙门菌、百日咳鲍特菌等革兰阴性菌敏感。

【适应证】 用于治疗敏感菌所致耳、鼻、咽喉、泌尿生殖道、皮肤软组织及下呼吸道感染，也可作为联合治疗的一部分用于根除Hp。

【用法】 轻中度感染：0.5g，每12小时1次。用于根除Hp：1g，每12小时1次。

【禁忌证】 对青霉素过敏者禁用。

【不良反应】 消化道反应、过敏反应（包括皮疹、多形性红斑、重症多形性红斑）、血常规异常（包括贫血、血小板减少、嗜酸性粒细胞增多、白细胞减少等）、多动、抽搐等。

【点评】 避免应用于传染性单核细胞增多症患者，患者应用阿莫西林后易出现皮疹，此种皮疹并非药物过敏。

3. 苄星青霉素：Benzathine Benzylpenicillin

【剂型规格】 粉剂：120万U/瓶。

【作用特点】 长效青霉素，抗菌作用与青霉素相似；吸收缓慢，血药浓度达峰时间长且浓度低，但维持时间较长，一次肌内注射120万U，有效血药浓度可维持1个月左右。

【适应证】 适用于长期使用青霉素预防的患者，如预防风湿热、风湿性心脏病的复发等；也用于梅毒螺旋体感染的治疗。

【用法】 肌内注射。用于预防风湿热及风湿性心脏病：120万U/次，每2～4周1次。用于梅毒螺旋体的治疗（非神经梅毒）：240万U/次，每周1次，共3～4周。

【禁忌证】 对青霉素过敏者禁用。

【不良反应】 与青霉素类似，注射局部疼痛明显，可发生肌内注射局部周围神经炎。

【注意事项】 因使用间期较长，每次用前均需要做青霉素皮试。

【点评】 苄星青霉素为一期、二期梅毒治疗的首选用药。

4. 阿莫西林克拉维酸钾: Amoxicillin and Clavulanate Potassium

【剂型规格】 粉剂：1.2g/瓶（每瓶含阿莫西林1g、克拉维酸钾0.2g）；片剂：0.625g/片（每片含阿莫西林0.5g、克拉维酸钾0.125g）。

【作用特点】 本药为阿莫西林和克拉维酸钾的复合制剂。克拉维酸可以有效地、不可逆地抑制β-内酰胺酶，从而防止阿莫西林被降解。本药抗菌谱广，对常见的链球菌属、甲氧西林敏感的金黄色葡萄球菌及表皮葡萄球菌等革兰阳性球菌敏感，对淋菌、流感嗜血杆菌、大肠埃希菌及肺炎克雷伯菌等革兰阴性菌敏感，同时对脆弱拟杆菌等厌氧菌也有效，但对假单胞菌属、大部分肠杆菌及沙雷菌无效。

【适应证】 用于治疗敏感菌所致上、下呼吸道感染，中耳炎、鼻窦炎，泌尿系统感染，皮肤软组织感染等，也可用于感染性心内膜炎的经验性治疗。

【用法】 静脉滴注，成人1.2g＋生理盐水100ml。每6～8小时1次；也可2.4g＋生理盐水100ml，每8小时1次。口服，成人及14岁以上儿童，0.625g，一日2次。

【禁忌证】 对青霉素类药物或β-内酰胺酶抑制药过敏者禁用。

【不良反应】 与阿莫西林类似，抗生素相关性腹泻、过敏反应、血常规异常较常见。

【点评】 阿莫西林克拉维酸钾本药注射剂型在含有葡萄糖、葡聚糖等酸性溶液中稳定性降低，故不可用葡萄糖溶液配制，也不可与含有上述物质的溶液混合使用。阿莫西林克拉维酸钾存在口服剂型，对流感嗜血杆菌、甲氧西林敏感的金黄色葡萄球菌（MSSA）、莫拉菌属等常见产β-内酰胺酶的细菌均有活性。

5. 氨苄西林舒巴坦钠: Ampicillin and Sulbactam Sodium

【剂型规格】 粉剂：0.75g/瓶（每瓶含氨苄西林0.5g、舒巴坦钠0.25g）。

【作用特点】 本药为氨苄西林和舒巴坦钠的复合制剂，舒巴坦可以有效地不可逆地竞争性抑制β-内酰胺酶，从而避免氨苄西林被降解。本药抗菌谱与阿莫西林克拉维酸钾相似。

【适应证】 用于治疗敏感菌所致皮肤软组织感染、腹腔内感染及妇科感染，也可用于泌尿系统和呼吸道感染。

【用法】 静脉滴注或肌内注射，成人1.5～3.0g＋生理盐水100ml，每6～8小时1次。

【禁忌证】 对青霉素类药物或β-内酰胺酶抑制药过敏者禁用。

【不良反应】 胃肠道反应，偶见腹泻、假膜性小肠结肠炎、胰腺炎（血清淀粉酶升高），过敏反应，血常规异常，肝功能异常甚至肝衰竭，肾功能异常。

【注意事项】 传染性单核细胞增多症患者应用氨苄西林后易出现皮疹。

【点评】 氨苄西林是粪肠球菌感染的首选用药。

6. 哌拉西林钠他唑巴坦钠: Piperacillin and Tazobatam Sodium

【剂型规格】 粉剂：4.5g/瓶（每瓶含哌拉西林4g、他唑巴坦钠0.5g）。

【作用特点】 本药为哌拉西林和他唑巴坦钠的复合制剂。他唑巴坦可以有效地不可逆地竞争性抑制β-内酰胺酶，从而避免哌拉西林被降解。本药抗菌谱广，对多种革兰阳性球菌和阴性菌有较好的活性，对革兰阴性杆菌的作用更为显著，包括大肠埃希菌、肺炎克雷伯菌、肠杆菌科、沙门菌、志贺菌属、变形杆菌、枸橼酸杆菌、不动杆菌、沙雷菌等。本药对脆弱拟杆菌等厌氧菌、铜绿假单胞菌也有效。

【适应证】 用于治疗敏感菌所致阑尾炎、腹盆腔感染、单纯性或复杂性皮肤软组织感染、社区获得性肺炎或医院获得性肺炎（中度或重度），也可用于泌尿系统感染、血流感染、胆道感染、骨关节感染等。

【用法】 静脉滴注，成人4.5g＋生理盐水100ml，每8小时1次，严重感染时可以每6小时1次。

【禁忌证】 对青霉素、头孢菌素或β-内酰胺酶抑制药过敏者禁用。

【不良反应】 神经系统反应，如耳鸣、震颤、惊厥、眩晕、晕厥、精神异常等；心律失常；过敏反应；血常规异常，如血小板减少、贫血、嗜酸性粒细胞增多、中性粒细胞减少或缺乏；出凝血异常；肌痛、关节痛；肝肾功能异常等。

【点评】 对铜绿假单胞菌所致医院获得性肺炎，初始治疗常需联合应用一种氨基糖苷类药物，以避免治疗失败。早年应用哌拉西林他唑巴坦钠后可能导致G试验检测呈假阳性。他唑巴坦对β-内酰胺酶的抑制作用较舒巴坦更强。

7. 替卡西林克拉维酸钾: Ticarcillin and Clavulanate Potassium

【剂型规格】 粉剂: 3.2g/瓶（每瓶含替卡西林3g、克拉维酸钾0.2g）。

【作用特点】 本药为替卡西林和克拉维酸钾的复合制剂。克拉维酸可以有效地不可逆地竞争性抑制β-内酰胺酶，从而避免替卡西林被降解。本药抗菌谱广，对多种革兰阳性球菌和阴性菌有较好的活性，对革兰阴性杆菌的作用更强，对脆弱拟杆菌等厌氧菌及铜绿假单胞菌也有效。

【适应证】 用于治疗敏感菌所致血流感染、下呼吸道感染、骨关节感染、腹盆腔感染、皮肤及软组织感染等。

【用法】 静脉滴注，成人3.2g + 0.9%氯化钠注射液100ml，每6小时1次，严重感染时可每4小时1次。

【禁忌证】 对青霉素、头孢菌素或β-内酰胺酶抑制药过敏者禁用。

【不良反应】 过敏反应；神经系统反应，如惊厥、癫痫发作、精神异常等；血常规异常；凝血异常；肝肾功能异常等。

【点评】 对铜绿假单胞菌所致医院获得性肺炎，初始治疗常需联合应用一种氨基糖苷类药物，以避免治疗失败。大剂量应用替卡西林克拉维酸钾时，可能引起出血及神经系统异常。

8. 头孢拉定: Cephradine

【剂型规格】 胶囊: 0.25g/粒。

【作用特点】 本药为第一代头孢菌素，对不产青霉素酶和产青霉素酶的葡萄球菌属、链球菌属（如A族溶血性链球菌、肺炎链球菌和甲型溶血性链球菌）均有良好的抗菌作用，对耐甲氧西林葡萄球菌以及肠球菌耐药。本药对大肠埃希菌、肺炎克雷伯菌、沙门菌属有抗菌活性，对除脆弱拟杆菌以外的部分厌氧菌也有效。

【适应证】 用于敏感菌所致上、下呼吸道感染，泌尿生殖道感染及单纯性皮肤软组织感染。

【用法】 口服，成人0.25 ~ 0.50g，每6小时1次，每日最高剂量4g。

【禁忌证】 对头孢菌素过敏者禁用，对青霉素过敏者慎用。

【不良反应】 胃肠道反应、肝肾功能异常等。

【点评】 头孢拉定与头孢唑林活性类似，口服吸收良好。

9. 头孢呋辛: Cefuroxime

【剂型规格】 片剂: 0.25g/片；粉剂: 0.75g/瓶。

【作用特点】 本药为第二代头孢菌素，对革兰阳性球菌的活性与第一代头孢菌素相似或略差；对流感嗜血杆菌有较强的抗菌活性，对大肠埃希菌及奇异变形杆菌也有效。

【适应证】 用于敏感菌所致上呼吸道感染（如急性咽炎、扁桃体炎、中耳炎、上颌窦炎、支气管炎）、下呼吸道感染、单纯性尿路感染、单纯性皮肤软组织感染和血流感染，也可以用于治疗脑膜炎球菌、流感嗜血杆菌所致脑膜炎。

【用法】 口服，成人0.25～0.50g，一日2次。静脉注射，0.75～1.50g + 100ml生理盐水，每8小时1次，危及生命的严重感染（如脑膜炎）剂量可为1.5g，每6小时1次。

【禁忌证】 对头孢菌素过敏者禁用，对青霉素过敏者慎用。

【不良反应】 胃肠道反应，过敏反应，血常规异常，出凝血异常，肝肾功能异常，脑病、癫痫。

【注意事项】 头孢呋辛与抗酸药合用可减少头孢呋辛的生物利用度。

【点评】 头孢呋辛与第一代头孢菌素相比，对流感嗜血杆菌的活性增强。常用于轻至中度皮肤软组织感染、手术预防感染。

10. 头孢克洛：Cefaclor

【剂型规格】 片剂：0.375g/片；干混悬剂：0.125g/袋。

【作用特点】 本药为第二代头孢菌素，对革兰阳性球菌的活性与第一代头孢菌素相似或略强；对流感嗜血杆菌、卡他莫拉菌、淋球菌等有较强的抗菌活性，对大肠埃希菌、肺炎克雷伯菌及奇异变形杆菌也有效。

【适应证】 用于敏感菌所致急性咽炎、扁桃体炎、中耳炎、支气管炎及下呼吸道感染，单纯性尿路感染，单纯性皮肤软组织感染。

【用法】 口服，成人每日0.75～1.00g，较重感染（如肺炎）剂量可加倍。

【禁忌证】 对头孢菌素过敏者禁用，对青霉素过敏者慎用。

【不良反应】 过敏反应；血常规异常；肝肾功能异常；脑病、癫痫。

【点评】 肾功能不全者无须调整剂量，但需谨慎。

11. 头孢孟多：Cefamandole

【剂型规格】 注射剂：0.5g/瓶，1.0g/瓶。

【作用特点】 本药为第二代头孢菌素，抗菌谱与头孢呋辛类似。

【适应证】 用于敏感菌所致下呼吸道感染、尿路感染、胆道感染、腹腔感染、皮肤软组织感染、骨及关节感染以及血流感染。

【用法】 静脉滴注，成人每日剂量2～8g，分3～4次给药，每日最高剂量不超过12g。

【禁忌证】 对头孢菌素过敏者禁用，对青霉素过敏者慎用。

【不良反应】 与头孢呋辛类似。

【点评】 应用头孢孟多期间饮酒可以出现双硫仑样反应，故应避免饮酒和含酒精饮料。

12. 头孢克肟: Cefixime

【剂型规格】 胶囊: 50mg/粒，100mg/粒。

【作用特点】 本药为口服给药的第三代头孢菌素，对细菌的β-内酰胺酶较为稳定，对链球菌属及革兰阴性菌的抗菌活性较强，对铜绿假单胞菌无效。

【适应证】 用于敏感菌所致急性咽炎、扁桃体炎、中耳炎、支气管炎及下呼吸道感染，单纯性尿路感染，单纯性淋病。

【用法】 口服: 成人100～200mg，一日2次。

【禁忌证】 对头孢菌素过敏者禁用，对青霉素过敏者慎用。

【不良反应】 胃肠道反应，过敏反应，血管神经性水肿，血清病样反应，血常规异常，出凝血异常，肝肾功能异常，脑病、癫痫，继发二重感染等。

【点评】 头孢克肟与卡马西平或华法林合用时，卡马西平的血药浓度增高，凝血酶原时间延长，应注意监测。

13. 头孢地尼: Cefdinir

【剂型规格】 胶囊: 50mg/粒、100mg/粒。

【作用特点】 本药为口服给药的第三代头孢菌素，对细菌的β-内酰胺酶较为稳定，对革兰阳性菌的作用强于头孢克肟，但对革兰阴性菌的活性与头孢克肟相似或略弱，对铜绿假单胞菌无效。

【适应证】 用于敏感菌所致急性咽炎、扁桃体炎、急性上颌窦炎、急性支气管炎、慢性支气管炎急性发作、社区获得性肺炎、单纯性皮肤软组织感染，也可用于泌尿系统感染。

【用法】 口服，成人100～200mg，一日3次；或300mg，一日2次。

【禁忌证】 对头孢菌素过敏者禁用，对青霉素过敏者慎用。

【不良反应】 与头孢克肟类似。

【点评】 头孢地尼不经过乳汁分泌，可以哺乳期用药。抗酸药及铁制药可以影响头孢地尼的吸收，合用时应间隔2小时以上。

14. 头孢妥仑匹酯: Cefditoren Pivoxil

【剂型规格】 片剂: 100mg/片。

【作用特点】 本药为口服给药的第三代头孢菌素，对细菌的β-内酰胺酶稳定性强，对革兰阳性菌、革兰阴性菌有广泛的抗菌活性，对消化链球菌、痤疮丙酸杆菌、拟杆菌属等厌氧菌有效，对产β-内酰胺酶的菌株也有很强的抗菌活性，但对铜绿假单胞菌无效。

【适应证】 用于敏感菌所致急性咽炎、扁桃体炎、急性上颌窦炎、急性支气管炎、慢性支气管炎急性发作、社区获得性肺炎、单纯性皮肤软组织感染，也可用于泌尿系统感染。

【用法】 口服，成人200mg，一日2次。

【禁忌证】 对头孢菌素过敏者禁用，对青霉素过敏者慎用。

【不良反应】 与头孢克肟类似。

【注意事项】 抗酸药和H_2受体阻断药可减少本药的吸收。

【点评】 本药是口服的第三代头孢菌素，可用于治疗呼吸道感染和皮肤软组织感染。

15. 头孢他啶：Ceftazidime

【剂型规格】 注射剂：1.0g/瓶。

【作用特点】 本药为第三代头孢菌素，对细菌的β-内酰胺酶稳定性强，抗菌谱较广，对革兰阳性菌、革兰阴性菌及厌氧菌均有较强的抗菌活性，对铜绿假单胞菌有效，但对肠球菌、甲氧西林耐药的葡萄球菌、李斯特菌、艰难梭菌及大部分脆弱拟杆菌等无效。

【适应证】 用于敏感菌所致下呼吸道感染、皮肤软组织感染、尿路感染、腹盆腔感染、骨及关节感染、血流感染以及中枢神经系统感染。

【用法】 静脉滴注、静脉注射或肌内注射：成人重症感染（如脑膜炎、腹腔感染、危及生命的感染）2g，每8小时1次，轻中度感染0.5～1.0g，每8～12小时1次。

【禁忌证】 对头孢菌素过敏者禁用，对青霉素过敏者慎用。

【不良反应】 胃肠道反应；过敏反应；血管神经性水肿；脑病、癫痫、肌痉挛；血常规异常；出凝血异常；肝肾功能异常；继发二重感染，如艰难梭菌相关的腹泻及假膜性小肠结肠炎、口腔及生殖道念珠菌感染等。

【点评】 头孢他啶在用药治疗过程中可能会诱导部分细菌（如肠杆菌属、假单胞菌属和沙雷菌属）产生 I 型β-内酰胺酶，导致耐药。

16. 头孢他啶阿维巴坦：Ceftazidime and Avibactam

【剂型规格】 注射剂：2.5g/瓶（头孢他啶2g，阿维巴坦0.5g）。

【作用特点】 本药为第三代头孢菌素头孢他啶与非β-内酰胺类β-内酰胺酶抑制药阿维巴坦组成的复方制剂，对多种产酶（ESBL、KPC、AmpC、部分苯唑西林酶）的多重耐药和泛耐药革兰阴性菌（如耐碳青霉烯类肠杆菌科细菌、耐碳青霉烯铜绿假单胞菌等）具有良好疗效。

【适应证】 主要用于治疗由肺炎克雷伯菌、阴沟肠杆菌、大肠埃希菌、奇异变形杆菌、铜绿假单胞菌等革兰阴性菌引起的复杂性腹腔内感染、医院获得性肺炎和呼吸机相关性肺炎。尤其可用于治疗方案选择有限的耐碳青霉烯类肠杆菌科细菌（CRE）、耐碳青霉烯铜绿假单胞菌等耐药革兰阴性菌引起的感染。

【用法】 静脉滴注：2.5g，每8小时1次。

【禁忌证】 对头孢菌素过敏者禁用，对青霉素过敏者慎用。

【不良反应】 胃肠道反应；过敏反应；血管神经性水肿；脑病、癫痫、肌阵挛；血常规异常；出凝血异常；肝肾功能异常；继发二重感染，如艰难梭菌相关的腹泻及假膜性小肠结肠炎、口腔及生殖道念珠菌感染等。

【点评】 头孢他啶阿维巴坦作为新型酶抑制药复合剂，具有独特的作用机制，能有效覆盖以耐碳青霉烯类肺炎克雷伯菌为代表的耐药菌感染，对肺部感染、复杂腹腔感染、血流感染、尿路感染等均有较好的抗感染效果。

17. 头孢曲松：Ceftriaxone

【剂型规格】 注射剂：1.0g/瓶。

【作用特点】 本药为第三代头孢菌素，抗菌谱较广，对革兰阳性菌、革兰阴性菌及部分厌氧菌有较强的抗菌活性。对流感嗜血杆菌、脑膜炎球菌及淋球菌的活性比其他第三代头孢菌素强。对铜绿假单胞菌无效，对肠球菌、耐甲氧西林葡萄球菌、李斯特菌、艰难梭菌、大部分脆弱拟杆菌等无效。本药半衰期长达8小时，每日1次给药即可。

【适应证】 用于敏感菌所致下呼吸道感染、急性细菌性中耳炎、皮肤软组织感染、尿路感染、单纯性淋病、腹盆腔感染、骨及关节感染、血流感染以及中枢神经系统感染，也用于外科感染的预防。

【用法】 静脉滴注、静脉注射或肌内注射，根据感染类型和严重程度，1～2g，一日1次或分为2次给予。脑膜炎可2g，每12小时1次。淋球菌性尿道炎可250mg单剂肌内注射。外科预防感染可术前30～60分钟给予1g。每日剂量最高不超过4g。

【禁忌证】 对头孢菌素过敏者禁用，患高胆红素血症的新生儿禁用。对青霉素过敏者慎用。

【不良反应】 与头孢他啶类似。此外，头孢曲松的结晶沉积在胆囊中可致胆囊结石。

【点评】 头孢曲松可以透过血脑屏障，是社区获得性化脓性脑膜炎的一线用药。肾功能异常无须调整剂量。本药与胆囊内结石形成有关，可出现胆囊炎症状，停药即可好转。

18. 头孢哌酮钠舒巴坦钠：Cefoperazone Sodium and Sulbactam Sodium

【剂型规格】 注射剂：1.0g/瓶（含头孢哌酮钠0.5g、舒巴坦钠0.5g），1.5g/瓶（含头孢哌酮钠1g、舒巴坦钠0.5g）。

【作用特点】 本药为第三代头孢菌素头孢哌酮与β-内酰胺酶抑制药舒巴坦的复方制剂,抗菌谱较广,对革兰阳性菌、革兰阴性菌及部分厌氧菌有较强的抗菌活性,对产超广谱β-内酰胺酶的革兰阴性菌也有效。对铜绿假单胞菌有效。

【适应证】 用于敏感菌所致呼吸系统感染、皮肤软组织感染、尿路感染、胆道感染、腹盆腔感染、骨及关节感染、血流感染等。

【用法】 静脉滴注,根据感染的类型和严重程度,成人每日2～8g,分2～4次给予。舒巴坦每日剂量最高不超过4g。

【禁忌证】 对青霉素、头孢菌素或β-内酰胺酶抑制药过敏者禁用。

【不良反应】 与头孢他啶类似。

【点评】 头孢哌酮钠舒巴坦钠在胆道系统内的浓度较高,是胆道系统感染的一线用药。本药可干扰维生素K代谢,部分患者可出现维生素K缺乏症。用药期间和停药5天内饮酒,可出现双硫仑样反应,应禁酒及含酒精的饮料。

19. 头孢吡肟:Cefepime

【剂型规格】 注射剂:1.0g/瓶。

【作用特点】 本药为第四代头孢菌素,抗菌谱及活性与第三代头孢菌素相似,对多种细菌产生的β-内酰胺酶稳定性强于第三代头孢菌素,对第三代头孢菌素耐药的菌株也有抗菌活性,但对铜绿假单胞菌的活性与头孢他啶相当,对肠球菌、耐甲氧西林葡萄球菌等无效。

【适应证】 用于各种严重感染如呼吸道感染、单纯性或复杂性泌尿系统感染、胆道感染、皮肤软组织感染、腹盆腔感染、血流感染,也用于粒细胞减少患者发热的经验性治疗。

【用法】 静脉滴注,根据感染的类型和严重程度,1～2g,每12小时1次。粒细胞减少伴发热的经验性治疗,2g,每8小时1次。

【禁忌证】 对头孢菌素过敏者禁用,对青霉素过敏者慎用。

【不良反应】 与头孢他啶类似。

【注意事项】 头孢吡肟与氨基糖苷类药物合用会增加肾毒性和耳毒性。

【点评】 头孢吡肟在高剂量(2g,每8小时1次)应用时,对部分产ESBL的需氧革兰阴性杆菌也有良好活性。对MSSA的活性强于第三代头孢菌素。

20. 头孢洛林:Ceftaroline

【剂型规格】 注射剂:600mg/瓶、400mg/瓶。

【作用特点】 本药为第五代头孢菌素,抗菌谱及活性与头孢曲松相似,对产AmpC酶和ESBL的细菌无效,对耐甲氧西林

233

金黄色葡萄球菌（MRSA）、耐甲氧西林表皮葡萄球菌（MRSE）有较好活性，但对肠球菌活性较差，对铜绿甲单胞菌无活性。

【适应证】 用于社区获得性肺炎、急性皮肤软组织感染的治疗。

【用法】 静脉滴注：根据感染的类型和严重程度，1～2g，每12小时1次；粒细胞减少伴发热的经验性治疗可2g，每8小时1次。

【禁忌证】 对头孢菌素过敏者禁用，对青霉素过敏者慎用。

【不良反应】 与头孢曲松类似，包括胃肠道反应、头痛、嗜睡、过敏反应等。

【点评】 头孢洛林的抗菌谱基本与头孢曲松类似，是首个对MRSA有抗菌活性的头孢菌素。

21. 亚胺培南西司他丁钠: Imipenem and Cilastatin Sodium

【剂型规格】 注射剂：0.5g/瓶。

【作用特点】 本药为碳青霉烯类药物，为亚胺培南和西司他丁钠的复方制剂。亚胺培南在肾脏内经肾脱氢肽酶代谢，导致药物浓度较低，西司他丁可以特异性抑制肾脱氢肽酶，从而保证亚胺培南的浓度。本药为广谱抗生素，对产超广谱β-内酰胺酶的细菌有效，抗菌谱及抗菌活性强于第三代、第四代头孢菌素，对革兰阴性菌及厌氧菌具有强大的抗菌活性，对铜绿假单胞菌、不动杆菌、阴沟肠杆菌、李斯特菌、脆弱拟杆菌等有效，对粪肠球菌、耐甲氧西林金黄色葡萄球菌等无效。嗜麦芽窄食单胞菌对本药先天耐药。近年来，铜绿假单胞菌、鲍曼不动杆菌等非发酵菌的碳青霉烯类药物耐药率逐渐升高，并在大肠埃希菌、肺炎克雷伯菌等其他革兰阴性杆菌中也出现耐碳青霉烯类药物的菌株。

【适应证】 主要用于敏感菌所致各种严重感染及混合感染，如下呼吸道感染、单纯性或复杂性泌尿系统感染、皮肤软组织感染、腹盆腔感染、血流感染、骨和关节感染、心内膜炎和多重细菌混合感染。

【用法】 静脉滴注，根据感染的类型和严重程度，每日1～2g，每6～8小时1次。中度敏感细菌引起的重症感染，可以1g，每6小时1次。每日最大剂量不超过4g。

【禁忌证】 对本药及制剂中的任何成分过敏，或者对其他碳青霉烯类药物过敏者禁用；对青霉素或头孢菌素过敏者慎用。

【不良反应】 发热；过敏反应；血管神经性水肿；低血压；脑病、癫痫发作、听力损害；胃肠道反应；血常规异常；出凝血异常；肝肾功能异常；电解质异常：血钠浓度减低，血钾、血氯浓度升高；继发二重感染，如艰难梭菌相关性腹泻及假膜性小肠结肠炎、口腔及生殖道念珠菌感染等。

【点评】 因同其他药物比较，亚胺培南西司他丁钠引起癫痫发作概率较高，故通常不用于中枢神经系统感染的治疗。

22. 美罗培南: Meropenem

【剂型规格】 注射剂: 0.5g/瓶。

【作用特点】 本药为碳青霉烯类药物，对肾脱氢肽酶稳定，抗菌谱与亚胺培南相似，对葡萄球菌属及肠球菌属的抗菌活性比亚胺培南略弱，而对肠杆菌科细菌等革兰阴性菌的抗菌活性要强于亚胺培南。

【适应证】 主要用于敏感菌所致各种严重感染及混合感染，如下呼吸道感染、单纯性或复杂性泌尿系统感染、皮肤软组织感染、腹盆腔感染、血流感染、细菌性脑膜炎（3月龄及以上患者）。

【用法】 静脉滴注，根据感染类型和严重程度，0.5～1.0g，每8小时1次；中枢神经系统感染，可以2g，每8小时1次。

【禁忌证】 对本药及制剂中的任何成分过敏，或者对其他碳青霉烯类药物过敏者禁用；对青霉素或头孢菌素过敏者慎用。

【不良反应】 与亚胺培南西司他丁钠类似，但中枢神经系统不良反应发生率相对较低。

【点评】 碳青霉烯类药物是重症感染及产ESBL的革兰阴性菌感染的首选用药。本药可以降低血清丙戊酸的浓度，合用时应监测丙戊酸的血药浓度。

23. 厄他培南: Ertapenem

【剂型规格】 注射剂: 1g/瓶。

【作用特点】 本药为碳青霉烯类药物，对肠杆菌科细菌、革兰阳性菌及厌氧菌的作用与亚胺培南和美罗培南相似，但对铜绿假单胞菌等非发酵菌无效。

【适应证】 主要用于敏感菌所致各种严重感染及混合感染，如社区获得性肺炎、复杂性泌尿系统感染、复杂性皮肤软组织感染、腹盆腔感染、妇产科手术后感染及手术部位感染、血流感染、预防结直肠手术后感染。

【用法】 静脉滴注: 1g，一日1次。

【禁忌证】 对本药及制剂中的任何成分过敏，或者对其他碳青霉烯类药物过敏者禁用；对青霉素或头孢菌素过敏者慎用。

【不良反应】 同美罗培南。

【点评】 厄他培南对铜绿假单胞菌等非发酵菌无效。厄他培南有高蛋白结合率，不易透过血脑屏障，不适用于细菌性脑膜炎的治疗。厄他培南半衰期较长（4小时），可每天1次给药。

24. 比阿培南: Biapenem

【剂型规格】 注射剂: 0.3g/瓶。

【作用特点】 本药为碳青霉烯类药物，对肾脱氢肽酶稳定，抗菌谱及抗菌活性与美罗培南相似。主要用于敏感菌所致各种严重感染及混合感染。

【适应证】 主要用于敏感菌所致败血症、肺炎、肺脓肿、慢性呼吸道疾病引起的二次感染、难治性膀胱炎、肾盂肾炎、腹膜炎、妇科附件炎等。

【用法】 静脉滴注，根据感染类型和严重程度，0.3g，每6～12小时1次，每日剂量不超过1.2g。

【禁忌证】 对本药及制剂中的任何成分过敏者禁用，正在服用丙戊酸钠类药物的患者禁用。

【不良反应】 与美罗培南相似。

【注意事项】 比阿培南可以降低血清丙戊酸的浓度，合用时应监测丙戊酸的血药浓度。

【点评】 本药为静脉注射碳青霉烯类抗菌药物，具有广泛的体外抗菌活性，对多种革兰阴性和革兰阳性需氧和厌氧细菌均有疗效，包括产β-内酰胺酶的菌种。

25. 氨曲南: Aztreonam

【剂型规格】 注射剂：1g/瓶。

【作用特点】 本药为全合成的单环β-内酰胺类药物，对革兰阴性杆菌细胞壁的青霉素结合蛋白3（PBP-3）具有高度亲和性，抗菌谱窄，仅对革兰阴性菌有抗菌作用，对铜绿假单胞菌的活性与头孢他啶相似，对革兰阳性菌和厌氧菌无效。本药对β-内酰胺酶的稳定性高于第三代头孢菌素。

【适应证】 主要用于革兰阴性菌所致尿路感染、下呼吸道感染、血流感染、皮肤软组织感染、腹腔感染、妇科感染。

【用法】 静脉滴注，轻中度感染，1～2g，每8～12小时1次；危重患者或由铜绿假单胞菌所致严重感染，2g，每6～8小时1次。每日最大剂量不超过8g。

【禁忌证】 对本药及制剂中的任何成分过敏、对头孢他啶过敏者禁用，对其他β-内酰胺类药物过敏者慎用。

【不良反应】 与头孢他啶类似。

【点评】 氨曲南对革兰阳性菌和厌氧菌无效。结构上与头孢他啶相似，二者可能会发生交叉过敏反应。对AmblerB类金属β-内酰胺酶（碳青霉烯酶）稳定，临床试验中常与阿维巴坦合用治疗多耐药的革兰阴性菌。

26. 头孢西丁: Cefoxitin

【剂型规格】 注射剂：1g/瓶。

【作用特点】 本药为头霉素类药物，相当于第二代头孢菌素；对β-内酰胺酶稳定性较好，对革兰阳性菌（如甲氧西林敏感葡萄球菌、溶血性链球菌、肺炎链球菌）有效，并且对革兰阴性菌（如大肠埃希菌、肺炎克雷伯菌、流感嗜血杆菌、变形杆菌、摩根菌属）及厌氧菌（如消化链球菌、梭菌属、脆弱拟杆菌）均有很好的作用；对铜绿假单胞菌、多数肠杆菌科细菌及耐甲氧西林金黄色葡萄球菌、肠球菌无效；对部分非结核分枝杆菌有效。

【适应证】 主要用于敏感菌所致呼吸系统感染、尿路感染、血流感染、腹盆腔感染、皮肤软组织感染、骨和关节感染等；也可作为预防胃肠手术、经阴子宫切除术、腹式子宫切除术或剖宫产术的感染。

【用法】 静脉滴注，根据感染严重程度，1～2g，每4～8小时1次。危及生命的严重感染可以2g，每4小时1次，或3g，每6小时1次。

【禁忌证】 对头孢菌素过敏者禁用，对青霉素等其他β-内酰胺类药物过敏者慎用。

【不良反应】 发热；过敏反应；血管神经性水肿，低血压；血清病样反应；脑病、抽搐、重症肌无力症状加重；胃肠道反应；血常规异常；出凝血异常；肝肾功能异常；艰难梭菌相关性腹泻及假膜性小肠结肠炎、口腔或生殖道念珠菌感染等。

【注意事项】 本药可以使重症肌无力症状加重。

【点评】 头孢西丁常用于治疗部分非结核分枝感染（如偶然分枝杆菌）的感染。

27. 头孢美唑：Cefmetazole

【剂型规格】 注射剂：1g/瓶。

【作用特点】 本药为头孢霉素类药物，对β-内酰胺酶稳定性较好，抗菌谱与头孢西丁相似，但体外抗菌活性略强；对金黄色葡萄球菌、大肠埃希菌、肺炎杆菌、变形杆菌属、摩氏摩根菌、普鲁威登菌属、消化链球菌属、拟杆菌属、普雷沃菌属（双路普雷沃菌除外）敏感。

【适应证】 用于敏感菌所致败血症、急性支气管炎、肺炎、肺脓肿、脓胸、慢性呼吸道疾病继发感染、膀胱炎、肾盂肾炎、腹膜炎、胆囊炎、胆管炎，前庭大腺炎、子宫内感染、子宫附件炎、子宫旁组织炎、颌骨周围蜂窝织炎、颌炎。

【用法】 静脉滴注，每日2～4g，分2～3次给药。

【禁忌证】 对本药及制剂中的任何成分有过敏性休克史的患者禁用。对本药及制剂中的任何成分或头孢类抗生素有过敏史的患者原则上不给药，不得不使用时应慎用。

【不良反应】 与头孢西丁类似。

【点评】 阴沟肠杆菌等肠杆菌科细菌对头孢美唑天然耐药。

二、氨基糖苷类

氨基糖苷类抗生素为静止期杀菌剂，主要的作用机制是与细菌核糖体30S亚基结合，终止细菌蛋白质的合成。常用的药物：①由链霉菌产生的抗生素，如链霉素、卡那霉素、阿米卡星、妥布霉素。②由小单孢菌产生的抗生素，如庆大霉素、依替米星。氨基糖苷类注射剂对革兰阴性杆菌抗菌活性较强，也可用于葡萄球菌及肠球菌感染的联合治疗，对厌氧菌无效；而妥布霉素、阿米卡星、庆大霉素、依替米星等对铜绿假单胞菌有抗菌活性。

氨基糖苷类药物胃肠道吸收差，不易透过血脑屏障，并具有耳、肾毒性和神经肌肉接头阻滞作用，故在临床上应谨慎应用，用药期间应密切观察患者听力、前庭功能及神经肌肉阻滞症状的变化，并监测肾功能、尿常规变化。新生儿、婴幼儿、老年患者及肾功能受损患者应尽量避免使用本类药物。

1. **链霉素: Streptomycin**

【**剂型规格**】 粉针剂：1g/瓶（1MU）。

【**作用特点**】 本药对结核分枝杆菌抗菌活性较强；对布氏杆菌、土拉热弗朗西丝菌、鼠疫耶尔森菌、小螺菌、肉芽肿荚膜杆菌等有良好的抗菌活性；对需氧的革兰阴性杆菌（如大肠埃希菌、肺炎克雷伯菌、肠杆菌属、沙门菌属、志贺菌属）有效，但临床耐药菌株较为常见；对铜绿假单胞菌无效。

【**适应证**】 主要用于结核病、布氏杆菌病、兔热病、鼠疫、性病淋巴肉芽肿、鼠咬热等疾病的治疗，也可以与青霉素联合治疗甲型溶血性链球菌和粪肠球菌引起的心内膜炎。

【**用法**】 仅用于肌内注射，$0.5 \sim 1.0g$，一日1次；鼠疫，$2g/d$，分2次给予。

【**禁忌证**】 对本药及其他氨基糖苷类药物过敏者禁用，重症肌无力、肾功能损害者慎用。

【**不良反应**】 耳毒性、肾毒性、神经肌肉阻滞，并可出现视神经功能障碍、末梢神经炎、脑病等；其他包括恶心、呕吐、皮疹、发热、全血细胞减少、溶血性贫血等。

【**点评**】 链霉素使用前应皮试，仅用于肌内注射。如须长期应用，碱化尿液可减少肾损害的发生。

2. **庆大霉素: Gentamycin**

【**剂型规格**】 注射剂：8万U/瓶（80mg）。

【**作用特点**】 对需氧的革兰阴性杆菌（如大肠埃希菌、肺炎克雷伯菌、流感嗜血杆菌、沙雷菌属、变形杆菌、摩根菌、枸橼酸菌属、不动杆菌、铜绿假单胞菌）有抗菌活性，仅对革兰阳性球菌中的金黄色葡萄球菌有效，链球菌、肺炎链球菌及肠球菌属多数耐药。

【**适应证**】 主要用于敏感的需氧革兰阴性菌所致血流感染、肺炎、骨髓炎、关节炎、尿路感染、腹盆腔感染、脑膜炎、细菌性心内膜炎等。也可与β-内酰胺类抗生素联合用于革兰阳性菌血流感染。

【用法】 肌内注射或静脉滴注，8万U，一日2～3次；也可口服用于消化道感染。

【禁忌证】 对本药及其他氨基糖苷类药物过敏者禁用。重症肌无力、肾功能损害者慎用。

【不良反应】 与链霉素相似。

【点评】 氨基糖苷类药物在有氧环境下才能发挥抗菌作用，在脓肿等缺氧环境中效果差。

3. 阿米卡星: Amikaxin

【剂型规格】 粉针剂: 0.2g/瓶（20万U）。

【作用特点】 本药是卡那霉素A的半合成衍生物，抗菌谱与庆大霉素相似，对部分庆大霉素和妥布霉素耐药的革兰阴性菌也有效。

【适应证】 主要用于敏感的需氧革兰阴性菌所致下呼吸道感染、尿路感染、血流感染、腹盆腔感染、骨关节感染、脑膜炎、细菌性心内膜炎等；也可用于结核分枝杆菌和非结核分枝杆菌感染，并可以与β-内酰胺类抗生素联用于革兰阳性菌血流感染。

【用法】 静脉滴注或肌内注射，每日0.2～0.4g，1次或分2次给予。

【禁忌证】 对本药及其他氨基糖苷类药物过敏者禁用，重症肌无力、肾功能损害者慎用。

【不良反应】 与链霉素相似。

【点评】 阿米卡星不得与其他具有耳毒性或肾毒性的药物联用。氨基糖苷类药物具有浓度依赖性，抗生素后效应明显，应每日1次给药，可以减少药物的不良反应。长时间用药患者出现肾功能损害较常见，停药后肾功能改变通常是可逆的。

4. 依替米星: Etimicin

【剂型规格】 注射剂: 50mg/瓶，100mg/瓶；粉针剂: 50mg/瓶，100mg/瓶。

【作用特点】 依替米星为氨基糖苷类药物，由我国自行研发，抗菌谱与庆大霉素相似，抗菌活性略强。

【适应证】 主要用于敏感的需氧革兰阴性菌所致呼吸道感染、泌尿生殖系统感染、皮肤软组织感染、创伤及手术前后感染的治疗与预防性用药等。

【用法】 肌内注射或静脉滴注，200mg，一日1次。

【禁忌证】 对氨基糖苷类药物过敏者禁用。

【不良反应】 与庆大霉素类似，耳毒性和前庭毒性较其他氨基糖苷类药物略轻。

【点评】 依替米星在使用过程中应密切观察肾功能和听力变化，有条件时应进行血药浓度监测。避免与其他具有潜在耳毒性、肾毒性的药物联合使用。

三、大环内酯类

　　大环内酯类抗生素为抑菌药，主要作用于细菌核糖体50S亚单位，阻碍细菌蛋白质的合成。根据化学结构的不同，大环内酯类抗生素可分为14元环类（红霉素、罗红霉素、克拉霉素等），15元环类（阿奇霉素），16元环类（螺旋霉素、交沙霉素等）。大环内酯类抗生素主要覆盖革兰阳性球菌和部分厌氧球菌，对非典型致病菌如肺炎支原体、肺炎衣原体、军团菌有效，对少数革兰阴性杆菌（如流感嗜血杆菌）、革兰阴性球菌（如脑膜炎球菌、淋球菌）也有效，对MRSA效果较差。但近年来革兰阳性菌及不典型病原体中大环内酯类耐药的报道明显增多。

　　1. **红霉素: Erythromycin**
　　【剂型规格】　片剂: 0.25g/片。
　　【作用特点】　红霉素的抗菌谱类似青霉素。红霉素对葡萄球菌、链球菌及革兰阳性杆菌有较强的活性，对部分革兰阴性菌如流感嗜血杆菌、脑膜炎球菌及淋球菌、百日咳杆菌等有效，对军团菌属、某些螺旋体、支原体、衣原体及立克次体属也有抑制作用。本药大部分在肝内代谢灭活，血清半衰期为1.5小时，每日需多次给药。
　　【适应证】　用于敏感菌所致上、下呼吸道感染、皮肤软组织感染、支原体感染、白喉棒状杆菌感染、妊娠期泌尿生殖道感染、军团菌病及替代青霉素预防风湿热。
　　【用法】　口服，0.25 ~ 0.5g，一日3 ~ 4次，严重感染每日最大剂量不超过4g。
　　【禁忌证】　对大环内酯类药物过敏者禁用。
　　【不良反应】　①消化道反应，如恶心、呕吐、腹痛、腹泻。②肝毒性：如转氨酶升高、黄疸、肝大等。③过敏反应：如发热、皮疹、荨麻疹等。④横纹肌溶解。⑤重症肌无力恶化。⑥肌无力综合征。⑦QT间期延长和室性心律失常。⑧痉挛。⑨可逆性听力受损。
　　【点评】　大环内酯类药物延长QT间期，使用时应谨慎。

　　2. **罗红霉素: Roxithromycin**
　　【剂型规格】　片剂: 150mg/片。
　　【作用特点】　本药抗菌谱与红霉素类似。脂溶性强，在组织和体液中的分布较红霉素高，主要通过粪便及尿液以原形排泄，血清半衰期为8.4 ~ 15.5小时。
　　【适应证】　用于敏感菌所致上、下呼吸道感染，皮肤软组织感染，泌尿生殖道感染，五官科感染等。

【**用法**】 口服，150mg，一日2次，餐前服用。

【**禁忌证**】 对大环内酯类药物过敏者禁用。

【**不良反应**】 与红霉素类似。

【**点评**】 罗红霉素会延长QT间期，并与多种药物存在相互作用，故使用时应谨慎。

3. 克拉霉素：Clarithromycin

【**剂型规格**】 片剂：0.25g/片。

【**作用特点**】 本药抗菌谱与红霉素相似，对幽门螺杆菌及部分非结核分枝杆菌有抗菌作用，半衰期为5～6小时。

【**适应证**】 主要用于敏感菌所致咽炎、扁桃体炎、急性中耳炎、急性上颌窦炎、社区获得性肺炎和慢性支气管炎急性细菌感染、皮肤及皮肤软组织感染，也用于鸟–胞内分枝杆菌复合群及快生长非结核分枝杆菌感染的治疗和预防，作为联合治疗的一部分用于幽门螺杆菌的治疗。

【**用法**】 口服，0.25～0.50g，每12小时1次。

【**禁忌证**】 对大环内酯类药物过敏者禁用。

【**不良反应**】 ①消化道反应：如恶心、呕吐、腹痛、腹泻。②肝毒性；胰腺炎。②过敏反应：如发热、皮疹、荨麻疹。③重症肌无力恶化及肌无力综合征。④QT间期延长和室性心律失常。⑤菌群失调，继发二重感染，如假膜性肠炎、生殖道念珠菌感染。⑥白细胞减少、血小板减少等。

【**点评**】 克拉霉素等大环内酯类药物能够抑制肝脏CYP3A酶的活性，同时服用时会使经CYP3A酶代谢的药物的浓度增高，使用时应谨慎。

4. 阿奇霉素：Azithromycin

【**剂型规格**】 片剂：250mg/片；干混悬剂：100mg/袋；粉针剂：500mg/瓶。

【**作用特点**】 本药抗菌谱较红霉素更广，对革兰阴性菌、产气荚膜梭菌、军团菌及厌氧球菌的活性强于红霉素，对革兰阳性球菌的抗菌活性较红霉素略差；平均血清半衰期可长达68小时；组织穿透力强，在组织中的浓度显著高于血液，主要以原形自胆道排出，少部分经尿液排出。

【**适应证**】 主要用于敏感菌所致咽炎、扁桃体炎、急性鼻窦炎、社区获得性肺炎和慢性支气管炎轻中度急性细菌感染、无并发症的皮肤及皮肤软组织感染、尿道炎、子宫颈炎等，也用于鸟–胞内分枝杆菌复合群及快生长非结核分枝杆菌感染的治疗和预防。

【**用法**】 口服：首剂500mg，一日1次，之后250mg，一日1次，持续4日；或500mg，一日1次。静脉：500mg，一日1次。

【**禁忌证**】 对大环内酯类药物过敏者禁用。

【不良反应】 与克拉霉素相似。

【点评】 阿奇霉素的半衰期很长，长期用药易导致体内药物蓄积，部分患者在停药后有过敏症状的出现。阿奇霉素对肺炎支原体的作用在大环内酯类药物中最强。

四、喹诺酮类

喹诺酮类又称吡酮酸类或吡啶酮酸类，是指人工合成的含有4-喹诺酮母核的一类抗菌药物。本类药物为繁殖期杀菌药。根据上市的时间和抗菌性能的不同，可分为四代，目前临床常用的药物为第三代产品（诺氟沙星、环丙沙星、氧氟沙星、左氧氟沙星）、第四代产品（莫西沙星、加替沙星），这些药物的结构中均有氟原子，因此也被称为氟喹诺酮类药物。本类药物主要通过作用于细菌的DNA旋转酶和拓扑异构酶Ⅳ，干扰DNA合成而引起细菌死亡，为广谱抗菌药物，对革兰阳性菌、阴性菌，不典型病原菌如支原体、衣原体、军团菌及部分厌氧菌均有效。但在我国，耐药性问题较为突出，部分肠杆菌科细菌的耐药率甚至超过50%，需要引起关注。

喹诺酮类药物有潜在的致畸作用，并对骨骼发育有损伤，故妊娠期、哺乳期妇女及18岁以下未成年人尽量避免使用。此外，本类药物还可以引起胃肠道反应、皮肤光过敏、关节病变、肌腱断裂、QT间期延长、中枢神经系统症状等不良反应。

1. 诺氟沙星：Norfloxacin

【剂型规格】 胶囊：0.1g/粒。

【作用特点】 本药对需氧革兰阴性菌有效，对铜绿假单胞菌有效。

【适应证】 主要用于治疗敏感菌所致尿路感染、单纯性淋球菌性尿道炎、子宫颈炎、前列腺炎及肠道感染。

【用法】 口服，每次 $0.3 \sim 0.4g$，一日2次。

【禁忌证】 对喹诺酮类药物过敏者禁用，应用本药或其他喹诺酮类药出现肌腱炎或肌腱断裂的患者禁用。

【不良反应】 胃肠道反应；过敏反应，包括过敏性休克、药物热、皮疹，如多形性红斑、重症多形性红斑、中毒性表皮坏死松解症；光敏反应；肾毒性；肝毒性；中枢神经系统反应，如头痛、眩晕、癫痫发作、焦虑、抑郁、失眠；周围神经病变；全血细胞减少；QT间期延长和尖端扭转型室性心动过速；肌腱炎和肌腱断裂，在60岁以上的老人、应用糖皮质激素者中风险更高；血糖异常；抗生素相关性腹泻；二重感染等。

【点评】 诺氟沙星抗菌效力较弱，仅适用于轻症感染。

2. 环丙沙星：Ciprofloxacin

【剂型规格】 注射剂：0.2g/瓶。

【作用特点】 本药对需氧革兰阴性菌有效；对铜绿假单胞菌有效，对沙眼衣原体、支原体及结核分枝杆菌有效；对厌氧菌的作用差。

【适应证】 主要用于治疗敏感菌所致泌尿生殖道感染、下呼吸道感染、急性鼻窦炎、皮肤及其组织感染、骨关节感染、复杂性腹腔内感染、感染性腹泻、伤寒，也可用于结核分枝杆菌和部分非结核分枝杆菌、吸入性和皮肤炭疽等的治疗。

【用法】 静脉滴注：0.4g，一日2～3次。

【禁忌证】 同诺氟沙星。

【不良反应】 与诺氟沙星类似。

【点评】 在同类药物中，环丙沙星对铜绿假单胞菌效力较强但易诱发耐药。环丙沙星对敏感的革兰阴性菌和铜绿假单胞菌抗菌活性较强。

3. 左氧氟沙星：levofloxacin

【剂型规格】 注射剂：0.5g/瓶；片剂：0.5g/片，0.1g/片。

【作用特点】 本药对革兰阳性球菌如甲氧西林敏感的葡萄球菌、溶血性链球菌和肺炎链球菌的作用增强，对需氧革兰阴性菌等的抗菌活性与环丙沙星类似；半衰期为5～7小时，主要以原形经肾排泄。

【适应证】 与环丙沙星相似。

【用法】 静脉滴注：0.5g，一日1次。口服：0.5g，一日1次，或者0.2g，一日2次。

【禁忌证】 对喹诺酮类药物过敏者禁用，应用本药或其他喹诺酮类药出现肌腱炎或肌腱断裂的患者禁用。

【不良反应】 与诺氟沙星相似。

【点评】 左氧氟沙星的口服生物利用度极佳，尿液中药物浓度高。

4. 莫西沙星：Moxifloxacin

【剂型规格】 注射剂：0.4g/瓶；片剂：0.4g/片。

【作用特点】 本药对革兰阳性球菌和厌氧菌的抗菌活性增强，对革兰阴性菌等的抗菌活性与环丙沙星类似；对不典型病原体如军团菌、支原体、衣原体、立克次体也有较好的活性；对结核分枝杆菌及部分非结核分枝杆菌有效。组织浓度高，在呼吸道上皮中的浓度较高。半衰期为11～15小时。

【适应证】 主要用于敏感菌所致急性细菌性鼻窦炎、慢性支气管炎急性发作、社区获得性肺炎、单纯性和复杂性皮肤软组织感染、复杂性腹腔感染，也可作为结核分枝杆菌感染治疗的二线用药。

【用法】 静脉滴注，0.4g，一日1次；口服，0.4g，一日1次。

【禁忌证】 对喹诺酮类药物过敏者禁用，应用本药或其他喹诺酮类药出现肌腱炎或肌腱断裂的患者禁用。

【不良反应】 与诺氟沙星相似。

【点评】 莫西沙星作为呼吸喹诺酮药物的代表。莫西沙星用于呼吸系统感染更多见，因其很少经尿道排泄，尿道的药物浓度低，一般不用于泌尿系统感染，肾功能异常无须调整剂量。

5. 西他沙星: Sitafloxacin

【剂型规格】 片剂：50mg/片。

【作用特点】 西他沙星具有广谱抗菌作用，不仅对革兰阴性菌有抗菌活性，而且对革兰阳性菌（耐甲氧西林金黄色葡萄球菌、耐甲氧西林表皮葡萄球菌）、厌氧菌（包括脆弱拟杆菌）以及支原体、衣原体等具有较强的抗菌活性，对许多临床常见耐喹诺酮类菌株也具有良好杀菌作用。尽管该化合物本身并无抗真菌活性，但可以增强现有抗真菌药物的活性，因此在治疗真菌感染方面也有潜力。

【适应证】 主要用于敏感菌所致咽炎、喉炎、扁桃体炎（包括扁桃体周炎、扁桃体周脓肿）、急性支气管炎、感染性肺炎、慢性呼吸系统疾病的继发感染、膀胱炎、肾盂肾炎、尿道炎、子宫颈炎、中耳炎、鼻窦炎、牙周炎、冠周炎、颌骨骨炎。

【用法】 口服，成人一次50mg，一日2次，或一次100mg，一日1次。疗效不理想的患者可一次100mg，一日2次。

【禁忌证】 对本药及制剂中的任何成分、其他诺酮类抗菌药有过敏史的患者禁用，妊娠期或可能妊娠的妇女、儿童禁用。

【不良反应】 主要不良反应为腹泻、松软便、头痛、肝功能异常、嗜酸性粒细胞增多、皮疹等。

【点评】 西他沙星的抗菌活性全面提升，对于呼吸系统感染性疾病患者中的特殊人群，尤其对合并铜绿假单胞菌感染的慢性阻塞性肺疾病、支气管扩张症等，提供了口服的有效治疗方案，可替代头孢菌素类、酶抑制药类药物等使用或作为序贯治疗。

五、其他常用抗细菌药物

1. 多西环素: Doxycycline

【剂型规格】 片剂：50mg/片，100mg/片；胶囊：100mg/粒。

【作用特点】 本药为四环素类药物，与细菌核糖体30S亚基可逆性结合，阻碍蛋白质合成，从而起到抑菌作用；为广谱抗生素，对甲型溶血性链球菌、化脓性链球菌、肺炎链球菌、金黄色葡萄球菌、梭状芽孢杆菌、炭疽杆菌、大肠埃希菌、产气荚膜杆菌、布氏杆菌、流感嗜血杆菌、霍乱弧菌等有抗菌活性，对立克次体、支原体、衣原体、螺旋体及某些原虫也有抑制作用。

【适应证】 主要用于治疗敏感菌所致呼吸道感染、泌尿生殖系统感染，也用于斑疹伤寒、Q热、立克次体痘疹等立克次体感染、肺炎支原体肺炎、鹦鹉热、沙眼衣原体感染、非淋菌性尿道炎、鼠疫、兔热病、霍乱、布氏杆菌病、梅毒螺旋体感染、莱姆病、快生长的非结核分枝杆菌感染等，也可用于预防疟疾和钩端螺旋体感染。

【用法】 口服：首日剂量为100mg，每12小时1次；维持剂量为50mg，每12小时1次；严重感染时，剂量为100mg，每12小时1次。预防疟疾：100mg，一日1次，在去疟疾流行区的1～2天前开始用药，直至离开流行区后4周。

【禁忌证】 对四环素类药物过敏者禁用；不可用于妊娠期妇女及8岁以下儿童，在其他药物治疗无效时方可考虑。

【不良反应】 ①消化道反应：如恶心、呕吐、腹泻。②肝毒性。③过敏反应：如皮疹、荨麻疹。④血管神经性水肿。⑤血清病样反应。⑥光敏性。⑦良性颅内压增高、眩晕、耳鸣、听力下降等。⑧溶血性贫血、血小板降低、白细胞减少等。⑨菌群失调，继发二重感染，如假膜性小肠结肠炎。

【点评】 四环素类药物可沉积在牙齿及骨骼中，使牙齿产生不同程度的变色黄染，牙釉质发育不良及龋齿，并可致骨发育不良，故妊娠晚期妇女、婴儿期及8岁以下儿童不可使用四环素类药物。

2. 米诺环素：Minocycline

【剂型规格】 片剂：100mg/片。

【作用特点】 本药为四环素类药物，抗菌谱与多西环素类似，抗菌活性在四环素类药物中最强。

【适应证】 与多西环素类似。

【用法】 口服：首剂200mg，之后100mg，每12小时1次。

【禁忌证】 对四环素类药物过敏者禁用；不可用于妊娠期妇女及8岁以下儿童，在其他药物治疗无效时方可考虑。

【不良反应】 与多西环素类似。

【点评】 四环素类药物对食管刺激较大，故不可睡前服用，并且服用时应饮用足量液体，以减少食管刺激和溃疡形成。

3. 替加环素：Tigecycline

【剂型规格】 粉针剂：50mg/瓶。

【作用特点】 本药为甘氨酰四环素类药物，是米诺环素的衍生物，对核糖体的结合能力是其他四环素类药物的5倍，抗菌谱广泛，对革兰阳性球菌包括MRSA、耐万古霉素肠球菌（VRE）等耐药菌均有抗菌活性，对革兰阴性菌及厌氧菌也有较强的抗菌活性，对鲍曼不动杆菌有效，但对铜绿假单胞菌无效。

【适应证】 主要用于18岁及以上由敏感菌所致复杂性皮肤软组织感染、复杂性腹腔感染及社区获得性肺炎的患者。

【用法】 静脉滴注，首剂100mg，以后50mg，每12小时1次。

【禁忌证】 对本药及制剂中的任何成分过敏者禁用。

【不良反应】 与四环素类药物类似；此外，已有替加环素的过敏反应/类过敏反应的报道，并且可能威胁生命；已知四环素过敏的患者使用时应慎重。已有使用替加环素后出现肝功能紊乱和肝衰竭的报道；呼吸机相关性肺炎的患者使用替加环素后观察到较低治愈率和更高死亡率；已有使用替加环素后出现胰腺炎，包括死亡的报道。

【点评】 替加环素作为最近上市的广谱抗生素，对诸多耐药菌如MRSA、ESBL阳性革兰阴性杆菌、耐药的鲍曼不动杆菌等均有效。但临床实践显示，针对鲍曼不动杆菌，替加环素单药很难获得满意的疗效，呼吸机相关性肺炎患者使用替加环素后观察到较低治愈率和更高死亡率；这可能与其对铜绿假单胞菌无效有关。也有人将其剂量翻倍后疗效似有改善，仍需要进一步的研究证实。肾功能不全者无须调整剂量。

4. 氯霉素：Chloramphenicol

【剂型规格】 注射剂：0.25g/瓶。

【作用特点】 本药通过与核糖体50S亚基的可逆性结合，阻止蛋白质的合成，从而起到抑菌作用；抗菌谱较广，对革兰阴性菌、革兰阳性菌、厌氧菌、立克次体、衣原体、螺旋体菌有抗菌活性，但对革兰阴性菌的活性更强，对革兰阳性菌的活性弱于青霉素；脑膜通透性较好。

【适应证】 主要用于敏感菌所致各种严重感染，但应在无其他低毒性药物可替代时使用。

【用法】 静脉滴注：每日1～2g，每6～8小时1次。

【禁忌证】 对氯霉素过敏或出现明显毒性反应的患者禁用。

【不良反应】 血液系统的影响，包括再生障碍性贫血、血小板减少症、白细胞或粒细胞减少症；灰婴综合征；神经系统反应，如精神错乱、谵妄、头痛、周围神经炎、视神经炎；过敏反应；消化道反应；二重感染等。

【点评】 氯霉素只能用于其他毒性更小的药物无效或禁用的严重感染。氯霉素在使用期间应密切监测血常规变化，一旦出现血细胞减少或其他相关异常，应立即停药。同时应尽可能避免重复使用氯霉素治疗。

5. 万古霉素：Vancomycin

【剂型规格】 针剂：500mg/瓶。

【作用特点】 本药为糖肽类抗生素，与肽聚糖聚合物前体D-丙酰胺-D-丙氨酸形成复合物，抑制其与肽聚糖末端的结合，从而抑制细胞壁的合成和组装。本药对多数革兰阳性菌具有杀菌作用，对肠球菌属具有抑菌作用。

【适应证】 适用于葡萄球菌属所致感染，尤其是耐甲氧西林金黄色葡萄球菌所致心内膜炎、骨髓炎、肺炎、败血症或皮肤软组织感染；也可用于肠球菌、链球菌和棒状杆菌属如类白喉杆菌心内膜炎的治疗；口服用于艰难梭菌引起的假膜性小肠结肠炎的治疗。

【用法】 成人常规剂量：1g，每12小时1次静脉滴注；滴速不可超过10mg/min或用药时间60分钟以上。治疗假膜性小肠结肠炎：125mg，一日4次，口服。

【禁忌证】 对本药及制剂中的任何成分过敏者禁用，对其他糖肽类药物过敏者、听神经障碍及肾功能不全者慎用。

【不良反应】 ①肾毒性。②耳毒性：包括听力丧失、头晕、眩晕、耳鸣。③过敏反应：如皮疹，包括剥脱性皮炎、重症多形性红斑、中毒性表皮坏死松解症等。④药物热。⑤快速输注可致红人综合征、疼痛或胸背部肌肉痉挛。⑥白细胞或粒细胞减少症、血小板减少。

【点评】 对于非耐药的革兰阳性菌，万古霉素的作用要弱于青霉素及其他第一代、第二代头孢菌素。因此，对于链球菌或甲氧西林敏感的葡萄球菌，不宜首先万古霉素治疗，除非患者对β-内酰胺类药物过敏；万古霉素和其他肾毒性药物合用会加重其毒性。有条件者应做血药浓度监测，应在第4剂用药后、第5剂用药前1小时测定万古霉素谷浓度，危重症患者万古霉素的血药谷浓度应达到15～20μg/ml为宜。

6. 去甲万古霉素：Norvancomycin

【剂型规格】 针剂：0.4g/瓶。

【作用特点】 本药为糖肽类抗生素，抗菌谱及抗菌活性与万古霉素类似。

【适应证】 限用于MRSA所致系统感染和艰难梭菌所致肠道感染和系统感染；青霉素过敏者不能采用青霉素类或头孢菌素类，或经上述抗生素治疗无效的严重葡萄球菌感染患者，可选用去甲万古霉素。也用于对青霉素过敏者的肠球菌心内膜炎、棒状杆菌属（类白喉杆菌属）心内膜炎的治疗。对青霉素过敏与青霉素不过敏的血液透析患者发生葡萄球菌属所致动静脉分流感染的治疗。

【用法】 静脉滴注：0.4～0.8g，每12小时1次。口服（仅用于治疗假膜性小肠结肠炎）：0.4g，一日4次，口服。

【禁忌证】 对万古霉素类抗生素过敏者。

【不良反应】 与万古霉素类似。

【注意事项】 本药和氨基糖苷类药物或袢利尿药等合用时会

加重其肾毒性。

【点评】 去甲万古霉素用于老年患者有引起耳毒性（听力减退或丧失）与肾毒性的危险。

7. 替考拉宁: Teicoplanin

【剂型规格】 针剂: 200mg/瓶。

【作用特点】 本药为糖肽类抗生素，抗菌谱与万古霉素相似。本药的蛋白结合率接近90%，半衰期超过150小时，主要以原形经肾排泄。

【适应证】 适用于葡萄球菌属所致感染，尤其是耐甲氧西林金黄色葡萄球菌所致骨髓炎、肺炎、败血症或皮肤软组织感染；也可用于艰难梭菌引起的假膜性肠炎的治疗。

【用法】 静脉滴注或肌内注射，中度感染，首剂400mg，之后200mg，一日1次维持；严重感染，400mg，每12小时1次，3剂后改为400mg，一日1次维持。

【禁忌证】 对本药及制剂中的任何成分过敏者禁用，对其他糖肽类药物过敏者慎用。

【不良反应】 ①肾毒性、耳毒性（包括听力丧失、头晕、眩晕、耳鸣）较万古霉素少。②过敏反应，如皮疹，包括剥脱性皮炎、重症多形性红斑、中毒性表皮坏死松解症等。③药物热。④消化道反应。⑤肝毒性。⑥输液反应。⑦白细胞或粒细胞减少症、血小板减少。

【点评】 替考拉宁和其他肾毒性药物合用会加重其毒性，可能存在与万古霉素的交叉过敏反应。

8. 达托霉素: Daptomycin

【剂型规格】 针剂: 500mg/瓶。

【作用特点】 达托霉素是自链霉菌发酵液中提取得到的一种全新结构的环脂肽类抗生素，通过扰乱细胞膜对氨基酸的转运，改变细胞膜的性质，迅速杀死革兰阳性菌；对甲氧西林、万古霉素和利奈唑胺等耐药的分离菌株具有强力活性。

【适应证】 ①复杂性皮肤及软组织感染: 治疗金黄色葡萄球菌（包括甲氧西林耐药菌株）、化脓性链球菌、无乳链球菌、停乳链球菌似马亚种及粪肠球菌（仅用于万古霉素敏感的菌株）导致的复杂性皮肤及软组织感染。②金黄色葡萄球菌（包括甲氧西林敏感和甲氧西林耐药）血流感染（菌血症），以及伴发的右侧感染性心内膜炎。本药不用于治疗肺炎。

【用法】 成人皮肤软组织感染: 4～6mg/kg，一日1次。血流感染/右侧感染性心内膜炎: 8～12mg/kg，一日1次。

【禁忌证】 对本药及制剂中的任何成分过敏者禁用。

【不良反应】 肌病和横纹肌溶解（高剂量时更容易出现）、静脉炎、发热、皮疹、头痛、恶心、呕吐、腹泻、艰难梭菌肠炎、肾功能损害等。

【点评】 达托霉素对MRSA疗效好，是快速杀菌剂。用药期间须监测肌痛症状，并每周检测肌酸激酶。

9. 克林霉素：Clindamycin

【剂型规格】 针剂：600mg/瓶。

【作用特点】 本药为林可酰胺类抗生素，作用于细菌核糖体的50S亚基，通过抑制肽链的延长而影响蛋白质合成；对大多数革兰阳性球菌、梭状芽孢杆菌、厌氧菌等有抗菌活性，对厌氧菌作用强。

【适应证】 适用于厌氧菌所致腹盆腔感染；还可用于敏感的革兰阳性球菌所致肺炎、肺脓肿、脓胸、皮肤软组织感染、骨关节感染、血流感染等的治疗。

【用法】 静脉滴注或肌内注射：革兰阳性菌感染，600～1200mg/d，分2～4次给予；厌氧菌感染，1200～2700mg/d，分2～4次给予；极严重感染每日用量可达4800mg。

【禁忌证】 对本药及制剂中的任何成分过敏者禁用。

【不良反应】 食管炎；消化道反应；过敏反应，如皮疹，包括多形性红斑、剥脱性皮炎、重症多形性红斑、中毒性表皮坏死松解症等；药物热；肝毒性；多关节炎；神经肌肉阻滞等。

【点评】 克林霉素与大环内酯类药物有拮抗作用，不可联合应用。克林霉素在骨髓中浓度较高，是敏感的金黄色葡萄球菌骨髓炎的首选治疗药物。克林霉素对厌氧菌效果好，但容易导致假膜性小肠结肠炎。

10. 磷霉素：Fosfomycin

【剂型规格】 针剂：4g/瓶。

【作用特点】 本药作用机制为抑制细菌细胞壁的早期合成而导致细菌死亡；对金黄色葡萄球菌、表皮葡萄球菌具有抗菌活性，对革兰阴性菌如大肠埃希菌、肺炎克雷伯菌、沙雷菌属、志贺菌属、铜绿假单胞菌、产气肠杆菌、弧菌属有效。

【适应证】 适用于敏感菌所致呼吸道感染、尿路感染、皮肤软组织感染等。

【用法】 静脉滴注或静脉注射，8～16g/d，分2～3次给予，用5%葡萄糖溶液配制，最大剂量不超过32g/d。

【禁忌证】 对本药及制剂中的任何成分过敏者禁用。

【不良反应】 消化道反应、过敏反应、肝毒性、心悸等。

【点评】 磷霉素常用制剂为磷霉素钠盐，含钠量较高，对于心、肾功能不全和高血压患者慎用。对尿路感染的常见致病菌，包括部分产ESBL肠杆菌、CRE均有良好活性，常用于治疗尿路感染。

11. 利奈唑胺：linezolid

【剂型规格】 注射剂：600mg/袋；片剂：600mg/片。

【作用特点】 本药为唑烷酮类抗生素，作用于细菌核糖体的50S亚基，抑制mRNA与核糖体连接，阻止70S起始复合物的形成，从而抑制细菌蛋白质的合成；对革兰阳性球菌的作用与万古霉素相似，对VRE也有效。

【适应证】 主要用于治疗VRE感染、金黄色葡萄球菌或链球菌所致医院获得性肺炎、社区获得性肺炎及单纯性或复杂性皮肤软组织感染；也可用于泛耐药结核分枝杆菌感染、奴卡菌感染及非结核分枝杆菌感染的治疗。

【用法】 静脉滴注或口服，600mg，每12小时1次。

【禁忌证】 对本药过敏者禁用。

【不良反应】 骨髓抑制，以血小板减少常见，也可见白细胞或粒细胞减少、贫血等；过敏反应；消化道反应，包括恶心、呕吐、味觉改变、腹痛等；视神经炎及外周神经炎（在长疗程用药时明显）；癫痫发作；继发二重感染，如念珠菌感染、假膜性小肠结肠炎。

【点评】 利奈唑胺为单胺氧化酶抑制药，不得与肾上腺素能药物如伪麻黄碱、多巴胺、肾上腺素及5-羟色胺再摄取抑制药如抗抑郁药合用。用药期间应避免大量食用高酪胺含量的食物。

12. 多黏菌素E：Polymyxin E

【剂型规格】 针剂：50mg/支（50万U）。

【作用特点】 本药是短肽类抗生素，相当于表面活性剂，作用于细菌的细胞膜，破坏其完整性，起到杀菌作用。对革兰阴性菌有效，包括铜绿假单胞菌、耐药大肠埃希菌、肺炎克雷伯菌等。

【适应证】 主要用于治疗敏感的革兰阴性菌所致各种急性和慢性感染。

【用法】 静脉滴注，多黏菌素E硫酸盐每日100～150mg，甲烷磺酸盐每日150～300mg，分2～4次静脉滴注。

【禁忌证】 对本药及制剂中的任何成分过敏者禁用，肾功能不全者慎用。

【不良反应】 肾毒性较强，表现为蛋白尿、管型尿、血尿、肾功能异常；暂时性神经毒性，包括头面部麻木、感觉异常和周围神经炎，严重者可出现昏迷、抽搐和共济失调等，多数在用药后4天出现，停药可缓解；过敏反应，如发热、皮疹、皮肤瘙痒；肌无力和呼吸抑制。

【点评】 本药毒性较大，仅在其他低毒性药物无效时才考虑使用。

13. **夫西地酸: Fucidin**

【剂型规格】 针剂: 500mg/支。

【作用特点】 本药作用于细菌核糖体,抑制mRNA的位移,阻断细菌蛋白质合成;对葡萄球菌等革兰阳性球菌有高度抗菌活性,对MRSA也有效。

【适应证】 主要用于治疗葡萄球菌属所致各种感染,如皮肤软组织感染、肺部感染、骨髓炎、心内膜炎、血流感染。

【用法】 静脉滴注,500mg,每8小时1次。

【禁忌证】 对本药及制剂中的任何成分过敏者禁用。

【不良反应】 过敏反应、消化道反应、肝功能损害、静脉炎等。

【点评】 本药对革兰阴性菌无效。虽然对葡萄球菌感染有效,但一般不作为严重感染者的首选用药。

14. **复方磺胺甲噁唑: Compound Sulfamethoxazole**

【剂型规格】 片剂: 480mg/片(磺胺甲噁唑400mg＋甲氧苄啶80mg)。

【作用特点】 本药为磺胺甲噁唑与甲氧苄啶的复方制剂。磺胺甲噁唑与对氨基苯甲酸竞争,与细菌二氢叶酸还原酶可逆性结合,抑制二氢叶酸向四氢叶酸转化。本药对葡萄球菌、链球菌、大肠埃希菌、产气肠杆菌、流感嗜血杆菌、变形杆菌、淋球菌、脑膜炎球菌、奴卡菌、肺孢子菌、弓形虫、沙眼衣原体等有效。

【适应证】 主要用于治疗敏感菌所致尿路感染、呼吸道感染、急性中耳炎、细菌性痢疾、旅行者腹泻;还用于治疗和预防肺孢子菌肺炎、奴卡菌感染;用于作为弓形虫感染的替代用药。

【用法】 口服:一般感染,2片,每12小时1次;肺孢子菌肺炎,磺胺甲噁唑每日75 ~ 100mg/kg,甲氧苄啶每日15 ~ 20mg/kg,分4次服用;预防肺孢子菌肺炎,2片,一日1次。

【禁忌证】 对磺胺类药物过敏者禁用,肾功能不全者慎用,新生儿及2月龄以下婴儿禁用。

【不良反应】 过敏反应较常见,包括药物热及固定性药疹、多形性红斑、重症多形性红斑、中毒性表皮坏死松解症等皮疹;血液系统影响,包括白细胞或粒细胞减少、血小板减少、贫血或溶血性贫血,偶见再生障碍性贫血;肝肾功能损害;消化道反应;末梢神经炎等。

【点评】 复方磺胺甲噁唑是治疗肺孢子菌肺炎最有效的首选用药,也是国内治疗弓形虫感染的首选用药。用药期间须足量饮水,以防结晶尿和结石形成。

15. **甲硝唑: Metronidazole**

【剂型规格】 针剂: 0.5g/瓶;片剂: 0.2g/片。

【作用特点】 本药为硝基咪唑类抗菌药;药物进入细菌体内

后，被还原成多种对细胞内靶位有毒性作用的产物。本药具有强大的抗厌氧菌活性，但对放线菌属、乳酸杆菌、双歧杆菌及短棒菌属无效，对滴虫及阿米巴原虫也有效。

【适应证】 主要用于各种厌氧菌感染的治疗，如牙周脓肿、腹腔感染、皮肤软组织感染、妇科感染、血流感染、骨关节感染、中枢神经系统感染、下呼吸道感染，以及滴虫病和阿米巴病的治疗；也用于治疗艰难梭菌所致假膜性小肠结肠炎。

【用法】 静脉滴注，首次剂量按15mg/kg，维持剂量7.5mg/kg，每隔8～12小时1次；每次最大剂量不超过1g，每日最大剂量不超过4g。口服：每次0.2～0.4g，一日3次。

【禁忌证】 对本药或其他硝基咪唑类药物过敏者禁用，妊娠期及哺乳期妇女禁用。

【不良反应】 ①胃肠道反应。②口腔内金属味。③神经系统反应，如眩晕、头痛、肢体麻木、感觉异常、共济失调、周围神经炎、癫痫发作。④过敏反应，包括药物热、瘙痒、皮疹、荨麻疹、面部潮红等。⑤排尿困难、深色尿、膀胱炎。⑥白细胞减少、血小板减少。⑦T波低平。

【点评】 使用甲硝唑期间不得饮酒或饮用含酒精的饮料，否则易出现胃痉挛、恶心、呕吐、头痛、颜面潮红等双硫仑样反应。

16. 替硝唑：Tinidazole

【剂型规格】 片剂：0.5g/片。

【作用特点】 本药为硝基咪唑类抗菌药，抗菌谱与甲硝唑相似，但半衰期长，为9～11小时。

【适应证】 主要用于各种厌氧菌、滴虫和阿米巴感染的治疗。

【用法】 口服，1～2g，一日1次。

【禁忌证】 对本药或其他硝基咪唑类药物过敏者禁用，妊娠期及哺乳期妇女禁用。

【不良反应】 与甲硝唑相似。

【点评】 食物不影响替硝唑口服生物利用度，建议饭后服用以减少胃肠道不良反应。

第二节 抗结核药物

结核病的药物治疗应遵循早期、规律、全程、适量、联合5项基本原则。治疗方案应包括两个阶段：强化治疗阶段（3～4种药，8～12周）和巩固治疗阶段（2～3种药）。以下所列为抗结核的一线基本用药，多用于初治病例；其他抗结核药如对氨基水杨酸钠、卷曲霉素、氨基糖苷类、新大环内酯类（如阿奇霉素）、喹诺酮类（如左氧氟沙星）、碳青霉烯类、头孢西丁、多西环素、利奈唑胺等均有抗结核作用，可用于耐药结核及非结核分枝杆菌病。

1. 异烟肼: Isoniazid

【剂型规格】 针剂: 0.1g/瓶；片剂: 0.1g/片。

【作用特点】 本药为异烟酸肼类药物，通过抑制分枝菌酸合成，使分枝杆菌的细胞壁破裂，也抑制过氧化氢酶-过氧化物酶。本药通过肝脏代谢。

【适应证】 异烟肼与其他抗结核药联合，适用于各型结核病的治疗，包括结核性脑膜炎及其他分枝杆菌感染。异烟肼单用适用于各型结核病的预防。

【用法】 口服: 5mg/（kg・d），一般不超过300mg/d，一日1次。静脉: 0.3g＋生理盐水250ml，静脉滴注，一日1次。

【禁忌证】 肝功能异常、精神病和癫痫患者禁用。

【不良反应】 可引起重度甚至致死性肝炎；周围神经病变，与维生素B_6代谢有关；过敏反应，包括药物热、皮疹等；药物性狼疮；消化道症状，如恶心、呕吐、上腹不适；癫痫发作、精神异常；视神经炎；关节痛；粒细胞减少、贫血、血小板减少等。

【点评】 异烟肼所致肝炎在老年人、围生期妇女中发生率较高，在慢性乙型肝炎、丙型肝炎及HIV感染患者中发生率也增加。用药期间合用对乙酰氨基酚或饮酒会增加肝炎的发生概率，故服用异烟肼的患者应避免饮酒及应用对乙酰氨基酚。

2. 利福平: Rifampin

【剂型规格】 胶囊: 0.15g/粒。

【作用特点】 本药为利福霉素类药物，通过抑制细菌的RNA聚合酶活性，从而干扰核酸的合成。用于治疗各种类型结核病，也可与多西环素联合用于治疗布氏杆菌感染，或用于联合治疗金黄色葡萄球菌感染。

【适应证】 利福平与其他抗结核药联合用于各种结核病的初治与复治，包括结核性脑膜炎的治疗。与其他药物联用于麻风、非结核分枝杆菌感染的治疗，万古霉素（静脉）可联合用于耐甲氧西林葡萄球菌所致严重感染。利福平与红霉素联合方案用于军团菌属严重感染。用于无症状脑膜炎球菌带菌者，以消除鼻咽部脑膜炎球菌；但不适用于脑膜炎球菌感染的治疗。

【用法】 口服：10mg/（kg·d），一般不超过600mg/d，一日1次；布氏杆菌病，600mg，一日1次。

【禁忌证】 对本药或利福霉素类抗菌药过敏者禁用，肝功能严重不全、胆道梗阻塞和妊娠3个月以内妇女禁用。

【不良反应】 过敏反应，包括发热、皮疹、间质性肾炎等；流感样症候群；肝损伤；消化道症状，如恶心、食欲缺乏、呕吐、上腹不适、胃肠胀气；肾功能受损；白细胞减少、溶血性贫血、血小板减少等。

【点评】 利福平是细胞色素P450酶的诱导剂，应尽量避免与经该途径代谢的药物合用或监测血药浓度以调整剂量。利福平间断给药易出现过敏相关的不良反应。利福霉素类抗菌药可致体液、分泌物及排泄物呈橘红色或红色，应向患者解释。

3. 利福喷汀：Rifapentine

【剂型规格】 胶囊：0.15g/粒。

【作用特点】 本药为半合成长效利福霉素类药物，半衰期长达18小时，作用机制类似于利福平，不良反应略减少。

【适应证】 与其他抗结核药联合用于各种结核病的初治与复治，但不宜用于结核性脑膜炎的治疗。适合医务人员直接观察下的短程化疗，亦可用于非结核性分枝杆菌感染的治疗。与其他抗麻风药联合用于麻风治疗可能有效。

【用法】 口服：450～600mg，一周1～2次。

【禁忌证】 对本药或利福霉素类抗菌药过敏者禁用，肝功能严重不全、胆道梗阻和孕妇禁用。

【不良反应】 与利福平类似。

【点评】 不良反应较利福平轻微，胃肠道反应较少。尽可能空腹服用，与食物同服可减少其吸收，但可减少胃肠道不适。

4. 乙胺丁醇：Ethambutol

【剂型规格】 片剂：0.25g/片。

【作用特点】 本药通过抑制结核分枝杆菌细胞壁合成中的阿拉伯糖转移酶，干扰其细胞壁的合成。除用于结核分枝杆菌感染外，也可用于部分非结核分枝杆菌如鸟-胞内分枝杆菌复合群、堪萨斯分枝杆菌、牛分枝杆菌等。

【适应证】 适用于与其他抗结核药联合治疗结核分枝杆菌所致肺结核，亦可用于结核性脑膜炎及非典型分枝杆菌感染的治疗。

【用法】 口服，15～20mg/（kg·d），一日1次。

【禁忌证】 尚不明确。

【不良反应】 大剂量使用易引起视神经炎，表现为视力下降、视野缺损、视敏感度减退等；末梢神经炎病变；过敏反应，包括发热、皮疹等；血小板减少；关节痛；高尿酸血症等。

【点评】 使用乙胺丁醇的患者应每月定期进行视力、视野及色觉等检查。患者视神经损害程度与血清中药物浓度及疗程有关。

5. 吡嗪酰胺: Pyrazinamide

【剂型规格】 片剂: 0.25g/片。

【作用特点】 本药为烟酰胺类似物，在细胞内及酸性环境下的抗菌活性明显增强，对巨噬细胞内的半休眠菌有效。

【适应证】 与其他抗结核药（如链霉素、异烟肼、利福平及乙胺丁醇）联合用于治疗结核病。

【用法】 口服，15～30mg/（kg·d），一日1次，或0.25～0.50g，一日3次。

【禁忌证】 尚不明确。

【不良反应】 肝损伤；高尿酸血症；痛风；过敏反应，包括发热、皮疹等；关节痛；消化道症状，包括食欲缺乏、恶心、呕吐、腹泻等；血小板减少；贫血；卟啉病等。

【点评】 吡嗪酰胺容易导致尿酸升高、肝功能损害。急性痛风患者或严重肝损伤者禁用吡嗪酰胺。

6. 链霉素: Streptomycin

见本章第一节"链霉素"。

7. 普瑞玛尼: Pretomanid

【剂型规格】 片剂: 200mg/片。

【作用特点】 普瑞玛尼是一种抗结核分枝杆菌药物。

【适应证】 与贝达喹啉和利奈唑胺联用，治疗广泛耐药（XDR）、治疗不耐受或治疗无效的多药耐药（MDR）肺结核成人患者。

【用法】 将普瑞玛尼与贝达喹啉和利奈唑胺联用：①普瑞玛尼200mg/次，一日1次，服用26周。用水整片吞服。②贝达喹啉400mg/次，一日1次，服用2周；然后减量至200mg，一周3次，每2次之间间隔至少48小时，服用24周。总计服用26周。③利奈唑胺（1200mg/次，一日1次，服用26周，可根据药物毒性耐受情况调整剂量为600mg，一日1次，或300mg，一日1次）。

【禁忌证】 对贝达喹啉和利奈唑胺有禁忌的患者禁用普瑞玛尼。

【不良反应】 常见的不良反应包括周围神经病变、痤疮、贫血、恶心、呕吐、头痛、转氨酶升高、消化不良、食欲减退、皮疹、瘙痒、腹痛、胸膜炎、γ-谷氨酰转肽酶升高、下呼吸道感染、高淀粉酶血症、咯血、背痛、咳嗽、视力障碍、低血糖、异常体重减轻和腹泻。

【点评】 普瑞玛尼用于治疗耐药结核，因此不适用于以下患者：① 药物敏感性结核。②结核分枝杆菌所致潜伏感染。③结核分枝杆菌所致肺外感染。④治疗可以耐受的或对标准治疗有效的多药耐药结核。普瑞玛尼与贝达喹啉和利奈唑胺以外的药物联用的安全性和有效性尚未确定。

8. 贝达喹啉：Bedaquiline

【剂型规格】 片剂：100mg/片。

【作用特点】 贝达喹啉是一种二芳基喹啉类抗分枝杆菌药物，应在直接面视下督导化疗（DOT）。

【适应证】 作为联合治疗的一部分，适用于治疗成人（≥18岁）多药耐药结核病（MDR-TB）。只有在不能提供其他有效的治疗方案时，方可使用本药。

【用法】 贝达喹啉应该与至少3种对患者MDR-TB分离菌株敏感的药物联合治疗：贝达喹啉400mg/次，一日1次，服用2周；然后减量至200mg，一周3次，每2次之间间隔至少48小时，服用22周。贝达喹啉也可与普瑞玛尼和利奈唑胺联用（具体方案见普瑞玛尼用法）。

【禁忌证】 对本药及制剂中的任何成分过敏者禁用。

【不良反应】 恶心、关节痛、头痛、转氨酶和血淀粉酶升高等。

【点评】 贝达喹啉不用于治疗下列情况：结核分枝杆菌所致潜伏感染、药物敏感性结核病、肺外结核病、非结核分枝杆菌所致感染。贝达喹啉对HIV感染的耐多药肺结核患者的安全性和有效性尚未确定，临床资料有限。对贝达喹啉严重过敏者，严重心、肝肾功能不全者，以及QTc > 500毫秒者禁用。

第三节　抗真菌药物

真菌感染分为浅部真菌感染和深部真菌感染。前者常首选局部用药，而后者因其临床复杂性及严重性，一般须全身用药。常用的治疗深部真菌感染的药物包括多烯类（两性霉素B、制霉菌素）、三唑类（氟康唑、酮康唑、伊曲康唑、伏立康唑、泊沙康唑）、棘白菌素类（卡泊芬净、米卡芬净）、氟胞嘧啶等。

1. 氟康唑：Fluconazole

【剂型规格】　注射剂：200mg/瓶，100mg/瓶；胶囊：50mg/粒，150mg/粒。

【作用特点】　本药为三唑类抗真菌药，可高度选择性干扰真菌的细胞色素P450的活性，从而抑制真菌细胞膜上麦角固醇的生物合成。本药对白念珠菌及大多数非白念珠菌、新型隐球菌、皮炎芽生菌、粗球孢子菌有抗菌作用。克柔念珠菌天然耐药、光滑念珠菌多呈剂量依赖性敏感。

【适应证】　主要用于治疗敏感的念珠菌所致各种感染包括口咽部及食管念珠菌病、念珠菌性阴道炎、念珠菌性肺炎、腹膜炎、血流感染等，以及隐球菌病及隐球菌性脑膜炎，也可用于骨髓移植患者预处理时预防念珠菌感染。

【用法】　口服：念珠菌性阴道炎，150mg 1次；口咽部及食管念珠菌感染，首日200mg，以后100mg，一日1次。静脉：系统性念珠菌感染，首日400～800mg，以后200～400mg，一日1次。

【禁忌证】　对本药及制剂中的任何成分，以及其类似物过敏者禁用；妊娠期及哺乳期妇女、6月龄以下婴儿不建议使用。

【不良反应】　肝毒性、过敏反应、消化道反应、QT间期延长和尖端扭转型室性心动过速、白细胞减少症、血小板减少症、高胆固醇血症、低钾血症等。

【点评】　氟康唑是浓度依赖性抗真菌药物，日剂量（mg）/最低抑菌浓度（MIC）值对预测治疗效果有较大的意义。对于黏膜念珠菌感染，日剂量（mg）/MIC＜25，治疗失败的可能性大；对于念珠菌血症，则要求日剂量（mg）/MIC＞50，才可以获得较好的治疗效果。氟康唑是细胞色素P450 3A4（CYP3A4）的抑制药，可能使经该酶代谢药物的血药浓度升高，临床合并用药时应谨慎。

2. 伊曲康唑：Itraconazole

【剂型规格】　注射剂：0.25g/袋；胶囊：0.1g/粒；口服液：1%，1.5g∶150ml。

【作用特点】　本药为三唑类抗真菌药，抗菌谱较氟康唑广，对皮肤真菌、念珠菌、新生隐球菌、双相真菌（如皮炎芽生菌、组织胞质菌、申克孢子丝菌）以及曲霉菌等有效。

【适应证】 主要用于治疗敏感菌所致各种浅表或深部感染。

【用法】 静脉滴注：250mg，一日2次，连用4次后改为250mg，一日1次维持。口服：200mg，一日1～2次。

【禁忌证】 对本药及制剂中的任何成分，以及其类似物过敏者禁用；室性心功能不全者（充血性心力衰竭或有充血性心力衰竭病史）禁用。

【不良反应】 消化道反应，过敏反应，QT间期延长、尖端扭转型室性心动过速、室性心动过速、心脏骤停，肝功能异常，膀胱炎，头痛，震颤，肌痛，听力损害，低钾血症等。

【点评】 伊曲康唑是CYP3A4的抑制药，能增加经此途径代谢的药物的血药浓度，禁止与西沙必利、匹莫齐特、奎尼丁、多非利特等合用，因为可以导致致死性心律失常。肌酐清除率在30ml/min以下的患者静脉用药时会出现赋形剂β-环糊精的蓄积，推荐改为口服给药。

3. 伏立康唑：Voriconazole

【剂型规格】 针剂：0.2g/瓶；片剂：0.2g/片。

【作用特点】 本药为三唑类广谱抗真菌药，对除结合菌属以外的多数真菌有效。

【适应证】 主要用于治疗侵袭性曲霉菌病、念珠菌血症、播散性念珠菌病、尖端赛多孢子菌和镰刀菌属引起的严重真菌感染。

【用法】 静脉滴注：首日6mg/kg，每12小时1次，以后4mg/kg，每12小时1次。口服：体重＞40kg，200mg，每12小时1次；体重＜40kg，100mg，每12小时1次。

【禁忌证】 对本药及制剂中的任何成分过敏者禁用，对其他三唑类药物过敏者慎用。

【不良反应】 视神经炎、视盘水肿，肝毒性，消化道反应，过敏反应，QT间期延长、尖端扭转型室性心动过速，头痛，癫痫发作，电解质紊乱，血常规异常等。

【点评】 伏立康唑是侵袭性肺曲霉菌病的首选治疗，其疗效优于两性霉素B，而不良反应显著减少。伏立康唑可以透过血脑屏障，故也有用于治疗中枢神经系统真菌感染包括隐球菌性脑膜炎的报道。肌酐清除率在50ml/min以下的患者，静脉应用伏立康唑时会出现赋形剂-β-环糊精的蓄积，推荐改为口服给药。伏立康唑也是细胞色素酶P450系统的抑制药，可以提高经过该酶代谢的药物的血药浓度。

4. 泊沙康唑：Posaconazole

【剂型规格】 口服混悬液：105ml（40mg：1ml）；肠溶片：

100mg/片。

【作用特点】 泊沙康唑由伊曲康唑衍生而来，药理作用同唑类药物，但与伊曲康唑相比，其抑制固醇C14脱甲基作用更强，尤其对曲霉菌。

【适应证】 ①肠溶片、口服混悬液：预防侵袭性曲霉菌和念珠菌感染，适用于预防13岁及以上因重度免疫缺陷而导致侵袭性曲霉菌和念珠菌感染风险增加的患者。这些患者包括接受造血干细胞移植（HSCT）后发生移植物抗宿主病（GVHD）的患者或化疗导致长时间中性粒细胞减少症的血液系统恶性肿瘤患者。②口服混悬液：还适用于治疗口咽念珠菌病，包括伊曲康唑和/或氟康唑难治性口咽念珠菌病。

【用法】 由于泊沙康唑肠溶片和口服混悬液的用药剂量不同，两个剂型不可互换使用。应遵循泊沙康唑肠溶片和泊沙康唑口服混悬液的特定用法用量说明进行处方。①口服混悬液：为了增加泊沙康唑的口服吸收并且优化血浆浓度，必须在进餐期间或进餐后马上（20分钟内）服用本药。对于无法进餐的患者，可以伴随营养液或碳酸饮料（如姜汁汽水）服用本药。预防用量：200mg（5ml），一日3次。治疗口腔念珠菌病，100mg（2.5ml），一日2次，共2剂，然后100mg（2.5ml），一日1次；难治口腔念珠菌病，400mg（10ml），一日2次。②肠溶片：预防侵袭性曲霉菌和念珠菌感染。负荷剂量：300mg，第1日，一日2次。维持剂量：300mg，第2日开始，一日1次。疗程根据中性粒细胞减少症或免疫抑制的恢复程度而定。

【禁忌证】 ①对泊沙康唑、本药的任何成分或其他唑类抗真菌药过敏者禁用本药。②禁止本药与西罗莫司联合使用。本药与西罗莫司联合用药可导致西罗莫司血液浓度约升高9倍，从而导致西罗莫司中毒。③禁止本药与CYP3A4底物联合使用，因为联合使用会导致QT间期延长。本药与CYP3A4底物特非那定、阿司咪唑、西沙必利、匹莫齐特和奎尼丁联合用药可导致上述药品的血药浓度升高，从而导致QTc间期延长和罕见的尖端扭转型室性心动过速。④禁止本药与主要通过CYP3A4代谢的HMG-CoA还原酶抑制药联合使用，如阿托伐他汀、洛伐他汀和辛伐他汀。因为联合使用后这些药物的血药浓度会增加，从而导致横纹肌溶解。⑤禁止本药与麦角生物碱联合使用。泊沙康唑会导致麦角生物碱（麦角胺和双氢麦角胺）血浆浓度升高，可能导致麦角中毒。

【不良反应】 与其他三唑类药物类似，包括恶心、呕吐、腹痛、腹泻、头痛、肝功能异常、皮疹等。

【点评】 治疗时间超过6个月者，可出现严重不良反应，包括肾上腺皮质功能不全、肾毒性、QTc间期延长等。

5. 硫酸艾沙康唑: Isavuconazonium Sulfate

【剂型规格】 胶囊: 100mg/粒; 针剂: 200mg/瓶。

【作用特点】 艾沙康唑在体外和临床感染中对下列微生物的大多数菌株具有活性, 如烟曲霉、黄曲霉、黑曲霉、土曲霉和毛霉目(如米根霉和毛霉属)。硫酸艾沙康唑是一种水溶性前药, 可通过静脉滴注给药或作为胶囊口服给药。给药后, 硫酸艾沙康唑迅速被血浆酯酶水解为活性成分艾沙康唑。前药的血药浓度非常低, 并且仅在经静脉给药后短时间内可检出。

【适应证】 适用于治疗成人侵袭性曲霉病、侵袭性毛霉病患者。

【用法】 口服: ①负荷剂量, 推荐的负荷剂量为前48小时内, 每8小时2粒胶囊(相当于200mg艾沙康唑), 共给药6次。②维持剂量, 推荐的维持剂量为从末次负荷剂量给药后12～24小时开始, 一日1次, 每次2粒胶囊(相当于200mg艾沙康唑)。

针剂: ①负荷剂量, 推荐的负荷剂量: 前48小时内, 每8小时1瓶(相当于200mg艾沙康唑), 在复溶和稀释后给药, 共给药6次。②维持剂量, 推荐的维持剂量: 从末次负荷剂量给药后12～24小时开始, 一日1次, 每次1瓶(相当于200mg艾沙康唑)。

【禁忌证】 对本药及制剂中的任何成分有超敏反应者。与酮康唑合用。与高剂量利托那韦(每12小时＞200mg)合用。与强效CYP3A4/5诱导剂[利福平、利福布汀、卡马西平、长效巴比妥类(如苯巴比妥)、苯妥英和圣约翰草等]合用, 或与中效CYP3A4/5诱导剂(依非韦伦、萘夫西林和依曲韦林等)合用。家族性短QT间期综合征患者。

【不良反应】 最常见的治疗相关不良反应包括肝脏生化检查结果升高(7.9%)、恶心(7.4%)、呕吐(5.5%)、呼吸困难(3.2%)、腹痛(2.7%)、腹泻(2.7%)、注射部位反应(2.2%)、头痛(2.0%)、低钾血症(1.7%)和皮疹(1.7%)。导致永久停用艾沙康唑的最常见不良反应包括意识模糊(0.7%)、急性肾衰竭(0.7%)、血胆红素升高(0.5%)、惊厥(0.5%)、呼吸困难(0.5%)、癫痫(0.5%)、呼吸衰竭(0.5%)和呕吐(0.5%)。

【点评】 硫酸艾沙康唑可用于治疗不能耐受两性霉素B的毛霉菌感染患者。因为口服剂型生物利用度高(98%), 有临床指征时, 静脉滴注和口服两种给药途径可以互换。

6. 制霉菌素: Nystatin

【剂型规格】 片剂: 0.5MU/片。

【作用特点】 本药为多烯类广谱抗真菌药, 与真菌细胞膜上的甾醇结合, 使细胞膜的通透性改变, 导致细胞内容物外漏而起抗菌作用。抗菌谱与两性霉素B相似, 但抗菌活性较弱。口服后几乎不吸收。

【适应证】 主要用于治疗皮肤、黏膜、肠道和阴道的念珠菌感染，以局部用药为主，口服可用于治疗消化道念珠菌感染。

【用法】 局部用药：口腔念珠菌感染，1MU 溶于 10ml 甘油溶液，涂患处，每 4～6 小时 1 次。

【禁忌证】 对本药及制剂中的任何成分过敏者禁用。

【不良反应】 局部应用时不良反应少见，口服后可引起暂时性恶心、呕吐、食欲减退、腹泻等消化道反应。

【点评】 制霉菌素对深部真菌病无效。

7. 两性霉素B：Amphotericin B

【剂型规格】 针剂：25mg/瓶。

【作用特点】 本药为多烯类广谱抗真菌药，与真菌细胞膜上麦角固醇结合，使膜的通透性增加，使细胞内容物外漏而起到杀菌作用。对念珠菌、隐球菌等酵母菌、曲霉菌、毛霉菌、球孢子菌、组织胞质菌、皮炎芽生菌、马尔尼菲青霉菌等具有良好的活性。但葡萄牙念珠菌天然耐药，假阿利什菌、镰刀菌等大多耐药。

【适应证】 主要用于治疗可能危及生命的真菌感染，如曲霉菌病、隐球菌病、芽生菌病、播散性念珠菌病、球孢子菌病、组织胞质菌病、结合菌病和孢子丝菌病，以及毛霉菌、犁头霉菌、蛙粪霉属等所致感染。

【用法】 静脉滴注：从小剂量 0.5～1.0mg 起始，逐日增加剂量至 0.5～0.7mg/kg，一日 1 次滴注；一般每日剂量不超过 1mg/kg。用 5% 葡萄糖溶液稀释，避光缓慢滴注，滴注时间不短于 6 小时。滴注前应用异丙嗪 25mg 肌内注射、地塞米松 2～5mg 入壶或对乙酰氨基酚口服可以减轻输液反应。

【禁忌证】 对本药及制剂中的任何成分过敏者禁用，肾功能不全者慎用。

【不良反应】 输液反应，输液过程中或输液后出现寒战、高热、严重头痛、恶心、呕吐，有时可出现血压下降；肾毒性；电解质紊乱，尤以低钾血症明显；经外周静脉输注时，静脉炎非常多见，建议通过中心静脉给药；肝毒性；心律失常；过敏反应；血液系统异常等。

【点评】 两性霉素B目前为深部真菌病治疗的金标准。两性霉素B联合氟胞嘧啶是隐球菌性脑膜炎特别是HIV患者隐球菌性脑膜炎的首选治疗。两性霉素B主要用于治疗进展性、可能危及生命的真菌感染，不用于治疗非侵袭性真菌感染。两性霉素B在 pH 4～6 的溶液中较稳定，因此只适于加入 5% 葡萄糖溶液输注。国内当两性霉素B的剂量超过每日 0.6mg/kg 时，患者常出现肾功能受损等不良反应而难以耐受，减量后停用后可恢复，故对于隐球菌脑膜炎等慢性侵袭性真菌病，两性霉素B的应用强调中小剂量、长疗程，达到一定的累积剂量。

8. 氟胞嘧啶：Flucytosine

【剂型规格】 片剂：0.5g/片。

【作用特点】 本药为氟化嘧啶类似物，可干扰真菌DNA及蛋白的合成，对念珠菌及隐球菌有很好的抑制作用。

【适应证】 主要用于治疗敏感念珠菌引起的血流感染、心内膜炎、尿路感染、肺炎等，以及隐球菌引起的脑膜炎、肺炎等侵袭性感染。

【用法】 口服：每日50～150mg/kg，每6～8小时1次。

【禁忌证】 对本药过敏者禁用，孕妇不推荐使用，骨髓抑制患者慎用。

【不良反应】 骨髓抑制，包括白细胞或粒细胞减少、贫血或不可逆性骨髓毒性；消化道反应；肝毒性；肾毒性；心脏骤停；胸痛；过敏反应，如皮疹、发热；低血糖；低钾血症等。

【点评】 氟胞嘧啶仅用于治疗念珠菌及隐球菌感染。使用时应联合两性霉素B应用，单独使用时会产生耐药性。

9. 特比萘芬：Terbinafine

【剂型规格】 片剂：0.125g/片，0.25g/片。

【作用特点】 本药为丙烯胺衍生物，通过抑制鲨烯环氧酶从而抑制麦角固醇的合成，影响细胞膜的稳定性，是皮肤真菌的强抑制药。

【适应证】 主要用于治疗有皮肤癣菌引起的手、指（趾）甲真菌病。

【用法】 口服：250mg，一日1次。也可局部外用。

【禁忌证】 对本药及制剂中的任何成分过敏者禁用，哺乳期妇女不推荐使用，肾功能不全者慎用。

【不良反应】 肝毒性，甚至肝衰竭；过敏反应，如皮疹，包括多形性红斑、重症多形性红斑、中毒性表皮坏死松解症；晶状体和视网膜改变；可逆性淋巴细胞减少或中性粒细胞减少；乏力、呕吐、关节痛、肌痛及脱发等。

【点评】 治疗过程中需密切监测肝功能。

10. 卡泊芬净：Caspofungin

【剂型规格】 针剂：70mg/瓶，50mg/瓶。

【作用特点】 本药为棘白菌素类抗真菌药，通过抑制真菌细胞壁的1,3-β-D葡聚糖的合成而影响细胞壁的完整性，从而起到抗真菌作用。本药具有广泛的抗真菌活性，对大部分念珠菌及曲霉菌感染有效，对肺孢子菌也有效。对肝肾功能影响小是其优点。

【适应证】 主要用于治疗念珠菌血症、念珠菌引起的腹腔感染和胸腔感染、食管念珠菌病，以及难治性或不能耐受其他治疗的侵袭性曲霉病；也可用于粒细胞缺乏伴发热而怀疑真菌感染的患者的治疗。

【用法】 静脉滴注：首日70mg，一日1次，以后50mg，一日1次。肝功能减退时，首日50mg，随后每日35mg。

【禁忌证】 对本药及制剂中的任何成分，以及其他棘白菌素类药物过敏者禁用。

【不良反应】 过敏反应，包括发热、皮疹、过敏性休克；面部肿胀；皮肤瘙痒；支气管痉挛；胰腺炎；肝坏死；腹泻；肾衰竭；癫痫发作；低血压；心律失常；血小板减少；电解质紊乱，如低镁血症、高钙血症、低钾血症；低血糖等。

【点评】 卡泊芬净是重症念珠菌血流感染的首选用药；由于隐球菌细胞壁1,3-β-D葡聚糖的含量较少，卡泊芬净对隐球菌无效；卡泊芬净对荚膜组织胞质菌、镰刀菌、毛霉菌及结合菌等真菌无效。

11. 米卡芬净：Micafungin

【剂型规格】 粉针剂：50mg/瓶。

【作用特点】 本药为棘白菌素类抗真菌药，其作用机制、抗菌谱及抗菌活性与卡泊芬净相似。

【适应证】 主要用于治疗念珠菌或曲霉菌引起的真菌血症、呼吸道真菌病及胃肠道真菌病；也可用于造血干细胞移植患者真菌感染的预防。

【用法】 静脉滴注：念珠菌血症或腹腔内念珠菌感染，100mg，一日1次；食管念珠菌病，150mg，一日1次；造血干细胞移植患者真菌感染的预防，50mg，一日1次。

【禁忌证】 对本药及制剂中的任何成分，以及其他棘白菌素类药物过敏者禁用。

【不良反应】 与卡泊芬净类似。

【点评】 米卡芬净对致病性念珠菌包括耐氟康唑菌株感染均有效。

第四节　抗病毒药物

病毒性感染因病毒种类不同和宿主个体差异的存在，其自然过程和临床经过有很大不同，治疗差别也很大。一般大多数的病毒感染均为自限性疾病，因此一般性治疗措施如消毒、隔离、休息、营养支持是最基本、最有效的治疗手段。但若病毒感染导致重要脏器受累或发生慢性持续性感染，及时应用针对性抗病毒药物可以保护组织器官功能和促进临床恢复。

由于病毒的生物学特性，抗病毒药物的研制、开发存在很大的困难。抗病毒药物的临床应用历史比较短暂，20世纪50年代第一个抗病毒药物才正式问世。随着生物医学科技的发展，以及对病毒性疾病特别是HIV及相关疾病的研究的深入，抗病毒药物近年有了很大的发展。目前临床上常用的抗病毒药物根据所抗病毒的种类可以分为抗人疱疹病毒类药物、抗HIV药物、抗毒性肝炎类药物和抗流感病毒药物等。从药物的结构方面又可分为核苷（酸）类似物、非核苷类反转录酶抑制药、蛋白酶抑制药、焦磷酸类、神经氨酸类似物、干扰素类、融合抑制药等。本节将按所抗病毒种类的不同简述常用的抗病毒药物。

一、抗人疱疹病毒属药物

1. 阿昔洛韦: Acyclovir

【剂型规格】　粉针剂: 0.25g/瓶；片剂: 0.2g/片。

【作用特点】　本药为嘌呤核苷类似物，在细胞内通过病毒胸苷激酶的作用转化为三磷酸盐，竞争性抑制病毒DNA多聚酶，并可与病毒DNA链结合并终止其延伸，从而抑制病毒复制。

【适应证】　用于治疗水痘－带状疱疹病毒、单纯疱疹病毒所致皮肤或黏膜感染、单纯疱疹病毒性脑炎等。

【用法】　口服：单纯疱疹，0.2g，一日5次；带状疱疹，0.8g，一日5次。静脉滴注：单纯疱疹病毒性脑炎或免疫功能低下患者的水痘－带状疱疹病毒感染，0.5g，每8小时1次；单纯疱疹病毒所致皮肤黏膜感染，0.25g（或5mg/kg），每8小时1次。

【禁忌证】　对本药及制剂中的任何成分过敏者禁用。

【不良反应】　恶心、呕吐、腹泻等消化道反应；中枢神经系统反应，如头痛、共济失调、癫痫发作、神志混乱、行为异常；过敏反应，包括发热、皮疹等；肝毒性；在肾小管内结晶沉积引起肾功能异常，甚至肾衰竭；贫血、白细胞减少、血小板减少等。

【点评】　阿昔洛韦对单纯疱疹病毒及水痘－带状疱疹病毒以

外的其他疱疹病毒无效；因其容易在肾小管内结晶沉积，故治疗期间应鼓励患者大量饮水以利其排泄。

2. 更昔洛韦：Ganciclovir

【剂型规格】 粉针剂：250mg/瓶，500mg/瓶；胶囊：250mg/粒。

【作用特点】 本药化学结构及作用机制类似阿昔洛韦，但起作用无须通过胸苷激酶的转化，对不含有胸苷激酶的巨细胞病毒以及单纯疱疹病毒均有效。

【适应证】 主要用于治疗巨细胞病毒性肺炎、胃肠炎，以及免疫功能低下或器官移植者中巨细胞病毒视网膜炎或播散性感染；更昔洛韦胶囊可用于器官移植者和HIV感染者巨细胞病毒性疾病的预防。

【用法】 口服：1g，一日3次。静脉滴注：巨细胞病毒性视网膜炎，诱导阶段，5mg/kg，每12小时1次，疗程14～21日；维持治疗，5mg/kg，一日1次。

【禁忌证】 对本药及制剂中的任何成分过敏者禁用。

【不良反应】 骨髓抑制较为常见，包括粒细胞减少、贫血及血小板减少。动物实验表明，更昔洛韦具有致癌、致畸和妨碍精子生成的作用。其他不良反应包括呕吐、腹泻等消化道反应，肝肾功能损伤，过敏反应，癫痫发作，尖端扭转型室性心动过速等。

【点评】 更昔洛韦所致骨髓抑制较为常见，故中性粒细胞＜0.5×10^9/L或血小板＜25×10^9/L时，不得使用更昔洛韦治疗。更昔洛韦口服生物利用度差，急性感染首选静脉用药，口服通常仅做维持治疗。

3. 伐昔洛韦：Valacyclovir

【剂型规格】 片剂：0.5g/片，0.15g/片。

【作用特点】 本药为阿昔洛韦的缬氨酸酯，口服吸收后在肝脏转化为阿昔洛韦和L-缬氨酸，生物利用度比阿昔洛韦高3～5倍。

【适应证】 适用于治疗带状疱疹、单纯疱疹病毒感染，预防（抑制）单纯疱疹病毒感染的复发。

【用法】 口服：0.3～0.5g，一日2次。带状疱疹可用至1g，一日3次。

【禁忌证】 对伐昔洛韦、阿昔洛韦或本药及制剂中的任何成分过敏的患者禁用。

【不良反应】 与阿昔洛韦类似。

【点评】 伐昔洛韦口服给药频率较阿昔洛韦低，更适合门诊患者的治疗。

4. **膦甲酸钠: Forscarnet**

【剂型规格】 针剂：3g/支。

【作用特点】 本药为焦磷酸盐的衍生物，是广谱抗病毒药物，直接影响核酸聚合酶的焦磷酸结合部位，从而抑制病毒的复制。

【适应证】 用于治疗免疫功能低下患者、艾滋病患者或器官移植患者的巨细胞病毒感染、耐阿昔洛韦的单纯疱疹病毒性皮肤黏膜感染及水痘-带状疱疹病毒感染。

【用法】 ①巨细胞病毒性视网膜炎：诱导治疗，90mg/kg，每12小时1次，或60mg/kg，每8小时1次，连用14～21日；维持治疗，每日90～120mg/kg。②单纯疱疹病毒感染：40mg/kg，每8～12小时1次，连用3周或直至治愈。

【禁忌证】 对本药及制剂中的任何成分过敏者禁用，肾功能不全者慎用。

【不良反应】 肾功能损害；电解质紊乱（低钙、低磷或高磷、低镁、低钾等）；皮疹；恶心、呕吐、腹泻、腹痛等消化道反应；感觉异常等。

【点评】 不能耐受更昔洛韦或更昔洛韦耐药的患者，可以考虑应用膦甲酸钠治疗；重症患者如巨细胞病毒性脑炎患者可以考虑更昔洛韦联合膦甲酸钠治疗；应用膦甲酸钠时应摄入足够的水分，以减轻肾毒性。

二、抗HIV药物

1. **拉米夫定: Lamivudine**

【剂型规格】 片剂：0.1g/片，0.3g/片。

【作用特点】 本药为核苷类反转录酶抑制药，在细胞内转化为三磷酸盐，为胞嘧啶三磷酸盐的类似物，可与病毒DNA链结合并终止其延伸，从而抑制病毒复制。用于治疗慢性乙型肝炎，与其他抗反转录病毒药物合用治疗人类免疫缺陷病毒1亚型（HIV-1）感染。

【适应证】 拉米夫定适用于伴有ALT升高和病毒活动复制的、肝功能代偿的成年慢性乙型肝炎患者的治疗；与其他抗反转录病毒药物联合使用，用于治疗成人和儿童HIV感染。

【用法】 口服：慢性乙型肝炎，0.1g，一日1次；HIV感染，0.3g，一日1次，或150mg，一日2次。

【禁忌证】 对本药及制剂中的任何成分过敏者禁用，肾功能不全者慎用。

【不良反应】 罕见乳酸酸中毒和肝脂肪变性，一旦出现，应立即停药；其他包括脂肪分布异常、乏力和疲劳感、上呼吸道感染样症状、头痛、恶心、腹泻等，症状一般较轻，并可自行缓解。

【点评】 应用拉米夫定治疗慢性乙型肝炎或HIV感染时，应检查患者是否合并HIV或乙型肝炎病毒（HBV）感染，因为单用拉米夫定治疗HIV会导致对拉米夫定的快速耐药，而单用拉米夫定治疗乙型肝炎会导致YMDD基因突变和耐药。

2. 洛匹那韦利托那韦: Lopinavir and Ritonavir

【剂型规格】 片剂: 250mg/片（每片含洛匹那韦200mg、利托那韦50mg）。

【作用特点】 本药为蛋白酶抑制药，与其他抗反转录病毒药物合用，治疗HIV-1感染。

【适应证】 适用于与其他抗反转录病毒药物联合用药，治疗成人和2岁以上儿童的HIV-1感染。

【用法】 口服: 2片，一日2次；或4片，一日1次。

【禁忌证】 对本药及制剂中的任何成分过敏者禁用，重度肝功能不全者禁用。

【不良反应】 新发糖尿病、原有糖尿病恶化及高血糖；出血倾向；体脂分布异常，包括向心性肥胖、水牛背等；QT间期延长；尖端扭转型室性心动速；呕吐、腹痛、腹泻、食欲减退、消化不良等消化道症状；头痛；肝毒性；贫血、白细胞减少、血小板减少；高脂血症、高尿酸血症；低血糖和脱水等。

【点评】 洛匹那韦利托那韦应整片吞服，不能咀嚼、打碎或挤压。洛匹那韦是一种CYP3A酶抑制药，与很多药物存在相互作用，所以开始使用洛匹那韦利托那韦前，应仔细审查患者正在使用的所有药物，以保证安全合理用药。

3. 奈韦拉平: Nevirapine

【剂型规格】 片剂: 0.2g/片。

【作用特点】 本药为非核苷类反转录酶抑制药，主要通过肝脏细胞色素P450同工酶3A4和2B6代谢。

【适应证】 奈韦拉平与其他抗反转录病毒药物合用治疗HIV-1感染。对于分娩时未使用抗反转录病毒治疗的孕妇，应用奈韦拉平（可以不与其他抗反转录病毒药物合用）可预防HIV-1的母婴传播。

【用法】 口服: 导入期0.2g，一日1次，共14日；此后0.2g，一日2次。

【禁忌证】 对本药及制剂中的任何成分过敏者禁用。对因为严重皮疹、皮疹伴全身症状、过敏反应和奈韦拉平引起的肝炎而永久中断奈韦拉平治疗的患者，不能重新服用。在服用奈韦拉平期间，既往出现天冬氨酸转氨酶（AST）或丙氨酸转氨酶（ALT）＞正常值上限5倍，重新应用奈韦拉平后迅速复发肝功能异常的患者应禁用。

【不良反应】 肝损伤，严重时危及生命；过敏性皮疹，包括重症多形性红斑、中毒性表皮坏死松解症等；其他包括胆固醇升高、脂肪分布异常、贫血、中性粒细胞减少、横纹肌溶解、感觉异常等。

【点评】 奈韦拉平不能用于CD4$^+$ T细胞计数高于250个/μl或合并慢性丙型肝炎的HIV患者，否则其肝毒性的发生会显著升高。单用此药会很快产生耐药病毒，所以奈韦拉平应与至少两种以上的其他抗反转录病毒药物一起使用。

4. 齐多夫定：Zidovudine

【剂型规格】 片剂：0.3g/片。

【作用特点】 本药为核苷类反转录酶抑制药，在细胞内转化为三磷酸盐，为胸苷三磷酸盐的类似物，可竞争性掺入新合成的HIV DNA并终止其延伸，从而抑制病毒复制；与其他抗反转录病毒药物合用治疗HIV-1感染。

【适应证】 与其他抗反转录病毒药物联合使用，用于治疗成人和儿童HIV感染；亦可用于HIV阳性妊娠期妇女及其新生儿，以阻断母婴传播。

【用法】 口服，0.3g，一日2次。

【禁忌证】 对本药及制剂中的任何成分过敏者禁用。对于中性粒细胞计数异常低下（<0.75×10^9/L）者或血红蛋白水平异常低下（<75g/L）者禁忌应用。

【不良反应】 骨髓抑制，包括中性粒细胞减少和重度贫血，晚期HIV患者多见；也可出现乳酸酸中毒和重度肝脂肪变性，严重时危及生命；长期用药可导致症状性肌病。其他包括脂肪分布异常，乏力和疲劳感，头痛、恶心、呕吐、食欲减退等消化道症状。

【点评】 齐多夫定不可与司坦夫定或利巴韦林合用，以免引发严重骨髓抑制和贫血。因其不良反应明显，目前已不作为抗HIV治疗的一线用药。

5. 司他夫定：Stavudine

【剂型规格】 胶囊：20mg/粒，15mg/粒。

【作用特点】 本药为核苷类反转录酶抑制药，在细胞内转化为三磷酸盐，为胸苷三磷酸盐的类似物，可竞争性掺入新合成的HIV DNA并终止其延伸，从而抑制病毒复制。

【适应证】 与其他抗反转录病毒药物联合使用，用于治疗HIV感染。

【用法】 口服：体重≥60kg，40mg，一日2次；体重<60kg，30mg，一日2次。

【禁忌证】 对本药及制剂中的任何成分过敏者禁用。

【不良反应】 乳酸酸中毒和重度肝脂肪变性，严重时危及生命；胰腺炎；其他包括向心性肥胖、水牛背、四肢消瘦、面部消瘦等脂肪分布异常，周围神经病变，肝功能异常，肌力下降等。

【点评】 司他夫定不能与齐多夫定合用。司他夫定引起不良反应较多，特别是长期应用引起的脂肪分布异常、代谢紊乱、周围神经病变等，目前已经不作为抗HIV治疗的一线用药。

6. 依非韦伦: Efavirdine

【剂型规格】 片剂: 0.6g/片，0.2g/片。

【作用特点】 本药为非核苷类反转录酶抑制药，主要通过肝脏细胞色素P450同工酶3A4代谢。

【适应证】 与其他抗反转录病毒药物联合使用，用于治疗成人、青少年及儿童HIV感染。

【用法】 口服，0.6g，每晚1次；或0.4g，每晚1次。

【禁忌证】 对本药及制剂中的任何成分过敏者禁用。本药不得与特非那定、阿司咪唑、西沙必利、咪达唑仑、三唑仑、匹莫齐特、苄普地尔或麦角衍生物合用，因为依非韦伦竞争CYP3A4可能抑制这些药物的代谢，并可能造成严重的和/或危及生命的不良事件（如心律失常、持续的镇静作用或呼吸抑制）。本药不应与伏立康唑标准剂量合用，因为依非韦伦可以显著地降低伏立康唑的血浆浓度，同时伏立康唑也使依非韦伦的血浆浓度显著升高，故两者合用时的剂量应做调整。

【不良反应】 严重的神经毒性，头晕、失眠、嗜睡、思想不能集中及噩梦，也会产生严重的抑郁症、自杀意念及企图、攻击行为、妄想、狂躁反应等；其他包括皮疹，肝损伤，胆固醇升高、脂肪分布异常，抽搐，恶心、呕吐，头痛，疲劳等。

【点评】 依非韦伦应睡前空腹服用，以减少中枢神经系统不良反应。

7. 替诺福韦酯: Tenofovir Disoproxil Fumarate

【剂型规格】 片剂: 0.3g/片。

【作用特点】 本药为核苷类反转录酶抑制药，在细胞酶的作用下转化为其活性形式替诺福韦二磷酸，为腺苷三磷酸类似物，可以竞争性掺入新合成的病毒DNA，从而终止病毒复制。

【适应证】 与其他抗反转录病毒药物联合使用，用于治疗成人HIV感染；也可用于治疗慢性乙型肝炎成人和≥12岁的儿童患者。

【用法】 口服，0.3g，一日1次。

【禁忌证】 对本药及制剂中的任何成分过敏者禁用。

【不良反应】 肾功能损伤，包括急性肾衰竭和范科尼综合征；骨密度下降；皮疹；恶心；腹泻；头痛；抑郁；无力等。罕见乳酸酸中毒和肝脂肪变性，也可出现脂肪异常分布。

【点评】 应用替诺福韦酯治疗慢性乙型肝炎或HIV感染时，应检查患者是否合并HIV或HBV感染，以减少耐药的发生。用药期间应定期监测肾功能和骨密度。

8. 丙酚替诺福韦: Tenofovir Alafenemide Fumarate

【剂型规格】 片剂：25mg/片。

【作用特点】 本药为核苷类反转录酶抑制药，主要通过在原代肝细胞中的羧基酯酶1的水解转化为替诺福韦。

【适应证】 适于治疗成人和青少年（年龄12岁及以上，体重至少为35 kg）慢性乙型肝炎；与其他抗反转录病毒药物联合使用，用于治疗成人HIV感染。

【用法】 口服，25mg，一日1次。

【禁忌证】 本药及任何成分过敏的患者。

【不良反应】 头痛、恶心、咳嗽、背痛、关节痛、疲劳、腹泻、消化不良、过敏、急性肾衰竭、急性肾小管坏死、近端肾小管病变和范科尼综合征等。

【点评】 应用丙酚替诺福韦治疗慢性乙型肝炎或HIV感染时，应检查患者是否同时合并HIV或HBV感染，以减少耐药的发生。较替诺福韦酯而言，丙酚替诺福韦对肾功能和骨密度的影响较小。

9. 阿巴卡韦: Abacavir

【剂型规格】 片剂：300mg/片。

【作用特点】 本药为核苷类反转录酶抑制药，通过细胞酶转化为活性代谢物三磷酸卡巴韦，并与病毒DNA结合，从而抑制HIV-1反转录酶的活性。

【适应证】 与其他抗反转录病毒药物联合使用，用于治疗HIV感染。

【用法】 口服：300mg，一日2次；或600mg，一日1次。

【禁忌证】 对本药及制剂中的任何成分过敏者禁用；中度或严重肝功能受损的患者禁用。

【不良反应】 皮疹、恶心、呕吐、头痛、睡眠障碍、上呼吸道感染、疲劳、发热、心血管系统疾病、心肌梗死、重症多形性红斑、中毒性表皮坏死松解症、乳酸酸中毒、肝大（严重）、肝毒性、肝脂肪变性、超敏反应等。

【点评】 阿巴卡韦应用后可出现严重的超敏反应。携带HLA-B*5701等位基因的患者对阿巴卡韦发生超敏反应的风险提高，用药前应进行筛查。既往对阿巴卡韦有超敏反应和HLA-B*5701为阳性的患者，应禁用阿巴卡韦。

10. 拉替拉韦: Raltegravir

【剂型规格】 片剂：400mg/片。

【作用特点】 本药为整合酶抑制药，抑制HIV-1整合酶的活性，阻止HIV DNA整合入宿主染色体；在肝脏经UTG1A1酶代谢。

【适应证】 与其他抗反转录病毒药物联合使用，用于治疗HIV感染。

【用法】 口服，400mg，一日2次。

【禁忌证】 对本药及制剂中的任何成分过敏者禁用。

【不良反应】 头痛，腹泻、腹痛、恶心、肌痛、横纹肌溶解，肝肾功能损伤，过敏反应。

【点评】 拉替拉韦是新一类抗HIV药物，可用于多药耐药HIV/AIDS患者的治疗。和蛋白酶抑制药及非核苷类反转录酶抑制药相比，拉替拉韦不经细胞色素P450酶代谢，与其他药物的相互作用较少；对脂代谢的影响也很小。

11. 多替拉韦: Dolutegravir

【剂型规格】 片剂: 50mg/片。

【作用特点】 本药为整合酶抑制药，抑制HIV-1整合酶的活性，阻止HIV-DNA整合入宿主染色体。主要经由UGT1A1代谢，并由CYP3A参与。与其他抗反转录病毒药物合用，治疗HIV-1感染。

【适应证】 联合其他抗反转录病毒药物，用于治疗成人和年满12岁的儿童的HIV感染。

【用法】 口服，50mg，一日1次。

【禁忌证】 禁止多替拉韦与多非利特或吡西卡尼联合使用。对多替拉韦或对本药的任何辅料过敏的患者禁用。

【不良反应】 高血糖、脂肪酶升高、头痛、肝损伤、过敏反应、免疫重建综合征、肾功能损害。

【点评】 多替拉韦可用于多药耐药HIV/AIDS患者的治疗。建议具有生育潜力的女性患者在用药期间坚持使用有效的避孕措施，用药前应指导患者报告肝毒性症状或感染相关症状。合并服用含有铝、镁或硫糖铝的抗酸药或泻剂，或者包括多种维生素的铁、钙补充剂或缓冲药物的2小时前或6小时后服用本药。

12. 多替阿巴拉米片: Dolutegravir Sodium, Abacavir Sulfate and Lamivudine Tablet

【剂型规格】 复方制剂: 每片含多替拉韦钠（以多替拉韦计）50mg、硫酸阿巴卡韦（以阿巴卡韦计）600mg和拉米夫定300mg。

【作用特点】 本药为多替拉韦、阿巴卡韦、拉米夫定3种药物组成的复方制剂，单片药物组成完整的抗HIV治疗方案。

【适应证】 适用于治疗感染HIV的成人和12岁以上青少年（体重至少为40 kg）。

【用法】 口服，1片，一日1次。

【禁忌证】 对多替拉韦、阿巴卡韦和拉米夫定或制剂中的任何成分过敏者禁用。禁止与多非利特和吡西卡尼联合用药。

【不良反应】 见上述多替拉韦、阿巴卡韦、拉米夫定相关内容。

【点评】 多替阿巴拉米片含有阿巴卡韦，用药前应进行HLA-B * 5701等位基因检测，若阳性则不能使用本药。

13. 艾考恩丙替片: Emtricitabine Tenofovir Alafenamide Elvitegravir Cobicistat

【剂型规格】 复方制剂：每片含艾维雷韦150mg、考比司他150mg、恩曲他滨200mg、丙酚替诺福韦10mg。

【作用特点】 本药为艾维雷韦、考比司他、恩曲他滨、丙酚替诺福韦4种药物组成的复方制剂，其中考比司他为增敏剂。单片药物组成完整的抗HIV治疗方案。

【适应证】 适用于治疗感染HIV-1且无任何与整合酶抑制药类药物、恩曲他滨或替诺福韦耐药性相关的已知突变的成人和青少年（年龄12岁及以上且体重至少为35 kg）。

【用法】 口服，1片，一日1次。

【禁忌证】 对本药及制剂中的任何成分过敏者禁用。由于下列药物高度依赖于CYP3A的清除并将会引起血浆浓度升高，会出现严重或危及生命的不良反应，因此禁止与以下药品（包括但不限于）合用：①α_1-受体阻断药，阿夫唑嗪。②抗心律失常药，胺碘酮、奎尼丁。③麦角衍生物：双氢麦角胺、麦角新碱、麦角胺。④胃肠动力药：西沙必利。⑤HMG-CoA还原酶抑制药：洛伐他汀、辛伐他汀。⑥精神安定药/抗精神病药：鲁拉西酮、匹莫齐特。⑦5型磷酸二酯酶（PDE-5）抑制药：西地那非。⑧镇静药/安眠药：口服剂型咪达唑仑、三唑仑。由于可能失去病毒学应答以及可能对艾考恩丙替片产生耐药性，禁止合用CYP3A强诱导剂。因此禁止与以下药品（包括但不限于）合用：①抗惊厥药，卡马西平、苯巴比妥、苯妥英。②抗分枝杆菌药，利福平。③中草药，圣约翰草。禁止与达比加群即P-糖蛋白底物合用。

【不良反应】 恶心、乳酸酸中毒、乙型病毒性肝炎恶化，伴脂肪变性的肝大、免疫重建综合征、骨密度降低、急性肾衰竭、范科尼综合征、肾功能损害等。

【点评】 艾考恩丙替片为强效抗HIV治疗复方制剂，建议患者将药物与食物同服；复方制剂中的考比司他与多种药物有相互作用。

14. 比克恩丙诺片: Bictegravir Emtricitabine Tenofovir Alafenamide Fumarate

【剂型规格】 复方制剂：每片含比克替拉韦钠（以比克替拉

韦计）50mg、恩曲他滨200mg、富马酸丙酚替诺福韦（以丙酚替诺福韦计）25mg。

【作用特点】 本药为比克替拉韦、恩曲他滨、丙酚替诺福韦3种药物组成的复方制剂，单片药物组成完整的抗HIV治疗方案。

【适应证】 作为完整方案治疗感染HIV-1的成人，且患者目前和既往无对整合酶抑制药、恩曲他滨或替诺福韦产生病毒耐药性的证据。

【禁忌证】 对本药及制剂中的任何成分过敏者禁用。禁止与利福平或圣约翰草合用。

【用法】 口服，1片，一日1次。

【不良反应】 最常报道的不良反应为头痛（5%）、腹泻（5%）和恶心（4%）。

【点评】 比克恩丙诺片为强效抗HIV治疗复方制剂。合并感染HIV-1和HBV并停用比克恩丙诺片时，可能出现乙型病毒性肝炎急性加重。对于停用比克恩丙诺片的HIV-1和HBV合并感染者，应严密监测肝功能，包括至少持续数月的临床及实验室随访。必要时可能需要进行抗HBV治疗。

三、抗流感病毒药物

1. 扎那米韦: Zanamivir

【剂型规格】 吸入剂: 5mg/泡囊。

【作用特点】 本药为流感病毒神经氨酸酶抑制药，用于成人、7岁及以上儿童的非复杂性甲型和乙型流行性感冒病毒（流感病毒）的感染的治疗和预防。

【适应证】 用于成人和7岁及以上儿童的甲型和乙型流感治疗。

【用法】 治疗剂量: 10mg，每12小时1次，连用5日。预防剂量: 10mg，一日1次。

【禁忌证】 对本药及制剂中的任何成分过敏者或乳糖过敏患者禁用。

【不良反应】 过敏反应，如喉头水肿、皮疹；可诱发支气管痉挛；谵妄；癫痫发作及行为异常；心律失常；眩晕等。

【点评】 存在潜在气道疾病如哮喘或慢性阻塞性肺疾病的患者，不推荐使用扎那米韦进行流感的预防和治疗。

2. 奥司他韦: Oseltamivir

【剂型规格】 胶囊: 75mg/粒。

【作用特点】 本药为流感病毒神经氨酸酶抑制药，用于1岁以上患者的甲型和乙型流感病毒感染的治疗和预防。

【适应证】 用于成人和1岁及以上儿童的甲型和乙型流感治疗；用于成人和13岁及以上青少年的甲型和乙型流感的预防。

【用法】 治疗剂量：13岁以上患者75mg，每12小时1次，连用5日。预防剂量：13岁以上患者75mg，一日1次，至少连用10日。

【禁忌证】 对本药及制剂中的任何成分过敏者禁用。

【不良反应】 恶心、呕吐；过敏反应，如皮疹；支气管炎；谵妄；癫痫发作及行为异常等。

【点评】 奥司他韦对H5N1禽流感和H1N1新型流感病毒均有活性。已有奥司他韦耐药增加的报道。患者应在第一次出现症状48小时以内使用奥司他韦。

3. 金刚烷胺：Amantadine

【剂型规格】 片剂：100mg/片。

【作用特点】 本药可抑制甲型流感病毒M_2蛋白的离子通道，抑制胞吞过程中的病毒脱壳。

【适应证】 用于帕金森病、帕金森综合征、药物诱发的锥体外系疾病，一氧化碳中毒后帕金森综合征及老年人合并有脑动脉硬化的帕金森综合征；也用于防治甲型流感病毒引起的呼吸道感染。

【用法】 口服：200mg，一日1次；或100mg，一日2次。

【禁忌证】 对本药及制剂中的任何成分过敏者禁用。

【不良反应】 恶心、头晕、失眠等；亦可有抑郁、焦虑、烦躁、抽搐等中枢神经系统影响；充血性心力衰竭；口干；便秘；视物模糊；尿潴留等。

【点评】 金刚烷胺应避免用于闭角型青光眼的患者。

四、抗肝炎病毒药物

（一）核苷（酸）类似物

1. 恩替卡韦：Entecavir

【剂型规格】 片剂：0.5mg/片，1mg/片。

【作用特点】 本药为鸟嘌呤核苷类似物，三磷酸化后与三磷酸鸟苷竞争抑制HBV聚合酶。用于治疗成人慢性乙型肝炎。

【适应证】 用于病毒复制活跃，血清ALT持续升高或肝脏组织学显示有活动性病变的成人慢性乙型肝炎的治疗。

【用法】 口服：初始治疗，0.5mg，一日1次；拉米夫定耐药者，1mg，一日1次。

【禁忌证】 对本药及制剂中的任何成分过敏者禁用。

【不良反应】 恶心、皮疹、疲劳、头痛、头晕等；罕有乳酸酸中毒和肝脂肪变性。

【点评】 本药抗病毒作用起效快且耐药屏障较高，不良反应相对较少，是慢性乙型肝炎治疗的一线用药；HBV对拉米夫定耐药后，对恩替卡韦的敏感性也降低。

2. 替比定: Telbivudine

【剂型规格】 片剂: 600mg/片。

【作用特点】 本药为胸腺嘧啶核苷类似物，三磷酸化后与三磷酸胸苷竞争抑制HBV聚合酶；用于治疗成人慢性乙型肝炎。

【适应证】 用于有病毒复制证据以及有血清转氨酶（ALT或AST）持续升高或肝组织活动性病变证据的慢性乙型肝炎成人患者。

【用法】 口服，600mg，一日1次。

【禁忌证】 对本药及制剂中的任何成分过敏者禁用。

【不良反应】 肌炎或肌病、肌痛、肌酸激酶升高；周围神经病变，尤其与干扰素合用时发生率和严重程度均增加；发热、皮疹；疲乏；头痛、失眠；恶心、腹泻、关节痛等；罕有乳酸酸中毒和肝脂肪变性。

【点评】 替比定属于妊娠B类用药，可以用于妊娠期慢性乙型肝炎的治疗，或用于减少高病毒载量的HBV携带女性妊娠期间垂直传播的用药；不宜与干扰素合用。

3. 阿德福韦酯: Adefovir Dipivoxil

【剂型规格】 片剂: 10mg/片。

【作用特点】 本药为磷酸腺苷的无环核苷类似物，磷酸化转变成活性代谢产物阿德福韦二磷酸盐后与三磷酸脱氧腺苷竞争抑制HBV聚合酶；用于治疗成人慢性乙型肝炎。

【适应证】 用于治疗有乙型肝炎病毒活动复制证据，并伴有血清转氨酶（ALT或AST）持续升高或肝脏组织学活动性病变的肝功能代偿的慢性乙型肝炎成人患者。

【用法】 口服，10mg，一日1次。

【禁忌证】 对阿德福韦、阿德福韦酯或阿德福韦酯片剂中任何成分过敏者禁用。

【不良反应】 肾损害，包括近端肾小管酸中毒、范科尼综合征、肾功能损伤等；还可出现低磷血症、肌病、软骨病等；罕有乳酸酸中毒和肝脂肪变性。

【点评】 阿德福韦酯因对HBV抑制效力较低，肾损害相对突出，不作为慢性乙型肝炎治疗的一线药物；但因其与拉米夫定、替比定或恩替卡韦无交叉耐药，因此此对上述药物耐药的情况下可与其联合应用作为补救治疗。

4. 拉米定: Lamivudine

见本节抗HIV药物。

【点评】 拉米夫定是最早用于临床的治疗慢性乙型肝炎的药物，起效快，但其耐药屏障较低，服药1年耐药率即可达20%。虽然其价格相对较低，但综合评价其卫生经济学成本－效益分析仍然偏高，目前已不推荐作为慢性乙型肝炎的一线用药。

5. 替诺福韦酯: Tenofovir Disoproxil Fumarate

见本节抗HIV药物。

【点评】 治疗慢性乙型肝炎作用强且耐药屏障高，临床不良反应相对较少，是治疗慢性乙型肝炎的一线用药；同时也属于妊娠期B类用药。长期应用应注意肾功能损伤和骨质疏松等副作用。

6. 利巴韦林: Ribavirin

【剂型规格】 片剂：100mg/片。

【作用特点】 本药为核苷类似物；具有广谱抗病毒活性，主要用于呼吸道合胞病毒的感染；可用于丙型病毒性肝炎的治疗；也可用于治疗沙粒病毒或布尼亚病毒引起的病毒性出血热，或者病因未明的可疑病毒性出血热。

【适应证】 适用于呼吸道合胞病毒引起的病毒性肺炎与支气管炎，皮肤疱疹病毒感染。

【用法】 口服，800～1200mg/d，分3～4次服用。

【禁忌证】 对本药及制剂中的任何成分过敏者禁用，妊娠期妇女禁用。

【不良反应】 溶血性贫血，并进而可加速心脏病和心肌梗死的恶化；动物实验证实有致畸和胚胎毒性；其他包括恶心、呕吐等消化道反应，皮疹等过敏反应，肝毒性，头痛、眩晕等。

【点评】 利巴韦林多剂量给药的半衰期长达12天，可在非血浆成分中存在长达6个月；禁用于妊娠期妇女和有可能即将妊娠的妇女；曾经是HCV的一线治疗药物。

（二）干扰素

【作用特点】 目前用于抗肝炎病毒的主要是干扰素α，包括普通干扰素α（-2a、-2b）和聚乙二醇干扰素α（-2a、-2b）。干扰素α是一种糖蛋白，与其受体结合后，通过复杂的细胞内信号转导通路，可诱导多种基因产物表达，起到抗病毒、抗增殖或免疫调节作用，并可以调节细胞表面主要组织相容性抗原（HLA-1及HLA-2）的表达，抑制病毒复制，甚至清除患者体内病毒。

【适应证】 慢性乙型肝炎，适用于有治疗指征的慢性乙型肝炎，且2×正常值上限（ULN）≤ALT≤10×ULN，胆红素≤2×ULN。

【禁忌证】 对干扰素α及制剂中的任何成分过敏者；失代偿性肝硬化者；自身免疫性肝炎；妊娠；未控制的精神病；未控制

的癫痫；未戒掉的酗酒和吸毒者；未经控制的自身免疫性疾病；有症状的心脏病。治疗前中性粒细胞计数 $< 1 \times 10^9$/L 和血小板计数 $< 50 \times 10^9$/L。

不良反应：流感样综合征，骨髓抑制，神经和精神系统症状，消化系统症状，脱发，诱发自身免疫反应，其他少见的不良反应包括甲状腺疾病、肾损害、心血管异常、视网膜病变、听力下降、间质性肺炎等。

【点评】 与核苷类似物相比，干扰素治疗慢性乙型肝炎的疗程有限，但不良反应较大，且适用患者有严格要求。干扰素在慢性乙型肝炎的治疗中具有高乙型肝炎 e 抗原（HBeAg）血清学转换率［HBeAg 转阴，乙型肝炎 e 抗体（HBeAb）转阳］、停药后疗效持久、复发率低、病毒变异较少等优点；也是慢性丙型肝炎治疗药物。

1. 聚乙二醇干扰素 α-2a：Peginterferon α-2a

【剂型规格】 针剂：180μg/支，135μg/支。

【用法】 180μg 或 135μg，皮下注射，一周 1 次，可单用也可与其他药物合用。

2. 聚乙二醇干扰素 α-2b：Peginterferon α-2b

【剂型规格】 针剂：50μg/支，80μg/支，100μg/支。

【用法】 15μg/kg，皮下注射，一周 1 次，可单用也可与其他药物合用。

3. 干扰素 α-2a：Interferon α-2a

【剂型规格】 针剂：300 万 U，500 万 U。

【用法】 一日 1 支，皮下或肌内注射，共 15 日，之后隔天 1 支；可单用也可与其他药物合用。

第五节　抗寄生虫药物

随着我国社会经济及公共卫生事业的发展，寄生虫病的防治取得了显著的成效，其发病率及患病率均显著降低，但由于我国幅员辽阔，自然条件千差万别，社会经济发展不平衡，国内外交往日渐频繁，决定了寄生虫病仍然是一个重要的问题。简单而言，寄生虫病可分为原虫病和蠕虫病两大类。本节简单介绍常用的寄生虫病化学治疗药物。

一、抗蠕虫药物

1. 阿苯达唑：Albendazole

【剂型规格】　片剂：0.2g/片。

【作用特点】　本药为广谱驱虫药，通过抑制寄生虫肠壁细胞微管蛋白聚合，使胞质微管变性，并能抑制虫体摄取和利用葡萄糖，从而起到杀灭成虫、幼虫及虫卵的作用。

【适应证】　主要用于治疗细粒棘球绦虫和猪肉绦虫病；也可用于治疗钩虫病、蛔虫病、皮肤幼虫移行症、蛲虫病、华支睾吸虫病、腭口线虫病、微孢子虫病、类圆线虫病、旋毛虫病、鞭毛虫病和内脏幼虫移行症等。

【用法】　①棘球蚴病：400mg，口服，一日2次；连用28日，后间隔14日；每个疗程重复2次，共3个疗程。②脑囊虫病：400mg，口服，一日2次，连用30日。对体重＜60kg者，每日15mg/kg，分次服用，最高不超过800mg；或者15～20mg/kg，每日分次服用，10日为1个疗程，一般需2～3个疗程，疗程间隔视病情而定。③蛲虫病、蛔虫病、线虫病：400mg，顿服一次。④钩虫病、鞭毛虫病：400mg，口服，一日2次，连用3日。⑤肝吸虫病：每次10mg/kg，口服，一日1次，连用7日。⑥皮肤幼虫移行症：400mg，口服，一日1次，连用3日。⑦内脏幼虫移行症：400mg，口服，一日2次，连用5日。⑧腭口线虫病：400mg，口服，一日2次，连用21日。⑨旋毛虫病：400mg，口服，一日2次，连用7～14日。

【禁忌证】　对本药及制剂中的任何成分过敏者禁用，妊娠期及哺乳期妇女慎用。

【不良反应】　口干；乏力；嗜睡、头晕、头痛；消化道症状；骨髓抑制，包括粒细胞减少、粒细胞缺乏、全血细胞减少等；肝功能异常等。

【点评】　阿苯达唑为不良反应相对较少的广谱抗寄生虫药物。治疗脑囊虫病时，在应用阿苯达唑之前，应首先应用糖皮质激素及甘露醇以避免出现脑水肿、颅内压升高、脑疝等并发症。服用阿苯达唑期间，应每2周进行一次血常规及肝功能检查。

2. 吡喹酮: Praziquantel

【剂型规格】 片剂: 0.2g/片。

【作用特点】 本药与血吸虫等寄生虫虫体接触后，可使虫体肌肉迅速发生强直性收缩和瘫痪，从而导致空泡形成和虫体破碎，还可使虫体葡萄糖摄取受抑制。

【适应证】 主要用于治疗血吸虫属所致感染，以及肝吸虫、华支睾吸虫等所致感染；还可用于肠道绦虫感染、棘球蚴囊肿术前预防或防止棘球蚴囊肿在术中破裂溢出、肺吸虫感染等。

【用法】 ①血吸虫病：急性，总剂量120mg/kg的6日疗法，前2日用50%的剂量，其余在后4日服完；慢性，总剂量60mg/kg，2日内服完；通常每日剂量分2～3次服用。②华支睾吸虫病、肺吸虫病：25mg/kg，口服，一日3次，用药间隔4～6小时；疗程2～3日。③消化道绦虫病：5～10mg/kg，顿服。

【禁忌证】 对本药及制剂中的任何成分过敏者禁用。

【不良反应】 腹痛、恶心、腹泻、全身乏力、头痛、头晕、过敏反应、多浆膜炎、心律失常（包括心动过缓、异位节律、心室颤动和房室传导阻滞）、癫痫发作、肌痛、嗜睡等。

【点评】 吡喹酮片药应在饭中、整片用水吞服，避免嚼碎。

二、抗原虫药物

1. 双氢青蒿素: Dihydroartemisinin

【剂型规格】 片剂: 20mg/片。

【作用特点】 本药为青蒿素的衍生物，对各类疟原虫红细胞内期无性体有强大且快速的杀灭作用，能迅速杀灭疟原虫并控制临床症状。青蒿素与其他抗疟药联用是目前治疗疟疾最有效的方案，用于治疗各种类型疟疾，尤其适用于抗氯喹恶性疟及重症脑型疟疾的治疗。

【适应证】 适用于各种类型疟疾的症状控制，尤其对抗氯喹恶性及凶险型疟疾有较好疗效。

【用法】 口服：成人60mg，一日1次，首剂加倍，连用7日。

【禁忌证】 未进行该项试验且无可靠参考文献支持。

【不良反应】 恶心、呕吐、一过性里急后重、腹泻、腹痛、外周血血网织红细胞减少等。

【点评】 青蒿素只能杀灭疟原虫红细胞内期裂殖体，而对其他阶段如配子体、迟发型子孢子无效，因此单药治疗不能根治且会导致耐药性的产生。

2. **羟氯喹**: Hydroxychloroquine

见第五章。

3. **甲硝唑**: Metronidazole

见本章第一节。

（刘昕超）

第八章
血液系统疾病用药

第一节　贫血用药

　　贫血是一种临床现象而非最终诊断，指全身循环血液中红细胞总容量减少至正常值以下。治疗贫血前一定要先确定贫血的类型和病因。本节主要介绍用于补充造血原料和促进红细胞系增殖分化的药物。

　　1. 琥珀酸亚铁: Ferrous Succinate

　　【剂型规格】　片剂: 100mg/片。

　　【适应证】　抗贫血药，用于预防及治疗缺铁性贫血。

　　【不良反应】　可能出现食欲减退、恶心、呕吐、腹泻等，可适当减少服用量或停药。

　　【用法】　饭后服。①预防: 成人和孕妇0.1～0.2g，口服，一日1次。②治疗: 成人，0.1～0.2g，口服，一日3次；儿童，应在医生指导下应用，6～18mg/kg，口服，分3次服用。

　　【禁忌证】　血色病或含铁血黄素沉着症及不伴缺铁的其他贫血（如非轻型地中海贫血）禁用，肝功能严重受损者禁用。

　　【点评】　本药为口服补铁剂，吸收较好、生物利用度高、无铁锈味，是治疗缺铁性贫血的常用制剂，配合维生素C可提高吸收率。应避免与质子泵抑制药、含钙制剂、咖啡、浓茶、牛奶等同时服用影响吸收。治疗同时应积极寻找缺铁的原因。

　　2. 多糖铁复合物: Iron Polysaccharide Complex

　　【剂型规格】　胶囊: 0.15g/粒。

　　【适应证】　用于治疗缺铁性贫血。

　　【不良反应】　较少出现胃肠刺激或便秘。

　　【用法】　成人: 0.15～0.30g，口服，一日1次，饭后顿服。儿童: 医生指导下使用。

　　【禁忌证】　血色病或含铁血黄素沉着症者禁用。

　　【点评】　本药是治疗轻至中度贫血的常用制剂，为铁与碳水化合物合成的复合物，进入十二指肠时呈稳定的可溶性状态，更易被黏膜细胞吸收，不受食物成分及胃酸减少的影响。因其不含游离铁离子，对胃肠道刺激小，无金属异味，理论上生物利用率较高，疗效及安全性好，也常用于妊娠期贫血。

　　3. 维铁缓释片: Ferrous Sulfate and Vitamin Complex Sustainedrelease Tablet

　　【剂型规格】　片剂: 每片含硫酸亚铁525mg、维生素C 500mg、烟酰胺30mg、泛酸钙10mg、维生素B_1 6mg、维生素B_2 6mg、维生素B_6 5mg、腺苷辅酶维生素B_{12} 0.05mg。

　　【作用特点】　本药给药后10～14天即可见网织红细胞计数增高，治疗14天后，血红蛋白（Hb）逐渐上升，4～8周Hb可接近正常值。Hb恢复正常后，需继续服用3～6个月以补充储存铁。

【适应证】 用于慢性失血（如月经过多、慢性消化道出血、钩虫病失血），营养不良，妊娠、儿童发育期等引起的缺铁性贫血。

【用法】 口服，1片，一日1次。

【禁忌证】 血色病，含铁血黄素沉着症及不伴缺铁的其他贫血，肝肾功能严重损害，对铁剂过敏者。

【不良反应】 主要为胃肠道刺激作用，如恶心、呕吐、腹泻、上腹痛，可致便秘，并排黑便；偶见对铁剂过敏者。

【点评】 维铁缓释片采用控释技术，胃肠道刺激较小，含维生素C和多种B族维生素，尤其适合缺铁性贫血合并维生素C和B族维生素缺乏者使用。餐后服药，整片吞服，服药后2小时内忌茶和进食含鞣酸的食物，以免铁剂被鞣质沉淀而无效。胃酸缺乏或服抗酸药会阻碍铁的吸收和利用。月经过多无法改善者需要考虑长期维持治疗，剂量和疗程可以通过监测铁蛋白进行调整。

4. **蔗糖铁注射液**：Iron Sucrose Injection

【剂型规格】 针剂：100mg：5ml。

【适应证】 不能口服铁剂或治疗不满意的缺铁患者。

【用法】 只能与0.9%氯化钠注射剂混合。①首次治疗前，应先予小剂量测试。成人：1～25ml（20～50mg）铁。儿童：体重≥14kg，1ml（20mg）铁；体重＜14kg，用日剂量的一半（15mg/kg）。备心肺复苏设备。如给药15分钟后无不良反应，予余下药液。②首选静脉滴注，1ml最多稀释到20ml0.9%氯化钠注射液，首次滴注时需前15分钟慢滴，警惕严重过敏事件发生，此后速度可参考：100mg铁至少滴注15分钟；200mg至少滴注30分钟；300mg至少滴注1.5小时；400mg至少滴注2.5小时；500mg至少滴注3.5小时。静脉注射：不稀释，缓慢注射，速度为每分钟1ml本药，单次最大注射剂量10ml（200mg铁）。透析器内注射：直接注射到透析器的静脉端，同"静脉注射"。③用量计算：根据下列公式计算总的缺铁量。铁需求（mg）＝体重（kg）×（Hb目标值－Hb实际值）（g/L）×0.24＋贮存铁量（mg）。体重≤35kg：Hb目标值＝130g/L，贮存铁量＝15mg/kg。体重＞35kg：Hb目标值＝150g/L，贮存铁量＝500mg。转换成本药总量（ml）＝总缺铁量（mg）÷20mg/ml。④常用剂量：成人和老年人，一周2～3次，每次5～10ml（100～200mg铁）。儿童：一周2～3次，每次0.15ml（3mg铁）/kg。

建议肥胖患者使用其理想体重，妊娠中晚期患者使用妊娠前体重并使用较低的血红蛋白目标。

【禁忌证】 ①妊娠3个月内。②已知对单糖或二糖铁复合物过敏者。

【不良反应】 ①过敏反应罕见，但可能致命。②注射速度过快引发低血压。③偶有金属味，头痛，胃肠功能障碍，发热，面部潮红，输液部位静脉痉挛。

【点评】 本药是目前最常用的静脉补铁药物，首次输注应该在有急救条件的医疗机构进行，避免与口服铁剂同时使用。

5. 右旋糖酐铁注射液: Iron Dextran Injection

【剂型规格】 针剂: 50mg: 2ml，100mg: 2ml。

【适应证】 同蔗糖铁注射液。

【用法】 ①首次治疗前，应先予小剂量测试。成人: 0.5ml或1ml（25mg）铁，如给药60分钟后无不良反应，再予余下药液。②一周2～3次。肌内注射: 不稀释，50～100mg。静脉滴注: 100～200mg＋0.9%氯化钠注射液或5%葡萄糖溶液至100ml，滴注时间30分钟左右。静脉注射: 100～200mg＋0.9%氯化钠注射液或5%葡萄糖溶液20ml，速度0.2ml/min。

【禁忌证】 ①妊娠3个月内。②严重肝肾功能不全。③已知对单糖或二糖铁复合物过敏者。④儿童禁止肌内注射。⑤哮喘。

【不良反应】 ①过敏反应。②注射部位疼痛及色素沉着。③输注过快可引起低血压。

【点评】 首次应用需要在具备急救复苏能力的医疗机构进行，仍有严重过敏性休克发生风险。

6. 异麦芽糖酐铁注射液: Iron Isomaltoside Injection

【剂型规格】 针剂: 100mg: 1ml，500mg: 5ml，1000mg: 10ml。

【作用特点】 本药为新型高剂量静脉补铁制剂，为铁葡聚糖复合物，具有线性异麦芽糖酐结构降低免疫原性，将铁与异麦芽糖酐交错式结合形成独特的复合矩阵式结构，降低游离铁导致的不良反应，输注后体内稳定控制性释放，实现单次高剂量铁剂的输注，使得静脉补铁更为便捷。

【适应证】 适用于口服铁剂无效或无法口服补铁患者，临床上需要快速补铁的患者。

【用法】 首先确定个体铁需求，首次给药需要在有急救条件的医疗机构进行，可静脉推注，单次最大剂量为500mg，每周最多注射3次，给药速率最大为每分钟250mg铁，或静脉滴注，单次滴注铁最多为20mg/kg，单次滴注最多使用500ml 0.9%氯化钠注射液稀释，稀释后铁浓度不低于1mg/ml，单次滴注量达1000mg时，给药时间必须大于15分钟，单次滴注超过1000mg时，给药时间必须大于30分钟，可每周输注直到达到累积输注量。给药后需至少留观30分钟观察有无不良反应。

【禁忌证】 ①对制剂中的任何成分过敏者或已知对其他肠外

铁剂发生过严重超敏反应者。②肝病肝功能失代偿期患者。③溶血性贫血、铁过载或铁利用障碍。

【不良反应】 ①过敏反应，尤其是严重的超敏反应。②恶心、皮疹、注射部位不适。③偶见头痛、心悸、低血压。

【点评】 异麦芽糖酐铁单次输注剂量较传统静脉铁剂明显提升，快速改善缺铁相关的症状并提升血红蛋白，较少发生严重输液反应，仍应警惕超急性过敏反应，用药便捷，可快速足量补铁。

7. 注射用甲磺酸去铁胺: Deferoxamine lujection

【剂型规格】 针剂: 500mg/瓶。

【作用特点】 本药为一种螯合剂，能促进铁和铝从尿和粪便中排泄。

【适应证】 慢性铁过载（血色病、含铁血黄素沉着症）、急性铁中毒、铝负荷过多。

【用法】 ①慢性铁负荷过重，铁蛋白＞1000ng/ml，日剂量20～55mg/kg＋0.9%氯化钠注射液250ml，静脉滴注。一日1次，滴注时间超过2小时，如持续24小时效果更好，每周滴注不超过7日。3岁以下儿童患者平均日剂量不超过40mg/kg体重。②急性铁中毒：有以下情况者同时静脉滴注或肌内注射：血清铁高于350μg/dl者或血清中存在大量游离铁者；血清铁水平不详，但有急性铁中毒症状与体征者。如患者低血压或休克，宜静脉滴注，最大速度不超过每小时15mg/kg，24小时总量不超过60mg/kg。

【禁忌证】 对本药及制剂中的任何成分过敏者，严重肝肾功能不全，高龄患者。

【不良反应】 注射部位疼痛、烧灼感，可有过敏、关节肌肉痛、头痛、皮疹、发热、间质性肺炎，长期用药可有视力、听力障碍。

【点评】 静脉注射最有效，以手提泵做缓慢皮下注射最方便。治疗前及治疗中应监测视力、听力。3岁以下儿童需要在有经验的儿科医生指导下使用，应监测体重和身高，密切观察生长状况；如发生感染，待感染控制后再用药。可配合维生素C分次服用，日剂量不超过200mg。

8. 地拉罗司: Deferasirox

【剂型规格】 片剂: 125mg/片，250mg/片，500mg/片。

【作用特点】 本药为口服活性螯合剂，对铁有高度选择性，促进铁从粪便排出，是目前首选的去铁治疗药物。

【适应证】 长期输血或先天性疾病导致的慢性铁过载（血色病），适用于2岁以上儿童及成人。

【用法】 初始按20mg/kg计算用量，一般以5mg/kg递增，每日不超过30mg/kg，于进食前30分钟或空腹服用，一日1次，通过水或果汁中完全溶解片剂后服用，避免咀嚼或吞服，监测肝肾功能及血清铁蛋白调整治疗。

【禁忌证】 对本药及制剂中的任何成分过敏者，严重肝肾功能不全，高龄患者。

【不良反应】 腹痛、腹泻、恶心、皮疹，肝肾功能损伤，血细胞减少，视力、听力障碍，蛋白尿，白内障。

【点评】 需明确铁过载诊断及病因，用药前进行铁在脏器的沉积状态评估，如肝脏 MRI＋T2* 定量检测、超声心电图、心肌酶、NT-pro BNP/BNP，且铁蛋白持续大于 1000μg/L，在有去铁治疗经验的医生指导下建议，监测肝肾功能，警惕与多种药物的相互作用。

9. 维生素B_{12}: Vitamin B_{12}

【剂型规格】 注射剂：0.5mg：1ml。

【适应证】 ①维生素 B_{12} 缺乏导致的巨幼细胞贫血（恶性贫血）。②营养神经的辅助治疗。

【用法】 成人隔日 0.25mg 肌内注射，用于神经炎时用量酌增。

【禁忌证】 家族遗传性球后视神经炎及弱视症。

【不良反应】 罕见过敏性休克。

【点评】 因偶致过敏性休克，不宜滥用；不可静脉给药，治疗巨幼细胞贫血时初期应同时补充叶酸，隔日连续给药不超过 10 次，监测血钾、血维生素 B_{12} 水平，避免连续过量补充，存在内因子抗体的患者无法口服吸收维生素 B_{12}，可在 1 个月后进入维持治疗，每 1～2 个月给药一次。

10. 甲钴胺: Mecobalamin

【剂型规格】 片剂：500μg/片；注射剂：500μg：1ml。

【作用特点】 本药是一种内源性的辅酶 B_{12}，体外研究表明其可促进培养的大鼠组织中卵磷脂合成和神经元髓鞘形成，适用于周围神经病变。

【适应证】【禁忌证】【不良反应】 见维生素 B_{12}。

【用法】 ①口服：成人 500μg，一日 3 次。②推荐肌内注射：周围神经病，成人 500μg/次，一周 3 次；巨幼细胞贫血，成人 500μg/次，一周 3 次，2 个月后根据情况进入维持治疗，每次 500μg，1～3 个月 1 次。

【点评】 溶液应避光；治疗后期可能出现缺铁，注意补充。巨幼细胞贫血患者需要非口服给药，同时补充叶酸，后期维持治疗给药间隔 1～3 个月。内因子不足或者产生抗体者须终身用药。

11. 叶酸: Folic Acid

【剂型规格】 片剂：5mg/片，0.4mg/片。

【适应证】 ①各种原因引起的叶酸缺乏，以及巨幼细胞贫血。②妊娠期预防性用药。

【用法】 ①治疗量：5mg，口服，一日3次。②预防量：0.4mg，口服，一日1次。

【禁忌证】 单纯维生素B_{12}缺乏的巨幼细胞贫血不能单用叶酸治疗。

【不良反应】 罕见过敏反应，长期用药可以出现食欲减退、恶心、腹胀等不适，大量服用时可能使尿色呈黄色，不宜长期大量服用。

【点评】 恶性贫血及只有维生素B_{12}缺乏者不宜单独用叶酸，否则会加重神经系统症状。

12. 亚叶酸钙: Calcium Folinate

见第十章。

13. 重组人红细胞生成素: Recombinant Human Erythropoietin

【剂型规格】 针剂：3000U：1ml，10 000U：1ml。

【适应证】 ①肾性贫血。②慢性感染等所致慢性病贫血。③骨髓增生异常综合征。

【用法】 ①肾性贫血用法：50～100U/kg皮下注射，一周3次，或10 000U皮下注射，一周1次；治疗8周后红细胞压积（HCT）增加未超过5%～6%，且HCT未达标（30%～36%），应加量。维持量视患者情况而定。②非肾性贫血：100～150U/kg皮下注射，一周3次，治疗8周后HCT仍<40%，应逐渐加量至200U/kg，或增加每周使用天数；HCT≥40%时，减量1/4维持。

【禁忌证】 ①难以控制的高血压。②对本药及制剂中的任何成分过敏。③活动性未控制的血栓性疾病。

【不良反应】 流感样症状，皮疹，血压升高，偶见过敏。

【点评】 ①卟啉病患者慎用。②用药期间检测HCT（目标30%～36%）。③因促进造血，铁、叶酸需求量增加，注意监测并及时补充。④有治愈可能的实体瘤患者慎用。⑤再生障碍性贫血患者疗效极差，不推荐使用。

14. 罗德西普: Luspatercept

【剂型规格】 针剂：25mg/支，75mg/支。

【作用特点】 重组融合蛋白，作为TGF-β配体阻滞药抑制SMAD2/3信号活化，是晚期红细胞分化和成熟的促进剂。

【适应证】 需要定期输血的β-地中海贫血的成人患者。

【用法】 起始剂量1.0mg/kg，每3周1次，皮下注射，6周后根据红细胞应答情况增加至1.25mg/kg。

【禁忌证】 对本品活性成分或任何辅料过敏者禁用，妊娠妇女禁用。

【不良反应】 头痛、骨痛、关节痛、乏力、疲劳、头晕，血压升高，治疗开始的前3个月更易发生，偶有超敏反应，注射部位反应及血栓事件。

【点评】 创新型药物，目前FDA还获批红细胞生成刺激剂（ESA）治疗失败、输血依赖的低危至中危伴环状铁粒幼红细胞骨髓增生异常肿瘤（MDS-RS）的治疗适应证，改善了低危MDS患者的治疗窘境。

第二节 血液相关制品

1. 冷沉淀: Cryoprecipitate

【剂型规格】 每袋（1U）冷沉淀体积为（25±5）ml，其中因子Ⅷ≥80U、纤维蛋白原≥150mg、血管性血友病因子>60U。

【作用特点】 本药由健康人冰冻血浆离心制备而成，其中主要含因子Ⅷ、纤维蛋白原以及血管性血友病因子，还含有纤维粘连蛋白、因子ⅩⅢ等。

【适应证】 轻型甲型血友病、血管性血友病、先天性或获得性纤维蛋白原缺乏症及因子ⅩⅢ缺乏症，也可用于术后出血、严重外伤及弥散性血管内凝血（DIC）等患者。

【用法】 需血型相合，37℃水浴融化后4小时内必须输完。0.1U/kg，静脉滴注，一日1次，3～7日；输注前地塞米松5mg，静脉注射，或异丙嗪25mg，肌内注射；输注后0.9%氯化钠注射液100ml冲管。

【不良反应】 偶见输注反应，大量使用时警惕诱发血栓事件，建议避免与人纤维蛋白原制剂串输。

【点评】 部分地区药物不可及，血源制品提取，注意不能排除潜在血源传播病原体的感染风险。

2. 人血白蛋白: Human Serum Albumin

【剂型规格】 针剂：10g：50ml。

【作用特点】 本药由健康人血浆制备而成，每5g白蛋白保留循环内水分的能力相当于100ml血浆或200ml全血，从而增加循环血容量和维持血浆胶体渗透压。

【适应证】 ①低白蛋白血症或伴有浆膜腔积液的治疗。②烧伤患者。③脑水肿及损伤引起的颅内压升高。④血浆置换的辅助用药。

【用法】 10g，静脉滴注，一日1次，速度每分钟不宜超过2ml，直至白蛋白恢复正常或水肿减轻。

【禁忌证】 ①对本药及制剂中的任何成分过敏者。②急性左心力衰竭。

【不良反应】 偶有过敏，输注过快时可出现肺水肿。

【点评】 治疗导致白蛋白减低的基础疾病，单纯输注本药难以持续提升白蛋白。

3. 人免疫球蛋白: Human Immunoglobulin

【剂型规格】 针剂：2.5g：50ml，5g：100ml。

【作用特点】 本药由健康人血浆制备而成，蛋白质浓度5%，其中主要为人免疫球蛋白（γ球蛋白），有微量的白蛋白、

IgA、IgM。

【**适应证**】 ①原发和继发性免疫球蛋白缺乏症。②严重感染。③自身免疫性疾病，如免疫性血小板减少症（ITP）、自身免疫性溶血性贫血等疾病的紧急辅助治疗。

【**用法**】 0.4g/kg，静脉滴注，一日1次，连续3～5日，治疗ITP紧急治疗时，可考虑1g/kg，共1～2日，可与糖皮质激素合用，有条件者可行血小板糖蛋白特异性自身抗体检测，有助于IVIg的疗效预判。

【**禁忌证**】 ①对本药及制剂中的任何成分过敏者。②有IgA抗体的选择性IgA缺乏者。

【**不良反应**】 少见，可于输注过快时出现头痛、心悸、恶心等，偶见过敏。

【**点评**】 人免疫球蛋白是血源制品，不能完全除外传播某些已知和未知病原体的潜在风险。

第三节 刺激造血类药物

此类药物可通过不同机制刺激骨髓造血，近年来重组人细胞生长因子已广泛应用于临床，此类药物可直接作用于骨髓造血干、祖细胞，促进其增殖、分化并形成定向成熟细胞，效果显著，但患者对此类药物的治疗反应和耐受性个体差异较大，用药期间需注意监测血常规变化，及时调整药物剂量或停药。中药在刺激造血方面效果有限，常作为辅助治疗。

1. 红细胞生成素: Erythropoietin

见本章第一节。

2. 重组人粒细胞集落刺激因子: Recombinant Human Granulocyte Colony-Stimulating Factor

【剂型规格】 针剂: 150μg/支、300μg/支、100μg/支、250μg/支。

【作用特点】 本药可选择性作用于粒系造血细胞，促进其增殖、分化，并可增加外周血中性粒细胞的数目和增强其功能。

【适应证】 ①肿瘤放、化疗导致的骨髓抑制及骨髓衰竭性疾病引起的中性粒细胞减少症。②外周血造血干细胞的动员。③造血干细胞移植后促进中性粒细胞恢复。④急性髓系白血病时可与其他化疗药物联合使用，增强疗效。⑤重症感染导致的粒细胞减少，并排除急性白血病。

【用法】 2～5μg/kg，皮下注射，一日1次，持续应用直至中性粒细胞＞$2×10^9$/L时可停药。

【禁忌证】 对本药及制剂中的任何成分过敏者；尚未治疗或复发的急性白血病患者，其他骨髓中原始细胞增多的髓系肿瘤性疾病。

【不良反应】 主要为骨、关节、肌肉酸痛；可有恶心、呕吐、腹泻、ALT升高、发热、皮疹等；极少数出现休克、急性呼吸窘迫综合征、毛细血管渗漏综合征等。

【点评】 本药通常在放化疗结束至少24小时以后再使用，为短效制剂；有发生脾破裂的报道，故应监测脾大小。急性髓系白血病预激方案时可以与化疗同时应用，如CAG和FLAG方案。缓解期血液肿瘤巩固治疗或自体造血干细胞移植后血象恢复时粒细胞增殖迅速，应及时停药。粒细胞迅速升高时骨痛可能较为剧烈，可加用镇痛药物。

3. 聚乙二醇化重组人粒细胞刺激因子: Pegylated Recombimant Human Granulocyte Colony-Stimulating Factor

【剂型规格】 针剂: 3mg/支。

【作用特点】 本药为长效升白细胞药物，与造血干细胞受体结合，促进中性粒细胞增殖、成熟和释放，因通过中性粒细胞介导清除，受中性粒细胞负反馈调节，半衰期长。

【适应证】 ①防治肿瘤放、化疗后粒细胞减少症或粒细胞缺乏症伴发热。②自体造血干细胞动员。

【用法】 化疗结束后24～48小时后注射一次，皮下注射，固定剂量6mg，或按患者体重100μg/kg进行个体化治疗，至少距下次化疗开始间隔12天。化疗开始前白细胞＞50×10⁹/L或中性粒细胞绝对值＞30×10⁹/L，用量至少需减半。

【禁忌证】 对本药及制剂中的任何成分过敏者、免疫性血小板减少症患者。

【不良反应】 常见发热、寒战、恶心、呼吸困难、腹泻，也可有皮疹、胸痛、骨痛等。首次给药可出现低血压和低氧血症。

【点评】 本药避免应用于急性白血病的常规治疗或实体瘤单周方案化疗，用药后1周内可能出现类白血病反应，通常无须特殊处理，2周左右逐渐回落。粒细胞迅速升高时可伴随骨痛，加强镇痛，偶有发热，首次用药后7～14天仍需监测粒细胞下降程度。

4. **重组人血小板生成素**: Recombinant Human Thrombopoietin

【剂型规格】 针剂：15 000U：1ml。

【作用特点】 本药对巨核细胞生成的各阶段均有刺激作用，从而提升血小板水平。

【适应证】 ①实体肿瘤化疗导致的血小板减少症。②免疫性血小板减少症的辅助治疗。

【用法】 300U/kg，皮下注射，一日1次，一般疗程14日，至血小板升至100×10⁹/L时停药。

【禁忌证】 对本药及制剂中的任何成分过敏者，严重心、脑血管疾病者，血液高凝状态者、近期发生血栓病者，合并严重感染者。

【不良反应】 偶有发热、肌肉酸痛、头晕、血栓事件等。

【点评】 ①化疗结束后6～24小时开始使用，起效需3～5天。② 血小板快速升高时可能合并血栓事件，需监测血小板计数变化。③ITP患者疗效持续时间较短，停药后多不能维持疗效，应进行个体化维持治疗。

5. **艾曲泊帕**: Eltrombopag

【剂型规格】 片剂：25mg片，50mg/片。

【作用特点】 本药小分子合成的TPO受体激动药，与TPO受体的跨膜结构域选择性相互作用，通过刺激人类骨髓祖细胞向巨核细胞的分化和增殖，从而增加血小板生成，可使ITP患者血小板水平显著升高。

【适应证】 ITP的二线治疗。

【用法】　25mg，一日1次起始，监测血小板变化调整，剂量不超过每日75mg，直至达到治疗目标，之后根据血小板水平下调或滴定维持疗效，如血小板升至$150×10^9$/L时须减量。空腹服用（餐前间隔1小时或餐后间隔2小时），合用以下药物时间隔2～4小时服用艾曲波帕，包括抗酸药、乳制品，或含有多价阳离子（如铝、钙、铁、镁、硒和锌）的矿物质补充剂。不得将本药碾碎后混入食物或液体服用。

【禁忌证】　① 慢性肝病失代偿期或重度肝功能不全者（Child-Pugh评分≥5分）。②妊娠期及哺乳期患者。③近期发生血栓或血栓高风险患者。④ 对本药及制剂中的任何成分过敏者。

【不良反应】　肝损伤，腹泻、恶心，皮疹，血栓栓塞事件，白内障，背痛等。

【点评】　① 用药期间应监测血常规、肝功能，警惕血小板上升过快引起血栓事件或药物性肝损伤。②因药物含有偶氮苯衍生物结构，有一定的金属螯合（如去铁）作用。③ITP治疗停药后多不能维持疗效，应进行个体化维持治疗。

6. 海曲泊帕: Herombopag

【剂型规格】　片剂: 2.5mg/片。

【作用特点】　本药含有偶氮苯衍生物的TPO受体激动药，增加1-疏水性片段苯环结构提升了药物活性，降低了一定的肝毒性。

【适应证】　①成人ITP的二线治疗。② 免疫抑制药疗效不佳的重型再生障碍性贫血（SAA）成人患者的治疗。

【用法】　ITP治疗时，2.5mg 一日1次起始，监测血小板变化调整，每日剂量不超过7.5mg，直至达到治疗目标，之后根据血小板水平下调或滴定维持疗效，如血小板升至$150×10^9$/L时应减量，血小板≥$250×10^9$/L停药，4周无效停用。SAA患者治疗时，应采用使血小板计数达到并维持应答的最低剂量，一般需7.5～15.0mg/d发生血液学应答，空腹服用，药物相互作用参考艾曲泊帕。

【禁忌证】　①慢性肝病或重度肝肾功能不全者。②年龄＜18岁、妊娠期及哺乳期患者。③近期发生血栓患者。④对本药及制剂中的任何成分过敏者。

【不良反应】　肝损伤，血栓/栓塞事件，血小板快速上升，头痛，QT间期延长，乳酸脱氢酶及肌酸激酶升高。

【点评】　海曲泊帕同艾曲泊帕，均存在明显量-效关系。

7. 马来酸阿伐曲泊帕: Maleate Avatrombopag

【剂型规格】　片剂: 20mg/片。

【作用特点】　本药为新型促血小板生成素（TPO）受体激动药，药效基团为2-酰基氨基噻唑（噻唑衍生物），无金属螯合基团或导致肝毒性结构，通过细胞色素P450（CYP）2C9和CYP3A4代谢。

【适应证】 择期行诊断行操作或手术的慢性肝病相关血小板减少症的成年患者。

【用法】 20mg，一日1次起始，监测血小板变化调整，剂量不超过80mg，一日1次，直至达到治疗目标，与食物同服，减量及停药原则同艾曲泊帕。

【禁忌证】 ①重度肾功能不全者。②儿童、妊娠期及哺乳期患者。③近期发生血栓或高血栓风险患者。④对本药及制剂中的任何成分过敏者。

【不良反应】 血小板上升过快血栓/栓塞事件，少见疲劳、头痛、恶心、腹痛、发热、外周性水肿，过敏反应。

【点评】 马来酸阿伐曲泊帕亦存在量效关系，血小板增长过快可能导致血栓事件，建议用药后每3～5天监测血常规变化。

8. 重组人白介素-11: Recombinant Human Interleukin-11

【剂型规格】 针剂：3mg/支。

【作用特点】 本药诱导巨核细胞成熟分化，增加血小板的生成，对巨核细胞生成、血小板功能无明显改善。

【适应证】 主要用于肿瘤放、化疗后引起的血小板减少症。

【用法】 25～50μg/kg，皮下注射，疗程一般7～14日，至血小板升到100×10^9/L时停药。

【禁忌证】 对本药过敏者、慢性心力衰竭或心律失常、重度水肿患者。

【不良反应】 严重过敏反应，可有乏力、发热、寒战、腹痛、恶心、便秘、消化不良、肌痛、骨痛、头痛、水肿、心悸、心动过速、心房颤动等。

【点评】 ①化疗后24～48小时开始使用。②高龄或存在器质性心脏病患者，尤其心力衰竭、心房颤动、心房扑动史者慎用。③使用期间警惕出现过敏反应或毛细血管渗漏综合征。

9. 利可君片: leucogen Tablet

【剂型规格】 片剂：20mg/片。

【作用特点】 本药为半胱氨酸衍生物。

【适应证】 防治各种原因引起的轻至中度白细胞减少等。

【用法】 20～40mg，口服，一日3次。

【禁忌证】 对本药及制剂中的任何成分过敏者。

【不良反应】 偶有恶心、头晕、皮疹。

【点评】 作用温和，急、慢性白血病患者慎用。

10. 维生素B_4: Vitamin B_4

【剂型规格】 片剂：10mg/片；针剂：20mg：2ml。

【作用特点】 本药为核酸的组成部分，参与RNA和DNA合成，当白细胞缺乏时能促进白细胞增生。

【适应证】 防治各种原因引起的白细胞减少症，尤其是肿瘤放、化疗及苯中毒等引起的白细胞减少症。

【用法】 ①口服：10 ～ 20mg，一日3次。②肌内注射或静脉注射：20 ～ 30mg，一日1次。

【禁忌证】 妊娠期及哺乳期患者慎用。

【点评】 作用温和，急、慢性白血病患者慎用。

【点评】 ①连续使用1个月左右才能显效。②不建议与肿瘤放、化疗同时使用。

11. 鲨肝醇片：Batilol Tablet

【剂型规格】 片剂：50mg/片。

【作用特点】 本药为α-正十八碳甘油醚，在骨髓造血组织中含量较多，可能是体内造血因子之一。可促进白细胞增殖，改善放、化疗引起的造血抑制。

【适应证】 各种原因引起的白细胞减少症。

【用法】 50mg，口服，一日1 ～ 3次，4 ～ 6周为1疗程。

【不良反应】 偶见口干、肠鸣音亢进。

【点评】 鲨肝醇对白细胞减少程度较轻、病程短、骨髓功能尚好者疗效较好。

12. 十一酸睾酮：Testosterone Undecanoate

【剂型规格】 胶囊或胶丸：40mg/粒；针剂：0.25g：2ml。

【作用特点】 本药为睾酮天然衍生物，可直接刺激骨髓造血，还可刺激肾脏分泌红细胞生成素，促进蛋白合成。

【适应证】 再生障碍性贫血、性腺功能减退患者。

【用法】 ①口服：初始剂量40mg，一日3次，2 ～ 3周后可改为维持剂量40mg，一日1 ～ 2次，根据治疗反应进行个体化调整。②肌内注射：250mg，一个月1次。

【禁忌证】 重度肝病或肝损伤患者，前列腺癌患者。

【不良反应】 多毛、痤疮、水钠潴留、女性闭经等。肾功能不全、心脏病、前列腺肥大、高血压、癫痫者慎用。可导致儿童早熟、骨骼早闭，需联合糖皮质激素。

【点评】 十一酸睾酮经小肠－淋巴系统吸收，避开肝脏的灭活，肝损伤可能性较小。与环孢素合用治疗再生障碍性贫血时，肝损伤可能性增加，宜从较低剂量逐渐增加，监测肝功能变化调整。

13. 司坦唑醇：Stanozolol

【剂型规格】 片剂：2mg/片。

【作用特点】 本药为人工合成的睾酮衍生物，蛋白同化作用强而雄激素活性弱，故男性化副作用较小。

【适应证】 再生障碍性贫血、骨髓增生异常综合征、遗传性血管神经性水肿、创伤、感染、营养不良等消耗性疾病。

【用法】 ①再生障碍性贫血：2mg，一日3次，至少1个月起效，疗程5～6个月，之后逐渐减停，停药后可复发，再次用药仍有效。②慢性消耗性疾病/遗传性血管神经性水肿：2mg，一日3次，女性酌减。如有效，每1～3个月减量，直至2mg，一日1次维持。

【禁忌证】 严重心肝肾功能不全、未控制的高血压、前列腺癌患者。

【不良反应】 常见肝功能异常、闭经、多毛、痤疮、精子减少、恶心、呕吐、水钠潴留等。

【点评】 治疗骨髓衰竭性疾病时较常选择司坦唑醇，效果较强而不良反应较少，肝毒性较大而男性化作用较轻。卟啉病患者、儿童慎用。司坦唑醇与环孢素合用治疗再生障碍性贫血时，肝损伤可能性增加，宜从较低剂量逐渐增加，监测调整。

14. 达那唑：Danazol

【剂型规格】 胶囊：0.2g/粒。

【作用特点】 本药为人工合成的雄激素衍生物，具有弱雄激素活性，兼有蛋白同化和抗雌激素作用。

【适应证】 再生障碍性贫血、免疫性血小板减少症、子宫内膜异位症、遗传性血管神经性水肿、纤维囊性乳腺病、男性乳房发育、青春期性早熟与不孕症。

【用法】 ①再生障碍性贫血：200～400mg，一日2次，0.4～0.8g/d，至少连服6个月。②免疫性血小板减少症：200mg，一日2～4次，疗程至少2个月，逐步减量。③子宫内膜异位症：200～400mg，一日2次，连服3～6个月。④纤维囊性乳腺病：50～200mg，一日2次。⑤遗传性血管神经性水肿：起始200mg，一日2～3次，疗效出现后减量50%维持，1～3个月后递减。

【禁忌证】 血栓患者、心肝肾功能不全患者、生殖器异常出血患者。

【不良反应】 常见闭经、乳房缩小、声音嘶哑、毛发增多、痤疮等。少见血尿、鼻出血、牙龈出血、白内障、肝功能损害、颅内压增高、急性胰腺炎、多发性神经炎、情绪改变、肌痉挛性疼痛等。

【点评】 女性出现男性化症状应停止治疗。男性监测精子质量。服药时对糖耐量试验、甲状腺功能检查有影响。治疗再生障碍性贫血时不宜作为首选。

第四节 抗血小板药物

见第二章第八节。

第五节 抗凝血药物

见第二章第九节。

第六节 治疗止血与凝血异常性疾病的药物

止血与凝血异常性疾病是指因先天或获得性原因，导致止血、凝血及纤维蛋白溶解等机制的缺陷或异常引起的出血性疾病。治疗时，首先正确判断出血的原因，如血管因素、血小板因素，凝血因子数量或质量异常或纤溶异常，根据病因进行治疗。

1. 维生素K₁: Vitamin K₁

【剂型规格】 针剂：10mg/支；片剂：10mg/片。

【作用特点】 维生素K是肝脏合成的因子Ⅱ、Ⅶ、Ⅸ、Ⅹ以及抗凝蛋白合成所必需的物质，维生素K缺乏可引起这些凝血因子或蛋白合成障碍或功能异常。

【适应证】 用于维生素K缺乏引起的出血，如梗阻性黄疸、慢性腹泻、长期肠外营养或胆瘘；香豆素类、水杨酸钠等所致低凝血酶原血症。溴鼠灵等鼠药中毒引起的出血。

【用法】 ①10mg，一日3次，口服。②10mg，一日1～2次，肌内注射或皮下注射。③2～10mg，静脉注射，一日1次，给药速度不应超过1mg/min，避光。④溴鼠灵等鼠药中毒时，使用范围20～40mg/d，静脉注射时仍需警惕超敏反应，需要时重复2～3次，每次间隔8～12小时，需要较大剂量，且疗程可能需要长达数月。

【禁忌证】 严重肝脏疾患或肝功不良者禁用。

【不良反应】 静脉注射偶可过敏，速度过快时可引起面部潮红、出汗、支气管痉挛、心动过速、低血压等，曾有致死的报道。肌内注射可引起局部红肿和疼痛。

【点评】 本药对肝素过量、外伤等其他原因引起的出血无效。肝功能失代偿时本药疗效不明显，避免反复大剂量输注，可透过胎盘，孕期使用应慎重。

2. 氨甲环酸: Tranexamic Acid

【剂型规格】 针剂：0.1g∶2ml，0.25g∶5ml，0.2g∶2ml，0.5g∶5ml；片剂：0.25g/片，0.5g/片。

【作用特点】 本药可阻止纤溶酶原在纤维蛋白上吸附，保护纤维蛋白不被降解。

【适应证】 用于各种出血性疾病、手术时异常出血等。

【用法】 ①总量1～2g/d，分2～3次口服。②0.25～1.00g＋5%葡萄糖注射液或0.9%氯化钠注射液250ml，静脉滴注，一日2次。

【禁忌证】 对本药及制剂中的任何成分过敏者，泌尿系统出血或有血栓形成倾向者。

【不良反应】 可有恶心、呕吐、腹泻、头晕、头痛、视物模糊，偶有过量导致血栓形成。

【点评】 泌尿系统出血或有肾功能不全者慎用，DIC继发纤溶亢进出血时不宜单独使用，不宜与其他凝血因子同时使用。用药时间一般不超过7日。

3. 凝血酶：Thrombin

【剂型规格】 粉针：200U/瓶，500U/瓶，1000U/瓶，2000U/瓶，5000U/瓶，10 000U/瓶。

【作用特点】 本药是由猪血中提取的凝血酶原，经激活而得的凝血酶冻干品，可直接促使纤维蛋白原转变为纤维蛋白，可诱发血小板聚集，还能促进上皮细胞有丝分裂、加速创伤愈合。

【适应证】 用于局部止血。

【用法】 ①局部喷洒：用生理盐水溶成50～200U/ml溶液，或直接用干燥粉末，喷雾或洒于创伤表面；②消化道出血：用0.9%氯化钠注射液或温开水（不超37℃）溶成10～100U/ml溶液，口服或灌注，每次500～2000U，每6～12小时1次，可根据出血程度增减浓度及使用次数。

【禁忌证】 对本药及制剂中的任何成分过敏者。

【不良反应】 偶有过敏、低热。

【点评】 严禁进行血管内、肌内或皮下注射，否则可导致血栓、局部坏死，甚至危及生命；不宜用于外科手术、烧伤等严格无菌的大创面止血。

4. 注射用卡络磺钠：Carbazochrome Sodium Sulfonate for Injection

【剂型规格】 针剂：20mg/支，40mg/支。

【作用特点】 本药可增加毛细血管对损伤的抵抗力，降低毛细血管通透性，促进毛细血管断裂端的回缩而止血。

【适应证】 主要作用于泌尿系统、消化道、呼吸道、妇产科出血等出血，亦可用于外伤或手术出血。

【用法】 ①肌内注射：20mg，一日2～3次。②静脉滴注：60～80mg＋0.9%氯化钠注射液100ml，一日2次。

【禁忌证】 对本药及制剂中的任何成分过敏，遗传性果糖不耐受者。

【不良反应】 过敏反应、注射部位肿痛、皮疹。

【点评】 注射用卡络磺钠适用于轻中度出血，止血作用有限，对大出血、动脉出血、凝血因子或血小板因素所致出血效果差。

5. 醋酸去氨加压素：Desmopressin Acetate

【剂型规格】 针剂：4μg∶1ml，15μg∶1ml；片剂：0.1mg/片，0.2mg/片。鼻喷剂：250μg∶25ml。滴鼻剂：250μg∶25ml。

【作用特点】　本药为天然精氨盐加压素的结构类似物。可使血浆中因子Ⅷ（Ⅷ：C）的活性增加，也使血管性血友病因子（vWF）抗原的含量增加。

【适应证】　Ⅰ型血管性假血友病，遗传性或获得性血小板功能缺陷导致出血，轻至中度血友病A，中枢性尿崩症，6岁以上儿童夜间遗尿症。

【用法】　①治疗出血：0.3μg/kg＋0.9%氯化钠注射液 50～100ml，静脉滴注，滴注时间15～30分钟，间隔6～12小时重复给药1～2次。②中枢性尿崩症：初始剂量0.05～0.10mg，一日1～3次，口服，再根据疗效调整。治疗期间限制饮水。

【禁忌证】　习惯性或精神性烦渴症患者，心功能不全或其他疾患需服利尿药的患者；中至重度肾功能不全患者（肌酐清除率＜50ml/min）；抗利尿激素分泌失调综合征（SIADH）、低钠血症、对本药及制剂中的任何成分过敏者。

【不良反应】　常见头痛、恶心、腹痛、低钠血症，罕见皮肤过敏、情绪障碍，个别出现过敏反应。用药后若不限制水分摄入可能引起水潴留、低钠血症、头痛、呕吐、体重增加，严重者可发生抽搐。

【点评】　醋酸去氨加压素对Ⅱ型、Ⅲ型血管性假血友病无效。慎用于年幼及老年患者、体液或电解质失衡患者、具有颅内压增高危险的患者。应监测患者出入量、尿渗透压和血浆渗透压、电解质，与NSAIDs、三环类抗抑郁药物、氯丙嗪、卡马西平合用时液体潴留、低钠风险增加。

6. 鱼精蛋白: Protamine

【剂型规格】　注射剂：50mg：5ml，100mg：10ml。

【作用特点】　鱼精蛋白是自鱼类新鲜成熟精子中提取的一种碱性蛋白质的硫酸盐，能与肝素结合并使之失效。静脉注射后1分钟即可发挥止血效应，作用持续约2小时。

【适应证】　肝素过量出血。

【用法】　用量与最后1次肝素使用量相当（1mg鱼精蛋白可中和100U肝素）。每次不超过50mg。缓慢静脉注射，速度≤0.5ml/min，2小时内（即本药作用有效持续时间内）不超过100mg。

【禁忌证】　对本药及制剂中的任何成分过敏者禁用。

【不良反应】　高浓度、快速注射时可发生低血压、呼吸困难、心动过缓、恶心、呕吐、面红潮热及倦怠，偶有过敏。

【点评】　应在有经验的血液科医生指导下使用，本药是肝素及低分子肝素的中和制剂，应权衡用药风险与获益。

7. 人凝血因子Ⅷ: Human Blood Coagulation Factor Ⅷ

【剂型规格】　针剂：200U/瓶，300U/瓶，400U/瓶。

【作用特点】 本药从人血浆中提制，生物半衰期为8～12小时。输注1U/kg的人凝血因子Ⅷ，可使循环血液中的因子Ⅷ水平增加2%～25%。

【适应证】 防治血友病A或获得性因子Ⅷ缺乏引起的出血。

【用法】 静脉滴注，使用带有滤网的输血器。①轻度出血：8～15U/kg，立即或每8～12小时1次，持续1～3日。②中度出血或小手术：首剂15～25U/kg，如需要，10～15U/kg，每8～12小时1次。③大出血、较大手术或出血累及重要器官，首次30～50U/kg，然后20～25U/kg，每8～12小时1次。

【禁忌证】 对本药及制剂中的任何成分过敏者禁用。

【不良反应】 可能出现过敏。反复、大量使用可能发生溶血反应和肺水肿。

【点评】 人凝血因子Ⅷ使用期间应检测因子Ⅷ浓度及抑制物，以调整剂量。

8. 重组人凝血因子Ⅷ: Recombinant Human Coagulation Factor Ⅷ

【剂型规格】 针剂：250U/瓶。

【作用特点】 本药由细胞克隆技术获得，无人源性蛋白成分。

【适应证】 防治血友病A或获得性因子Ⅷ缺乏引起的出血。

【用法】 ①治疗原则：不同患者达到止血所需剂量各不相同，应视患者需要、因子Ⅷ缺乏的严重程度、出血的严重程度、抗体存在的情况和期望达到的因子Ⅷ水平而定。治疗时应监测患者因子Ⅷ水平。当存在因子Ⅷ的中和抗体时，不同患者所需因子Ⅷ剂量差异较大，对因子Ⅷ产生记忆应答或其具有高效价抗体的患者，必要时可选择其他治疗药物。②剂量计算：体内因子Ⅷ水平升高的百分比=每千克体重本药的剂量（IU/kg）×2%。例如，注射本药后预期体内FⅧ水平升高20%，需要注射剂量为：20%÷2%，即10U/kg。③具体用法：静脉注射，速度根据患者反应而定，如耐受良好，5～10分钟或更短时间注射完（表16）。

表16 重组人凝血因子Ⅷ的用法

适应证	治疗所需血浆活性因子Ⅷ水平/%	维持该水平的必要剂量	补充剂量
轻微出血	20～40	10～20U/kg	如进一步出血，按上述剂量再次注射
中等出血或小手术	30～60	15～30U/kg	必要时，间隔12～24小时再按上述剂量注射一次

适应证	治疗所需血浆活性因子Ⅷ水平/%	维持该水平的必要剂量	补充剂量
危及生命出血	80～100	40～50U/kg	20～25U/kg，每8～12小时1次
较大的外科手术	100	术前注射50U/kg，并在术前确定因子Ⅷ活性为100%	必要时50U/kg，每6～12小时1次，持续10～14日，直至患者痊愈

【禁忌证】　对本药及制剂中的任何成分过敏者，对鼠或仓鼠蛋白过敏者。

【不良反应】　罕见，可能出现过敏，如低血压、荨麻疹、胸闷等。

【点评】　血友病A患者在治疗的任何时间都有可能产生因子Ⅷ的中和抗体，因此需要密切监测抗体产生情况。对血管性血友病效果不佳。

9. 人纤维蛋白原: Human Fibrinogen

【剂型规格】　针剂: 0.5g/支。

【作用特点】　本药从人血浆中提制，半衰期为（109±13）小时。

【适应证】　①先天性纤维蛋白原减少或缺乏症。②获得性纤维蛋白原减少症: 如严重肝损伤、肝硬化、弥散性血管内凝血（DIC）、产后大出血、大手术、外伤、内出血或培门冬酶等药物引起的纤维蛋白原缺乏而造成的凝血功能障碍。

【用法】　使用带有滤网的输血器。灭菌注射用水注入，一般首次给1～2g静脉注射，滴速约60滴/分，根据纤维蛋白原下降程度及临床止血需要决定用量，可继续给药。

【禁忌证】　对本药及制剂中的任何成分过敏者禁用。

【不良反应】　过敏反应。血源制品导致已知或未知病原体的感染。

【点评】　无明确纤维蛋白原减少、DIC早期患者不宜应用。

10. 人凝血酶原复合物: Human Prothrombin Complex

【剂型规格】　针剂: 按人凝血因子Ⅸ的效价分为200U、300U、400U，10ml。

【作用特点】　本药系从健康人血浆中提取，含有人凝血因子Ⅱ、Ⅶ、Ⅸ、Ⅹ。

【适应证】　预防和治疗因凝血因子Ⅱ、Ⅶ、Ⅸ、Ⅹ缺乏导致的出血，如血友病B、严重肝病、DIC，逆转双香豆素类抗凝药诱导的出血，预防和治疗已产生因子Ⅷ抑制物的血友病A。

【用法】 使用带有滤网的输液器。10～20U/kg，静脉滴注，因子Ⅶ缺乏者q8h～q6h，因子Ⅸ缺乏者一日1次，因子Ⅱ和因子Ⅹ缺乏者一日1次或隔日1次，一般2～3日。出血量较大或大手术时，可酌情增加剂量。滴速：开始缓慢，15分钟后可逐渐加快，60分钟滴完。

【禁忌证】 对本药及制剂中的任何成分过敏者禁用。

【不良反应】 少见过敏反应，偶可发生血栓，不可与抗纤溶药物同时使用。快速滴注可发生发热、寒战、头痛、恶心、呕吐、气短。A型、B型或AB型患者大量输注时偶可发生溶血。

【点评】 依据因子缺乏程度确定剂量，大剂量使用时应警惕血栓事件。

11. 重组人活化凝血因子Ⅶ: Recombinant Human Activated Coagulation Factor Ⅶ

【剂型规格】 针剂：1mg（5万U），2mg（10万U）。

【作用特点】 本药由新生仓鼠肾细胞克隆的人因子Ⅶ基因中表达产生，无人源性蛋白成分。能够在活化的血小板表面将FX转化为FXa，无须因子Ⅷ和因子Ⅸ的参与，最终在损伤部位形成血凝块。

【适应证】 主要预防和治疗下列患者的出血：因子Ⅷ或Ⅸ抑制物＞5BU的先天性血友病患者；预计对注射因子Ⅷ或Ⅸ具有高记忆应答的先天性血友病患者；获得性血友病患者；先天性因子Ⅶ缺乏症患者；具有GPⅡb-Ⅲa和/或HLA抗体、对血小板输注无效或不佳的血小板无力症患者。

【用法】 ①伴有抑制物的血友病A、血友病B、获得性血友病：静脉注射，一般起始剂量90μg/kg，最初间隔2～3小时，达到有效止血后，如治疗需要，可增至每隔4小时、6小时、8小时或12小时给药，疗程和使用间隔根据出血程度、有创操作或外科手术而不同。②因子Ⅶ缺乏或功能障碍：15～30μg/kg，每隔4～6小时给药，直至达到止血效果。③血小板无力症：90μg/kg，间隔2小时，至少给药3次。

【禁忌证】 对本药及制剂中的任何成分过敏者禁用。

【不良反应】 罕见。

【点评】 重组人活化凝血因子Ⅶ仅在血管损伤的局部发挥活化血小板的作用，具有较好的安全性，对于危重急性出血性疾病的治疗选择之一，对于动脉性大出血及严重血小板减少导致的出血可能疗效欠佳，不推荐连续滴注。

（杨 辰）

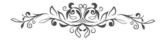

第九章
抗肿瘤药物

目前国际上临床常用的抗肿瘤药物约100余种，依据其药理作用分为细胞毒性药物（化疗药物）和非细胞毒性药物（包括激素、分子靶向药物、免疫药物等）。

化疗药物根据作用机制分类：①直接作用于DNA的药物（包括烷化剂、蒽环类、铂类、抗生素类）。②干扰DNA合成的药物（主要是抗代谢药物）。③影响蛋白合成的药物（如紫杉类、长春碱和鬼臼碱类等）。根据药物作用的周期或时相特异性分为周期非特异性药物和周期特异性药物。化疗药物多可引起骨髓抑制、消化道反应、心脏毒性、肝肾毒性等不良反应，故用药期间应密切监测血常规、肝肾功能、心肺体征、心电图。化疗药物多对血管有刺激，若无禁忌，化疗前应建议患者留置深静脉置管，如经外周静脉穿刺中心静脉置管（PICC）或输液港（IVAP）。

非细胞毒性药物主要以肿瘤分子病理过程中的关键调控分子等为靶点。其中激素类抗肿瘤药主要用于乳腺癌、前列腺癌等依赖激素生长的肿瘤。分子靶向药物是一种以干扰肿瘤增生所需的特定分子来阻止癌细胞增长的药物，包括小分子激酶抑制剂（如单靶点激酶抑制剂和多靶点激酶抑制药）、单克隆抗体和小分子偶联药物。近年来，随着免疫治疗的兴起，免疫检查点抑制药、肿瘤疫苗等免疫药物在临床中的应用不断拓展，越来越受到关注。免疫检查点抑制药的不良反应主要是引起一些自身免疫病，包括间质性肺炎、胃肠炎、肝炎、皮肤过敏反应、肌炎（包括心肌炎）、甲状腺功能异常等，大多数可逆，极少数可能致命，需要临床上高度关注。

第一节　细胞毒性药物

一、作用于DNA化学结构的药物

（一）烷化剂

1. 苯丁酸氮芥: Chlorambucil

【剂型规格】　片剂: 2mg/片。

【作用特点】　本药为氮芥衍生物，属细胞周期非特异性药物。

【适应证】　适用于慢性淋巴细胞白血病、恶性淋巴瘤、多发性骨髓瘤、卵巢腺癌等。

【用法】　0.2mg/kg，口服，一日1次，或分次给药。

【禁忌证】　对本药及制剂中的任何成分过敏、严重骨髓抑制等。

【不良反应】　消化道反应、高尿酸血症、骨髓抑制，在白血病患者中易产生继发性肿瘤，青春期患者长期应用可产生精子缺乏或持久不育，长期或高剂量应用可导致间质性肺炎。

【点评】 本药起效较慢，选择性低，局部刺激性强，对骨髓持久抑制。

2. 美法仑：Melphalan

【剂型规格】 片剂：2mg/片；针剂：50mg/支。

【适应证】 适用于治疗多发性骨髓瘤尤其是造血干细胞移植预处理，以及晚期卵巢腺癌、晚期乳腺癌。

【用法】 0.05～0.25mg/kg（2～10mg/m²）口服，一日1次或分次服用。骨髓瘤造血干细胞移植前预处理常用200mg/m²单次使用。

【禁忌证】 与苯丁酸氮芥相似。

【不良反应】 骨髓抑制、消化道反应、肝功能异常、间质性肺炎、肺纤维化、皮疹、黏膜炎。

【点评】 肾功能不全患者慎用，需警惕发生严重骨髓抑制。

3. 苯达莫司汀：Bendamustine

【剂型规格】 针剂：25mg/瓶，100mg/瓶。

【作用特点】 兼具烷化剂和嘌呤类似物（抗代谢药）的双重作用，可使DNA单链和双链通过烷化作用交联，也可使DNA和蛋白质、蛋白质和蛋白质之间交联，干扰DNA、蛋白质的合成和功能。

【适应证】 适用于慢性淋巴细胞白血病，对恶性淋巴瘤、多发性骨髓瘤、乳腺癌也有效。

【用法】 50～60mg/m²＋0.9%氯化钠注射液500ml，静脉滴注，一日1次，或100～150mg/m²，每月1次，滴注时间不少于30～60分钟。

【禁忌证】 对本药及制剂中的任何成分及甘露醇过敏者。

【不良反应】 消化道反应、疲乏、皮疹、瘙痒、口腔溃疡、骨髓抑制等。

【点评】 苯达莫司汀是新一代抗肿瘤药，不良反应小，安全性好，美国FDA已批准用于慢性淋巴细胞白血病、难治惰性B细胞非霍奇金淋巴瘤的治疗。

4. 环磷酰胺：Cyclophosphamide

【剂型规格】 粉针：200mg/支。

【适应证】 适用于急性淋巴细胞白血病、淋巴瘤、多发性骨髓瘤、卵巢癌、乳腺癌、软组织肉瘤等，造血干细胞移植预处理，自身免疫性疾病。

【用法】 成人常用量为500～1000mg/m²＋100ml 0.9%氯化钠注射液，静脉滴注。

【禁忌证】 对本药及制剂中的任何成分过敏、严重肝肾功能损害、严重骨髓抑制、近期感染等。

【不良反应】 骨髓抑制、消化道反应、脱发、膀胱炎等。长期用药可引起不育和继发肿瘤。超高剂量时可引起心肌损害和肾毒性。

【点评】 本药使用时应多饮水，大剂量（＞2g）使用时需预防出血性膀胱炎，处理措施为水化、碱化尿液、美司钠预防（用量一般为环磷酰胺的20%）。

5. 异环磷酰胺: Ifosfamide

【剂型规格】 粉针: 1g/支。

【适应证】 同环磷酰胺。

【用法】 成人常用量为$1.2 \sim 2.4g/m^2$，溶于250ml 0.9%氯化钠注射液，静脉滴注，输注时间$30 \sim 120$分钟，或$5g/m^2$，溶于500ml 0.9%氯化钠注射液，静脉滴注，持续24小时。

【禁忌证】 对本药过敏者、妊娠期或哺乳期妇女禁用，肝肾功能不全者慎用。

【不良反应】 同环磷酰胺。

【点评】 异环磷酰胺是环磷酰胺的同分异构体，较环磷酰胺更易出现出血性膀胱炎，应加用尿路保护剂美司钠。

6. 达卡巴嗪: Dacarbazine

【剂型规格】 粉针: 100mg/支。

【适应证】 适用于恶性黑色素瘤、软组织肉瘤、霍奇金淋巴瘤、神经内分泌肿瘤。

【用法】 用法: $200 \sim 400mg/m^2 + 5\%$葡萄糖注射液250ml或500ml，静脉滴注，一日1次；单次最大剂量为$660 \sim 1450mg/m^2$。

【禁忌证】 对本药及制剂中的任何成分过敏、水痘或带状疱疹患者。

【不良反应】 恶心、呕吐、腹泻，骨髓抑制，流感样症状，如发热、肌痛，注射部位血管刺激反应。

【点评】 本药是恶性黑色素瘤的一线化疗药物，用药期间禁止活病毒疫苗接种。

7. 替莫唑胺: Temozolomide

【剂型规格】 胶囊: 20mg/粒，100mg/粒。

【适应证】 适用于多形性胶质母细胞瘤的辅助和复发或进展后的治疗，常规治疗后复发或进展的渐变性星形细胞瘤，转移性黑色素瘤的一线用药。

【用法】 成人及3岁以上的儿童患者：对于未行化疗的患者，28天为1个周期，一日$200mg/m^2$，一日1次，共5天；对于做过化疗的患者，第1个周期起始剂量为一日$150mg/m^2$，一日1次，共5天，在第2个周期首日若中性粒细胞绝对值$\geq 1.5 \times 10^9/L$，血小板$\geq 100 \times 10^9/L$，则第2周期可一日增至$200mg/m^2$。在任一周期内若中性粒细胞绝对值$< 1.0 \times 10^9/L$或血小板$< 50 \times 10^9/L$，下一周期应降低一个剂量水平，剂量水平包括$100mg/m^2$、$150mg/m^2$、$200mg/m^2$，最低推荐剂量为$100mg/m^2$。

【禁忌证】 对本药或达卡巴嗪过敏、严重骨髓抑制、近期感染、妊娠期及哺乳期妇女禁用。

【不良反应】 脱发、胃肠道反应（恶心、呕吐、便秘、腹泻）、骨髓抑制、乏力、头痛、感染。

【注意事项】 ①应空腹或餐前1小时服用。②若给药后发生呕吐，当天不再补服。③本药应伴水整个吞服，若胶囊破损，应避免内部药粉接触皮肤及黏膜。④治疗可一直持续到病情进展，最长2年。

【点评】 目前正尝试用于神经内分泌肿瘤、实体瘤的中枢神经系统转移、软组织肉瘤等其他肿瘤的治疗。

（二）铂类化合物

1. 顺铂: Cisplatin

【剂型规格】 针剂：10mg/瓶，50mg/瓶。

【适应证】 适用于恶性淋巴瘤、肺癌、头颈部肿瘤、乳腺癌、食管癌、胃癌、泌尿生殖系统肿瘤、黑色素瘤、骨肉瘤、各种鳞状上皮癌，以及癌性胸腔积液、腹水的治疗。

【用法】 ①静脉注射或静脉滴注：$20mg/m^2 + 0.9\%$氯化钠注射液 20ml，静脉注射，每周1次。大剂量：$75 \sim 120mg/m^2 + 0.9\%$氯化钠注射液 $500 \sim 1000ml$，静脉滴注（避光、2小时内输完），每3周1次。②胸腹腔内注射：胸腔每次$30 \sim 60mg$，腹腔每次$100 \sim 160mg$，每$7 \sim 10$日1次。③动脉注射：$20 \sim 30mg$，动脉插管内推注，一日1次。

【禁忌证】 对铂类过敏、肾功能损害（CCr$< 60ml/min$）、严重骨髓抑制、听力受损等。

【不良反应】 常见为肾毒性、恶心、呕吐等消化道反应、耳毒性、骨髓抑制、周围神经损伤。

【点评】 顺铂是最早合成的铂类药物，是多种实体瘤的一线用药。要求患者CCr$\geqslant 60ml/min$。①用药前$2 \sim 16$小时、用药后6小时内充分水化，每日入量至少3000ml、尿量保持在$2000 \sim 3000ml$。②高致吐性药物，应强化止吐预防，推荐应用NK-1受体拮抗药。

2. 卡铂: Carboplatin

【剂型规格】 注射剂：100mg/支，150mg/支。

【适应证】 适用于卵巢癌、小细胞肺癌、非小细胞肺癌、头颈部鳞癌、食管癌、精原细胞瘤、膀胱癌、间皮瘤等。

【用法】 静脉滴注，溶于250ml或500ml 5%葡萄糖注射液或0.9%氯化钠注射液（注意：国产制剂仅能用葡萄糖配制或冲管）；现多根据AUC（曲线下面积）确定卡铂剂量，主要根据Calvert公式计算，卡铂剂量（mg）＝AUC×［CCr（ml/min）＋25］，CCr可以通过Cockcroft-Gault公式来计算，AUC值常取4～6。

【禁忌证】 对铂类过敏、严重肾功能损害、严重骨髓抑制、近期感染、出血性肿瘤、妊娠期及哺乳期妇女禁用。

【不良反应】 骨髓毒性尤其是血小板减少，过敏反应，周围神经毒性等。

【点评】 卡铂为第二代铂类，使用时无须水化。过敏多发生在使用6个周期以上，若需继续使用可考虑预防性使用抗过敏药物。

3. 奥沙利铂: Oxaliplatin

【剂型规格】 粉针：50mg/支。

【适应证】 适用于结直肠癌、胃癌、胰腺癌、胆管癌、小肠癌、淋巴瘤等。

【用法】 溶于500ml 5%葡萄糖注射液中，静脉滴注2～6小时。联合卡培他滨时，130mg/m^2，每3周1次；联合氟尿嘧啶时，85mg/m^2，每2周1次，必须在氟尿嘧啶前输注。无须水化。

【禁忌证】 对铂类过敏、严重肾功能损害（CCr＜30ml/min）、严重骨髓抑制、近期感染、妊娠期及哺乳期妇女禁用。

【不良反应】 ①过敏反应，随用药次数增多概率增加，应常规预防性抗过敏。②周围神经毒性，遇冷或接触金属会激发或加重，应避免。③骨髓抑制、恶心、呕吐等。

【点评】 奥沙利铂为第三代铂类，输注时对血管刺激明显，建议经中心静脉给药。周围神经毒性常为最常见的剂量限制性毒性反应，缺乏治疗方法，预防为主。

（三）蒽环类药物

1. 柔红霉素: Daunorubicin

【剂型规格】 针剂：10mg/支，20mg/支。

【作用特点】 本药为蒽环类抗生素，能直接与DNA结合，阻碍DNA合成和依赖DNA的RNA合成反应，为周期非特异性药物。

【适应证】 适用于急性白血病、神经母细胞瘤和横纹肌肉瘤的治疗。

【用法】 常用60mg/m^2＋40ml 0.9%氯化钠注射液，静脉注射，一日1次。

【禁忌证】 有严重或潜在心脏病患者。

【不良反应】 骨髓抑制和心脏毒性是最重要的不良反应，其他常见的有可逆性脱发、胃肠道反应、口腔黏膜炎等。使用本药1～2天后尿液可呈现红色。

【注意事项】 ①用药前后应监测心功能，包括心电图、超声心动图、血清酶学等，以及血常规、肝肾功能。②药物外渗时可致局部组织坏死。

【点评】 成人累积剂量不能超过20mg/kg，否则出现心脏毒性的风险明显增加。

2. 去甲氧柔红霉素：Idarubicin

【剂型规格】 针剂：5mg/支，10mg/支。

【作用特点】 去甲氧柔红霉素是柔红霉素的一种衍生物，脂溶性更高，较其他蒽环类药物更易被细胞摄取，从而发挥更高的细胞杀伤作用。

【适应证】 适用于成人急性髓细胞性白血病的一线治疗，也可用于复发和难治患者的诱导缓解。可用于成人和儿童急性淋巴细胞白血病的二线治疗。

【用法】 12mg/m² ＋注射用水20ml，静脉注射，一日1次。

【禁忌证】【不良反应】【注意事项】 基本同柔红霉素。

【点评】 急性白血病诱导治疗期间仍需提前评估初始心脏情况，既往使用过蒽环类药物的患者再次使用此类药物时，警惕剂量累积的蒽环类药物的心肌毒性。

3. 阿克拉霉素：Aclacinomycin

【剂型规格】 针剂：10mg/支，20mg/支。

【作用特点】 阿克拉霉素是一种新的蒽环类抗生素，具有亲脂性，能迅速转运进入细胞内，并维持较高浓度。

【适应证】 适用于急性白血病、恶性淋巴瘤、胃癌、肺癌、乳腺癌和卵巢癌等，对阿霉素、柔红霉素耐药的病例亦有效。

【用法】 20mg/m² ＋0.9%氯化钠注射液100ml，静脉滴注，一日1次。

【禁忌证】 有严重心脏病史者。

【不良反应】 心脏毒性：心律失常、QT间期延长，偶有心力衰竭。骨髓抑制、胃肠道反应、脱发等。

【注意事项】 用药期间应严密监测血常规、肝肾功能和心电图变化。不能皮下或肌内注射，静脉注射时要避免药液外渗。

【点评】 心脏毒性较阿霉素轻。

4. 多柔比星：Doxorubicin

【剂型规格】 粉针：10mg/支，50mg/支。

【适应证】 适用于急性白血病、淋巴瘤、软组织及骨肉瘤，尤其适用于乳腺癌和肺癌。

【用法】 常用40mg/m² ＋0.9%氯化钠注射液100ml，静脉滴注，一日1次。

【禁忌证】 心肺功能失代偿者，既往蒽环类药物已达到累积剂量者。

【不良反应】 心脏毒性较阿霉素轻，心律失常、QT间期延长，偶有心力衰竭、骨髓抑制、胃肠道反应、脱发等。

【注意事项】 ①心脏毒性是最主要的不良反应，用药前后应监测心功能，包括心电图、超声心动图、血清酶学等。②药物外溢将致严重的组织坏死，因此建议经中心静脉给药。③用药后1～2日内可出现红色尿，一般在2日后消失。

【点评】 多柔比星总累积剂量不宜超过400mg/m^2，否则发生心力衰竭的风险明显增加。

5. 表柔比星：Epirubicin

【剂型规格】 针剂：10mg/支，50mg/支。

【作用特点】 本药为新的蒽环类抗生素，本药治疗指数高于阿霉素，而全身及心脏毒性反应较低。

【适应证】 适用于恶性淋巴瘤、多发性骨髓瘤、白血病，以及多种实体瘤如乳腺癌、肺癌、胃癌、肝癌、胰腺癌等。

【用法】 60～120mg/m^2＋0.9%氯化钠注射液100ml，静脉注射，每3周1次；50mg＋0.9%氯化钠注射液50ml，膀胱内给药，1周1次。

【禁忌证】【注意事项】 基本同多柔比星。

【点评】 表柔比星总累积剂量不宜超过900mg/m^2，否则发生心力衰竭的风险明显增加。

6. 多柔比星脂质体：Doxorubin Hydrochloride Liposome

【剂型规格】 针剂：20mg：10ml。

【作用特点】 本药是一种脂质体制剂，可以保护脂质体免受单核-巨噬细胞系统识别，从而延长其在血液循环中存在的时间。

【适应证】 适用于低CD4$^+$T细胞及有广泛皮肤黏膜、内脏疾病的艾滋病相关卡波西肉瘤患者；不能耐受阿霉素等其他蒽环类药物的肿瘤患者。

【用法】 常用20mg/m^2，静脉滴注，每2～3周1次。

【禁忌证】 对本药及制剂中的任何成分过敏、正在使用α干扰素、严重肝功能损害、严重骨髓抑制等。

【不良反应】 不良反应同阿霉素，输液反应主要有颜面潮红、气短、面部水肿、头痛、寒战、胸部和喉部紧缩感，低血压，暂停滴注或减缓滴注后几个小时，这些反应可减轻或消失。

【注意事项】 ①输液反应多发生在第一次用药时。②药物外渗时局部损害较阿霉素轻，但手掌、足底红斑性感觉迟钝较多见。③只能用5%葡萄糖注射液稀释。

【点评】 心脏毒性比阿霉素小，累积剂量＞400mg/m^{2}时应警惕心脏毒性。

7. 米托蒽醌: Mitoxantrone

【剂型规格】 针剂: 5mg/支。

【作用特点】 本药为合成的蒽环类抗生素。

【用法】 $5 \sim 10mg/m^2 + 0.9\%$ 氯化钠注射液 100ml, 静脉滴注, 一日1次。

【适应证】 适用于急性白血病、淋巴瘤、乳腺癌、肺癌、肝癌、结直肠癌等。

【禁忌证】 对本药过敏、严重肝功能损伤、严重骨髓抑制、心肺功能失代偿者。

【不良反应】 心脏毒性、骨髓抑制、消化道反应, 脱发较轻, 可能出现明显的心脏毒性。

【点评】 累积剂量 $> 160mg/m^2$, 胸部放疗患者, 心脏毒性较蒽环类药物低。

(四)破坏DNA的抗生素

1. 丝裂霉素: Mitomycin

【剂型规格】 粉针: 2mg/支, 10mg/支。

【适应证】 适用于胃癌、肺癌、乳腺癌, 也可用于肝癌、胰腺癌、结直肠癌、食管癌、卵巢癌及癌性浆膜腔积液。

【用法】 静脉注射: 每次6 ~ 8mg, 一周1次, 以生理盐水溶解后静脉注射; 也可每次10 ~ 20mg, 每6 ~ 8周重复治疗。动脉注射: 剂量与静脉注射同。腔内注射: 每次6 ~ 8mg。

【禁忌证】 对本药及制剂中的任何成分过敏、严重骨髓抑制、近期感染、妊娠期及哺乳期妇女禁用, 用药期间禁用活病毒疫苗接种和避免口服脊髓灰质炎疫苗。

【注意事项】 ①在应用丝裂霉素后数月仍应随访血常规及肾功能, 特别是接受总量大于60mg的患者, 易发生溶血性贫血。②长期应用抑制卵巢及睾丸功能, 造成闭经和精子缺乏。③本药局部刺激严重, 若药液漏出血管外, 可致局部肿胀、疼痛, 以致坏死溃疡。④由于丝裂霉素有延迟性及累积性骨髓抑制, 一般较大剂量应用时两个疗程之间应间隔超过6周。

【点评】 丝裂霉素因其毒性较大, 使用场景逐步减少。

2. 博来霉素: Bleomycin

【剂型规格】 针剂: 15mg/支。

【作用特点】 本药与铁的复合物嵌入DNA, 引起DNA单链和双链断裂。

【适应证】 用于生殖细胞肿瘤、霍奇金淋巴瘤、皮肤恶性肿瘤、头颈部肿瘤、肺癌(尤其是鳞癌)、食管癌、宫颈癌、甲状腺癌等。

【用法】 ①肌内注射、皮下注射：15～30mg＋5ml 0.9%氯化钠注射液，皮下注射或肌内注射，如病变周边皮下注射，浓度应不高于1mg/ml；肌内注射应避开神经，不断更换注射部位。②动脉注射：5～15mg＋5%葡萄糖注射液100ml，弹丸式动脉内注射或连续灌注。③静脉注射：10mg/m^2＋5～20ml 0.9%氯化钠注射液或注射用水，缓慢注射，每1～2周1次。

【禁忌证】 对本药及制剂中的任何成分过敏、严重肺部疾病尤其是严重弥漫性肺纤维化、严重心肾功能损害、胸部放疗史、严重骨髓抑制等。

【不良反应】 常见药物热、间质性肺炎、肺纤维化、白细胞减少，少见消化道反应、皮疹、脱发、肝损伤等。

【点评】 ①本药副作用个体差异显著，应从小剂量开始试用。②警惕间质性肺炎、肺纤维化，需要定期监测动脉血气、肺功能及胸部影像学，发现异常应立即停药。③本药（包括同类药物）总剂量应在400mg以下，肺功能基础较差者，总剂量应＜150mg。④长期使用时副作用有增加及延迟性发生倾向。⑤为避免药物热，建议提前给予地塞米松5～10mg静脉注射后再用药。

二、影响核酸转录或合成的药物

（一）作用于核酸转录的药物

放线菌素D：Dactinomycin

【剂型规格】 粉针：200mg/支。

【作用特点】 主要作用于RNA，高浓度时同时影响RNA和DNA合成。

【适应证】 适用于霍奇金病、神经母细胞瘤、绒癌、睾丸癌、肾母细胞瘤、尤因肉瘤、横纹肌肉瘤。

【用法】 静脉滴注：一般成人每日300～400μg（6～8μg/kg），溶于20～40ml生理盐水，一日1次，10天为1个疗程，间歇期2周，1个疗程总量4～6mg。本药也可腔内注射。在联合化疗中，剂量及时间尚不统一。

【禁忌证】 对本药及制剂中的任何成分过敏、严重骨髓抑制、妊娠期及哺乳期妇女禁用。

【注意事项】 ①骨髓抑制为本药剂量限制性毒性，尤以血小板减少为著。②静脉注射可引起静脉炎，漏出血管外可引起组织坏死。③可能引起尿及血尿酸升高，痛风或尿酸盐性结石病史者慎用。

【点评】 放线菌素D是一种细胞毒性药物，外渗会引起严重的局部组织损伤，应使用中心静脉给药。放线菌素D目前在临床中多用于少见肿瘤。

（二）干扰核酸合成的药物

1. 甲氨蝶呤: Methotrexate

【剂型规格】 片剂: 25mg/片; 针剂: 5mg/支, 50mg/支, 100mg/支, 500mg/支, 1000mg/支。

【作用特点】 本药为细胞周期特异性药物，通过抑制二氢叶酸还原酶，阻碍肿瘤细胞DNA的合成。

【适应证】 适用于急性白血病、非霍奇金淋巴瘤、骨肉瘤等恶性肿瘤及类风湿关节炎等免疫病的治疗，鞘内注射用于预防和治疗白血病及淋巴瘤的中枢神经系统受累。

【用法】 ①静脉滴注: $0.2g/m^2 + 5\%$ 葡萄糖注射液 500ml, 静脉滴注，一日1次，大剂量时可用到 $3 \sim 8g/m^2$。②口服: $20mg/m^2$, 口服，一周1次。③鞘内注射: 每次 $5 \sim 12mg$, 联合地塞米松 5mg 缓慢鞘内注射。

【禁忌证】 对本药及制剂中的任何成分过敏、严重骨髓抑制、严重肝肾功能异常等。

【不良反应】 骨髓抑制、口腔炎、胃肠反应、肝肾功能损伤、脱发、头痛、视物模糊等，长期用药可出现肺纤维化，鞘内注射剂量过高可引起抽搐。

【点评】 大剂量应用甲氨蝶呤时应充分补液水化和碱化尿液，建议尿pH≥7时才开始用药，治疗期间保持尿pH≥7。滴注时间不宜超过6小时，最长不应该超过24小时，否则易增加肾毒性。有条件可以监测血药浓度，根据血药浓度使用四氢叶酸钙进行解救。

2. 阿糖胞苷: Cytarabine

【剂型规格】 针剂: 50mg/支, 100mg/支, 500mg/支。

【作用特点】 本药为嘧啶类抗代谢药物，作用于细胞S增殖期，可抑制细胞DNA的合成。

【适应证】 适用于急性白血病，鞘内注射可预防或治疗白血病中枢神经系统受累。

【用法】 ①低剂量: $15mg/m^2$, 皮下注射，一日1次，或 $15mg/m^2 + 0.9\%$ 氯化钠注射液 250ml, 静脉滴注，一日1次。②标准剂量: $100 \sim 200mg/m^2$, 皮下注射，每12小时1次。③中剂量: $0.5 \sim 1.0g/m^2 + 0.9\%$ 氯化钠注射液 500ml, 静脉滴注，每12小时1次，滴注时间>4小时。④大剂量: $2 \sim 3g/m^2 + 0.9\%$ 氯化钠注射液 500ml, 静脉滴注，每12小时1次，滴注时间>4小时。

【禁忌证】 对本药及制剂中的任何成分过敏者禁用。

【不良反应】 常见骨髓抑制、消化道反应，还可有肝功能异常、发热、皮疹。大剂量可引起大脑和小脑功能失调、心肌病变、肺水肿。

【点评】 应警惕严重骨髓抑制、过敏、药物热等副作用。

3. 氟达拉滨：Fludarabine

【剂型规格】 针剂：50mg/支。

【作用特点】 本药为阿糖腺苷的氟化核苷酸类似物，可抑制DNA的合成。

【适应证】 适用于B细胞慢性淋巴细胞白血病、滤泡性淋巴瘤、套细胞淋巴瘤、非清髓性造血干细胞移植的预处理。

【用法】 $25mg/m^2 + 0.9\%$氯化钠注射液100ml，静脉滴注，一日1次，滴注时间 > 30分钟，与阿糖胞苷联合用药时，应在阿糖胞苷使用前4小时静脉滴注。

【禁忌证】 CCr < 30ml/min，失代偿性免疫性溶血性贫血。

【不良反应】 常见有骨髓抑制、发热、寒战、周围神经病变、肺炎、严重机会性感染。

【点评】 长期、大剂量使用时，警惕不可逆的严重骨髓抑制及第二肿瘤风险。

4. 氟尿嘧啶：Fluorouracil

【剂型规格】 注射剂：250mg/支。

【适应证】 本药的抗癌谱较广，主要用于治疗消化道肿瘤，或较大剂量氟尿嘧啶治疗绒毛膜上皮癌。也常用于治疗乳腺癌、卵巢癌、肺癌、宫颈癌、膀胱癌及皮肤癌等。

【用法】 静脉注射或静脉滴注所用剂量相差甚大。单药静脉注射剂量一般为按体重$10 \sim 20mg/（kg \cdot d）$，连用$5 \sim 10$天，每疗程$5 \sim 7g$（甚至10g）。若为静脉滴注，通常按体表面积$300 \sim 500mg/（m^2 \cdot d）$，连用$3 \sim 5$天，每次静脉滴注时间不得少于$6 \sim 8$小时；静脉滴注时可用输液泵连续给药维持24小时。用于原发性或转移性肝癌，多采用动脉插管注药。腹腔内注射按体表面积每次$500 \sim 600mg/m^2$，每周1次，$2 \sim 4$次为1个疗程。

【禁忌证】 对本药及制剂中的任何成分过敏、严重骨髓抑制、衰弱、近期感染、妊娠期及哺乳期妇女禁用。

【不良反应】 ①主要为恶心、呕吐或食欲减退，多为轻度；偶见口腔黏膜炎或溃疡。②长期用药可出现神经系统毒性。③偶见用药后心肌缺血，可出现心绞痛和心电图变化，如经证实心血管不良反应（心律失常、心绞痛、ST-T改变）则停用。

【点评】 心脏毒性的危险因素包括持续输注（相对于静脉滴注）和基础冠状动脉疾病。

5. 吉西他滨：Gemcitabine

【剂型规格】 粉针：200mg/支，1000mg/支。

【适应证】 适用于胰腺癌、乳腺癌、非小细胞肺癌、卵巢癌、膀胱癌、软组织肉瘤等。

【用法】 一般用法为800～1250mg/m²，每周1次，连用2周停1周或连用3周停1周。可与顺铂联合，采用3周或4周疗法。

【禁忌证】 对本药及制剂中的任何成分过敏、严重骨髓抑制、严重肝肾功能异常、近期感染、同步放疗期间、妊娠期及哺乳期妇女禁用。

【不良反应】 常见的有骨髓抑制、肝毒性、皮疹、发热。

【注意事项】 ①输注时间一般为30分钟，输注时间＞60分钟会增加毒性。②已配制的吉西他滨不可再冷藏，以防结晶析出。③在联合其他药物时，为避免不良反应增加，应先输注紫杉醇或卡铂再输注吉西他滨；而联合顺铂时，应先输注吉西他滨再输注顺铂。④与放疗联合可增敏，导致严重的肺部或食管病变，至少应与放疗间隔4周。

【点评】 吉西他滨是胰腺癌辅助化疗及姑息化疗的标准一线药物，本药骨髓抑制重而致吐作用轻微。

6. 卡培他滨：Capecitabine

【剂型规格】 片剂：500mg/片。

【适应证】 适用于结直肠癌、晚期乳腺癌、胃癌、胰腺癌、胆管癌、神经内分泌肿瘤等。

【用法】 650～1250mg/m²，一日2次，餐后半小时内用水吞服，连用2周停1周。

【禁忌证】 对本药或氟尿嘧啶过敏、既往对氟尿嘧啶有严重或非预期的反应、已知二氢嘧啶脱氢酶缺陷、严重骨髓抑制、严重肝肾功能损伤（CCr＜30ml/min）、近期感染、妊娠期及哺乳期妇女禁用。

【不良反应】 胃肠道不适（腹泻等）、手足综合征、指甲疾病、骨髓抑制、食欲减退、口腔黏膜炎。

【点评】 手足综合征是卡培他滨相对特异的不良反应，应根据其严重程度调整药物用量，预防方法为皮肤清洁保湿，避免长期受压，可同时口服维生素 B_6，每日量可达200mg。

7. 替吉奥：Tegafur, Gimeracil and Oteracil Potassium

【剂型规格】 胶囊：20mg/粒。

【适应证】 适用于胃癌、胰腺癌、结直肠癌、头颈部肿瘤、胆管癌等。

【用法】 成人初始剂量应依照体表面积（BSA）确定用量：BSA＜1.25m²，40mg，一日2次；BSA 1.25～1.50m²，50mg，一日2次；BSA＞1.5m²，60mg，一日2次，连续服用28天，停药14天，如此作为1个疗程，若没有出现安全性问题的情况下，可缩短停药时间，但至少应停药7天。此外，可根据患者状况适当增减剂量，增减剂量每次40mg、50mg、60mg、75mg，在没有出现安全性问题的情况下，判断可增减剂量时，从初次标准量开始逐级增加或减少，最大剂量限定为75mg/次，最低服药量为40mg/次。

【禁忌证】 对本药及制剂中的任何成分过敏、严重骨髓抑制、严重肝肾功能异常、正在使用氟尿嘧啶类抗肿瘤药或氟胞嘧啶、近期感染、妊娠期及哺乳期妇女禁用。

【不良反应】 骨髓抑制、胃肠道反应、口腔炎、色素沉着、肝功能异常尤其是胆红素升高、间质性肺炎等。

【点评】 替吉奥为复方制剂，主要成分为替加氟、吉美嘧啶和奥替拉西钾（比例为1:0.4:1），后两者通过发挥对酶的抑制作用，使替加氟在血浆和肿瘤组织内生成的氟尿嘧啶有效浓度保持更长时间，并减小氟尿嘧啶对胃肠道产生的毒性作用。

8. 曲氟尿苷替匹嘧啶片: Trifluridine and Tipiracil Hydrochloride Tablet

【剂型规格】 片剂：15mg/片，20mg/片。

【适应证】 既往接受过氟尿嘧啶、奥沙利铂和伊立替康为基础的化疗，以及抗VEGF、抗EGFR治疗的转移性结直肠癌患者。

【用法】 35mg/（$m^2 \cdot$次），一日2次，d1～d5，d8～d12，每4周重复或35mg/（$m^2 \cdot$次）一日2次，d1～d5，每2周重复，最低有效剂量为每次20mg/m^2，一日2次。

【禁忌证】 对本药及制剂中的任何成分过敏者禁用。

【不良反应】 骨髓抑制、乏力、食欲减退、腹泻、呕吐、腹痛和胆红素升高（TBil＞1.5ULN时不建议使用）。

【点评】 骨髓抑制为曲氟尿苷替匹嘧啶显著的不良反应，目前认为每2周1次患者耐受性更佳。

9. 培美曲塞: Pemetrexed

【剂型规格】 粉针：500mg/支。

【适应证】 适用于胸膜间皮瘤、肺腺癌等。

【用法】 500mg/m^2，溶于0.9%氯化钠注射液，每3周重复。治疗过程中必须补充叶酸和维生素B_{12}。叶酸的补充方法：治疗开始前7天内至少口服5天，整个用药周期内应连续服用，直至末次用药结束后21天才能停止，叶酸的推荐剂量为400～1000μg，一日1次。维生素B_{12}的补充方法：首次治疗开始前1周内肌内注射维生素B_{12} 1000μg，治疗过程中每3个周期即每9周肌内注射1次。培美曲塞治疗前1天、当天和治疗后次日应口服地塞米松4mg，一日2次，以减少皮疹的发生。

【禁忌证】 对本药及制剂中的任何成分过敏、严重骨髓抑制、严重肝肾功能异常（CCr＜45ml/min）、近期感染、妊娠期及哺乳期妇女禁用。

【点评】 培美曲塞可以抑制机体内还原型叶酸的生成，而叶酸缺乏可导致严重的不良反应，补充叶酸和维生素B_{12}可以大大减轻骨髓抑制和胃肠道不良反应，且不影响疗效。

10. 羟基脲：Hydroxycarbamide

【剂型规格】 片剂：0.5g/片。

【作用特点】 本药属于周期特异性药，对S期细胞敏感，为核苷二磷酸还原酶抑制药，干扰嘌呤及嘧啶碱基生物合成，进而阻碍DNA的合成。

【适应证】 适用于骨髓增殖性肿瘤包括慢性粒细胞白血病、真性红细胞增多症、原发性血小板增多症、原发性骨髓纤维化，以及高白细胞性急性白血病正式化疗前的临时治疗。

【用法】 0.5～2.0g，口服，一日2次，根据白细胞计数调整剂量。

【禁忌证】 水痘、带状疱疹、严重感染等禁用。

【不良反应】 主要为骨髓抑制，胃肠道反应，偶有中枢神经系统症状及药物热。

【点评】 用药后需定期密切监测血细胞计数，如有需要，应及时下调剂量或停药。建议防晒，长期使用监测有无肿瘤事件的发生。

（三）拓扑异构酶抑制药

1. 伊立替康：Irinotecan

【剂型规格】 粉针：40mg/支，100mg/支。

【适应证】 适用于晚期转移性结直肠癌，也可用于胃癌、小细胞肺癌、胰腺癌、宫颈癌和卵巢癌等。

【用法】 单药（对既往接受过治疗的患者）的推荐剂量为250～350mg/m²，静脉滴注30～90分钟，每3周重复；联合用药（对既往未接受过治疗的患者）的推荐剂量为150～180mg/m²，每2周重复。滴注时间＞90分钟。

【禁忌证】 对本药或其中的赋形剂过敏、严重骨髓抑制、胆红素＞3ULN、近期感染、慢性肠炎和/或肠梗阻、ECOG一般状态评分＞2分、遗传性果糖不耐受、哺乳期妇女及孕妇禁用。

【不良反应】 急性胆碱能综合征和迟发性腹泻是相对特异的不良反应，还有脱发、骨髓抑制、肝功能异常等。①急性胆碱能综合征多在用药当天出现，主要表现为早发性（24小时以内）腹泻、痉挛性腹痛、多汗、瞳孔缩小、流泪、流涎增多、视物模糊、头晕、低血压等，阿托品0.25mg皮下注射多可缓解，对出现胆碱能综合征的患者，以后使用本药时，应预防性使用阿托品。②迟发性腹泻为剂量限制性毒性，在用药24小时后出现，中位发生时间为用药后第5天，平均持续4天，应给予洛哌丁胺，首剂4mg口服，以后每2小时2mg，直至末次水样便后继续用药12小时，一般用药最长时间不超过48小时。洛哌丁胺不建议预防使用。

【点评】 目前认为伊立替康的毒性与其主要的药物代谢酶尿苷二磷酸葡萄糖苷酸转移酶1As（MGT1As）家族有关，而酶活性的高低又受其基因多态性的影响。TA7/7纯合变异型患者应用伊立替康化疗发生Ⅲ度以上中性粒细胞减少和腹泻的风险增加，而TA6/7杂合子与TA6/6野生型则相反，有条件的机构可提前检测，以指导剂量调整。

2. 拓扑替康：Topotecan

【剂型规格】 粉针：2mg/支。

【适应证】 适用于小细胞肺癌、卵巢癌。

【用法】 推荐剂量为1.2 ~ 1.5mg/m²，一日1次，静脉滴注30分钟，连用5天，每3周1周期；CCr 40.2 ~ 60ml/min时无须调整剂量，CCr 19.8 ~ 39ml/min时减量为0.6mg/m²；血浆胆红素为26 ~ 171μmol/L时，血浆清除率降低，但一般无须调整剂量。

【禁忌证】 对喜树碱类药物或其任何成分过敏、严重骨髓抑制、重度肾功能不全（CCr＜19.8ml/min）、近期感染、妊娠期及哺乳期妇女禁用。

【不良反应】 骨髓抑制、头痛、呼吸困难等。

【注意事项】 本药与铂类、紫杉类、异环磷酰胺及其他细胞毒药物联合应用时应减量。本药不含防腐剂，配制后应立即使用。

【点评】 拓扑替康为拓扑异构酶Ⅰ抑制剂，通过阻止DNA单链可逆性断裂后的重新连接，从而导致细胞死亡。骨髓抑制为最常见的剂量限制性毒性，主要表现为中性粒细胞减少，需要密切监测。

3. 依托泊苷：Etoposide

【剂型规格】 针剂：40mg/支，100mg/支；胶囊：25mg/粒。

【适应证】 适用于急性白血病、恶性淋巴瘤、肺癌、睾丸肿瘤、滋养细胞肿瘤、肉瘤、遗传性噬血细胞综合征等的治疗。

【用法】 ①静脉滴注：60 ~ 100mg/m²，溶于500 ~ 1000ml生理盐水，静脉滴注，一日1次，连续3 ~ 5天，每3周重复；配制浓度每毫升不超过0.25mg。②口服：单用60 ~ 100mg/m²，一日1次，连用10天，每3 ~ 4周重复；联合化疗50mg/m²，一日1次，连用3 ~ 5天，每3周重复。

【禁忌证】 严重骨髓抑制、严重心肝肾功能不全、近期感染者禁用。

【不良反应】 骨髓抑制（联合用药时建议预防性升高白细胞）、消化道反应、脱发、直立性低血压。

【点评】 依托泊苷为细胞周期特异性抗肿瘤药物，DNA拓扑异构酶Ⅱ抑制药。若静脉滴注过快（＜30分钟），可有低血压、喉痉挛等过敏反应，建议滴注时间不少于30分钟。

4. 替尼泊苷: Teniposide

【剂型规格】 针剂：50mg/支。

【作用特点】 作用机制同依托泊苷，但作用较后者强5～10倍，与依托泊苷有交叉耐药。

【适应证】 适用于治疗恶性淋巴瘤、急性淋巴细胞白血病、中枢神经系统肿瘤及膀胱癌。

【用法】 50～100mg＋0.9%氯化钠注射液500ml，静脉滴注，一日1次，连用3～5日。

【禁忌证】 对药物过敏及严重的血细胞减少者禁用。

【不良反应】 同依托泊苷。

【点评】 有肝功能异常的患者需要慎用，药液外渗会导致组织坏死及血栓性静脉炎。合并应用苯巴比妥和苯妥英会导致药物清除增加。

三、影响蛋白合成的药物

（一）影响微管蛋白的药物

1. 紫杉醇: Paclitaxel

【剂型规格】 粉针：30mg/支。

【适应证】 适用于乳腺癌、卵巢癌、肺癌、头颈部肿瘤、胃癌、食管癌、精原细胞瘤、艾滋病相关性卡波西肉瘤、复发性非霍奇金淋巴瘤等。

【用法】 为预防过敏反应，在紫杉醇治疗前12小时和6小时分别口服地塞米松10mg（或用药前30分钟静脉入壶地塞米松20mg），治疗前30～60分钟给予苯海拉明20mg，肌内注射，西咪替400mg，静脉注射。单药剂量为135～200mg/m^2，在G-CSF支持下，剂量可达250mg/m^2。用生理盐水或5%葡萄糖注射液稀释，静脉滴注3小时。联合用药剂量为135～175mg/m^2，每3～4周重复。与顺铂合用时，先输紫杉醇。具有类似发泡剂的刺激性，避免外渗。肾功能不全者一般无须减量。

【禁忌证】 对本药及制剂中的任何成分或聚氧乙基代蓖麻油过敏、严重骨髓抑制、近期感染、妊娠期及哺乳期妇女禁用。

【不良反应】 过敏反应、脱发、骨髓抑制、液体潴留、周围神经毒性。

【点评】 过敏反应发生率为39%，严重过敏反应发生率为2%，绝大多数过敏发生在用药后最初10分钟内，多表现为支气管痉挛性呼吸困难、荨麻疹、低血压；有条件者建议心电监护下输注。另外，紫杉醇导致的周围神经毒性可在用药结束后长期持续存在。

2. 紫杉醇脂质体：Paclitaxel Liposome

【剂型规格】 粉针：30mg/支。

【适应证】 适用于乳腺癌、卵巢癌、肺癌。

【用法】 常用剂量为135～200mg/m²，将紫杉醇脂质体稀释于5%葡萄糖，静脉滴注3小时。为了预防过敏，在紫杉醇脂质体治疗前30分钟静脉注射地塞米松5～10mg，肌内注射苯海拉明50mg，静脉注射西咪替丁300mg。

【禁忌证】 对紫杉醇或聚氧乙基代蓖麻油过敏、严重骨髓抑制、近期感染、妊娠期及哺乳期妇女禁用。

【不良反应】 骨髓抑制、周围神经病变、脱发、外周水肿、肝功能异常、乏力等。

【点评】 紫杉醇脂质体能相对选择性地杀伤或抑制癌细胞，疗效较普通制剂好，毒性相对降低。本药只能用5%葡萄糖溶解和稀释，以免发生脂质体聚集。

3. 紫杉醇（白蛋白结合型）：Nabpaclitaxel（Albumin Bound）

【剂型规格】 粉针：100mg/支。

【适应证】 胰腺癌、乳腺癌、宫颈癌、肺癌。

【用法】 ①100～150mg/m² d1、d8、d15，每4周1次。②d1、d8，每3周1次。③260mg/m² d1，每3周1次。常用0.9%氯化钠注射液配制，滴注时间30分钟。与铂类或吉西他滨联用时应先输注本药。

【禁忌证】 对本药及制剂中的任何成分过敏者、严重骨髓抑制、近期感染、妊娠期及哺乳期妇女禁用。

【不良反应】 骨髓抑制、周围神经病变、脱发、外周水肿、肝功能异常、乏力等。

【点评】 过敏发生率低，给药前无须抗过敏预处理。周围神经病变通常为剂量限制性毒性，且在用药结束后长期存在。

4. 多西他赛：Docetaxel

【剂型规格】 粉针：20mg/支。

【适应证】 适用于乳腺癌、非小细胞肺癌、前列腺癌、卵巢癌、头颈部肿瘤、胃癌、胰腺癌、黑色素瘤等。

【用法】 ①单药：75mg/m²，每3周1次。②联合用药：多为60mg/m²，每3周1次。为减轻液体潴留与预防过敏，应口服地塞米松8mg，一日2次，化疗前1天、当天和化疗第2天，连用3

天。治疗前列腺癌时，用药前12小时、3小时和1小时分别口服地塞米松8mg。此外，用药前给予苯海拉明和西咪替丁，用法同紫杉醇。

【禁忌证】 对本药或任何一种赋形剂过敏、严重骨髓抑制、严重肝功能异常、近期感染、妊娠期及哺乳期妇女禁用。

【不良反应】 过敏反应、骨髓抑制、脱发、胃肠道反应、液体潴留、周围神经毒性等。

【点评】 有放疗增敏作用。使用地塞米松预处理时，尤其是用于胃癌化疗时，应警惕消化道溃疡、出血等副作用。

5. 长春新碱：Vincristine

【剂型规格】 针剂：1mg/支。

【适应证】 适用于急性和慢性淋巴细胞白血病、恶性淋巴瘤、小细胞肺癌、软组织肉瘤等。

【用法】 $1.4mg/m^2 + 0.9\%$ 氯化钠注射液 20ml，静脉注射，每周1次。

【禁忌证】 严重骨髓抑制、周围神经病变等。

【不良反应】 本药对周围神经系统毒性较大，可表现为肢端麻木、四肢疼痛、肌肉震颤、便秘等。骨髓抑制和胃肠道反应较轻。

【点评】 长春新碱为细胞周期特异性药物，局部刺激作用强，要避免外渗。本药对光敏感，应避光注射。

6. 长春地辛：Vindesine

【剂型规格】 针剂：1mg/支，4mg/支。

【适应证】 适用于恶性淋巴瘤、肺癌、乳腺癌、食管癌等。

【用法】 $4mg/m^2$ 或 $3mg/m^2 + 0.9\%$ 氯化钠注射液20ml，静脉注射，每周1次。

【禁忌证】 与长春新碱相似。

【不良反应】 神经毒性较长春新碱轻，骨髓抑制较长春新碱强，与长春新碱无交叉耐药。

【点评】 本药与长春新碱相似，但与长春新碱无交叉耐药性。

7. 长春瑞滨：Vinorelbine

【剂型规格】 注射剂：10mg/支；胶囊：20mg/粒。

【适应证】 适用于非小细胞肺癌、转移性乳腺癌等。

【用法】 单药剂量为每周 $25 \sim 30mg/m^2$；联合用药依照所用方案选用剂量和给药时间；药物必须溶于生理盐水（125ml）并于短时间内（15 ～ 20分钟）静脉滴注，然后滴注大量生理盐水冲洗静脉。口服剂型：$60 \sim 80mg/m^2$，每周1次。

【禁忌证】 对本药及制剂中的任何成分过敏、严重骨髓抑制、严重肝肾功能异常、近期感染、同时使用减活疫苗或伊曲康唑时、妊娠期及哺乳期妇女禁用；禁止鞘内注射。

【不良反应】 ①长春瑞滨为发泡剂，如药物渗入周围组织可引起严重局部刺激。②神经毒性较长春新碱少见，周围神经毒性一般限于深腱反射消失，感觉异常少见，长期用药可出现下肢无力；自主神经毒性主要表现为小肠麻痹引起的便秘，麻痹性肠梗阻罕见。

【点评】 因长春瑞滨输注一旦外渗极易引起皮肤红肿、坏死，建议使用该药时留置深静脉通路。

8. 艾立布林：Eribulin

【剂型规格】 注射剂：1mg：2ml。

【适应证】 适用于既往接受过蒽环类和紫杉烷类化疗的晚期或转移性乳腺癌，也用于不可切除或转移性脂肪肉瘤。

【用法】 $1.4mg/m^2$ 2～5分钟内静脉推注或稀释于100ml 0.9%氯化钠注射液静脉滴注，第1天和第8天给药，每3周为1个周期。不能使用葡萄糖溶液稀释。

【禁忌证】 对本药及制剂中的任何成分过敏、哺乳期妇女及孕妇禁用。

【不良反应】 中性粒细胞减少、贫血、乏力、脱发、周围神经病变、QT间期延长、恶心和便秘。

【点评】 艾立布林属于新型微管抑制药，具有阻滞微管延长，血管重建和逆转上皮间质转化（EMT）的作用。用药期间监测血常规和周围神经病变。

（二）干扰核蛋白体功能的药物

高三尖杉脂碱：Homoharringtonine

【剂型规格】 针剂：1mg/支。

【作用特点】 本药为三尖杉属植物提取的生物酯碱，可使多聚核糖体解聚，干扰核蛋白体功能，对DNA的合成也有抑制作用。

【适应证】 适用于急性髓细胞白血病、骨髓增生异常综合征、慢性粒细胞性白血病、真性红细胞增多症。

【用法】 1～4mg+5%葡萄糖注射液250～500ml，静脉滴注，一日1次。缓慢滴注3小时以上。

【禁忌证】 器质性心脏病、严重或频发的心律失常者。

【不良反应】 常见为骨髓抑制、心脏毒性包括窦性心动过速、期前收缩、心电图ST-T异常。

【点评】 静脉滴注过快或长期用药时警惕心脏毒性。

（三）影响氨基酸供应的药物

1. 门冬酰胺酶：Asparaginase

【剂型规格】 针剂：5000U/支，10 000U/支。

【作用特点】 肿瘤细胞不同于正常细胞，缺乏合成门冬酰胺的功能，本药能水解门冬酰胺，进而影响肿瘤细胞合成蛋白质。

【适应证】 适用于急性淋巴细胞白血病、恶性淋巴瘤。

【用法】 根据不同方案，剂量变动较大，通常每日 $500 \sim 2000U/m^2$ + 0.9% 氯化钠注射液 500ml，静脉滴注，立即，也可肌内注射，每 $10 \sim 20$ 天为 1 个疗程。

【禁忌证】 ①对本药有过敏史或皮试阳性者。②既往使用门冬酰胺酶时出现过急性血栓症或胰腺炎或严重出血事件者。③现患水痘、广泛带状疱疹等严重感染者。

【不良反应】 常见为过敏反应、凝血功能异常（低纤维蛋白原血症）、发热、胃肠道反应、头痛、精神错乱、氮质血症、肝功能损害、急性胰腺炎、骨髓抑制等。

【点评】 门冬酰胺酶可引起过敏反应甚至过敏性休克，用药前必须先做皮试。

2. 培门冬酶：Pegaspargase

【剂型规格】 针剂：3750U/支，10 000U/支。注射剂：3750U：5ml。

【作用特点】 本药为聚乙二醇（PEG）与门冬酰胺酶的共价结合物，经聚乙二醇修饰后其抗原性比门冬酰胺酶低，半衰期更长。

【适应证】【禁忌证】 与门冬酰胺酶相似。

【用法】 ①肌内注射：$2500U/m^2$，立即。肌内注射时，单次给药容量应限于2ml，如果超过2ml，应多处部位注射。②静脉滴注：$2500U/m^2$ + 0.9% 氯化钠注射液 /5% 葡萄糖100ml，静脉滴注，立即，持续滴注1 ~ 2小时，每2周1次。肌内注射时过敏反应等不良反应发生率较低。

【不良反应】 与门冬酰胺酶相似，但过敏反应发生率明显降低。

【注意事项】 ①可引起过敏反应，用药前必须先做皮试。②肝肾功能严重损害者禁用，妊娠早期禁用。

【点评】 ①本药疗效与门冬酰胺酶类似，对门冬酰胺酶有严重过敏反应者也能耐受本药。②治疗中建议连续监测血药浓度。③治疗期间监测血糖、血淀粉酶、凝血功能、肝肾功能，尤其警惕大出血、急性胰腺炎等。

第二节　靶向治疗药物

一、单克隆抗体

1. 利妥昔单抗: Rituximab

【剂型规格】 针剂: 100mg/支, 500mg/支。

【作用特点】 本药是一种鼠/人的嵌合型单克隆抗体, 与B细胞表面的CD20结合, 从而引起肿瘤细胞死亡; 通过补体依赖性细胞毒和抗体依赖性细胞毒效应引起B细胞溶解。

【适应证】 适用于B细胞型非霍奇金淋巴瘤、难治性免疫性血小板减少症、难治性自身免疫性溶血性贫血等。

【用法】 $375mg/m^2$, 按照1mg/ml用0.9%氯化钠注射液稀释, 静脉滴注, 立即, 初次滴注, 推荐起始滴速为50mg/h, 如无不良反应, 每30分钟增加50mg/h, 最大滴速为200mg/h。以后使用, 起始滴速为100mg/h, 每30分钟增加100mg/h, 最大滴速为400mg/h。用药前地塞米松5mg, 静脉注射, 异丙嗪25mg, 肌内注射, 泰诺林650mg, 口服。

【禁忌证】 已知对本药及制剂中的任何成分或鼠蛋白过敏者禁用。

【不良反应】 主要为过敏反应, 包括发热、寒战、皮疹, 严重者可能出现心律失常、喉头水肿、支气管痉挛, 也可见原有心脏病加重。因正常B细胞被清除, 可一定程度削弱体液免疫, 乙肝病毒携带者可见肝炎暴发。

【点评】 利妥昔单抗是全球第一个被批准用于临床治疗非霍奇金淋巴瘤的单克隆抗体, 成为治疗非霍奇金淋巴瘤的里程碑式药物, 全面提高患者总生存率且不良反应小。随着认识的深入, 越来越多的免疫相关疾病可以使用本药治疗, 如获得性血友病、获得性血栓性血小板减少症、结缔组织病等。

2. 曲妥珠单抗: Trastuzumab

【剂型规格】 粉针: 440mg/支。

【适应证】 适用于HER2过表达的转移性乳腺癌和胃癌, HER2过表达的早期乳腺癌的辅助治疗。

【用法】 ①首剂4mg/kg, 随后2mg/kg, 一周1次。②首剂8mg/kg, 随后6mg/kg, 每3周1次。首次静脉注射90分钟, 如初次负荷剂量可耐受, 后续静注时间改为30分钟。乳腺癌辅助化疗共使用52周, 其他转移性疾病治疗至疾病进展。在治疗过程中任何时间发生下列情况, 应终止治疗: 充血性心力衰竭、左心室功能明显降低、严重输液反应、肺毒性及疾病进展。

【禁忌证】　对本药及制剂中的任何成分过敏、妊娠期及哺乳期妇女禁用。

【不良反应】　①曲妥珠单抗会导致（亚）临床心力衰竭，表现为慢性心力衰竭和LVEF降低，在治疗前及治疗中应定期评估左心室功能，若治疗前已有显著的左心室功能下降，应停止曲妥珠单抗治疗；若LVEF较治疗前绝对值下降≥16%或低于正常范围且较治疗前绝对值下降≥10%，应推迟用药4周，并每4周复查LVEF。若在推迟治疗后4～8周内LVEF恢复至正常范围或较治疗前绝对值下降≤15%，可重新开始治疗。若累计推迟超过8周或中断治疗3次以上，应终止治疗。②本药可导致严重的输液反应和肺毒性，多出现在输注过程中或24小时内，如发生呼吸困难、显著低血压、过敏反应、血管神经性水肿、间质性肺炎或急性呼吸窘迫综合征的患者，应立即停止输注。③不能使用5%葡萄糖溶液配制，因其可使蛋白聚集；配制好的溶液可保存28天。

【点评】　曲妥珠单抗、蒽环类药物均可导致慢性心力衰竭和LVEF降低，禁止两药合用。

3. 帕妥珠单抗：Pertuzumab

【剂型规格】　针剂：420mg∶14ml。

【适应证】　与曲妥珠单抗和化疗联合，用于HER2阳性早期乳腺癌的新辅助和辅助治疗；与曲妥珠单抗和多西他赛联合，用于HER2阳性、转移性或不可切除的局部复发性乳腺癌。

【用法】　推荐起始剂量为840mg，静脉注射，60分钟，此后420mg，每3周1次，静脉注射，30～60分钟。

【禁忌证】　妊娠期及哺乳期妇女禁用。

【不良反应】　腹泻、脱发、恶心、呕吐、疲劳、中性粒细胞减少。

【注意事项】　①治疗前、治疗期间（每3个月）需要评估LVEF，如确认发生具有临床意义的左心室功能下降，应停止用药，具体要求同曲妥珠单抗。②首次输注期间及之后60分钟内、后续输注期间及之后30分钟内密切观察有无输液反应，必要时减慢或中断输液甚至永久停药。

【点评】　为避免心脏毒性叠加，禁止本药与蒽环类药物合用，可在蒽环类治疗结束后再使用。

4. 恩美曲妥珠单抗：Trastuzumab Emtansine

【剂型规格】　针剂：100mg/瓶，160mg/瓶。

【适应证】　适用于已接受紫杉烷类联合曲妥珠单抗为基础的新辅助治疗后仍残存侵袭性病灶的HER2阳性早期乳腺癌患者的辅助治疗。既往至少接受过一次曲妥珠单抗和/或紫杉类治疗，HER2过表达的转移性乳腺癌治疗。

【用法】 推荐剂量：3.6mg/kg，静脉注射，每3周1次，首次静脉注射，90分钟，后续可改为30分钟。不应使用葡萄糖溶液稀释，其会引起蛋白质聚集。

【禁忌证】 对本药及制剂中的任何成分过敏、妊娠期及哺乳期妇女禁用。

【不良反应】 主要有恶心、乏力、骨骼肌肉疼痛、出血、发热、头痛、转氨酶升高、血小板减少及周围神经病。

【注意事项】 开始治疗前、治疗期间每3个月应评估LVEF，必要时暂停或终止治疗，停药标准同曲妥珠单抗。轻至中度肝肾功能不全者无须调整剂量。

【点评】 恩美曲妥珠单抗是一种靶向HER2的抗体偶联物（ADC），抗体部分为人源化抗HER2 IgG1曲妥珠单抗，小分子细胞毒素DM1为微管抑制药。

5. 维迪西妥单抗：Disitamab Vedotin

【剂型规格】 冻干制剂：60mg/支。

【适应证】 适用于接受过两线化疗的HER2过表达（免疫组化＋＋或＋＋＋）的局晚期或转移性胃癌（包括胃食管结合部腺癌）。

【用法】 推荐剂量为2.5mg/kg，每2周1次，静脉滴注，60分钟左右。

【禁忌证】 对本药活性成分或辅料过敏者禁用。

【不良反应】 骨髓抑制（白细胞或中性粒细胞减少）、ALT或AST升高、脱发、乏力、感觉减退等。

【注意事项】 用药期间须避孕，监测血常规、肝功能，观察感觉异常的变化。

【点评】 维迪西妥单抗是针对HER2靶点的抗体偶联药物（ADC），既抑制HER2受体信号，也具有抗体依赖细胞介导的细胞毒性作用。

6. 西妥昔单抗：Cetuximab

【剂型规格】 注射剂：100mg：20ml。

【适应证】 单用或与奥沙利铂或与伊立替康联合用于EGFR过表达的转移性结直肠癌；与放疗联合一线治疗局部晚期不能手术的头颈部鳞癌，单药二线治疗铂类药物化疗失败的复发或转移性头颈部鳞癌。

【用法】 ①每周剂量：首次400mg/m^2，滴注120分钟，以后250mg/m^2，滴注60分钟以上，每周1次。②双周剂量：500mg/m^2，每2周1次，每次滴注120分钟。用药前给予H$_1$受体拮抗药，用药后至少观察1小时。

【禁忌证】 对本药及制剂中的任何成分过敏、妊娠期及哺乳期妇女禁用。

【不良反应】 输液反应、皮肤毒性（痤疮性皮疹、皮肤干燥等）、便秘、腹泻、肝损伤、指甲变化。

【注意事项】 约3%患者可发生严重的输液反应，其中90%发生于第一次用药时，以突发性气道梗阻、荨麻疹、低血压为特征；如发生严重输液反应，应永久停药。

【点评】 西妥昔单抗是左半结肠癌、*RAS*和*BRAF*全野生型晚期结直肠癌首选靶向药物。皮疹是最常见的剂量限制性毒性，但研究认为皮疹越重疗效越好。

7. 尼妥珠单抗：Nimotuzumab

【剂型规格】 注射剂：50mg/支。

【适应证】 与放疗联合治疗EGFR阳性表达的Ⅲ/Ⅳ期鼻咽癌。

【用法】 推荐剂量：200mg稀释于250ml 0.9%氯化钠注射液，输注60分钟以上，第一次给药时间为放射治疗的第一天，于放疗前完成，以后每周1次，共8次。

【禁忌证】 对本药及制剂中的任何成分过敏、妊娠期及哺乳期妇女禁用。

【不良反应】 主要为发热、血压下降、恶心、头晕、皮疹，表现较轻微。

【点评】 也尝试尼妥珠单抗联合化疗用于晚期食管癌与胰腺癌等实体瘤，剂量一般为200～400mg，每周1次。

8. 贝伐单抗：Avastin

【剂型规格】 注射剂：100mg/支，400mg/支。

【适应证】 转移性结直肠癌、晚期非小细胞肺癌（NSCLC）；复发性胶质母细胞瘤；肝细胞癌、恶性间皮瘤。

【用法】 推荐剂量：5～10mg/kg，静脉滴注，每2周1次；或15mg/kg，静脉滴注，每3周1次，必须用0.9%氯化钠注射液稀释至100ml以上；可在化疗药之前或之后应用，输注时间要求首次≥90分钟，第二次≥60分钟，以后每次≥30分钟。因会影响伤口愈合，术前、术后28天内禁止使用贝伐单抗。

【禁忌证】 对本药及制剂中的任何成分过敏、严重肝肾功能不全、未控制的严重高血压、妊娠期及哺乳期妇女禁用。

【不良反应】 主要有高血压、胃肠道穿孔、出血或血栓、蛋白尿、充血性心力衰竭等。一旦出现严重出血或血栓事件、肾病综合征、高血压危象应永久停药。

【点评】 贝伐单抗使用前无须做相应基因（*EGFR*）检测。

二、小分子靶向治疗

（一）酪氨酸激酶抑制药（TKI）

1. 吉非替尼：Gefitinib

【剂型规格】 胶囊：250mg/粒。

【适应证】 *EGFR* 突变型 NSCLC。

【用法】 推荐剂量：250mg，一日1次，空腹或与食物同服，无须因患者年龄、体重、性别或肾功能状况及对因肿瘤肝转移引起的中度或重度肝功能不全的患者进行剂量调整。

【禁忌证】 对本药及制剂中的任何成分过敏、近期感染、妊娠期及哺乳期妇女禁用。

【不良反应】 最常见腹泻、皮疹、瘙痒、皮肤干燥和痤疮，多于服药后1个月内发生，通常是可逆性的。间质性肺疾病少见，一旦发生，须停用吉非替尼并根据其严重程度加用糖皮质激素治疗。

【点评】 本药是一种1型人表皮生长因子受体/表皮生长因子受体（HER1/EGFR）酪氨酸激酶抑制药。具有 *EGFR* 基因敏感突变的患者应用吉非替尼治疗中获益大，服药后出现皮疹的患者往往疗效相对更好。

2. 厄洛替尼：Erlotinib

【剂型规格】 片剂：100mg/片，150mg/片。

【适应证】 *EGFR* 敏感突变型局部晚期或转移性 NSCLC。

【用法】 推荐剂量：150mg，一日1次，空腹服用，连续服用直至病情进展或出现无法接受的不良反应。

【禁忌证】 对本药及制剂中的任何成分过敏、严重肝肾功能异常、近期感染、妊娠期及哺乳期妇女禁用。

【不良反应】 ①最常见皮疹与腹泻，两者发生的中位时间分别是8天和12天，腹泻通常可用洛哌丁胺处理。②间质性肺病少见，发生的中位时间是47天，大多数的病例与联合或既往的化疗、放疗、存在的肺实质病变、转移性肺疾病或肺部感染有关。一旦确诊为间质性肺病，应停药并开始治疗。③若同时服用细胞色素 P450 系统 CYP3A4 的抑制药如酮康唑，应考虑减少本药的剂量；若同时应用 CYP3A4 的诱导剂如利福平，应考虑增加本药的剂量。

【点评】 本药是一种1型人表皮生长因子受体/表皮生长因子受体（HER1/EGFR）酪氨酸激酶抑制药。2013年 NCCN 推荐一线用于治疗 *EGFR* 突变型非小细胞肺癌。

3. 埃克替尼：Icotinib

【剂型规格】 片剂：125mg/片。

【适应证】 适用于*EGFR*基因敏感突变的局部晚期或转移性NSCLC的一线或二线治疗、Ⅱ～Ⅲ期伴有*EGFR*敏感突变NSCLC术后辅助治疗。

【用法】 推荐剂量：125mg，一日3次，口服，空腹或与食物同服。术后辅助治疗用药直至疾病复发或出现不能耐受的毒性或治疗达2年；转移性疾病用药至疾病进展或不良反应无法耐受。

【禁忌证】 已知对本药及制剂中的任何成分过敏者、妊娠期妇女禁用。

【不良反应】 皮疹、腹泻、转氨酶升高、间质性肺炎。

【注意事项】 ①若出现不能耐受的皮疹、腹泻等不良反应，可暂停用药直至症状缓解，随后恢复用药。②如果患者出现新的进行性加重的呼吸困难、咳嗽，应中断治疗并立即检查。③如证实有间质性肺疾病时，应停药并积极治疗。

【点评】 本药是首个国产第一代高选择性EGFR-TKI，已被批准用于Ⅱ～ⅢA期肺癌*EGFR*突变患者术后辅助治疗和晚期*EGFR*基因阳性患者的治疗。

4. 阿法替尼：Afatinib

【剂型规格】 片剂：30mg/片，40mg/片。

【适应证】 适用于*EGFR*基因敏感突变、未接受过EGFR-TKI治疗的局部晚期或转移NSCLC，含铂化疗期间或化疗后进展的鳞状细胞癌。

【用法】 推荐剂量：40mg，一日1次，CCr 15～28.8ml/min时减为30mg，一日1次，空腹服用，持续用药直至疾病进展或不能耐受的毒性。

【禁忌证】 对本药及制剂中的任何成分过敏者禁用。

【不良反应】 腹泻、皮肤毒性、口腔炎、甲沟炎，整体不良反应较第一代TKI明显。

【注意事项】 腹泻＞48小时和/或皮疹＞7天或发生≥3级不良反应，应中断治疗直至恢复至0～1级，并以减量10mg递减继续，最低有效剂量是20mg，一日1次。②发生严重大疱性、疱性或剥脱性皮肤病，严重肝功能损伤，胃肠道穿孔或确诊间质性肺炎者，永久停药。

【点评】 阿法替尼是第二代EGFR-TKI、属于不可逆靶向药物，对于主要罕见突变（G719X、L861Q和S768I）有良好的疗效。

5. 达可替尼：Dacomitinib

【剂型规格】 片剂：15mg/片。

【**适应证**】 适用于 *EGFR* 19号外显子缺失或21号外显子 L858R重排突变的局部晚期或转移性 NSCLC 患者的一线治疗。

【**用法**】 推荐剂量：45mg，一日1次，空腹或与食物同服；根据不良反应，可降至30mg，一日1次，最低15mg，一日1次。开始用药时，应使用保湿霜并注意防晒。

【**禁忌证**】 对达可替尼及制剂中的任何成分过敏者禁用。

【**不良反应**】 腹泻、皮疹、甲沟炎、口腔黏膜炎、食欲减退、皮肤干燥、体重下降、脱发、咳嗽。

【**注意事项**】 ①如确诊为间质性肺炎（发生率为0.5%），则永久停药。②出现腹泻时，立即止泻治疗；出现≥2级腹泻或皮疹，暂停用药。③避免同时服用质子泵抑制剂（PPI），必要时可用短效抗酸药或 H_2 受体拮抗药代替，并与本药相隔＞6小时。

【**点评**】 优先推荐本药作为21号外显子L858R置换突变肺腺癌患者的一线治疗；另外，对 *EGFR* 基因阳性 NSCLC 脑转移患者也有较好的疗效。

6. 奥希替尼：Osimertinib

【**剂型规格**】 片剂：80mg/片。

【**适应证**】 适用于局部晚期或转移性 NSCLC，*EGFR* 外显子19缺失或外显子21发生 L858R 突变者的一线治疗，既往经 EGFR-TKI 治疗出现疾病进展且存在 *EGFR* T790M 突变阳性者。

【**用法**】 推荐剂量：80mg，一日1次，进餐或空腹时服用均可。根据安全性和耐受性，可暂停用药或减量至40mg，一日1次。

【**禁忌证**】 对本药活性成分及制剂中的任何成分过敏者、先天性长 QT 间期综合征患者、妊娠期妇女禁用。

【**不良反应**】 腹泻、口腔炎、皮疹、皮肤干燥、甲沟炎、瘙痒、血小板减少、白细胞减少、中性粒细胞减少及间质性肺疾病（如确诊应永久停药）。

【**注意事项**】 ①合并出现 QTc 间期延长和下列任何一种情况者应永久停用本药：尖端扭转型室性心动过速、多形性室性心动过速、严重性心律失常的症状或体征。②避免与 CYP3A4 的强诱导剂（如苯妥英、利福平和卡马西平）合用。

【**点评**】 本药作为第三代、不可逆性 EGFR-TKI，能透过血脑屏障，对于 *EGFR* 突变 NSCLC 伴脑转移患者，可作为首选。

7. 伏美替尼：Furmonertinib

【**剂型规格**】 片剂：40mg/片。

【**适应证**】 适用于具有 *EGFR* 外显子19缺失或外显子21 L858R 置换突变的局部晚期或转移性 NSCLC 一线治疗。既往经 EGFR-TKI 治疗后出现疾病进展，并且经检测确认存在 *EGFR* T790M 突变的局晚期或转移性 NSCLC 患者。

【用法】 推荐剂量：80mg，一日1次，空腹吞服，根据个体安全性和耐受性，可暂停或减量至40mg，一日1次。

【禁忌证】 对本药活性成分及制剂中的任何成分过敏者禁用。

【不良反应】 AST、ALT升高，皮疹，腹泻，白细胞减少，QT间期延长。

【注意事项】 与奥希替尼类似。

【点评】 伏美替尼的三氟乙氧基吡啶结构可增强药物活性和选择性，理论上可减少TKI带来的皮肤、胃肠道和血液系统不良反应。主要代谢产物与药物原型活性一致且均可透过血脑屏障，对肿瘤中枢神经系统转移有良好作用。

8. 阿美替尼：Aumolertinib

【剂型规格】 片剂：55mg/片。

【适应证】 适用于具有 *EGFR* 外显子19缺失或外显子21 L858R置换突变的局部晚期或转移性NSCLC一线治疗；既往经EGFR-TKI治疗后出现疾病进展，并且存在 *EGFR* T790M突变的局部晚期或转移性NSCLC的治疗。

【用法】 推荐剂量为110mg，一日1次，如果需要，可减量为55mg，一日1次。

【禁忌证】 对本药及制剂中的任何成分过敏者禁用。

【不良反应】 皮疹、瘙痒、腹泻、口腔炎、心律失常、贫血、白细胞减少、血小板减少、肌肉骨骼及关节疼痛、转氨酶升高等。

【注意事项】 与奥希替尼类似。

【点评】 本药属于第三代、不可逆性EGFR-TKI。临床数据显示其两种 *EGFR* 敏感突变均有生存获益。药物采用亲脂设计中枢神经系统药物暴露高，对脑转移效果好。不良反应中间质性肺炎发生率低。

9. 克唑替尼：Crizotinib

【剂型规格】 胶囊：200mg/粒，250mg/粒。

【适应证】 适用于ALK阳性的局晚期和转移性NSCLC。

【用法】 推荐剂量为250mg，口服，一日2次。

【禁忌证】 对本药及制剂中的任何成分过敏、近期感染、严重肝功能受损、妊娠期及哺乳期妇女禁用。

【不良反应】 最常见肝功能异常、视觉效应、神经病变、疲乏、水肿、食欲减退、恶心、呕吐、味觉减退、皮疹等。

【点评】 用于治疗ALK阳性或 *ROS1* 重排阳性的NSCLC。

10. 阿来替尼：Alectinib

【剂型规格】 胶囊：150mg/粒。

【适应证】 适用于ALK阳性的局部晚期或转移性NSCLC

患者。

【用法】 推荐剂量：600mg，口服，一日2次。根据耐受性，可减量为450mg，一日2次，最低剂量300mg，一日2次。本药有光敏性，服药期间注意防晒。

【禁忌证】 对本药及制剂中的任何成分过敏者禁用。

【不良反应】 便秘、水肿、肌痛、恶心、胆红素升高、贫血和皮疹。

【点评】 阿来替尼是具有高度选择性的强效ALK和RET酪氨酸激酶抑制药，对ALK比克唑替尼更有效，并且可以克服克唑替尼的获得性ALK耐药突变。

11. 恩沙替尼：Ensartinib

【剂型规格】 胶囊：25mg/粒，100mg/粒。

【适应证】 适用于克唑替尼耐药或不耐受的ALK阳性的局部晚期或转移性NSCLC的治疗。

【用法】 推荐剂量：225mg，一日1次，空腹或与食物同服。根据不良反应可减量为200mg，一日1次，最低剂量150mg，一日1次。用药期间需要监测心率、血压和肝肾功能。

【禁忌证】 对本药活性成分或制剂中任何成分过敏者禁用。

【不良反应】 皮疹、ALT/AST升高、血肌酐升高、恶心、水肿、便秘、呕吐、乏力等。

【点评】 恩沙替尼是一种具有高度选择性的强效ALK和MET抑制药，属于第二代ALK抑制药，可能对接受第一代或第二代ALK抑制药治疗耐药后的ALK重排晚期NSCLC患者有效。

12. 塞瑞替尼：Ceritinib

【剂型规格】 胶囊：150mg/粒。

【适应证】 适用于ALK阳性的局部晚期或转移性NSCLC的治疗。

【用法】 推荐剂量450mg，一日1次，与食物同服，最低剂量150mg，一日1次。

【禁忌证】 对本药任何活性成分或辅料过敏的患者禁用本药。

【不良反应】 腹泻、恶心、呕吐、食欲减退、腹痛、便秘、贫血、肝肾功能异常、高血糖、皮疹、疲劳、心动过缓、视觉异常。

【点评】 塞瑞替尼是一种具有高度选择性的强效ALK和ROS1酪氨酸激酶抑制药，其针对ALK融合比一代克唑替尼更有效，并且可以克服部分第一代和部分第二代ALK抑制药治疗后获得性ALK耐药突变。

13. 洛拉替尼：Lorlatinib

【剂型规格】 片剂：100mg/片，25mg/片。

【适应证】　ALK阳性的局晚期或转移性NSCLC患者。

【用法】　推荐剂量100mg，口服，一日1次。根据耐受性，可减量为75mg，一日1次，最低有效剂量50mg，一日1次。

【禁忌证】　禁用于正在服用强效CYP3A诱导剂的患者，以免产生严重的肝毒性。

【不良反应】　中枢神经系统影响、高脂血症、房室传导阻滞、间质性肺疾病、高血压及高血糖。

【点评】　洛拉替尼是一种具有高度选择性的强效ALK抑制药，目前可以用于ALK阳性NSCLC一线治疗或第一代、第二代ALK抑制药耐药的后线治疗。

14. 维莫非尼: Vemrafenib

【剂型规格】　片剂：240mg/片。

【适应证】　适用于*BRAF* V600E突变的晚期黑色素瘤一线治疗，*BRAF* V600E突变的结直肠癌二线治疗。

【用法】　推荐剂量：960mg，每12小时1次，出现≥2级不良反应时，可减量为720mg，每12小时1次，最低剂量480mg，每12小时1次。

【禁忌证】　对本药及制剂中的任何成分过敏的患者禁用。既往发生或合并发生*RAS*突变相关癌症的患者、同步或序贯给予放疗者、妊娠期及哺乳期妇女慎用。

【不良反应】　关节痛、皮疹、脱发、乏力、光敏反应、恶心、瘙痒和皮肤乳头状瘤。

【注意事项】　服药期间注意防晒、监测肝肾功能。

【点评】　临床实践中，从480mg，每12小时1次起逐渐加量，患者耐受性更佳。

15. 伊马替尼: Imatinib

【剂型规格】　胶囊：100mg/粒。

【适应证】　适用于治疗Ph染色体阳性慢性髓细胞性白血病急变期、加速期或慢性期患者，也可用于Ph染色体阳性急性淋巴细胞白血病、不能切除和/或发生转移的恶性胃肠道间质瘤的成人患者、*FIP1L1-PDGFRα*阳性嗜酸细胞增多症。

【用法】　慢性髓细胞性白血病慢性期400mg/d，加速期600mg/d，急变期800mg/d。对不能切除和/或转移的恶性胃肠道间质瘤（GIST）：推荐剂量为400mg/d，在治疗后未能获得满意的反应，如果没有严重药物不良反应，剂量可考虑从400mg/d增加到600mg/d或800mg/d，只要有效，应持续服用，直至病情进展；对于GIST完全切除术后成人患者辅助治疗的推荐剂量为400mg/d，辅助治疗的最佳持续时间为3年。

【禁忌证】　对本药及制剂中的任何成分过敏、严重心功能不全、妊娠期及哺乳期妇女禁用。

【不良反应】 本药最常见的不良反应为下肢水肿、皮疹和消化不良。

【注意事项】 细胞色素P450系统CYP3A4的抑制药如酮康唑会降低伊马替尼的代谢，升高伊马替尼的血药浓度；同时应用CYP3A4的诱导剂会加速伊马替尼的代谢，因此最好不要与辛伐他汀、对乙酰氨基酚、利福平等联合应用；应定期监测血常规、肝功能，根据临床情况酌情调整药物剂量。

【点评】 慢性髓细胞性白血病治疗中，保持足剂量和足疗程治疗非常重要，不宜长时间中断治疗，应该定期监测血 *BCR/ABL* 融合基因定量指导药物调整。

16. 吡咯替尼：Pyrotinib

【剂型规格】 片剂：80mg/片，160mg/片。

【适应证】 适用于联合卡培他滨用于治疗 *HER2* 过表达、既往未接受或接受过曲妥珠单抗的复发或转移性乳腺癌。

【用法】 推荐剂量：400mg，一日1次，餐后30分钟内口服，连续服用，每21天为1个周期。

【禁忌证】 对本药及制剂中的任何成分过敏者禁用。

【不良反应】 腹泻、恶心、口腔黏膜炎、手足综合征、肝酶升高及骨髓抑制。

【注意事项】 用药期间注意监测血常规、肝功能和LVEF。

【点评】 吡咯替尼属于小分子受体酪氨酸激酶抑制药，腹泻是最常见的不良反应，若发现大便不成形，应尽早使用洛哌丁胺治疗。

17. 哌柏西利：Palbociclib

【剂型规格】 胶囊剂：75mg/粒，100mg/粒，125mg/粒。

【适应证】 适用于激素受体阳性、HER2阴性的局晚期或转移性乳腺癌，应与芳香化酶抑制药联用作为绝经后女性的初始内分泌治疗；也可用于脂肪肉瘤。

【用法】 125mg，一日1次，与食物同服，连服21天，之后停药7天，每28天为1个周期。根据不良反应可减量为100mg，一日1次，最低有效剂量75mg，一日1次。避免与强效CYP3A4抑制药合用，如不能避免，则应减量至75mg，一日1次。用药期间监测血常规、肝功能。

【禁忌证】 对本药活性成分或制剂中的任何成分过敏者禁用。

【不良反应】 中性粒细胞/白细胞减少症、感染、乏力、恶心、口腔炎、贫血、腹泻、脱发、血小板减少症、AST或ALT升高。

【点评】 哌柏西利是细胞周期蛋白依赖性激酶（CDK）4和CDK6的抑制药，骨髓抑制为最常见的不良反应。

18. 奥拉帕利: Olaparib

【剂型规格】 片剂：100mg/片，150mg/片。

【适应证】 适用于铂敏感的复发性上皮性卵巢癌、输卵管癌或原发性腹膜癌成人患者；携带胚系或体细胞 *BRCA* 突变的晚期上皮性卵巢癌、输卵管癌或原发性腹膜癌初治成人患者在含铂化疗达到完全或部分缓解后的维持治疗；具有胚系 *BRCA* 突变的HER2阴性转移性乳腺癌；胚系 *BRCA* 突变的转移性胰腺癌一线维持治疗；同源重组修复基因突变的去势耐药前列腺癌。

【用法】 300mg，一日2次，随餐或空腹服用。

【禁忌证】 对本药及制剂中的任何成分过敏患者、哺乳期妇女、儿童禁用。

【不良反应】 恶心、呕吐、贫血、中性粒细胞/白细胞减少症、乏力。

【点评】 奥拉帕利是聚腺苷二磷酸核糖聚合酶（PARP）抑制药，通过抑制肿瘤细胞DNA损伤的修复，达到杀灭肿瘤细胞的目的。

19. 拉罗替尼: Larotrectinib

【剂型规格】 胶囊：25mg/粒，100mg/粒。口服液：20mg：1ml。

【适应证】 适用于现有治疗方案进展或无可替代治疗方案的、*NTRK* 融合且无已知耐药突变的成人和儿童实体肿瘤，尤其适合婴儿纤维肉瘤和儿童骨肉瘤。

【用法】 推荐剂量：BSA ≥ 1.0m^2 的成人或儿童，100mg，一日2次；BSA ＜ 1.0m^2 的儿童，100mg/m^2，一日2次，空腹或随餐口服。

【禁忌证】 对本药及制剂中的任何成分过敏者、妊娠期及哺乳期妇女禁用。

【不良反应】 乏力、头晕、恶心、呕吐、贫血、ALT或AST水平升高、咳嗽、便秘和腹泻。

【注意事项】 ①神经毒性可表现为发音困难、头晕、手足麻木等，应暂停治疗。②应避免与强效CYP3A4抑制药合用，必须同服时拉罗替尼剂量减半，停用CYP3A4制剂3～5个半衰期后恢复拉罗替尼原剂量。

【点评】 拉罗替尼是高效、高选择性和具有中枢神经系统活性的神经营养性受体酪氨酸激酶（NTRK）抑制药，对 *NTRK1/2/3* 基因融合敏感，对TRKA、TRKC激酶结构域突变（如G595R、G623R、F617L等）耐药。

20. 达拉非尼: Dabrafenib

【剂型规格】 胶囊：75mg/粒，50mg/粒。

【适应证】 联合曲美替尼用于治疗 *BRAF* V600突变阳性的

转移性NSCLC患者，也用于*BRAF* V600突变阳性的结直肠癌后线治疗。

【用法】 推荐剂量为150mg，一日2次，空腹服用，根据不良反应和耐受性可减为75mg，一日2次，最低有效剂量50mg，一日2次。轻度肝损伤、轻中度肾损伤及老年人无须调整剂量。

【禁忌证】 对本药及制剂中的任何成分过敏者禁用。

【不良反应】 发热、疲乏、恶心、呕吐、腹泻、皮肤干燥、食欲减退、水肿、皮疹、寒战、出血、咳嗽，呼吸困难、LVEF下降。

【点评】 达拉非尼联合曲美替尼双靶治疗中常出现发热这一不良反应，使用初期更常见，治疗中可反复发生，但90%以上为1～2级，对症退热可完全恢复。

21. 曲美替尼：Trametinib

【剂型规格】 片剂：0.5mg/片，2mg/片。

【适应证】 适用于与达拉非尼联用治疗*BRAF* V600E突变阳性不可切除或转移性黑色素瘤，目前也用于*BRAF* V600E突变阳性转移性NSCLC、未分化甲状腺癌及结直肠癌。

【用法】 2mg，一日1次，空腹服用。根据不良反应，可减量至1.5mg，一日1次，最低剂量1mg，一日1次。用药期间监测血压、肝功能和超声心动图。

【禁忌证】 对本药及制剂中的任何成分过敏者禁用。

【不良反应】 高血压、低蛋白血症、头晕、乏力、腹痛、腹泻、贫血、出血、肝酶升高、皮疹等。

【点评】 曲美替尼是丝裂原活化蛋白激酶1（MEK1）和MEK2的可逆性抑制药，与达拉非尼联用可以更大限度地抑制MAPK通路，导致细胞增殖减少、凋亡增加。

22. 赛沃替尼：Savolitinib

【剂型规格】 片剂：100mg/片，200mg/片。

【适应证】 适用于含铂化疗后疾病进展或不耐受标准含铂化疗的、具有*MET*外显子14跳跃突变的局部晚期或转移性NSCLC患者。

【用法】 推荐剂量：体重≥50kg患者，600mg，一日1次；体重＜50kg患者，400mg，一日1次。

【禁忌证】 有本药及制剂中的任何成分过敏者、妊娠期及哺乳期妇女禁用。

【不良反应】 恶心、水肿、乏力、呕吐、食欲减退、低白蛋白血症、贫血、发热、腹泻及肝功能（ALT、AST）异常。

【注意事项】 如曾发生过敏反应，再次尝试用药时应在医护严密监测下进行。

【点评】 赛沃替尼是针对*MET*外显子14跳跃突变的国内获

批适应证的靶向药。临床研究显示对以MET扩增为耐药机制的EGFR-TKI治疗后进展的晚期非小细胞肺癌有效，但尚未批适应证。

23. 普拉替尼: Pralsetinib

【剂型规格】 胶囊: 100mg/粒。

【适应证】 适用于既往接受过含铂化疗的*RET*基因融合阳性的局部晚期或转移性NSCLC，需要系统性治疗的晚期或转移性RET突变型甲状腺髓样癌，需要系统性治疗且放射性碘难治的晚期或转移性*RET*融合阳性分化型甲状腺癌。

【用法】 400mg，一日1次，空腹服用。

【禁忌证】 对本药及制剂中的任何成分过敏者、12岁以下儿童、妊娠期及哺乳期妇女禁用。

【不良反应】 便秘、高血压、乏力、骨骼肌肉疼痛、腹泻、骨髓抑制、磷酸盐降低、血钙降低、血钠降低、肝酶（AST、ALT与ALP）升高、伤口延迟愈合。

【注意事项】 用药期间须监测血常规、肝功能和血压，注意出血事件。

【点评】 普拉替尼为转染重排酪氨酸激酶抑制药，使用时需注意高血压和影响伤口愈合等特殊不良反应。

24. 依维莫司: Everolimus

【剂型规格】 片剂: 5mg/片，10mg/片。

【适应证】 适用于舒尼替尼或索拉非尼治疗失败的晚期肾细胞癌，无法手术切除的伴结节性硬化的室管膜下巨细胞星形细胞瘤，结节性硬化症相关的肾血管平滑肌脂肪瘤。

【用法】 ①晚期肾细胞癌: 10mg，一日1次；中度肝功能损伤者，减为5mg，一日1次；如需同时服用中度CYP3A4抑制药或P糖蛋白抑制药（如红霉素、氟康唑、维拉帕米），减为2.5mg，一日1次，如果能耐受，剂量可增至5mg，一日1次；如需同时服用CYP3A4强诱导剂（如利福平、苯妥英钠），增量服用本药，每次增加5mg，最大剂量可达20mg，一日1次。②室管膜下巨细胞星形细胞瘤: 初始剂量随患者体表面积（BSA）不同而不同，BSA 0.5 ~ 1.2m^2，初始剂量2.5mg，一日1次，BSA 1.3 ~ 2.1m^2，5mg，一日1次，BSA ≥ 2.2m^2，7.5mg，一日1次，随后滴定剂量使血药谷浓度达到5 ~ 10ng/ml，如需同时服用中度CYP3A4抑制药或P糖蛋白抑制药，减量50%服用，随后的剂量根据血药浓度监测结果来调整；如需同时服用CYP3A4强诱导剂，加倍增量服用本药，随后的剂量根据血药浓度监测结果来调整。

【禁忌证】 对本药、其他西罗莫司衍生物或制剂中的任何成分过敏、近期感染、妊娠期及哺乳期妇女禁用。

【不良反应】 ①最常见为咽炎、口腔溃疡、感染、无力、疲乏、鼻窦炎、咳嗽、中耳炎。②非感染性肺炎发生率低，一旦发生，应减低剂量或停用本药直至症状缓解，可考虑使用糖皮质激素。③可能出现血清肌酐、血糖、血脂升高及骨髓抑制，应注意监测。

【点评】 依维莫司是一种口服的mTOR抑制药，是CYP3A4的一种底物，也是多药流出泵PgP的一种底物和中度抑制药，因此，禁止与强CYP3A4抑制药如酮康唑同时使用。

（二）多靶点激酶抑制药

1. 培唑帕尼：Pazopanib

【剂型规格】 片剂：200mg/片，400mg/片。

【适应证】 适用于晚期肾透明细胞癌、化疗失败的软组织肉瘤、晚期分化型甲状腺癌。

【用法】 800mg，一日1次，空腹吞服。用药期间监测血压、尿常规、肝功能和甲状腺功能。肾功能不全及轻度肝功能不全时无须调整剂量。避免与强效CYP3A4抑制药合用。

【禁忌证】 对本药活性成分或制剂中的任何成分过敏者。

【不良反应】 腹泻、高血压、恶心、呕吐、食欲缺乏、肝酶升高、蛋白尿、发色脱失、影响伤口愈合。

【注意事项】 ①手术前须停药至少1周，大手术后至少2周内不能用药，直到伤口充分愈合。②24小时尿蛋白定量≥3.0g，应停药直至改善至≤1级，并减量恢复用药；如出现肾病综合征，应永久停药。

【点评】 培唑帕尼为多靶点酪氨酸激酶抑制药，通过抑制细胞表面的VEGFR1、VEGFR2、VEGFR3、PDGFR-α、PDGFR-β、FGFR1、FGFR3、cKIT等发挥抗肿瘤作用。发色脱失为培唑帕尼的特征性不良反应。

2. 舒尼替尼：Sunitinib

【剂型规格】 胶囊：12.5mg/粒，25mg/粒，50mg/粒。

【适应证】 适用于伊马替尼治疗失败或不能耐受的胃肠道间质瘤、不能手术的晚期肾细胞癌，以及不可切除、转移性高分化进展期一线神经内分泌肿瘤。

【用法】 推荐剂量为50mg，一日1次，口服，服药4周，停药2周；根据药物在个体中的安全性和耐受性情况，以1.25mg为梯度单位增加或减少剂量。

【禁忌证】 对本药及制剂中的任何成分过敏、严重心功能不全、妊娠期及哺乳期妇女禁用。

【不良反应】 最常见为全身反应（如乏力、虚弱），胃肠道反应（如恶心、消化不良、腹泻或口腔黏膜炎），血液系统反应

（中性粒细胞减少、血小板减少），以及皮肤反应（如皮炎、皮肤脱色或毛发褪色）。

【点评】 临床实践中，若舒尼替尼从25mg，一日1次，起始逐渐增加剂量，耐受性更佳。

3. 索拉非尼：Sorafenib

【剂型规格】 片剂：200mg/片。

【适应证】 适用于晚期肝细胞癌、肾细胞癌、黑色素瘤、甲状腺癌、软组织肉瘤等。

【用法】 400mg，一日2次，空腹或伴低脂、中脂饮食服用，持续治疗直至不能临床获益或出现不可耐受的毒性反应。根据不良反应，可减量为400mg，一日1次或隔日1次。

【禁忌证】 对本药及制剂中的任何成分过敏、未控制的严重高血压、妊娠期及哺乳期妇女禁用。

【不良反应】 常见腹泻、皮疹、脂肪酶、淀粉酶升高、脱发、手足综合征、高血压、瘙痒、恶心和食欲缺乏，其中皮肤毒性是最常见的不良反应，但多数轻微。

【点评】 索拉非尼具有双重抗肿瘤效应，既可以通过抑制RAF/MEK/ERK信号转导通路，直接抑制肿瘤细胞生长，又可通过抑制VEGFR和PDGFR而阻断肿瘤新生血管的形成，间接抑制肿瘤细胞的生长。

4. 阿帕替尼：Apatinib

【剂型规格】 片剂：0.25g/片，0.375g/片，0.425g/片。

【适应证】 适用于晚期胃或胃-食管结合部腺癌三线治疗，既往接受过至少一线系统性治疗后失败或不可耐受的晚期肝细胞癌。

【用法】 ①胃癌：850mg，一日1次。②肝细胞癌：750mg，一日1次，餐后半小时服用。用药期间监测血压、尿常规、心电图和超声心动图。

【禁忌证】 有活动性出血、肠穿孔、肠梗阻、大手术后30天内、药物不可控制的高血压、Ⅲ或Ⅳ级心功能不全、重度肝功能或肾功能不全（4级）患者禁用。

【不良反应】 蛋白尿、高血压、手足综合征、乏力、腹泻、声音嘶哑。

【点评】 阿帕替尼是一种小分子VEGFR-2酪氨酸激酶抑制药，通过抑制肿瘤血管生成发挥抗肿瘤作用。对于一般状态欠佳的患者，建议从250mg，一日1次的起始剂量开始服药，根据耐受性逐步增加至标准剂量。

5. 瑞戈非尼：Regorafenib

【剂型规格】 片剂：40mg/片。

【适应证】 ①既往接受过索拉非尼治疗的肝细胞癌。②既往接受过伊马替尼及舒尼替尼治疗的局晚期或转移性胃肠道间质瘤。③既往接受过氟尿嘧啶、奥沙利铂和伊立替康为基础的化疗，以及接受过或不适合接受抗VEGF治疗、抗EGFR治疗（*RAS*野生型）的转移性结直肠癌。

【用法】 160mg，一日1次，整片吞服，建议与食物同服，用药3周停药1周，每4周为1个周期。如果需要减量，以40mg为增量减少，最低剂量为80mg，一日1次。用药期间监测血压、肝功能、出血或感染的症状和体征。

【禁忌证】 对本药活性成分或制剂中的任何成分过敏者禁用。

【不良反应】 手足皮肤反应（常发生在第一个用药周期）、肝功能异常、高血压、疼痛、乏力、腹泻、食欲减退。

【点评】 临床上建议80～120mg，一日1次，起始，剂量逐渐递增，根据耐受性逐步调整至标准剂量。

6. 呋喹替尼：Fruquintinib

【剂型规格】 硬胶囊剂：1mg/粒，5mg/粒。

【适应证】 适用于既往接受过氟尿嘧啶类、奥沙利铂和伊立替康为基础的化疗，以及既往接受过或不适合接受VEGF治疗、EGFR治疗（*RAS*野生型）的转移性结直肠癌患者。

【用法】 5mg，一日1次，连服3周，随后停药1周，每4周重复。用药期间监测血压、血常规、肝功能和凝血功能。

【禁忌证】 严重活动性出血、活动性消化性溃疡、未愈合的胃肠穿孔、消化道瘘、重度肝肾功能损伤患者，以及妊娠期、哺乳期妇女禁用。

【不良反应】 高血压、蛋白尿、手足皮肤反应、发声困难、出血、肝酶升高、甲状腺功能异常、腹痛、腹部不适、口腔黏膜炎、乏力、腹泻、感染及食欲减退。

【点评】 呋喹替尼主要作用靶点是VEGFR1、VEGFR2及VEGFR3。晚期结直肠癌三线靶向药物中，呋喹替尼疗效与瑞戈非尼相当，但不良反应较后者轻。

7. 安罗替尼：Anlotinib

【剂型规格】 片剂：4mg/片。

【适应证】 适用于局晚期或转移性肺癌三线治疗，腺泡状软组织肉瘤、透明细胞肉瘤及既往至少接受过含蒽环类化疗方案治疗后进展或复发的其他晚期软组织肉瘤，局晚期或转移性分化型甲状腺癌。

【用法】 12mg，一日1次，早餐前口服。连续服药2周，停药1周，每3周为1个周期。用药期间监测血压、尿常规、血常规和肝肾功能。因不良反应减量首次减至10mg，一日1次，最低有效剂量8mg，一日1次。避免与CYP1A2和CYP3A4的抑制

345

药及诱导剂合用。

【禁忌证】 对本药及制剂中的任何成分过敏者、中央型肺鳞癌或有大咯血风险的患者、重度肝肾功能不全患者、妊娠期及哺乳期妇女禁用。

【不良反应】 高血压、乏力、手足皮肤反应、胃肠道反应、肝功能异常、甲状腺功能异常、高血脂和蛋白尿。

【点评】 安罗替尼是一种多靶向（VEGFR1、VEGFR2、VEGFR3、c-Kit、PDGFRβ）酪氨酸激酶抑制药。临床上正在探索安罗替尼联合免疫治疗用于多种复发或难治性的实体瘤。

8. 仑伐替尼: Lenvatinib

【剂型规格】 胶囊：4mg/粒，10mg/粒。

【适应证】 适用于初治肝细胞肝癌，也可用于分化型甲状腺癌、肾细胞癌和子宫内膜癌，此外也尝试与免疫治疗联合用于多种实体肿瘤。

【用法】 体重<60kg患者，8mg，一日1次；体重≥60kg，12mg，一日1次，空腹或与食物同服。用药期间监测血压、肝功能、甲状腺功能、尿常规和心电图。

【禁忌证】 对本药及制剂中的任何成分过敏者禁用。

【不良反应】 高血压、乏力、腹泻、食欲减退、体重降低、关节痛、肌痛、腹痛、掌跖红斑综合征、蛋白尿、出血事件、发音困难、甲状腺功能减退、恶心、伤口延迟愈合。

【点评】 仑伐替尼用于不同瘤种时的剂量差异较大，应结合相关临床研究核实。

三、重组人血管内皮抑制素: Recombinant Human Endostatin

【剂型规格】 注射剂：15mg/支。

【适应证】 适用于Ⅲ/Ⅳ期NSCLC。

【用法】 推荐剂量为75mg/kg，连续给药14天，休息7天，再继续下一周期治疗；临用时将本药加入250～500ml生理盐水中，匀速静脉滴注，输注时间3～4小时。

【禁忌证】 对本药及制剂中的任何成分过敏、心肾功能不全、妊娠期及哺乳期妇女禁用。

【不良反应】 心脏毒性，主要表现为用药后第2～7天发生心肌缺血，用药期间监测心电图，必要时使用心电监护，对有严重心脏病史未控制者应在临床医生指导下慎重使用。

【点评】 重组人血管内皮抑制素通过抑制血管生成，发挥抑制肿瘤增殖或转移的作用。目前重组人血管内皮抑制素正试用于晚期结直肠癌、神经内分泌肿瘤等疾病。

四、蛋白酶体抑制药

硼替佐米：Bortezomib

【剂型规格】 粉剂：35mg/支。

【作用特点】 本药为蛋白酶体抑制药，可抑制哺乳动物细胞26S蛋白酶体，从而抑制泛蛋白酶体的水解，使细胞内环境不稳定，导致细胞死亡。

【适应证】 适用于多发性骨髓瘤，套细胞淋巴瘤等。

【用法】 $13mg/m^2$，按照 1mg/ml 加 0.9% 氯化钠注射液稀释，静脉推注，然后 0.9% 氯化钠注射液 100ml 冲管用；每周 1 次或 2 次。

【禁忌证】 对本药及制剂中的任何成分过敏者禁用。

【不良反应】 恶心、腹泻、食欲缺乏、便秘、血小板减少、周围神经病变、疱疹病毒再活化等。本药可能对男性或女性的生育能力有潜在影响。

【点评】 硼替佐米是全球第一个合成的蛋白酶体抑制药，是多发性骨髓瘤的一线用药，对蛋白酶体的抑制作用是可逆的，药物安全性较高。目前研究发现，每周 1 次用药可能降低不良反应发生率，皮下注射同样可以降低周围神经病变发生率。

第三节　免疫治疗药物

　　狭义的免疫治疗指免疫检查点抑制药，包括CTLA-4抑制药和PD-1/PD-L1抑制药两大类。前者通过阻断CTLA-4，恢复T细胞的活性并延长记忆性T细胞的存活时间，从而恢复机体对肿瘤细胞的免疫功能。而后者能够特异性地和肿瘤细胞上的PD-L1结合来抑制其表达，能够使功能受抑制的T细胞恢复对肿瘤细胞的识别功能，从而实现通过自身免疫系统达到抗癌作用。不同于化疗和分子靶向治疗，免疫检查点抑制药具有以下特点：①疗效评估。使用免疫治疗的患者，只要临床症状稳定或持续减轻，即使有疾病进展的证据，基于总体临床获益的判断，可继续用药，一般用到2年或者证实疾病进展。②免疫治疗相关不良反应（irAE）的监测。用药前及使用期间监测血常规、肝肾功能、电解质、胰腺功能、肌酶谱、甲状腺功能、皮质醇等指标，以早期发现irAE。③irAE的处理原则。大多数irAE是可逆的。发生irAE时，应根据严重程度暂时或永久停药，一般2～3级irAE暂停用药，3～4级irAE应永久停药，并加用糖皮质激素、免疫抑制药甚至生物制剂，不建议调整剂量后继续用药。④合并用药。应避免在开始免疫治疗前使用全身性皮质类固醇及其他免疫抑制药。

1.　伊匹木单抗：Ipilimumab

【剂型规格】　注射剂：50mg：10ml。

【适应证与用法】　①不可切除或转移性恶性黑色素瘤：3mg/kg静脉输注90分钟以上，每3周1次，共4次。②黑色素瘤辅助治疗：10mg/kg静脉输注90分钟以上，每3周1次，4次后改为每12周1次，直到用满3年或疾病进展或出现不可耐受的毒性。③联合纳武利尤单抗用于不可手术、初治的非上皮样恶性胸膜间皮瘤和中低风险晚期肾细胞癌：先纳武利尤单抗3mg/kg，静脉输注30分钟以上，再伊匹木单抗1mg/kg静脉输注30分钟以上，每3周1次，4次联合后改为纳武利尤单抗240mg每2周1次单药维持治疗。

【禁忌证】　对本药活性成分或制剂中的任何成分过敏者禁用。

【不良反应】　腹泻、皮肤瘙痒、皮疹、乏力、甲状腺功能减退，以及免疫相关性肺炎、肾炎、内分泌疾病等。

【点评】　伊匹木单抗是一种CTLA-4免疫检查点抑制药，阻断由CTLA-4通路诱导的T细胞抑制信号，调动特异性抗肿瘤免疫反应。

2. 纳武利尤单抗: Nivolumab

【剂型规格】 注射剂: 40mg : 4ml，100mg : 10ml。

【适应证】 适用于非小细胞肺癌、头颈部鳞状细胞癌、胃或胃食管连接部腺癌、恶性胸膜间皮瘤、黑色素瘤等。

【用法】 3mg/kg或240mg固定剂量，静脉输注每2周1次，360mg每3周1次，30分钟输注，直至出现疾病进展或产生不可接受的毒性。

【禁忌证】 对本药活性成分或制剂中的任何成分过敏者禁用。

【不良反应】 疲劳、皮疹、瘙痒、腹泻、中性粒细胞减少和恶心。

【注意事项】 本药与伊匹木单抗或化疗联用时，应先输注纳武利尤单抗。

【点评】 纳武利尤单抗是针对程序性死亡1（PD-1）受体的人源化单克隆抗体（IgG4亚型）。

3. 帕博利珠单抗: Pembrolizumab

【剂型规格】 注射剂: 100mg : 4ml。

【适应证】 适用于黑色素瘤、NSCLC、胃癌、食管癌、宫颈癌、子宫内膜癌、肝细胞癌、肾癌、头颈部鳞癌、尿路上皮癌、皮肤鳞癌、三阴性乳腺癌、经典霍奇金淋巴瘤、原发性纵隔大B细胞淋巴瘤; MSI-H或dMMR癌症、TBM-H的癌症。

【用法】 200mg或2mg/kg（最多200mg）每3周1次，或400mg每6周1次，静脉输注30分钟以上，直至疾病进展、出现不可接受的毒性或用药长达24个月。使用0.9%氯化钠注射液或5%葡萄糖注射液稀释。

【禁忌证】 妊娠期妇女禁用。

【不良反应】 最常见的irAE包括肺炎、结肠炎、肝炎、肾炎、内分泌疾病及皮肤不良反应。还有乏力、瘙痒、皮疹、腹泻和恶心。

【点评】 帕博利珠单抗是全球使用最广泛的免疫检查点抑制药。

4. 信迪利单抗: Sintilimab

【剂型规格】 注射剂: 100mg : 10ml。

【适应证】 适用于经过二线化疗的复发或难治性霍奇金淋巴瘤，联合化疗一线治疗NSCLC（鳞癌或非鳞癌）或食管鳞癌。

【用法】 200mg，每3周1次，30～60分钟内静脉输注，直至疾病进展或产生不可耐受的毒性。

【禁忌证】 对本药活性成分或制剂中的任何成分过敏者禁用。

【不良反应】 常见有发热、贫血、AST或ALT升高、乏力、白细胞减少、甲状腺功能异常。

【点评】 信迪利单抗是全人源单克隆抗体，免疫原性更低，安全性良好。

5. 卡瑞利珠单抗：Camrelizumab

【剂型规格】 注射剂：200mg/瓶。

【适应证】 适用于至少经过二线化疗的复发或难治性经典型霍奇金淋巴瘤，既往接受过索拉非尼治疗和/或含奥沙利铂系统化疗的晚期肝细胞癌，联合培美曲塞和卡铂用于驱动基因阴性的不可切除的局部晚期或转移性NSCLC，既往接受过一线化疗后进展或不可耐受的局部晚期或转移性食管鳞癌。

【用法】 3mg/kg或每次200mg，每3周1次，30～60分钟内静脉注射完成，直至疾病进展或出现不可耐受的毒性。

【禁忌证】 对本药活性成分或制剂中的任何成分过敏者禁用。

【不良反应】 反应性毛细血管增生症（77.4%）、甲状腺功能减退、ALT或AST升高、乏力、贫血、蛋白尿、发热和白细胞减少症。

【点评】 反应性毛细血管增生症是卡瑞利珠单抗特异性的毒性反应，建议分级处理，必要时请专科会诊协助处理。

6. 替雷利珠单抗：Tislelizumab

【剂型规格】 注射剂：100mg：10ml。

【适应证】 适用于经过二线系统性化疗的复发或难治性经典型霍奇金淋巴瘤，PD-L1高表达的含铂化疗失败包括新辅助或辅助化疗12个月内进展的局部晚期或转移性尿路上皮癌，联合紫杉醇和卡铂用于局部晚期或转移性鳞状NSCLC的一线治疗，既往经治的不可切除肝细胞癌。

【用法】 200mg，静脉注射，每3周1次，首次输注时间≥60分钟，后续输注时间≥30分钟即可；持续用药直至疾病进展或出现不可耐受的毒性。

【禁忌证】 对本药活性成分或制剂中的任何成分过敏者禁用。

【不良反应】 乏力、皮疹、甲状腺功能减退、ALT或AST升高。

【点评】 替雷利珠单抗是针对PD-1的高亲和力/特异性的人源化IgG4单克隆抗体，独特设计使之能够最小化与FcγR结合，Fc段基因改造避免ADCP效应，最大限度地避免T细胞消耗。

7. 特瑞普利单抗：Toripalimab

【剂型规格】 注射剂：240mg：60ml。

【适应证】 适用于既往全身治疗失败的不可切除或转移性黑色素瘤，既往接受过二线及以上系统治疗失败的复发/转移性鼻咽癌，含铂化疗失败包括新辅助或辅助治疗12个月内进展的局部晚期或转移性尿路上皮癌。

【用法】 3mg/kg，静脉注射，每2周1次，首次输注时间≥60分钟，第二次开始输注时间可缩短至30分钟。直至疾病进展或出现不可耐受的毒性。

【禁忌证】 对本药活性成分或制剂中的任何成分过敏者禁用。

【不良反应】 贫血、ALT或AST升高、乏力、皮疹、发热、血TSH升高、白细胞减少、咳嗽、瘙痒、甲状腺功能减退、食欲减退、血糖升高和血胆红素升高。

【点评】 特瑞普利单抗是首个批准上市的以PD-1为靶点的国产单抗药物。

8. 阿替利珠单抗: Atezolizumab

【剂型规格】 注射剂: 1200mg∶20ml。

【适应证】 适用于肺癌（NSCLC、SCLC）、肝细胞癌、尿路上皮癌。

【用法】 1200mg/次，静脉注射，每3周1次；根据不同适应证联合不同化疗药物治疗。

【禁忌证】 对本药及制剂中的任何成分过敏者禁用。

【不良反应】 乏力、食欲减退、脱发、恶心、呕吐、咳嗽、呼吸困难、发热、腹泻、皮疹、骨骼肌肉疼痛、关节痛、皮肤瘙痒。

【点评】 阿替利珠单抗属于PD-L1抑制药，其较严重不良事件（≥3级）发生率较PD-1抑制药低。

9. 度伐利尤单抗: Durvalumab

【剂型规格】 注射剂: 500mg∶10ml，120mg∶2.4ml。

【适应证】 适用于接受铂类药物为基础的化疗同步放疗后未出现疾病进展的不可切除、Ⅲ期NSCLC患者的治疗。

【用法】 10mg/kg，静脉注射，每2周1次，每次输注需≥60分钟，直至出现疾病进展或不能耐受的毒性。本药最长使用不超过12个月。

【禁忌证】 自身免疫性疾病活动期，因患病需要进行全身免疫抑制治疗的患者禁用。

【不良反应】 咳嗽、乏力、非感染性肺炎或放射性肺炎、上呼吸道感染、呼吸困难、皮疹。

【点评】 度伐利尤单抗是一种PD-L1抑制药，其联合铂类在小细胞肺癌合并脑转移、亚裔群体和＞65岁患者中均有生存获益。

10. 舒格利单抗: Sugemalimab

【剂型规格】 注射剂: 600mg∶20ml。

【适应证】 ①联合治疗：转移性NSCLC患者一线治疗。

②单药治疗：用于在接受铂类药物为基础的同步或序贯放化疗后未出现疾病进展的、不可切除Ⅲ期NSCLC。

【用法】 1200mg/次，静脉注射，每3周1次。

【禁忌证】 对本药活性成分或制剂中的任何成分过敏的患者禁用。

【不良反应】 贫血、发热、皮疹、骨骼肌肉疼痛、腹痛、疲乏、甲状腺功能减退、肺部炎症、蛋白尿、高血糖症。

【点评】 舒格利单抗是一种可直接结合PD-L1的IgG4单克隆全人源化抗体，药物设计兼顾阻断PD-L1信号通路并保留ADCP作用。

11. 恩沃利单抗: Envafolimab

【剂型规格】 皮下注射剂：200mg：1.0ml。

【适应证】 适用于不可切除或转移性MSI-H或dMMR的成人晚期实体瘤，既往经过氟尿嘧啶类、奥沙利铂和伊立替康治疗后出现疾病进展的晚期结直肠癌，既往治疗后出现疾病进展且无满意替代治疗方案的其他晚期实体瘤。

【用法】 150mg，皮下注射，每周1次，直至疾病进展或产生不可耐受的毒性。

【禁忌证】 对本药及制剂中的任何成分过敏者禁用。

【不良反应】 白细胞/中性粒细胞减少、乏力、皮疹、甲状腺功能减退或甲状腺功能亢进、贫血。

【点评】 恩沃利单抗是皮下注射给药的PD-L1单抗，不良反应与其他PD-L1类免疫检查点抑制药相似。

第四节 激素类药物

一、抗雌激素

1. 他莫昔芬：Tamoxifen

【剂型规格】 片剂：10mg/片。

【适应证】 适用于雌激素受体阳性的乳腺癌（无论是否绝经）早期辅助治疗或晚期患者的姑息治疗，卵巢癌。

【用法】 10mg，口服，一日2次，或20mg，口服，一日1次。

【禁忌证】 对本药过敏、有眼底疾病、妊娠期及哺乳期妇女禁用。

【不良反应】 ①常见不良反应有面部潮红、多汗、阴道出血、阴道分泌物增加、食欲缺乏、恶心、皮疹、瘙痒、头晕及抑郁等，一般轻微，可以耐受。②骨转移患者在开始治疗时易出现高钙血症，应严密监测。③既往有血栓性疾病史的患者一般禁止使用。④治疗初期骨和肿瘤疼痛可一过性加重，继续治疗可逐渐减轻。⑤肝功能损害者慎用。

【点评】 他莫昔芬是乳腺癌内分泌治疗的经典药物，属于非固醇类抗雌激素药物，通过与雌二醇竞争雌激素受体，从而阻断雌激素作用，达到抑制乳腺癌细胞增殖的作用。本药增加子宫内膜癌发生的风险，用药期间至少每年复查子宫及双附件超声。

2. 托瑞米芬：Toremifene

【剂型规格】 片剂：60mg/片。

【适应证】 适用于绝经后妇女雌激素受体阳性或不详的转移性乳腺癌（绝经后患者也可使用）。

【用法】 推荐剂量为60mg，一日1次，二线以上治疗200～240mg/d。

【禁忌证】 对本药及制剂中的任何成分过敏、曾患有子宫内膜增生症、严重肝功能异常、妊娠期及哺乳期妇女禁用。

【不良反应】 与他莫昔芬类似。治疗前应做妇科检查明确是否有子宫内膜异常，之后最少每年进行一次妇科检查和子宫内膜超声。肾功能不全者无须调整剂量。

【点评】 托瑞米芬为选择性雌激素受体调节剂，抑制由雌激素诱导的癌细胞DNA的合成和分裂。绝经后患者、皮肤、淋巴结和软组织转移者效果好，而绝经前或年轻患者、骨和内脏转移患者效果差。另外，本药与他莫昔芬有交叉耐药。

3. 氟维司群: Fulvestrant

【剂型规格】 预充注射剂: 0.25g : 5ml。

【适应证】 适用于抗雌激素辅助治疗后或治疗过程中复发、或抗雌激素治疗中进展的绝经后雌激素受体（ER）阳性的局部晚期或转移性乳腺癌。

【用法】 每次500mg（2支），每月1次，每侧臀部1支、持续缓慢肌内注射；首次给药后2周时需再给予500mg剂量。

【禁忌证】 对本药及制剂中的任何成分过敏、严重肝损伤、孕妇、哺乳妇女及儿童禁用。CCr＜30ml/min、有出血倾向、血小板减少症、正接受抗凝药治疗者及运动员慎用。

【不良反应】 注射部位反应（出血、血肿、疼痛等），注射时应尽量避开臀部肌肉外上象限；乏力、恶心和肝酶（ALT、AST、ALP）升高、骨质疏松。

【点评】 氟维司群是竞争性的雌激素受体拮抗药，阻断雌激素的营养作用而本身没有任何部分激动作用。氟维司群联合CDK4/6抑制药可进一步改善ER阳性、HER2阴性乳腺癌患者的生存。

二、芳香化酶抑制药（AI）

绝经后女性雌激素主要源于肾上腺和卵巢分泌的雄激素的转化，芳香化酶是这种转化过程中的限速酶，而AI能有效抑制雄激素向雌激素转化，从而产生抗乳腺癌作用。

1. 来曲唑: Letrozole

【剂型规格】 片剂: 2.5mg/片。

【适应证】 适用于绝经后ER、PR阳性或不明的晚期乳腺癌。绝经后妇女ER阳性的早期乳腺癌的辅助治疗。

【用法】 推荐剂量为2.5mg，口服，一日1次。

【禁忌证】 对本药及制剂中的任何成分过敏；绝经前、哺乳期妇女及孕妇禁用。

【不良反应】 ①常见恶心、头痛、骨痛、潮热、关节痛、体重增加，主要由雌激素生成被阻断而致。②老年和肝肾功能受损（CCr≥12ml/min）的患者无须调整剂量。③本药不得与其他含雌激素的药物合用，以免降低疗效。④长期使用可能引起骨密度降低，故用药期间应严密监测骨密度变化，如有需要，应进行骨质疏松治疗。

【点评】 与抗雌激素药物相比，来曲唑的抗肿瘤作用更强。

2. 阿那曲唑: Anatrozole

【剂型规格】 片剂: 1mg/片。

【适应证】 适用于绝经后妇女ER阳性的乳腺癌姑息或辅助治疗。对ER阴性的患者，若其对他莫昔芬呈现阳性的临床反应，可考虑使用本药。

【用法】 推荐剂量为1mg，口服，一日1次。

【禁忌证】 对本药及制剂中的任何成分过敏、严重肝肾功能损害（CCr＜20.33ml/min）、绝经前、妊娠期及哺乳期妇女禁用。

【不良反应】①常见乏力、潮热、关节痛、疲劳、恶心、骨质疏松、关节痛、血栓栓塞性疾病、阴道出血等。②不可与雌激素类药物合用，以免降低药效。③用药期间应严密监测骨密度变化，如有需要，应进行骨质疏松治疗。

【点评】 阿那曲唑为第三代选择性芳香化酶抑制药，对芳香化酶的抑制作用更强，选择性更高，且对肾上腺皮质激素和醛固酮的合成无影响。

3. 依西美坦：Exemestane

【剂型规格】 片剂：25mg/片。

【适应证】 早期乳腺癌的辅助治疗：绝经后女性ER阳性的早期浸润性乳腺癌，术后应用2～3年他莫昔芬治疗后，更换成依西美坦治疗，完成共5年的辅助内分泌治疗。用于经他莫昔芬治疗后病情进展的绝经后女性晚期乳腺癌，连续服用直至肿瘤进展。

【用法】 推荐剂量：25mg，口服，一日1次，饭后服用。

【禁忌证】 对本药及制剂中的任何成分过敏；绝经前、妊娠期及哺乳期妇女禁用。

【不良反应】 ①常见潮热、关节痛、疲劳、恶心。②不可与雌激素类药物合用，以免出现干扰作用。③若同时服用CYP3A4诱导剂如利福平、苯妥英钠，依西美坦应增至50mg，一日1次。④本药可能会导致骨密度降低，如有需要，用药期间应进行骨质疏松治疗，并严密监测骨密度。⑤肝肾功能不全患者无须调整剂量。

【点评】 依西美坦与体内芳香化酶的结合是不可逆的，属于芳香化酶灭活剂，能显著降低绝经女性血液循环中的雌激素水平，抗肿瘤作用强于抗雌激素药物；还能通过抑制肿瘤细胞内芳香化酶活性抑制肿瘤细胞的生长。

三、孕激素

甲地孕酮：Megestrol Acetate Dispersible

【剂型规格】 片剂：160mg/片。

【适应证】 适用于晚期乳腺癌和晚期子宫内膜癌，对肾癌、前列腺癌和卵巢癌也有一定疗效，并可改善晚期肿瘤患者的食欲和恶病质。

【用法】　推荐剂量为160mg，口服，一日1次；高剂量为160mg，口服，一日2～4次。

【禁忌证】　对本药及制剂中的任何成分过敏、孕妇、伴有严重血栓性静脉炎、血栓栓塞性疾病、严重肝功能损害和因骨转移产生的高钙血症患者禁用。

【不良反应】　①常见体重增加，血栓栓塞罕见。②未控制的糖尿病及高血压患者需小心使用。

【点评】　目前临床更多用于晚期恶性肿瘤恶病质和改善食欲。

四、雄激素

（一）甲睾酮: Methyltestosterone

【剂型规格】　片剂：5mg/片。

【适应证】　适用于原发性或继发性男性性功能低减，绝经后女性晚期乳腺癌的姑息治疗。

【用法】　每次25mg，一日1～4次，口服或舌下含服，如果治疗有反应，2～4周后，用量可减至每次25mg，一日2次。

【禁忌证】　对本药及制剂中的任何成分过敏、前列腺癌患者及妊娠期妇女禁用。

【不良反应】　①长期大剂量服用易致胆汁淤积性肝炎，舌下给药可致口腔炎。②服药者可出现雄激素增多的表现，若症状严重，应停药。③心肝肾功能不全者，前列腺增生，高血压患者慎用。

【点评】　本药舌下含服的疗效较口服高2倍，故以舌下含服为宜，剂量可减半。

（二）抗雄激素

1. 氟他胺: Flutamide

【剂型规格】　片剂：250mg/片。

【适应证】　适用于既往未经治疗或对激素控制疗法无效或失效的晚期前列腺癌患者，可单用或与促黄体素释放激素（LHRH）激动药合用；作为治疗局限性B2-C2（T2b-T4）型前列腺癌的一部分，本药也可缩小肿瘤体积、加强对肿瘤的控制，以及延长无病生存期。

【用法】　推荐剂量：250mg，每8小时1次，与LHRH激动药合用时，应先服用本药3天。本药必须在放疗前8周开始使用，且在放疗期间持续使用。氟他胺的蛋白结合力高，因此药物过量时透析无效。

【禁忌证】　对本药及制剂中的任何成分过敏者。

【不良反应】　单用时常见不良反应为男性乳房发育、乳房触痛，有时伴溢乳；与LHRH激动药合用时，常见的不良反应为潮热、性欲减低、腹泻、恶心、呕吐。

【注意事项】 长期服用本药者应定期检查肝功能和精子计数。

【点评】 氟他胺属于第一代抗雄激素药物，临床用于激素敏感型进展期前列腺癌。

2. 阿比特龙: Abiraterone

【剂型规格】 片剂：250mg/片。

【适应证】 适用于与泼尼松联合治疗转移性去势抵抗性前列腺癌（mCRPC）；新诊断的高危转移性内分泌治疗敏感性前列腺癌（mHSPC），包括未接受过内分泌治疗或接受内分泌治疗最长不超过3个月。

【用法】 推荐剂量为1000mg，一日1次，中度肝功能损伤（Child-Pugh分级B级）者应减量至250mg，一日1次，空腹服用。

【禁忌证】 对本药及制剂中的任何成分过敏者，严重肝功能损害（Child-Pugh分级C级）患者，妊娠或有妊娠可能的妇女。

【不良反应】 常见不良反应有外周水肿、低钾血症、高血压和尿路感染，其他包括心脏毒性、肝毒性、骨折和过敏性肺泡炎。

【注意事项】 ①治疗期间避免合用强CYP3A4诱导剂。②既往使用酮康唑治疗的患者，其缓解率可能较低。

【点评】 阿比特龙是治疗前列腺癌的新型内分泌药物，通过抑制雄激素合成发挥抗肿瘤作用，目前已成为高危或极高危前列腺癌辅助治疗或转移性前列腺癌的优选内分泌药物。

六、黄体生成素释放激素激动药/拮抗药

1. 戈舍瑞林: Goserelin

【剂型规格】 缓释植入剂：3.6mg/支。

【作用特点】 本药是一种LHRH的类似物，通过负反馈作用抑制垂体功能，引起男性血清睾酮和女性血清雌二醇水平的下降，起到药物去势的作用。

【适应证】 适用于可用激素治疗的前列腺癌或绝经前及绝经期女性的乳腺癌，子宫内膜异位症。

【用法】 推荐剂量：3.6mg/次，腹部皮下注射，每28天1次。

【禁忌证】 对本药及制剂中的任何成分或其他LHRH类似物过敏、妊娠期及哺乳期妇女禁用。

【不良反应】 ①男性患者不良反应包括颜面潮红、性欲减退，少有必须中断治疗者，偶见乳房肿胀和触痛、尿道梗阻，给药初期前列腺癌患者可能有骨骼疼痛暂时性加重。女性患者为潮

红、多汗及性欲减退，无须中止治疗，必要时对症处理。②停药后，对垂体的抑制作用可逆。③老年及肝肾功能不全患者无须调整剂量。④在治疗初期，有骨转移的乳腺癌患者很少发展为高钙血症。

【点评】 戈舍瑞林与其他GnRH激动药类似，初次使用时会出现短暂性肿瘤加重现象，对症处理并继续治疗即可。

2. 亮丙瑞林: Leuprorelin

【剂型规格】 预充注射剂: 3.75mg/支。

【适应证】 适用于前列腺癌，ER阳性的绝经前乳腺癌，子宫内膜异位症，子宫肌瘤，中枢性性早熟。

【用法】 推荐剂量: 3.75mg/次，皮下注射，每28天1次。

【禁忌证】 对本药及其任何成分或其他LHRH类似物过敏、妊娠期及哺乳期妇女、性质不明或异常阴道出血者禁用。

【不良反应】 ①常见的有颜面潮红、食欲减退、乏力、注射部位疼痛、恶心、多汗、精神抑郁等。②给药初期前列腺癌患者可能有骨骼疼痛暂时性加重，无须中止治疗，通常继续治疗后消退。③长期用药时，注意监测骨密度变化。

【点评】 亮丙瑞林较戈舍瑞林能更快达到比较稳定的去势状态，注射部位疼痛更轻。

七、生长抑素类似物

醋酸奥曲肽（微球）: Octreotide Acetate Microsphere

【剂型规格】 预充注射剂: 20mg/瓶，30mg/瓶。

【适应证】 适用于胃肠胰神经内分泌肿瘤、伴有类癌综合征的类癌、血管活性肠肽瘤、胰高糖素瘤、胃泌素瘤（卓-艾综合征）、胰岛素瘤（用于术前低血糖的预防和维持）、生长激素释放因子腺瘤、肢端肥大症。

【用法】 推荐剂量为20mg，每4周1次，臀部肌肉深部注射，左、右侧臀肌交替注射。

【禁忌证】 对本药及制剂中的任何成分或辅料过敏者禁用，胰岛素瘤、糖尿病患者，妊娠期及哺乳期妇女慎用。

【不良反应】 腹泻、腹痛、恶心、便秘、腹胀、头痛、胆结石、高血糖和注射部位局部疼痛。长期用药患者须监测甲状腺功能、胆囊超声（每隔6～12个月）。对于维生素B_{12}缺乏病的患者，应监测维生素B_{12}水平。

【注意事项】 开始治疗前应短期（约3天）皮下注射奥曲肽0.1mg，每8小时1次，以评估奥曲肽治疗反应和耐受性。

【点评】 神经内分泌肿瘤应用奥曲肽的疗效多数仅为稳定，缩瘤作用较弱。

第五节　其他抗肿瘤药物

1. 维A酸: Tretinoin

【剂型规格】 胶囊: 20mg/粒。

【作用特点】 本药为细胞诱导分化药, 可抑制白血病细胞的增殖, 诱导白血病细胞分化成熟。

【适应证】 本药是治疗PML/RARα基因阳性急性早幼粒细胞白血病 (APL) 的一线诱导药物和维持治疗药物, 还可用于治疗骨髓增生异常综合征 (MDS)、各种皮肤病。

【用法】 20mg, 口服, 一日2～3次。

【禁忌证】 妊娠期妇女禁用。

【不良反应】 常见唇炎、黏膜干燥、结膜炎、甲沟炎、脱发、高脂血症, 肝损伤等。在诱导分化治疗APL时, 应特别注意其引起的白细胞增多、维A酸综合征、高组胺综合征、治疗相关性颅高压综合征等副作用, 并及时予以处理。

【点评】 APL初始诱导治疗, 使用期间应密切监测临床情况, 警惕分化综合征的出现。

2. 亚砷酸: Arsenious Acid

【剂型规格】 注射剂: 10mg/支。

【作用特点】 本药能够引起NB4人APL细胞的形态学变化、DNA断裂和凋亡, 也可以引起早幼粒细胞白血病/维A酸受体融和蛋白 (PML/RARα) 的损伤和退化。

【适应证】 适用于APL、原发性肝癌晚期的治疗。

【用法】 10mg + 5%葡萄糖注射液500ml, 静脉滴注, 一日1次, 滴注时间＞4小时, 4～6周为1个疗程。

【禁忌证】 禁用于非白血病所致严重肝肾功能损伤者, 妊娠期妇女及长期接触砷或有砷中毒者。

【不良反应】 主要为胃肠道反应、皮肤干燥、红斑或色素沉着、肝功能改变等。最严重的为诱导分化综合征, 应及时处理。

【点评】 APL初始诱导治疗, 使用期间应密切监测临床情况, 警惕分化综合征的出现, 肝损伤、水钠潴留、良性颅内压增高、QT间期延长均需监测。

第六节　辅助治疗药物

（一）止吐药

1. 昂丹司琼：Ondansetron

【剂型规格】　注射剂：4mg/支；片剂：4mg/片。

【适应证】　①细胞毒性药物化疗和放疗引起的恶心呕吐。②预防和治疗手术后的恶心、呕吐。

【用法】　本药可通过静脉、肌内注射给药，剂量和途径视恶心、呕吐严重程度而定。对于高度致吐性化疗药引起的呕吐：化疗前15分钟、化疗后4小时、8小时各静脉注射昂丹司琼8mg，停止化疗后每8～12小时口服昂丹司琼8mg，连用5天。对于致吐性轻中度化疗药引起的呕吐：化疗前15分钟静脉注射昂丹司琼8mg，以后每8～12小时口服昂丹司琼8mg，连用5天。对于放疗引起的呕吐：首剂应于放疗前1～2小时口服片剂8mg，以后每8小时口服8mg，疗程视放疗的疗程而定。为预防手术后恶心呕吐：在麻醉时同时静脉注射4mg。儿童：化疗前静脉注射5mg/m²，12小时后再口服给药；化疗后应持续口服给药，连服5天。老年患者：65岁以上患者的用药疗效及对药物的耐受性与普通成年患者一样，无须调整剂量、用药次数或用药途径。

【禁忌证】　对本药及制剂中的任何成分过敏者、胃肠梗阻者、妊娠期及哺乳期妇女禁用。

【不良反应】　①部分患者可有头痛、腹部不适、便秘、口干、皮疹、过敏反应等，多症状轻微，无须特殊处理。偶见运动失调、胸痛、癫痫发作、心律失常等。②肾功能不全者，无须调整剂量、用药次数和用药途径。③中至重度肝功能不全者，每日剂量不应超过8mg。④腹部手术后不宜使用本药，以免掩盖回肠或胃扩张症状。

【点评】　对于中度致吐方案化疗，可合用地塞米松以提高止吐效果；对于重度致吐方案化疗，可联用地塞米松、阿瑞匹坦以提高止吐效果。

2. 格拉司琼：Granisetron

【剂型规格】　注射剂：3mg/支；片剂：1mg/片。

【适应证】　①细胞毒性药物化疗和放疗引起的恶心、呕吐。②预防和治疗手术后恶心、呕吐。

【用法】　本药仅用于静脉给药，剂量视化疗及放疗所致的恶心、呕吐严重程度而定。通常为3mg，于治疗前30分钟静脉注射，必要时可增加给药1～2次，但每日最高剂量不应超过9mg。

【禁忌证】 对本药及制剂中的任何成分过敏、胃肠梗阻者、妊娠期及哺乳期妇女禁用。

【不良反应】 ①部分患者可有头痛、腹部不适、便秘、口干、皮疹、过敏反应等，多症状轻微，无须特殊处理。偶见运动失调、胸痛、癫痫发作、心律失常等。②肝肾功能不全者，无须调整剂量。

【点评】 对于中重度化疗，可合用地塞米松以提高止吐效果；本药半衰期长，大多数患者只需给药一次，对恶心、呕吐的预防作用便可超过24小时。

3. 阿瑞匹坦: Aprepitant

【剂型规格】 硬胶囊: 80mg/粒，125mg/粒。

【适应证】 适用于中高度致吐性化疗。

【用法】 化疗前1小时口服125mg（第1天），在第2和第3天早餐时80mg，口服，一日1次。必要时可延长至6天。

【禁忌证】 对本药及制剂中的任何成分过敏者。

【不良反应】 常见的有困倦、呃逆、便秘、头痛、食欲缺乏、肝酶升高、恶心、脱发和腹泻，多数轻微。

【点评】 阿瑞匹坦是NK-1受体拮抗药，是高致吐化疗药物的首选止吐药，临床中一般联合糖皮质激素和5-HT3拮抗药使用效果最佳。

（二）细胞保护剂

氨磷汀: Amifostine

【剂型规格】 粉针: 400mg/支。

【适应证】 本药为正常细胞保护剂，主要用于各种癌症的辅助治疗。在对肺癌、卵巢癌、乳腺癌、鼻咽癌、骨肿瘤、消化道肿瘤、血液系统肿瘤等多种肿瘤患者进行化疗前应用本药，可明显减轻化疗药物所产生的肾脏、骨髓、心脏、耳及神经系统的毒性，而不降低化疗药物的药效。放疗前应用本药可显著减少口腔干燥和黏膜炎的发生。

【用法】 ①对于化疗患者，本药起始剂量为按BAS一次500～600mg/m^2，溶于0.9%氯化钠注射液50ml，在化疗前30分钟静脉滴注15分钟。②对于放疗患者，本药起始剂量为按BAS一次200～300mg/m^2，溶于0.9%氯化钠注射液50ml，在放疗前15分钟静脉滴注15分钟。

【禁忌证】 对本药或甘露醇过敏、严重心功能不全、低血压、低钙血症患者禁用。

【不良反应】 ①主要不良反应为低血压，建议患者在输注过程中卧床、定期监测血压，如果血压明显下降或出现相关症状，应立即停止输注；低血压一般发生在输注将近结束时，停药同时维持补液，患者的血压大多会自行恢复。②其他不良反应包括恶心、呕吐、头晕、热感、轻度嗜睡、口中有金属味，治疗前可应用地塞米松5～10mg及5-HT3受体拮抗药；偶有过敏反应及一过性低钙血症。③本药只用在放、化疗前，即刻使用才显示出有效的保护作用。

【点评】 氨磷汀为广谱细胞保护剂，临床前研究显示，氨磷汀几乎可以选择性地保护所有正常组织（除中枢神经系统外），而对肿瘤组织无保护作用，这种选择性保护作用主要因为正常组织可摄取更高浓度的自由巯基。

（三）抑制骨破坏药

1. 帕米膦酸：Pamidronate

【剂型规格】 注射剂：15mg/支。

【适应证】 适用于恶性肿瘤并发的高钙血症和溶骨性癌转移引起的骨痛。

【用法】 ①恶性高钙血症：应严格按照血钙浓度酌情用药。血钙＜30mmol/L，本药用量为15～30mg；血钙30～35mmol/L，本药用量为30～60mg；血钙35～40mmol/L，本药用量为60～90mg；血钙≥40mmol/L，本药用量为90mg。在注射帕米膦酸之前，患者体内必须输入充足的液体。②治疗癌症骨转移性疼痛：临用前稀释于不含钙离子的0.9%氯化钠注射液或5%葡萄糖溶液中，静脉缓慢滴注4小时以上，浓度不得超过15mg/125ml，滴速不得大于15mg/2h。

【禁忌证】 对本药及制剂中的任何成分及双膦酸盐制剂过敏者、妊娠期及哺乳期妇女禁用。

【不良反应】 ①轻度恶心、胸痛、胸闷、头晕、乏力及轻微肝肾功能改变等，偶见发热反应，不良反应通常轻微、短暂。②本药不可用含钙液体稀释。③本药不可与其他双膦酸盐药物同时使用。④使用过程中，应密切监测血清钙、磷等电解质水平。

【点评】 帕米膦酸是第二代双膦酸盐药物。

2. 唑来膦酸：Zoledronic Acid

【剂型规格】 粉剂：4mg/支。

【适应证】 适用于恶性高钙血症、多发性骨髓瘤和实体肿瘤骨转移。

【用法】 ①恶性高钙血症：唑来膦酸最大推荐剂量为4mg，静脉滴注15分钟以上；在注射唑来膦酸之前，患者体内必须输入充足的液体，如果血清钙没有恢复到正常，可考虑重复应用，但两次治疗之间应相隔7天。②多发性骨髓瘤和实体肿瘤骨转移：推荐剂量为4mg，静脉滴注15分钟以上，每3～4周1次，治疗期间可适当补充钙剂及维生素D。

【禁忌证】 对本药及制剂中的任何成分过敏、严重肾功能损害、妊娠期及哺乳期妇女禁用。

【不良反应】 ①主要为发热,偶有流感样症状,如发热、寒战、骨痛、关节痛、肌肉痛,偶有恶心、呕吐等,通常轻微、短暂,多无须处理,症状在多在48小时后即可消失。②极少数本身有下颌骨和牙齿病变的患者在长期应用唑来膦酸后出现下颌骨坏死。③肾功能损害,单剂不超过4mg,输注时间不少于15分钟。

【点评】 唑来膦酸是第三代双膦酸盐药物,尚可用于绝经后妇女骨质疏松。

(四)尿路保护剂

美司钠: Mesna

【剂型规格】 注射剂: 200mg/支。

【适应证】 用于预防环磷酰胺、异环磷酰胺、曲磷胺等药物的泌尿道毒性。

【用法】 本药的常用量为环磷酰胺、异环磷酰胺、曲磷胺剂量的20%。静脉注射或静脉滴注,给药时间为用药后0小时(与细胞毒性药物同时)、4小时、8小时,一日3次。对儿童投药次数应较频繁(如6次)及较短的间隔时段(如3小时)为宜。使用环磷酰胺连续性静脉滴注时,在治疗的0小时时段,一次大剂量静脉注射本药,然后再将本药加入环磷酰胺输注液中同时给药(本药剂量可高达环磷酰胺剂量的100%)。在输注液用完后6~12小时连续使用本药(剂量可高达环磷酰胺剂量的50%)以保护泌尿道。

【禁忌证】 对本药及制剂中的任何成分过敏者禁用。

【不良反应】 ①少见静脉刺激及过敏反应(如皮肤黏膜反应)。本药单一剂量按体重超过600mg/kg时,可出现恶心、呕吐、痉挛性腹痛及腹泻等。②本药的保护作用只限于泌尿系统,所有其他对使用环磷酰胺治疗时所采取的预防及治疗措施均不受本药影响。

【点评】 本药为含有半胱氨酸的化合物,能与重复活化的环磷酰胺或异环磷酰胺的毒性代谢产物相结合,形成非毒性产物通过尿液迅速排出体外,因本药排泄速度较环磷酰胺、异环磷酰胺及其代谢产物快,故应重复用药。

(五)增敏、解毒药

亚叶酸钙: Calcium Folinate

【剂型规格】 针剂: 50mg/支,100mg/支。

【适应证】 ①主要用于叶酸拮抗药(如甲氨蝶呤)的解毒剂。②口服叶酸疗效不佳时的巨幼细胞贫血。③与氟尿嘧啶合用增效，治疗结直肠癌。

【用法】 ①甲氨蝶呤（MTX）的解救疗法：MTX停药后20小时测血药浓度（C_{MTX}），若$C_{MTX} \geqslant 5\mu mol/L$：$C_{MTX} \times$ 体重（kg）静脉滴注，立即；若$1 \leqslant C_{MTX} < 5\mu mol/L$：每次（$C_{MTX} \times 15$）$mg/m^2$，肌内注射，每6小时1次；若$C_{MTX} < 1\mu mol/L$：每次$15mg/m^2$，肌内注射，每6小时1次；此后每12小时测血药浓度，根据浓度调整用药剂量，直至$C_{MTX} < 0.1\mu mol/L$。② 治疗贫血：1mg，肌内注射，一日1次。③与氟尿嘧啶联用治疗结肠直肠癌：20～500mg/m^2 + 0.9%氯化钠注射液或5%葡萄糖注射液100ml，静脉滴注，一日1次，在使用氟尿嘧啶之前2小时给药。

【禁忌证】 不单独用于恶性贫血、维生素B_{12}缺乏引起的巨幼细胞贫血。

【不良反应】 偶见皮疹、荨麻疹或哮喘等过敏反应。

【点评】 亚叶酸是四氢叶酸（叶酸的活性形式）的衍生物，可以增强氟尿嘧啶类药物的疗效和毒性作用，在治疗老年或虚弱结直肠癌患者时应特别注意。

（六）生物反应调节药

胸腺素：Thymosin

【剂型规格】 粉针：1.6mg/支。

【适应证】 适用于恶性肿瘤患者。

【用法】 ①治疗慢性乙型肝炎，推荐剂量是1.6mg，皮下注射，每周2次，疗程6个月，其间不得中断。如与干扰素联用，应参考α干扰素处方资料内的剂量和注意事项；当两药在同一日使用时，一般早上给予本药、晚上给予干扰素。治疗期间监测肝功能，治疗结束后2个月、4个月和6个月检测乙肝五项评估疗效。②作为免疫损害患者的疫苗增强剂，推荐剂量是1.6mg，皮下注射，每周2次，疗程4周，第一针应在疫苗后马上给予。

【禁忌证】 禁用于对胸腺素α1及制剂中的任何成分有过敏史者。接受免疫抑制疗法（如器官移植受者）者禁用，除非治疗带来的获益明显大于风险。

【不良反应】 少见且轻微，主要有注射部位疼痛、红肿，短暂性肌肉萎缩、多关节痛等。

【点评】 目前胸腺素已广泛用于恶性肿瘤患者，以增强患者的免疫功能。

（七）镇痛药

1. 曲马多：Tramadol

【剂型规格】 注射剂：100mg/支；片剂：100mg/片。

【适应证】 适用于中至重度疼痛。

【用法】 可口服、肌内注射、皮下注射、静脉注射，剂量根据疼痛程度调整，一般情况下每日总量400mg，但在治疗癌性疼痛和重度术后疼痛时，可使用更高的日剂量。

【禁忌证】 对本药及制剂中的任何成分过敏，酒精、镇静药、镇痛药或阿片类药物、精神药物急性中毒者禁用。正在接受单胺氧化酶抑制药治疗或在过去14天内已服用过上述药物的患者禁用。本药不能用于经治疗未能充分控制的癫痫患者，不能用于戒毒治疗。

【不良反应】 ①最常见的为恶心和眩晕。②严重肝肾功能不全者不应使用本药。肝肾功能受损者，本药作用持续时间可能延长，应延长给药间隔时间。③对阿片类药物过敏或依赖、有头部损伤、休克、不明原因的神志不清、呼吸中枢及呼吸功能异常、颅内压增高的患者，应用本药应特别小心。④当使用超过推荐日剂量上限（400mg）时，有产生惊厥的危险。

【点评】 本药为WHO镇痛二阶梯药物，长期应用本药可能引起耐药及心身依赖。

2. 氨酚羟考酮片: Oxycodone and Acetaminophen

【剂型规格】 复方制剂：每片含羟考酮5mg、对乙酰氨基酚325mg。

【适应证】 适用于中重度急、慢性疼痛。

【用法】 口服，剂量根据疼痛程度和给药后反应调整，成人常规剂量为每6～12小时服用1片，对于重度疼痛或对阿片类镇痛药产生耐受性的患者，必要时可超过推荐剂量给药。

【禁忌证】 对本药及制剂中的任何成分过敏，在任何禁用阿片样药物的情况下禁用羟考酮，包括患有严重呼吸抑制（在没有监测装置或缺少复苏设备情况下）、急性或严重支气管性哮喘、高碳酸血症，疑似或已知患有麻痹性肠梗阻者，严重肝肾功能损伤、妊娠期及哺乳期妇女禁用。

【不良反应】 ①常见的不良反应为便秘、恶心、呕吐、头晕等；最严重的不良反应为呼吸抑制，衰弱患者更易出现，应注意监测。②严重肝肾功能不全者不应使用本药。肝肾功能损伤者，本药作用持续时间可能延长，应延长给药间隔时间。③对阿片类药物过敏或依赖、有头部损伤、休克、不明原因的神志不清、呼吸中枢及呼吸功能异常、颅内压增高的患者，应用本药应特别小心。④羟考酮可以引起胆总管括约肌的痉挛，胆道疾病包括急性胰腺炎患者使用时应谨慎；羟考酮可以引起血清淀粉酶水平的升高。

【点评】 本药为复方制剂，使用方便、起效快；如果镇痛效果不理想，应及时升级为强阿片类药物。

3. 羟考酮缓释片: Oxycodone Hydrochloride Controlled-Release Tablet

【剂型规格】 片剂: 5mg/片, 10mg/片, 20mg/片, 40mg/片。

【适应证】 适用于缓解持续的中至重度疼痛。

【用法】 口服, 每12小时1次, 用药剂量根据疼痛程度和既往镇痛药用药史、给药后反应调整。除难以控制的不良反应影响外, 应滴定给药至患者疼痛缓解。每次剂量调整的幅度是在上一次用药剂量的基础上增加25%～50%。对所有患者而言, 恰当的给药剂量能12小时控制疼痛, 且患者能很好地耐受。首次服用阿片类药物或用弱阿片类药物不能控制的中重度疼痛患者, 初始用药剂量一般为5mg, 每12小时1次; 已接受口服吗啡治疗的患者, 改用本药的每日用药剂量换算比例: 口服本药10mg相当于口服吗啡20mg。本药必须整片吞服, 不得掰开、咀嚼或研磨后服用。

【禁忌证】 对本药及制剂中的任何成分过敏、缺氧性呼吸抑制、颅脑损伤、疑似或已知患有麻痹性肠梗阻、急腹症、胃排空延迟、慢性阻塞性呼吸道疾病、肺源性心脏病、慢性支气管哮喘、高碳酸血症、中重度肝功能不全、重度肾功能不全（CCr＜10.2ml/min）、慢性便秘、同时服用单胺氧化酶抑制药、停用单胺氧化酶抑制药＜2周、手术前或手术后24小时内、妊娠期及哺乳期妇女禁用。

【不良反应】 ①最常见的为便秘、恶心、呕吐、尿潴留和眩晕; 最严重的不良反应为呼吸抑制, 衰弱患者更易出现, 应注意监测。②对阿片类药物过敏或依赖、有头部损伤、休克、不明原因的神志不清、呼吸中枢及呼吸功能异常、颅内压增高的患者, 应用本药应特别小心。③羟考酮可以引起胆总管括约肌的痉挛, 在给予胆道疾病包括急性胰腺炎患者时应谨慎; 羟考酮可以引起血清淀粉酶水平的升高。

【点评】 本药与非甾体抗炎药合用可增强镇痛效果, 且增加剂量无"天花板"效应, 但需注意当疼痛变化后应及时调整剂量。

4. 吗啡缓释片: Morphine Sulfate Sustained-Release Tablet

【剂型规格】 片剂: 10mg/片, 30mg/片。

【适应证】 适用于重度癌痛患者镇痛。

【用法】 口服, 每12小时1次, 用药剂量根据疼痛程度和既往镇痛药用药史、给药后反应调整。除难以控制的不良反应影响外, 应滴定给药至患者疼痛缓解。每次剂量调整的幅度是在上一次用药剂量的基础上增长25%～50%。对所有患者而言, 恰当的给药剂量是能12小时控制疼痛, 且患者能很好地耐受。首次服用阿片类药物或用弱阿片类药物不能控制其疼痛的重度疼痛患者, 初始剂量一般为10mg或20mg, 每12小时1次。本药必须整片吞服，不得掰开、咀嚼或研磨后服用。

【禁忌证】 已知对吗啡过敏、呼吸抑制、颅内压增高和颅脑损伤、疑似或已知患有麻痹性肠梗阻、急腹症、胃排空延迟、肺源性心脏病失代偿、慢性支气管哮喘、高碳酸血症、重度肝功能障碍、慢性便秘、甲状腺功能减退、肾上腺皮质功能不全、前列腺增生、排尿困难、休克尚未纠正、妊娠期及哺乳期妇女禁用。

【不良反应】 ①最常见的为便秘、恶心、呕吐、尿潴留和眩晕；最严重的不良反应为呼吸抑制，衰弱患者更易出现，应注意监测。②对阿片类药物过敏或依赖、有头部损伤、休克、不明原因的神志不清、呼吸中枢及呼吸功能异常、颅内压增高、癫痫的患者，应用本药应特别小心。③本药连用3～5天即产生耐药性，1周以上可成瘾，但对于中重度癌痛患者，如果治疗适当，少见依赖及成瘾现象。④吗啡能促使胆管括约肌收缩，可以引起血清淀粉酶、脂肪酶水平升高，在给予胆道疾病包括急性胰腺炎患者使用时应谨慎。⑤对血清碱性磷酸酶、谷丙转氨酶、谷草转氨酶、胆红素、乳酸脱氢酶等测定有一定影响，服药期间测定有出现假阳性可能。⑥中毒解救：距口服6小时内应立即洗胃以排出胃中药物。采用人工呼吸、给氧、对症治疗、补充液体促进排泄。静脉注射拮抗药纳洛酮0.005～0.010mg/kg，成人0.4mg；亦可用烯丙吗啡作为拮抗药。

【点评】 本药与非甾体抗炎药合用可增强镇痛效果，且本药用量无极量，但长期应用本药可能引起耐药及心身依赖，若使用本药超过几周而不再需要治疗时应平稳递减剂量，以防止身体依赖的患者出现戒断症状。

5. 芬太尼透皮贴: Fentanyl Transdermal System

【剂型规格】 贴剂: 21μg/片（12μg/h），42μg/片（25μg/h），84μg/片（50μg/h）。

【适应证】 适用于治疗中重度慢性疼痛及只能依靠阿片样镇痛治疗的难消除的疼痛。

【用法】 贴于皮肤平坦、少毛的部位，每72小时更换一次。用药剂量根据疼痛程度和既往镇痛药用药史、给药后反应决定，并应在给药后定期进行剂量评估。建议本药用于阿片耐受患者。未使用过阿片类药物的患者：建议使用低剂量的阿片类药物进行剂量调整直至达到与规格为25μg/h的本药等效，随后转换为规格为25μg/h的本药，如有需要，再进行剂量调整，调整幅度为12μg/h或25μg/h。阿片类药物耐受的患者：从口服或非肠道给阿片类药物转变为使用本药，应遵循以下步骤：先计算前24小时镇痛药用量，再转换为等效的吗啡剂量，据此再折算出本药的剂量，如有需要再进行剂量调整。在首次使用本药至镇痛作用开始起效期间，应逐渐停止先前使用的镇痛药。

【禁忌证】 禁用于已知对芬太尼或对本贴剂中黏附剂过敏的患者，不应用于急性痛和手术后疼痛的治疗，暂禁用于40岁以下非癌性慢性疼痛患者（艾滋病、截瘫患者疼痛治疗不受年龄及疼痛病史的限制）。

【不良反应】 ①常见为便秘、恶心、呕吐、尿潴留；最严重的不良反应为呼吸抑制，衰弱患者更易出现，应注意监测。②应慎用于下列情况：意识损害、昏迷、缓慢性心律失常、颅脑外伤，以及颅内压升高和病因不详的腹痛综合征、甲状腺功能减退、肾上腺皮质功能减退、前列腺癌、呼吸抑制、急性酒精中毒。③随皮温升高，血清芬太尼的浓度随之提高，因此发热患者使用本药时应监测其药物副作用，必要时调整本药剂量，并应避免将本药的贴用部位直接与热源接触。④本药与CYP3A4抑制药如酮康唑、克拉霉素等合用时，可能会使芬太尼血药浓度升高，从而增加或延长芬太尼的疗效和不良反应，因此，不建议本药与CYP3A4抑制药合用。⑤因为血清芬太尼浓度在停止使用本贴剂17（13～22）小时后降低大约50%，所以出现严重不良反应的患者应在停止使用本药后继续观察24小时。⑥中毒解救：包括去除芬太尼贴剂，对患者进行躯体刺激或言语刺激，随之可使用特异性阿片类药物拮抗药如纳洛酮，如条件允许，应建立并维持人工气道，并保持体温、保证液体摄入。⑦部分患者镇痛效果不能维持72小时，不建议短于48小时换贴。

【点评】 本药胃肠道分布浓度低，便秘较其他强效镇痛药少；无肝脏首过效应，生物利用度较高，且代谢产物无活性，较少影响肝功能。

（葛郁平　陈闽江）

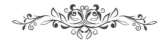

第十章
神经系统疾病用药

第一节 抗癫痫药

癫痫是一组由不同病因所引起，脑部神经元高度同步化，且常具有自限性的异常放电所致，以发作性、短暂性、重复性和刻板性的中枢神经系统功能失常为特征的综合征。神经元异常放电及其扩布是癫痫发作的关键机制，而神经递质或调质异常，以及离子通道功能和脑结构异常是其根本原因。药物治疗是癫痫治疗的主要手段，其治疗目标是完全或最大限度控制癫痫发作，且不良反应最小。抗癫痫药的作用机制多为减少神经元动作电位的异常持续发放或减少兴奋性氨基酸递质或受体活性，具体可分为钠离子通道阻滞剂（如卡马西平、苯妥英钠）、钙离子通道阻滞药（如乙琥胺）、γ-氨基丁酸（GABA）活性增强药（如巴比妥及苯二氮䓬类），以及兴奋性氨基酸（如谷氨酸）抑制药（如托吡酯）。

抗癫痫药简易分类：①一线抗癫痫药，苯巴比妥、苯妥英钠、氯硝西泮、卡马西平、丙戊酸等。②新型抗癫痫药，托吡酯、加巴喷丁、拉莫三嗪、奥卡西平、左乙拉西坦、唑尼沙胺等。③癫痫持续状态用药，地西泮、咪达唑仑、丙戊酸、丙泊酚等。

抗癫痫药治疗原则：①根据发作类型选药，单药治疗，若无效则换用另一种单药，换药期间应有5～7天过渡期。②从小剂量开始，逐渐加量，至症状控制且不良反应最小的最佳剂量。③部分难治性癫痫可合理多药联合，选用协同作用的药物，避免联用相同作用机制或增强不良反应的药物。④单次或极不频繁的发作需权衡利弊后个体化用药。⑤长期规律用药，避免突然停药、减量或自行换药。⑥完全控制发作2～3年，可考虑缓慢停药，不同癫痫综合征用药时间不同。⑦用药过程中需定期监测血常规、肝肾功能，长期随诊患者，合理应用血药浓度监测指导用药。⑧结合病因治疗和手术治疗，去除诱因，综合患者社会及经济情况制订个体化用药方案（对于儿童、妇女等特殊人群需考虑患者特点用药）。

不同癫痫发作类型的药物选择：①部分性发作和部分性继发全身性发作，卡马西平、奥卡西平、拉莫三嗪、左乙拉西坦、丙戊酸钠、加巴喷丁、托吡酯等。②全身强直阵挛发作，丙戊酸钠、卡马西平、拉莫三嗪、左乙拉西坦、苯巴比妥等。③典型失神发作，乙琥胺、丙戊酸钠、拉莫三嗪等。④不典型失神发作，丙戊酸钠、氯硝西泮等。⑤肌阵挛、失张力发作，丙戊酸钠、拉莫三嗪、托吡酯等。⑥婴儿痉挛症，类固醇激素、托吡酯等。

癫痫持续状态的阶梯药物治疗：①第一阶梯，地西泮静脉推注（15mg/kg，＜5mg/min）；咪达唑仑静脉泵入［负荷量2mg/kg，维持量5mg/（kg·h）]。②第二阶梯，丙戊酸钠静脉泵入［负荷量10～25mg/kg，＜200mg/min；维持量1mg/（kg·h）]。③第三阶梯（需要呼吸支持），a.异丙酚静脉泵入［负荷量1mg/kg，每3～5分钟重复1～2mg/kg，最大量10mg/kg；维持量1～10mg/（kg·h）]。b.咪达唑仑静脉泵入［负荷量2mg/kg，维持量1～2mg/（kg·h）]。c.苯巴比妥静脉泵入［负荷量20mg/kg，维持量10mg/（kg·h）]。

注意：地西泮静脉推注一定要注意慢速，否则容易引起呼吸抑制。

1. 卡马西平：Carbamazepine

【剂型规格】　片剂：100mg/片，200mg/片。

【作用特点】　本药为钠离子通道阻滞药，使膜电位稳定性增加，减少神经元的高频持续性发放。

【适应证】　适用于癫痫部分性发作、全身强直阵挛发作、三叉神经痛、某些神经病理性疼痛等。

【用法】　口服：成人100mg，一日2次起始，7～10日后无不良反应加至200mg，一日2次，此后根据疗效调整，最大量2g/d；小儿10～20mg/（kg·d），从小剂量起始，最大量1g/d。

【禁忌证】　房室传导阻滞、血清铁严重异常、骨髓抑制、严重肝功能不全患者禁用。

【不良反应】　过敏反应（皮疹、重症多形性红斑）、头晕、嗜睡、眼震、低钠血症、骨髓抑制、心律失常、骨质疏松等。

【点评】　①抗癫痫谱较窄，可使失神及肌阵挛发作加重。②三叉神经痛的首选用药，亦可用于某些离子通道疾病如运动诱发的肌张力障碍。③引起药物性皮疹最常见的药物之一，严重者危及生命，处方时需要特别提醒患者注意过敏反应，如有发生要及时停药及就医。④血白细胞减少以及肝功能损害出现较多，应用早期及时定期检查非常重要。

2. 奥卡西平：Oxcarbazepine

【剂型规格】　片剂：300mg/片。

【作用特点】　同卡马西平。

【适应证】　适用于成人及5岁以上小儿部分性发作、全身强直阵挛发作。

【用法】　口服：成人300mg，一日1次起始，渐加量至有效剂量，一般900～3000mg/d；小儿30～40mg/（kg·d）。

【禁忌证】　对本药及制剂中的任何成分过敏或房室传导阻滞者禁用。

【不良反应】　基本同卡马西平，但发生率明显减少，低钠血症发生率高于卡马西平。

【点评】　本药为卡马西平的"升级版"，以副作用少为其最大特点，其300mg相当于卡马西平200mg的药效。

3. 丙戊酸钠：Sodium Valproate

【剂型规格】 片剂：200mg/片，500mg/片；针剂：400mg（4ml）/瓶；口服液：12g：300ml。

【作用特点】 可能有多种作用机制，可以增加突触GABA的浓度，加强突触后膜GABA的抑制作用，也可能影响钠离子通道，减少神经元放电。

【适应证】 适用于各种癫痫，尤其是失神发作、全身强直阵挛发作及肌阵挛发作。静脉制剂用于癫痫持续状态。

【用法】 口服：成人200mg，一日2次起始，1周后增至维持量600～1800mg/d；小儿10～15mg/（kg·d）起始加量。静脉输注：成人初始400～800mg（3～5分钟）静脉推注，后以1～2mg/（kg·h）静脉滴注或泵入，根据症状调整剂量。

【禁忌证】 肝炎及严重肝功能不全患者禁用。

【不良反应】 胃肠道不适、肝功能损害、血小板减少、体重增加、多囊卵巢综合征等。

【点评】 ①广谱抗癫痫药，丙戊酸钠可500mg，一日2次，起量快速达到有效治疗剂量，也是癫痫持续状态第二阶梯推荐用药，以及用于神经外科手术癫痫的预防。②本药抑制线粒体功能，对于线粒体脑病伴发的癫痫尽量不要选用。③丙戊酸钠也是情感稳定剂，精神科疾病也会选用。

4. 左乙拉西坦：Levetiracetam

【剂型规格】 片剂：500mg/片。

【作用特点】 具体机制不清，可能与钙离子通道阻滞、GABA活性调节等均相关。

【适应证】 适用于4岁以上儿童及成人部分性癫痫的加用治疗，也可用于全面性发作。

【用法】 口服：成人500mg，一日2次起始，可根据疗效每两周增加1次，最大剂量1500mg，一日2次；儿童10mg/kg，一日2次起始，最大剂量30mg/kg，一日2次。

【禁忌证】 对本药及制剂中的任何成分过敏者禁用。

【不良反应】 嗜睡、头晕、精神心理异常等。

【点评】 左乙拉西坦是副作用较少的广谱抗癫痫药，起效快，初始量即达到有效抗癫痫浓度，系统性疾病合并癫痫或急诊用药时可优先考虑。

5. 托吡酯：Topiramate

【剂型规格】 片剂：25mg/片，100mg/片。

【作用特点】 具有多重抗癫痫机制，包括钙离子通道、钠离子通道阻滞，增强GABA活性及降低谷氨酸活性。

【适应证】 本药为广谱抗癫痫药，用于难治性癫痫（部分性发作及部分性发作继发全身发作）的添加治疗。

【用法】 口服：25mg，一日1次起始，每周增加25～50mg至200～400mg/d，分两次服用。

【禁忌证】 有肾结石或肾结石家族史者慎用。

【不良反应】 头晕、嗜睡、注意力下降、找词困难、认知障碍、体重下降、肾结石等。

【点评】 主要通过肾脏排泄，特别适于肝功能受损的癫痫治疗，但加量和减量均较慢，应用中需要特别关注对认知功能和语言的影响。

6. 拉莫三嗪：Lamotrigine

【剂型规格】 片剂：50mg/片。

【作用特点】 本药为电压门控钠离子通道阻滞药，并可减少谷氨酸释放。

【适应证】 本药为广谱抗癫痫药，加用或单药治疗部分性发作及全面性发作，亦可用于Lennox-Gastaut综合征。不推荐12岁以下患儿单药治疗。

【用法】 口服：单药治疗25mg，一日1次起始，每两周剂量加倍，至50～100mg，一日2次；仅与丙戊酸合用时，剂量应减少；与其他肝酶诱导剂合用，剂量应增加。

【禁忌证】 对本药及制剂中的任何成分过敏者禁用。

【不良反应】 头晕等非特异症状、皮疹等。

【点评】 缓慢加量及减量是其突出特点，突然减量可出现反弹发作，应提高警惕。此外，其与丙戊酸的协同作用在临床上常被应用。

7. 加巴喷丁：Gabapentin

【剂型规格】 胶囊：300mg/粒。

【作用特点】 可能增加GABA合成，并可拮抗谷氨酸受体。

【适应证】 部分性发作及继发全身发作的加用治疗。

【用法】 口服：成人300mg，一日1次起始，每日增加1片，有效剂量300～600mg，一日3次。

【禁忌证】 对本药及制剂中的任何成分过敏、胰腺炎患者禁用，肾功能不全患者慎用。

【不良反应】 嗜睡、头晕、疲劳、共济失调等。

【点评】 加巴喷丁抗癫痫治疗谱较窄，临床更常用于神经病理性疼痛如带状疱疹后神经痛的治疗，以及痛性痉挛、周围神经病异常感觉的对症治疗等。

8. 唑尼沙胺：Zonisamide

【剂型规格】 片剂：100mg/片。

【作用特点】 电压门控钠离子通道阻滞药、钙离子通道阻滞药。

【适应证】 适用于全身强直痉挛发作、部分性发作、精神运动性发作、癫痫持续状态。

【用法】 口服：成人最初每日100～200mg，分1～3次服；1～2周内增至每日200～400mg，分1～3次服；最大剂量为600mg/d。小儿最初每日2～4mg/kg，分1～3次服；在1～2周内增至4～8mg/kg，分1～3次服，最大日剂量为12mg/kg。

【禁忌证】 对本药及制剂中的任何成分过敏、妊娠期妇女禁用。哺乳期妇女慎用。可引起注意力及反射运动能力降低，故司机、操作机器者慎用。

【不良反应】 嗜睡、眩晕、头痛、恶心、食欲缺乏，以及焦虑或急躁。

【点评】 连续用药中不可急剧减量或突然停药。服药过程中应定期检查肝肾功能及血常规。

9. 拉考沙胺：Lacosamide

【剂型规格】 片剂：50mg/片，100mg/片，100mg/片。

【作用特点】 选择性作用于慢失活钠离子通道，延长钠离子通道失活状态时间，减少钠离子内流，降低神经元兴奋性。

【适应证】 适用于4岁及以上癫痫患者部分性发作的联合治疗。

【用法】 口服：成人起始剂量50mg，一日2次，1周后增至100mg，一日2次，根据疗效和耐受性可每周增加100mg，维持剂量100～200mg，一日2次。最高剂量400mg/d。儿童和青少年根据体重、年龄决定剂量。

【禁忌证】 对本药及制剂中的任何成分过敏、高度（二度或三度）房室传导阻滞患者禁用。

【不良反应】 头晕、头痛、恶心和复视等。

【点评】 重度心脏疾病（如心肌梗死或心力衰竭）、老年或联合使用可引起PR间期延长药物（如卡马西平、拉莫三嗪、普瑞巴林等）的患者应慎用。肝肾功能损害者应调整剂量，重度肝功能损害者不建议使用。

10. 吡仑帕奈：Perampanel

【剂型规格】 片剂：2mg/片，4mg/片。

【作用特点】 本药为突触后神经元离子型α-氨基-3-羟基-5-甲基-4-异噁唑丙酸（AMPA）谷氨酸受体的非竞争拮抗药，抗癫痫确切机制尚不明。

【适应证】 适用于成人、12岁及以上儿童癫痫部分性发作患者（伴或不伴继发性全面发作）的添加治疗。

【用法】 口服：一日1次，睡前口服。起始剂量2mg/d，根据耐受性和临床应答间隔至少1周或2周以每次2mg增加剂量，维持剂量4～8mg/d。最高剂量12mg/d。

【禁忌证】 对本药及制剂中的任何成分过敏、遗传性乳糖不耐受、Lapp乳糖酶缺乏症或葡萄糖－半乳糖吸收不良者禁用。

【不良反应】 头晕、嗜睡、鼻炎、咽炎、头痛等。药物过量可导致精神状态改变、激越和攻击行为。

【点评】 应整片吞服，切勿咀嚼、压碎或掰开后服用。65岁及以上的老年人慎用，中重度肾功能损害或重度肝功能损害者不建议使用。

11. 苯妥英钠：Sodium Phenytoin

【剂型规格】 片剂：100mg/片；针剂：100mg/支。

【作用特点】 本药可减少细胞膜钠离子内流而稳定神经细胞膜，限制放电扩散。

【适应证】 适用于全身强直阵挛发作、部分性发作和癫痫持续状态，也可用于治疗三叉神经痛、肌强直等。

【用法】 口服：成人250～300mg/d，分2～3次饭后服用，宜50～100mg，一日2次起始逐渐加量，1～3周内增加到250～300mg/d，最大量单次300mg，每日500mg，发作控制后可改用长效（控制）制剂，一次顿服；小儿按每日5mg/kg给药，最大量250mg/d。静脉注射：100～250mg＋5％葡萄糖注射液20～40ml，6～10分钟推注完（＜50mg/min），必要时30分钟后再给100～150mg，最大量500mg/d。

【禁忌证】 阿－斯综合征、二至三度房室传导阻滞等缓慢性心律失常患者禁用。

【不良反应】 精神行为改变、共济失调、眼球震颤、牙龈肿胀、多毛等。过量中毒表现有共济失调、视物模糊、复视、嗜睡、幻觉等。

【点评】 苯妥英钠是广谱、经济的经典抗癫痫药，伴随新型抗癫痫药物的临床使用，在临床的应用已逐渐减少。血药浓度个体化显著，是造成中毒较常见的抗癫痫药物之一，应警惕中毒症状，及时检测血药浓度。

第二节 帕金森病用药

帕金森病是中脑黑质及纹状体的神经递质多巴胺减少所致的神经系统退行性疾病，病理上属于路易体病的大类（路易体疾病谱中的一种）。其主要临床表现为静止性震颤、肌强直、运动减少和姿势步态异常四联征，还可伴有自主神经异常、性格情绪异常等其他症状。药物治疗是治疗帕金森病的主要方法，及时合理地进行药物治疗可以减轻症状、改善患者生活质量，晚期药物效果不佳者部分可行深部电极植入手术。大部分帕金森病用药均以增强脑内多巴胺功能或调节多巴胺－乙酰胆碱平衡为治疗靶点。一般来说，原发性帕金森病对药物治疗效果好，继发性帕金森综合征、帕金森叠加综合征等则效果欠佳。

帕金森病药物治疗原则：①结合药物、康复、理疗、生活方式调整等的综合治疗。②病情至影响日常生活和工作时才开始症状性治疗用药。③小剂量起始，缓慢加量，剂量滴定，个体化用药。④"细水长流，不求全效"。⑤长期规律服药，不可突然停药，出现副作用时宜缓慢减量或替换其他药物。

帕金森病用药分类：①复方左旋多巴，如左旋多巴/苄丝肼、左旋多巴/卡比多巴缓释片等。②多巴胺受体激动药，如吡贝地尔、普拉克索、罗匹尼罗、罗替高汀透明贴片等。③抗谷氨酸能药物，如金刚烷胺。④抗胆碱能药物，如苯海索。⑤单胺氧化酶抑制药，如雷沙吉兰、司来吉兰。⑥儿茶酚胺－氧位－甲基转移酶抑制药，如恩他卡朋、托卡朋。

1. 左旋多巴苄丝肼 Levodopa and Benserazide

【**剂型规格**】 片剂：250mg/片（左旋多巴200mg＋苄丝肼50mg）。

【**作用特点**】 左旋多巴可通过血脑屏障在脑内转化为多巴胺，补充脑内缺乏的多巴胺而起到缓解症状作用；苄丝肼为外周脱羧酶抑制药，可减少外周多巴胺的副作用，并减少左旋多巴用量。

【**适应证**】 适用于帕金森病及帕金森综合征。

【**用法**】 口服：62.5mg，一日2～3次起始量，根据症状每周逐渐加量半片或1/4片至症状控制及患者可耐受，一般用量2～4片/日。

【**禁忌证**】 精神病、青光眼、严重心律失常、心力衰竭、消化道溃疡等患者禁用。

【**不良反应**】 消化道症状、直立性低血压、心律失常、神经系统不良反应（如异动症、剂末现象、开关现象、幻觉等）。

【**点评**】 ①本药对于大部分帕金森病的症状控制有效，应尽量推迟本药的起用时间及达到极量的时间。②避免与高蛋白食物同服，避免与食物同服，餐前或餐后1小时服用，避免与抗高血压药、非选择性单胺氧化酶抑制药、维生素B_6等同服。③切忌突然停药，避免撤药后恶性综合征。④可用于多巴反应性肌张力障碍等疾病治疗。

2. 左旋多巴卡比多巴：Levodopa and Carbidopa

【剂型规格】 片剂：250mg/片（左旋多巴200mg＋卡比多巴50mg）。

【作用特点】 同左旋多巴/苄丝肼，卡比多巴作用机制同苄丝肼。

【适应证】 同左旋多巴/苄丝肼。

【用法】 口服：125mg，一日2次起用，每3～7日增加半片到1片至症状控制，最大量可至1g/d。

【禁忌证】 同左旋多巴/苄丝肼。

【不良反应】 同左旋多巴/苄丝肼。

【点评】 本药为控释片，4～6小时平稳释放，血药浓度更平稳，不可嚼碎服用。

3. 吡贝地尔：Piribedil

【剂型规格】 片剂：50mg/片。

【作用特点】 本药为非麦角类选择性D_2/D_3多巴胺受体激动药，产生多巴胺能效应。

【适应证】 单药或与左旋多巴联用治疗帕金森病，尤其是震颤明显者；对外周循环障碍有效。

【用法】 口服：50mg，一日1次起始，每周增加1片，有效剂量50mg一日3次。

【禁忌证】 心力衰竭、心肌梗死或血流动力学紊乱患者禁用。

【不良反应】 消化道症状、嗜睡、直立性低血压、精神症状等。

【点评】 本药可有效减少运动并发症的发生，指南推荐年轻患者病程初期应首选。

4. 普拉克索：Pramipexole

【剂型规格】 片剂：0.25mg/片，1mg/片。

【作用特点】 本药为非麦角类选择性D_2/D_3多巴胺受体激动药。

【适应证】 单药或与左旋多巴联用治疗帕金森病。

【用法】 口服：初始0.125mg，一日3次，每周剂量加倍至第3周达0.5mg一日3次维持，可每周再加量，最大剂量4.5mg/d。

【禁忌证】 对本药及制剂中的任何成分过敏者禁用，肾功能减退患者应减量。

【不良反应】 消化道症状、嗜睡等。

【点评】 ①帕金森病早期控制症状或晚期作为左旋多巴疗效减弱后的添加治疗。②临床试验证明本药对不宁腿综合征有效。③如果临床考虑路易体痴呆，不推荐使用此药。

5. 罗匹尼罗缓释片: Ropinirole Sustained-Release Tablet

【剂型规格】 片剂: 2mg/片，4mg/片，8mg/片。

【作用特点】 非麦角类多巴胺受体激动药。

【适应证】 单药或与左旋多巴联用治疗帕金森病。

【用法】 口服，每日相近时间服用1次，成人初始剂量2mg/d，第2周增至4mg/d，若仍不能有效控制症状，每次增加日剂量2mg，间隔1周或更长增量，若增至8mg/d剂量仍不能有效控制症状，每次增加日剂量2～4mg，间隔2周或更长增量，最大剂量24mg/d。如需停药，应以1周的周期逐渐降低日剂量。

【禁忌证】 对本药及制剂中的任何成分过敏者禁用，肾功能减退患者应减量，不推荐肝损伤患者使用。

【不良反应】 恶心、呕吐、便秘、嗜睡、低血压、外周水肿、幻觉、意识模糊、冲动控制障碍等。

【点评】 小剂量开始，逐渐加量；与左旋多巴联用时，应根据运动症状控制效果，调整左旋多巴剂量，避免突然撤药；与抗精神病药物合用易引起帕金森综合征；与利血平、H_2受体拮抗药，以及三环类和四环类抗抑郁药联用会降低疗效。

6. 罗替高汀贴片: Rotigotine Patches

【剂型规格】 贴片: 2mg/24h，4mg/24h，6mg/24h，8mg/24h。

【作用特点】 本药为非麦角类多巴胺受体激动药。

【适应证】 单药或与左旋多巴联用治疗帕金森病。

【用法】 外用，每日1次，每日同一时间使用；2mg，一日1次起始，每周增加2mg/24h直至有效剂量，最大剂量早期8mg/24h，中晚期16mg/24h。

【禁忌证】 对本药及制剂中的任何成分过敏者禁用，接受磁共振成像或心脏复律者应移除贴片（背衬层含铝，以免皮肤灼伤）。

【不良反应】 给药部位反应、恶心、呕吐、便秘、嗜睡、低血压、外周水肿、头晕、幻觉和冲动控制障碍等。

【点评】 同罗匹尼罗。

7. 金刚烷胺: Amantadine

【剂型规格】 片剂: 100mg/片。

【作用特点】 本药可抑制病毒复制及穿入细胞，促进纹状体多巴胺能神经末梢释放多巴胺。

【适应证】 预防和治疗流感，治疗帕金森病及帕金森综合征。

【用法】 口服：治疗帕金森病100mg早饭、午饭后各1次，最大量400mg/d；抗流感病毒200mg，一日1次。

【禁忌证】 癫痫、精神病、肾功能不全、心力衰竭、肢端水肿等禁用。

【不良反应】 精神情绪异常、直立性低血压、尿潴留、踝部水肿、头晕、睡眠障碍等。

【点评】 金刚烷胺对少动、强直、震颤均有改善作用，起效快，经济实惠，但疗效弱于左旋多巴；长期用药效果会减退。部分帕金森患者应用可引起网状青斑。

8. 苯海索: Trihexyphenidyl

【剂型规格】 片剂：2mg/片。

【作用特点】 本药具有中枢性抗胆碱作用。

【适应证】 适用于帕金森病及帕金森综合征、药物性锥体外系症状及痉挛性斜颈等肌张力障碍。

【用法】 口服：1～2mg，一日2次起始，每2～5日增加1～2mg，至10mg/d。

【禁忌证】 青光眼、前列腺增生患者禁用。

【不良反应】 便秘、尿潴留、瞳孔散大、视物模糊等。

【点评】 本药主要用于有震颤的患者，包括其他引起震颤的锥体外系疾病如肝豆状核变性等，无震颤的患者一般不用，尤其老年患者慎用。

9. 司来吉兰: Selegiline

【剂型规格】 片剂：5mg/片。

【作用特点】 本药为选择性抑制单胺氧化酶B，促进多巴胺合成、释放，减少再摄取。

【适应证】 适用于早期帕金森病或与左旋多巴合用治疗运动波动。

【用法】 口服：5mg，一日1次起用，可增加至10mg，一日1次，或5mg，一日2次（早中午服用）。

【禁忌证】 胃溃疡、不稳定高血压、精神病、合用选择性5-羟色胺再摄取抑制药（SSRI）药物等禁用。

【不良反应】 恶心、肝酶升高、意识模糊、运动异常、心动过缓等，合用增加左旋多巴的副作用。

【点评】 本药与维生素E 2000IU合用可作为早期帕金森病的治疗方案，又称DATATOP方案，可延缓多巴胺类药物的应用。避免傍晚或晚上应用，以免引起失眠。

10. 雷沙吉兰: Rasagiline

【剂型规格】 片剂：1mg/片。

【作用特点】 本药为选择性不可逆单胺氧化酶B抑制药。

【适应证】 适用于早期帕金森病或与左旋多巴合用治疗运动

波动。

【用法】 口服：1mg，一日1次。

【禁忌证】 对本药及制剂中的任何成分过敏、重度肝损伤、合用单胺氧化酶抑制药或哌替啶者禁用。

【不良反应】 异动症、恶心、口干、呕吐、幻觉、直立性低血压、肌肉骨骼疼痛、皮疹。

【点评】 避免与氟西汀或氟伏沙明联用，停用氟西汀与开始服用雷沙吉兰至少间隔5周，停用雷沙吉兰与开始服用氟西汀或氟伏沙明至少间隔2周。

11. 恩他卡朋：Entacapone

【剂型规格】 片剂：200mg/片。

【作用特点】 周围性儿茶酚胺－氧位－甲基转移酶抑制药，延长左旋多巴排出时间。

【适应证】 与左旋多巴合用，治疗运动波动及剂末现象等。

【用法】 口服：100 ～ 200mg/次，与左旋多巴同服。

【禁忌证】 肝功能不全、嗜铬细胞瘤、横纹肌溶解等禁用。

【不良反应】 消化道症状、口干、头痛、肝损伤等。

【点评】 本药单用无效。

12. 恩他卡朋双多巴片：Entacapone, Levodopa and Carbidopa Tablet

【剂型规格】 片剂：复方制剂（左旋多巴100mg＋卡比多巴25mg＋恩他卡朋200mg）。

【作用特点】 本药为恩他卡朋、左旋多巴、卡比多巴的复合制剂，降低左旋多巴的降解，提高其血浆水平，进而增加脑组织中左旋多巴的量。

【适应证】 适用于经左旋多巴/多巴脱羧酶抑制药疗法所未能控制出现或者"剂末效应"运动功能波动的成人帕金森病患者。

【用法】 口服，每次1片，根据疗效和耐受性逐渐进行左旋多巴剂量滴定，以达到最佳日剂量。最大日剂量为8片。

【禁忌证】 对本药及制剂中的任何成分过敏、与单胺氧化酶抑制药联用、窄角型青光眼、可疑及诊断不明的皮肤病灶或有黑色素瘤史等禁用。

【不良反应】 异动症、胃肠道症状（恶心、腹泻）、肌肉和结缔组织疼痛、尿色变红等。

【点评】 对于有运动障碍或左旋多巴日剂量超过600mg的患者，不推荐从左旋多巴/多巴脱氨酶抑制药直接转换到本药治疗，建议转至本药治疗前，先加入恩他卡朋联合治疗，并根据需要调整左旋多巴剂量。

第三节 痴呆用药

痴呆是一组以认知功能减退为临床特点的综合征，按照病因学大致分成变性病和非变性病两类，前者包括阿尔茨海默病、路易体痴呆、额颞叶痴呆等，后者包括血管性痴呆、感染性痴呆、代谢中毒性痴呆等。本节主要介绍变性病性痴呆，尤其是阿尔茨海默病（AD）的治疗药物。AD病因不清，缺乏有效药物，目前FDA批准应用的药物主要包括胆碱酯酶抑制药和非竞争性N-甲基-D-天冬氨酸（NMDA）受体拮抗药两类。此外，危险因素的控制、精神症状的治疗、饮食营养支持、积极的护理及康复等均是不可缺少的辅助治疗方法。

1. 多奈哌齐：Donepezil

【剂型规格】 片剂：5mg/片。

【作用特点】 本药为脑内特异性可逆性胆碱酯酶抑制药，提高突触间乙酰胆碱的浓度。

【适应证】 适用于轻至中度AD。

【用法】 口服：5mg，每晚1次起始，根据临床评估1个月后可加至10mg每晚1次。

【禁忌证】 对本药及制剂中的任何成分过敏、癫痫、哮喘、慢性阻塞性肺疾病、乳糖不耐受等禁用。

【不良反应】 消化道反应、失眠、头晕等。

【点评】 ①本药为最早诞生的胆碱酯酶抑制药类痴呆用药，临床应用广泛，但药效的个体化差异明显，临床应用时需要定期评估疗效和不良反应，及时调整剂量或停药。②应用初期偶有烦躁倾向，一般无须停药，可逐渐适应。③剂量增加时消化道反应更加明显。

2. 美金刚：Memantine

【剂型规格】 片剂：10mg/片。

【作用特点】 本药为金刚烷胺衍生物，非竞争性脑内NMDA受体拮抗药，抑制谷氨酸水平增高导致的神经元损伤。

【适应证】 适用于中至重度AD。

【用法】 口服：5mg，一日1次起始，每周增加5mg，至10mg，一日2次维持。

【禁忌证】 癫痫、肾功能不全者禁用。避免与金刚烷胺、氯胺酮等合用。

【不良反应】 头晕、头痛、幻觉等。

【点评】 本药有平行对照双盲的研究证据支持，能够改善重度痴呆患者生活质量并减轻照料人员的负担，且与胆碱酯酶抑制药无相互作用。

3. 卡巴拉汀：Rivastigmine

【剂型规格】 胶囊：3mg/粒，4.5mg/粒。

【作用特点】 本药为脑内特异性胆碱酯酶抑制药，能促进胆碱能神经传递。

【适应证】 适用于轻至中度 AD。

【用法】 口服：1.5mg，一日 2 次起始，若耐受好，可在 2～4 周后加到 3mg，一日 2 次，最大量 6mg，一日 2 次。

【禁忌证】 病态窦房结综合征及严重心律失常、癫痫、哮喘、活动性消化性溃疡、前列腺增生等禁用。

【不良反应】 消化道症状、头晕、头痛等。

【点评】 轻中度 AD 应用本药可延缓认知功能减退、改善精神症状及日常生活能力。

4. 加兰他敏：Galanthamine

【剂型规格】 片剂：4mg/片，8mg/片。

【作用特点】 本药抑制脑内胆碱酯酶，增强胆碱能系统的活性，提高记忆力。

【适应证】 适用于轻中度 AD。

【用法】 口服：4mg，一日 2 次起始，服用 4 周，8～12mg，一日 2 次维持，从小剂量起始加量。

【禁忌证】 对本药及制剂中的任何成分过敏、病态窦房结综合征及严重心律失常、癫痫、哮喘、活动性消化性溃疡、前列腺增生等禁用。

【不良反应】 消化道症状、头晕、头痛等。

【点评】 本药对轻至中度 AD 痴呆认知功能总体有效，用于重度 AD 痴呆仍可获益。

5. 石杉碱甲：Huperzine A

【剂型规格】 片剂：0.05mg/片。

【作用特点】 抑制脑内胆碱酯酶，提高乙酰胆碱浓度，提高记忆力。

【适应证】 适用于良性记忆障碍及痴呆。

【用法】 口服：一般 0.1～0.2mg，一日 2 次，从小剂量起始加量。

【禁忌证】 癫痫、肾功能不全、机械性肠梗阻、心绞痛等禁用。

【不良反应】 过量可有头晕等症状。

【点评】 本药是从植物千层塔中提取的成分，国内研究提示其能够提高记忆障碍及轻至中度痴呆患者的记忆力。

第四节 镇静催眠药

失眠是临床上最常见的症状之一，很多慢性躯体疾病如糖尿病、帕金森病、痴呆等均可以伴有失眠。其主要的发病机制是睡眠结构及进程的紊乱。药物促眠是失眠的主要治疗手段，包括诱导快速入睡、延长总睡眠时间及延长快速眼动睡眠时间等多种机制。镇静催眠药是促眠的主要药物，其他比如抗抑郁药、抗组胺药、抗精神病药、中成药等也被广泛用于促眠。本节重点介绍镇静催眠药。

镇静催眠药分类及特点：①第一代，如巴比妥类、水合氯醛等，抑制脑干上行激活系统，降低皮质兴奋性，长期应用产生耐受性和成瘾性。②第二代，苯二氮䓬类，如咪达唑仑、阿普唑仑、艾司唑仑、地西泮、劳拉西泮、硝西泮等，激活抑制性神经递质GABA受体而产生镇静、抗焦虑作用，但改变睡眠的正常结构，具有潜在成瘾性。③第三代，如唑吡坦、佐匹克隆等，选择性作用于ω1受体，不改变正常睡眠结构，不易产生依赖性，副作用相对少。

镇静催眠药使用原则：①个体化用药，滴定选择最低的有效剂量。②尽量选择短效、快速起效药物，减少蓄积和宿醉作用。③短期按需用药，避免长期应用同一种药物。④避免突然停药，换药或停药时应逐渐减量。⑤根据失眠的不同类型选药，如入睡困难者选用快速诱导睡眠药物（咪达唑仑、佐匹克隆、唑吡坦等）；早醒者选用长效药物（地西泮、氯硝西泮等）；夜间多醒者选用延长慢波睡眠的药物（如艾司唑仑、硝西泮）。⑥可适当合用抗焦虑及抗抑郁药物有效改善症状。⑦注意药物的副作用，避免加重原有疾病，如老年人及肝肾功能异常者应减量或慎用，慢性肺病患者尽量少用苯二氮䓬类药物，等等。⑧强调药物外的综合治疗，如病因治疗、物理治疗、健康教育等。

1. 苯巴比妥 Phenobarbital

【剂型规格】 片剂：30mg/片；针剂：100mg：1ml。

【作用特点】 本药为长效巴比妥类的代表药，可增强氯离子内流，降低神经元兴奋性，阻断脑干上行激活系统；小剂量镇静，中剂量催眠，大剂量抗惊厥。

【适应证】 适用于失眠、焦虑、癫痫、运动障碍、麻醉前给药等。

【用法】 成人口服催眠，30～90mg，每晚1次；镇静，15～30mg，一日2～3次；抗癫痫，30～60mg，一日3次。成人针剂肌内注射镇静催眠每次100mg，抗癫痫每次100～200mg，必要时重复，一般不超过500mg/d。

【禁忌证】 严重肺功能不全、肝肾功能不全、呼吸中枢抑制、哮喘、贫血、卟啉病等禁用。

【不良反应】 乏力、倦怠、肝功能异常、共济失调、呼吸抑制等禁用。

【点评】 切忌突然停药，否则出现戒断症状。本药为肝酶诱导剂，加速多种药物的代谢，需充分考虑合并用药的因素。

2. 水合氯醛: Chloralhydrate

【剂型规格】 溶液: 10% 30ml/瓶。

【作用特点】 本药可抑制脑干上行激活系统，起效快，用药15～30分钟见效。

【适应证】 适用于失眠尤其是入睡困难、焦虑、癫痫等。

【用法】 成人促眠，睡前5～15ml口服或灌肠；小儿50mg/kg，一次最大限量1g。

【禁忌证】 严重肝肾功能不全、严重心功能不全、卟啉病等禁用。

【不良反应】 胃肠道刺激、嗜睡、精神行为异常等。

【点评】 由于其具有强烈的刺激性气味，目前临床一般仅用于术前或检查前镇静促眠，如睡眠脑电图等。

3. 地西泮: Diazepam

【剂型规格】 片剂: 2.5mg/片；针剂: 10mg:2ml。

【作用特点】 本药为长效苯二氮䓬类药物，抑制GABA神经元活动，产生抗焦虑、抗惊厥、镇静催眠、肌松的作用。

【适应证】 适用于焦虑、失眠、惊厥、癫痫持续状态等。

【用法】 口服：成人抗焦虑2.5～10mg，一日2～3次，催眠5～10mg，每晚1次。静脉注射：镇静催眠10mg，静脉注射，每隔3～4小时加用5～10mg，总量40～50mg/d；癫痫持续状态10mg，静脉注射，每隔10～15分钟重复至30mg。

【禁忌证】 婴幼儿、青光眼、重症肌无力等禁用。

【不良反应】 嗜睡、头晕、共济失调等。

【点评】 ①本药广泛应用于镇静催眠及癫痫持续状态的治疗，应特别注意其呼吸抑制的风险，老年人应减量，静脉注射时避免速度过快。②本药肌内注射吸收慢，而且吸收不规则，尽量避免选择。③特定疾病如路易体痴呆患者对本药敏感性增加，需减量使用。④临床首选用于治疗僵人综合征。

4. 氯硝西泮: Clonazepam

【剂型规格】 片剂: 2mg/片。

【作用特点】 本药为长效苯二氮䓬类，抗惊厥作用较强。

【适应证】 适用于失眠、癫痫（失神发作、肌阵挛发作、婴儿痉挛症、Lennox-Gastaut综合征等）。

【用法】 口服：成人抗焦虑0.5mg，一日2次起始，每3

日加量0.5 ～ 1.0mg，直至4 ～ 8mg/d的有效剂量；催眠一般
1 ～ 2mg，每晚1次。

【禁忌证】 肝功能不全、呼吸道疾病、青光眼等禁用。

【不良反应】 嗜睡、头晕、眼震、共济失调、呼吸抑制等。

【点评】 本药临床上还可用于缓解肌张力障碍和治疗某些锥体外系疾病，尤其是合并焦虑情绪障碍者。用量个体差异大，应个体化给药。

5. 劳拉西泮：Lorazepam

【剂型规格】 片剂：0.5mg/ 片。

【作用特点】 本药为长效苯二氮䓬类，抗焦虑作用强。

【适应证】 适用于失眠、焦虑、癫痫持续状态等。

【用法】 口服：成人抗焦虑0.5 ～ 1.0mg，一日3次，催眠2 ～ 4mg，每晚1次。

【禁忌证】 青光眼、重症肌无力、肝肾功能障碍等禁用。

【不良反应】 嗜睡、头晕、共济失调、肝肾功能损害等。

【点评】 劳拉西泮抗焦虑作用强，特别适用于焦虑合并失眠的患者。针剂在国外推荐用于治疗癫痫持续状态。

6. 阿普唑仑：Alprazolam

【剂型规格】 片剂：0.4mg/ 片。

【作用特点】 本药为中效苯二氮䓬类，抗焦虑作用较强。

【适应证】 适用于焦虑、失眠、惊恐发作等。

【用法】 口服：成人催眠0.4 ～ 0.8mg，每晚1次；抗焦虑0.4mg，一日2次起始，逐渐加量，一般0.8 ～ 1.6mg/d。

【禁忌证】 对本药及制剂中的任何成分过敏、青光眼等禁用。

【不良反应】 头晕、嗜睡等。

【点评】 常用于焦虑合并失眠的患者。

7. 艾司唑仑：Estazolam

【剂型规格】 片剂：1mg/ 片。

【作用特点】 本药为中效苯二氮䓬类，有镇静催眠、抗焦虑等作用。

【适应证】 适用于失眠、焦虑等。

【用法】 口服：催眠1 ～ 2mg，每晚1次，镇静1 ～ 2mg，一日3次。

【禁忌证】 重症肌无力、心肺疾病、肝肾功能不全等禁用。

【不良反应】 乏力、嗜睡等。

【点评】 临床主要用于失眠的对症治疗。

8. 咪达唑仑：Midazolam

【剂型规格】 针剂：5mg：5ml。

【作用特点】 本药为短效苯二氮䓬类，具有镇静催眠、抗惊

厥等作用，起效快，持续时间短，无蓄积。

【适应证】 适用于镇静催眠、麻醉辅助用药、癫痫等。

【用法】 成人镇静，静脉推注或肌内注射5～10mg；抗惊厥，5～10mg静脉推注；癫痫持续状态，持续静脉泵入50mg/50ml，2～3ml/h起泵。

【禁忌证】 重症肌无力、呼吸功能不全、颅脑损伤、精神分裂症等禁用。

【不良反应】 嗜睡、呼吸抑制等。

【点评】 由于本药起效快、持续时间短的特性，临床常用于临时镇静、终止癫痫发作或癫痫持续状态的治疗。

9. 佐匹克隆：Zopiclone

【剂型规格】 片剂：75mg/片。

【作用特点】 本药为环吡咯酮类，作用于苯二氮䓬受体亚型，具有镇静催眠和抗焦虑作用。

【适应证】 适用于失眠。

【用法】 口服：75mg，每晚1次，老年人酌减。

【禁忌证】 呼吸功能不全、肌无力等禁用。

【不良反应】 嗜睡、头晕、口苦等。

【点评】 佐匹克隆为新一代催眠药物，起效快，延长睡眠时间，不影响正常睡眠结构，不减少快速眼动睡眠，无宿醉反应，宜优先选择用于一般失眠患者。

10. 唑吡坦：Zolpidem

【剂型规格】 片剂：10mg/片。

【作用特点】 本药为咪唑吡啶类，激动苯二氮䓬受体ω1亚型产生镇静催眠作用。

【适应证】 适用于失眠。

【用法】 口服：5～10mg，每晚1次。

【禁忌证】 肌无力、呼吸功能不全、肝功能不全等禁用。

【不良反应】 嗜睡、恶心、头晕等。

【点评】 本药可显著缩短入睡时间，延长深睡眠时间，改善睡眠质量，一般用于时差所致或暂时失眠以及慢性失眠的短期治疗，不宜长期应用，且应在临睡前服药。

11. 谷维素：Oryzanol

【剂型规格】 片剂：10mg/片。

【作用特点】 主要能调节自主神经功能紊乱。

【适应证】 适用于失眠、自主神经症、更年期综合征等。

【用法】 口服：10～30mg，一日3次。

【禁忌证】 不明确。

【不良反应】 消化道症状、体重增加等。

【点评】 作为失眠伴有自主神经症患者的添加治疗效果

较佳。

12. 乌灵胶囊: Wuling Jiaonang

【剂型规格】 胶囊: 0.33g/粒。

【作用特点】 中成药, 补肾健脑, 安神养心。

【适应证】 适用于失眠。

【用法】 口服: 3粒, 一日3次。

【禁忌证】 不明确。

【不良反应】 不明确。

【点评】 本药为主治失眠的非处方中成药, 用于轻症患者。

第五节　抗抑郁及精神病药

一、抗抑郁药

抑郁症是以心境低落为主要特征的情感障碍疾病，药物治疗是其重要的治疗方法；其发病机制与中枢神经系统去甲肾上腺素（NE）与5-羟色胺（5-HT）递质水平降低有关，因此，大部分抗抑郁药物均作用于突触，减少递质的降解或再摄取，从而提高浓度，达到治疗的目的。抗抑郁药应用的基本原则包括足量、足疗程治疗，缓慢加量和减量，避免突然停药，尽量单药治疗，个体化用药，尽量以产生最小副作用的剂量达到症状的缓解。

抗抑郁药分类及特点：①单胺氧化酶抑制药，减少单胺递质的降解，如苯乙肼、异丙肼，副作用大，目前临床较少用。②三环类抗抑郁药，抑制递质的再摄取，如阿米替林、多塞平、氯米帕明等，全身副作用相对较大，目前应用已减少。③四环类抗抑郁药，如马普替林，选择性抑制NE再摄取。④选择性5-HT再摄取抑制药（SSRI），选择性抑制突触前膜的5-HT再摄取，提高突触间隙5-HT浓度，代表药物有"五朵金花"：氟西汀、帕罗西汀、西酞普兰、氟伏沙明、舍曲林；由于其高度选择性，使得抗胆碱能和心血管副作用明显减少，安全剂量范围明显增加。此外，这类药物服用简单，无须逐渐加量及监测血药浓度，一般2～4周起效，成为目前最常用的药物。⑤双通道再摄取抑制药（SNRI），选择性抑制5-HT和NE或多巴胺（DA）的再摄取，如文拉法辛。⑥去甲肾上腺素能和特异性5-HT受体拮抗药（NASSA），如米氮平。

1. 阿米替林：Amitriptyline

【剂型规格】　片剂：25mg/片。

【作用特点】　本药为经典三环类代表药，抑制5-HT和NE再摄取，产生抗抑郁和较强的镇静、抗胆碱作用。

【适应证】　适用于各种抑郁症。

【用法】　口服：25mg，一日2次起始，逐渐加量至50～100mg，一日3次，长期维持量50～150mg/d。

【禁忌证】　严重心脏病、癫痫、青光眼、前列腺增生、甲状腺功能亢进等禁用。

【不良反应】　口干、便秘、排尿困难、视物模糊等抗胆碱能反应。

【点评】　本药还推荐用于偏头痛、神经病理性疼痛等的预防和治疗。

2. 氯米帕明：Clomipramine

【剂型规格】 片剂：25mg/片。

【作用特点】 同阿米替林，但耐受性更好，抗抑郁作用更强，具有镇静作用。

【适应证】 适用于各种抑郁症及强迫症。

【用法】 口服：25mg，一日3次起始，1～2周内逐渐加至150～250mg/d，维持量50～100mg/d。

【禁忌证】 同阿米替林。

【不良反应】 同阿米替林。

【点评】 本药可用于夜间促眠，还可用于发作性睡病伴猝倒的治疗。

3. 氟西汀：Fluoxetine

【剂型规格】 片剂：20mg/片。

【作用特点】 本药为SSRI"五朵金花"之一，半衰期为24～72小时。

【适应证】 适用于各种类型的抑郁症及强迫症、贪食症、食欲减退症。

【用法】 口服：20mg，一日1次，最大量80mg/d。

【禁忌证】 避免与单胺氧化酶抑制药合用，有癫痫病史者慎用，肝肾功能不全者需减量。

【不良反应】 消化道症状、神经质、失眠、性功能障碍等。

【点评】 半衰期最长，适用于维持治疗及预防复发，但副作用相对较大。

4. 帕罗西汀：Paroxetine

【剂型规格】 片剂：20mg/片。

【作用特点】 本药为SSRI"五朵金花"之一，半衰期为24小时。

【适应证】 适用于抑郁症、强迫症、惊恐障碍、社交焦虑障碍等。

【用法】 口服：20mg，一日1次，最大量40mg/d。

【禁忌证】 基本同氟西汀。

【不良反应】 基本同氟西汀。

【点评】 本药具有较强镇静和抗焦虑作用，适用于伴随焦虑和失眠的患者，可用于各种主要的焦虑障碍。

5. 氟伏沙明：Fluvoxamine

【剂型规格】 片剂：50mg/片。

【作用特点】 本药为SSRI"五朵金花"之一，半衰期为15小时。

【适应证】 适用于抑郁症、强迫症。

【用法】 口服：50mg，每晚1次，有效剂量150～300mg/d。

【禁忌证】 基本同氟西汀。

【不良反应】 基本同氟西汀。

【点评】 本药长期应用会产生依赖性。

6. 舍曲林: Sertraline

【剂型规格】 片剂: 50mg/片。

【作用特点】 本药为SSRI"五朵金花"之一，半衰期为25小时。

【适应证】 适用于抑郁症，包括伴随焦虑、躁狂史者，强迫症。

【用法】 口服: 50mg，一日1次，最大量200mg/d。

【禁忌证】 基本同氟西汀。

【不良反应】 基本同氟西汀。

【点评】 本药具有对多种焦虑障碍有效，且改善抑郁症认知功能，不降低警觉性操作等特点。

7. 西酞普兰: Citalopram

【剂型规格】 片剂: 20mg/片。

【作用特点】 本药为SSRI"五朵金花"之一，半衰期为33小时。

【适应证】 适用于抑郁症。

【用法】 口服: 20mg，一日1次，最大量60mg/d。

【禁忌证】 基本同氟西汀。

【不良反应】 基本同氟西汀。

【点评】 本药选择性最高，副作用最小，适合老年人使用，但治疗谱也最窄。

8. 艾司西酞普兰: Escitalopram

【剂型规格】 片剂: 5mg/片。

【作用特点】 本药能与5-HT受体蛋白的异构体结合，双位点同时阻断5-HT再摄取。

【适应证】 适用于抑郁症、惊恐障碍。

【用法】 口服: 10mg，一日1次，最大量20mg/d。

【禁忌证】 基本同氟西汀。

【不良反应】 基本同氟西汀。

【点评】 药效是西酞普兰的100倍，且起效更快，适用于重度抑郁症。

9. 氟哌噻吨美利曲辛: Flupentixol and Melitracen

【剂型规格】 复方片剂: 每片含0.5mg氟哌噻吨和10mg美利曲辛。

【作用特点】 氟哌噻吨小剂量作用于突触前膜多巴胺自身调节受体，促进DA合成和释放，大剂量时拮抗突触后膜DA受体，拮抗DA能活性；美利曲辛抑制突触前膜对5-HT和DA的再摄取。二者合用具有抗抑郁、抗焦虑的作用，且副作用相互拮抗。

【适应证】 适用于焦虑症、抑郁症、自主神经症、慢性头痛如偏头痛。

【用法】 口服：2片，一日1次，维持量1片，一日1次。

【禁忌证】 严重心脏病、青光眼、过度兴奋等禁用。

【不良反应】 口干等抗胆碱能作用。

【点评】 本药治疗谱广且副作用小，但作用强度相对弱，长期应用依赖较多，可能产生锥体外系副作用，尽量避免长期用药。

10. 文拉法辛：Venlafaxine

【剂型规格】 缓释胶囊：75mg/粒。

【作用特点】 本药为5-HT和NE双重再摄取抑制药。

【适应证】 适用于各种抑郁症及广泛性焦虑症。

【用法】 口服：75mg，一日1次，2周后可增加至150mg，一日1次。

【禁忌证】 避免与单胺氧化酶抑制药合用，癫痫、躁狂病史慎用，肝肾功能不全者需减量。

【不良反应】 恶心、嗜睡、头晕等。

【点评】 ①抗抑郁作用强，且副作用相对小，适用于老年抑郁症及难治性抑郁症。②还可用于神经病理性疼痛、偏头痛等的治疗，对于合并疼痛的抑郁症患者宜优先选择。

11. 曲唑酮：Trazodone

【剂型规格】 片剂：50mg/片。

【作用特点】 本药为5-HT再摄取抑制药，并能阻断α肾上腺素能受体，具有较强镇静作用。

【适应证】 适用于抑郁症及伴有抑郁症状的焦虑症、失眠等。

【用法】 口服：50～100mg，每晚1次，每3～4日增加50mg，最大量400mg/d，分次服用。

【禁忌证】 严重心脏病、意识障碍、癫痫等禁用。

【不良反应】 嗜睡、头晕、直立性低血压等。

【点评】 本药多用于焦虑抑郁伴有的睡眠障碍，睡前服用可减少其嗜睡的副作用，也可以减少直立性低血压。

12. 米氮平：Mirtazapine

【剂型规格】 片剂：30mg/片。

【作用特点】 本药为NE和5-HT能受体拮抗药，同时具备抗组胺H_1受体作用。

【适应证】 适用于各种抑郁症、失眠等。

【用法】 口服：15mg，每晚1次起始，一般15～60mg，每晚1次。

【禁忌证】 避免与单胺氧化酶抑制药合用，严重肝肾功能不全、骨髓抑制等禁用。

【不良反应】 嗜睡、头晕、体重增加等。

【点评】 本药为副作用较小的抗抑郁药，其抗组胺副作用所致的镇静催眠和体重增加被用于治疗失眠及体重过低；此外，一定注意初期应用小剂量开始，减少嗜睡和头晕等副作用导致的停药，必要时可以10mg起用。

13. 度洛西汀: Duloxetine

【剂型规格】 胶囊: 60mg/粒，30mg/粒。

【作用特点】 本药为5-HT和NE双重再摄取抑制药。

【适应证】 适用于严重抑郁症、广泛性焦虑症、应激性尿失禁等。

【用法】 口服: 60mg，一日1次，或30mg，一日2次。

【禁忌证】 避免与单胺氧化酶抑制药合用，严重肝肾功能不全、青光眼等者禁用。

【不良反应】 消化道症状、嗜睡、尿急等。

【点评】 本药是治疗难治性抑郁症较好的药物。

二、抗精神病药

抗精神病药是指抑制精神活动，治疗和控制精神分裂症及器质性疾病所致精神症状的药物，通常具备较强的镇静作用，缓解幻觉妄想、激越、攻击等阳性症状，还可预防复发。

抗精神病药分类：①吩噻嗪类，最早合成，目前仍广泛应用，如氯丙嗪、异丙嗪、奋乃静等。②硫杂蒽类，如氯哌噻吨、氯普噻吨等。③丁酰苯类，如氟哌啶醇、氟哌利多等。④苯甲酰胺类，如甲氧氯普胺、舒必利等。⑤生物碱类，疗效弱，副作用多，已基本不用，如利舍平。⑥非典型抗精神病药，药效强，锥体外系副作用明显减少，如氯氮平、奥氮平、利培酮、喹硫平等。

抗精神病药使用原则：①小剂量起用，缓慢加量，选择最低有效剂量。②维持量长时间应用，预防复发。③急性期可应用静脉制剂快速控制症状。④尽量单一药物足量足疗程治疗，避免频繁换药、停药。⑤适当合并用药，密切监测副作用，长期随诊。

1. 氯丙嗪: Chlorpromazine

【剂型规格】 针剂: 25mg: 2ml; 片剂: 25mg/片。

【作用特点】 本药可阻断DA、5-HT、M型胆碱能及α肾上腺素受体，产生控制阳性症状、镇静、止吐、降温等作用。

【适应证】 适用于精神分裂症、躁狂症、人工冬眠、止吐等。

【用法】 抗精神病：口服25～50mg，一日2～3次，每隔2～3日加量，最大量600mg/d；肌内注射25～50mg，一日2次。止吐：12.5～25mg，一日2～3次。

【禁忌证】 帕金森综合征、基底节病变、癫痫、青光眼、骨髓移植、肝功能不全及意识障碍等禁用。

【不良反应】 直立性低血压、锥体外系作用、口干、粒细胞减少、黄疸等。

【点评】 ①本药可用于临时控制器质性疾病的精神症状及谵妄状态等。②静脉推注治疗易导致心血管副作用，尽量避免。③长期使用可导致迟发性运动障碍。④氯丙嗪50mg＋异丙嗪50mg＋哌替啶100mg＋5%葡萄糖注射液250ml静脉滴注用于人工冬眠。

2. 氟哌啶醇：Haloperidol

【剂型规格】 针剂：5mg∶1ml；片剂：2mg/片。

【作用特点】 本药可阻断DA受体，较氯丙嗪强20～40倍，镇静及自主神经作用弱，不影响体温及血压。

【适应证】 适用于精神分裂症、躁狂症、攻击行为、抽动秽语综合征等。

【用法】 口服2～4mg，一日2～3次，渐加量至20～40mg/d；肌内注射5～10mg，一日2～3次。治疗抽动秽语综合征，1～2mg口服，一日2次～3次。

【禁忌证】 帕金森综合征、基底节病变、骨髓移植、青光眼、重症肌无力、意识障碍等禁用。

【不良反应】 锥体外系作用、消化道症状、口干等。

【点评】 本药能快速并有效地控制躁动、攻击行为、幻觉妄想等阳性症状，特别适用于急性期治疗，也可用于慢性精神分裂症及吩噻嗪类治疗失败的患者。需要密切注意其引起的迟发性运动障碍。

3. 利培酮：Risperidone

【剂型规格】 片剂：1mg/片；口服液：30mg∶30ml。

【作用特点】 本药为拮抗多巴胺D_2受体及5-HT_2受体，能有效控制阴性症状且锥体外系副作用明显减轻。

【适应证】 适用于精神分裂症的阳性（幻觉、妄想、攻击等）和阴性（淡漠、迟钝等）症状及情感症状（焦虑、抑郁等）。

【用法】 0.5～1.0mg，一日2次起始，每周加量达到4～6mg/d，老年人酌减。

【禁忌证】 帕金森综合征、严重心血管疾病、癫痫等禁用。

【不良反应】 内分泌作用（与催乳素增高相关）、头晕、乏力、锥体外系作用等。

【点评】 本药为新型抗精神病药，副作用小，口服液可混入食物及饮料，特别适用于不配合治疗的患者，但需要密切注意其对认知功能的影响。

4. 奥氮平：Olanzapine

【剂型规格】 片剂：5mg/片。

【作用特点】 本药能拮抗DA、5-HT和胆碱能受体。

【适应证】 适用于精神分裂症的阳性、阴性及情感症状，急性期和维持治疗；器质性精神障碍。

【用法】 口服：常5mg，每晚1次起始，逐渐增量至10～15mg/d，老年人减半。

【禁忌证】 青光眼、严重心血管病、癫痫、前列腺增生、严重肝肾功能受损等禁用。

【不良反应】 头晕、嗜睡、体重增加等。

【点评】 ①本药可有效控制器质性脑病合并的精神症状及谵妄状态等，1.25～2.50mg，每晚1次，起用即有显著疗效。②痴呆的患者需慎用此药。FDA已明确提示此药会增加阿尔茨海默病患者的死亡率！③老年人应用时直立性低血压的副作用更突出，应注意。

5. 喹硫平：Quetiapine

【剂型规格】 片剂：25mg/片、100mg/片、200mg/片、300mg/片。

【作用特点】 本药能与5-HT、DA、组胺、肾上腺素能等多种受体结合，起拮抗作用。

【适应证】 适用于精神分裂症。

【用法】 口服：25mg，一日2次起用，逐渐增量至150～750mg/d。

【禁忌证】 严重心血管病、癫痫等禁用。

【不良反应】 头晕、消化道症状、直立性低血压等。

【点评】 ①本药控制阴性症状效果较好，且小剂量（25～50mg，每晚1次）可用于治疗焦虑、兴奋所致失眠。②可用于神经系统变性疾病合并精神障碍。

第六节　脑血管病用药

脑血管病是神经系统最常见的疾病之一，包括出血性脑血管病、缺血性脑血管病、静脉窦血栓形成等。出血性脑血管病如脑出血、蛛网膜下腔出血等治疗，以对症支持、控制血压、脱水降颅压等为主，一般情况脑出血不建议止血治疗，除某些特殊情况如出凝血异常所致的脑出血等；而蛛网膜下腔出血可在72小时内应用抗纤溶止血药物，如氨基己酸、氨甲苯酸等，其具体用法详见血液系统药物相应章节。对于非心源性栓塞急性缺血性脑卒中或短暂性脑缺血发作（TIA）患者，应给予抗血小板药物（如阿司匹林、氯吡格雷等）和他汀类药物（如辛伐他汀、阿托伐他汀、瑞舒伐他汀等）治疗，这也是二级预防的药物。不推荐常规应用双重抗血小板药物。对于符合急性缺血性脑卒中溶栓适应证的患者，需要根据指南进行溶栓治疗，常用的有重组组织型纤溶酶原激活药（r-tPA）和尿激酶。心房颤动脑栓塞患者的二级预防以及静脉窦血栓形成应予以抗凝治疗，包括肝素、低分子肝素、华法林等。由于上述药物在缺血性心血管病中应用广泛，且用法基本相同，本节不再详述，仅特别强调某些药物在脑卒中治疗中的特殊要求或剂量，详见心血管系统疾病用药相应章节。此外，一些近年来新开发的抗血小板或抗凝药物（如阿加曲班、利伐沙班、磺达肝癸等）已应用于临床，详见第二章。

1.　**重组组织型纤溶酶原激活药**: Recombinant Tissue Plasminogen Activator

【剂型规格】　粉针剂: 20mg/支，50mg/支，配注射用水。

【作用特点】　本药可激活纤溶酶原，溶解血栓。

【适应证】　适用于急性心肌梗死、肺栓塞、脑梗死的溶栓治疗。

【用法】　0.9mg/kg，最大90mg；10％在1～2分钟内推注，剩余90％在1小时内静脉滴注或泵入。

【禁忌证】　出血倾向、活动性出血、10天内大手术或创伤、严重肝功能不全、难以控制的高血压等禁用。

【不良反应】　皮下或脏器出血。

【点评】　①本药为急性脑梗死溶栓治疗的推荐用药，静脉溶栓适应证: 年龄18～80岁；发病4～5小时之内；神经系统症状体征持续存在超过1小时，且NIHSS评分7～22分；头颅CT除外脑出血或大面积脑梗死；知情同意。②溶栓后24小时内应密切监测神经系统症状和体征、生命体征，24小时后复查头颅CT若无出血可应用抗血小板治疗。

2. 尿激酶: Urokinase

【剂型规格】 粉针剂: 10万U/支, 25万U/支, 50万U/支。

【作用特点】 本药可激活纤溶酶原, 溶解血栓。

【适应证】 适用于急性脑梗死、颅内静脉窦血栓及其他器官血栓性疾病的溶栓治疗。

【用法】 急性脑梗死静脉溶栓: 100万～150万U溶于0.9%氯化钠注射液, 10%在1～2分钟内推注, 剩余90%在1小时内静脉滴注或泵入。

【禁忌证】 出血倾向、活动性出血、肝肾功能障碍、严重高血压、细菌性心内膜炎、糖尿病眼底病变等禁用。

【不良反应】 出血、消化道症状等。

【点评】 本药适于起病6小时以内的脑梗死溶栓治疗。

3. 阿司匹林: Aspirin

【剂型规格】 片剂: 100mg/片。

【作用特点】 本药可抑制环氧化酶活性, 抑制血小板聚集。

【适应证】 适用于缺血性脑血管疾病、心血管疾病的治疗和预防。

【用法】 口服: 急性脑梗死治疗200mg或300mg, 一日1次, 二级预防100mg, 一日1次。

【禁忌证】 血小板减少、消化性溃疡、出血倾向、阿司匹林哮喘等禁用。

【不良反应】 消化道症状、过敏、牙龈出血等。

【点评】 对于脑梗死患者二级预防及急性期治疗, 本药是不可替代的, 具有充分的循证医学证据, 无禁忌证者均应尽早并长期规律使用 (特殊情况如心房颤动、脑栓塞、脑梗死合并严重出血转化、溶栓治疗者等除外)。

4. 氯吡格雷: Clopidogrel

【剂型规格】 片剂: 75mg/片。

【作用特点】 结合腺苷二磷酸 (ADP) 受体, 抑制血小板ADP介导的血小板聚集。

【适应证】 适用于脑梗死、心肌梗死及外周动脉血栓疾病的治疗和预防。

【用法】 口服: 75mg, 一日1次。

【禁忌证】 出血倾向、肝功能不全等禁用。

【不良反应】 消化道症状、出血、过敏等。

【点评】 本药作用强于阿司匹林, 尤其适于卒中复发中高危患者 (Essen评分≥3分) 的二级预防治疗; 急性期除阿司匹林禁忌的患者一般不推荐应用。

第七节 改善脑循环及头晕头痛用药

大部分改善脑微循环及头晕的对症治疗药物作用机制如下：调节血管舒缩功能、增加脑血流量、改善脑代谢功能、抗血小板聚集、清除自由基、保护神经元及活血化瘀等。此类药物可作为辅助治疗药物应用于急慢性脑血管病、代谢性脑病等。此外，本节还介绍可作用于前庭对症治疗周围性眩晕的药物，以及原发性偏头痛的治疗与预防药物。

原发性偏头痛治疗药物：①急性发作期，麦角胺制剂、NSAIDs、曲普坦类、阿片类镇痛药、镇静药和止吐药。②慢性期预防发作，β受体阻滞药（如普萘洛尔）、抗抑郁药（如阿米替林、文拉法辛）、钙离子通道阻滞药（如氟桂利嗪）、抗癫痫药（如丙戊酸钠、托吡酯、加巴喷丁）、肉毒毒素A、镁剂、一些植物药等。

1. 丁苯酞 Butylphthalide

【剂型规格】 软胶囊：100mg/粒。

【作用特点】 本药可阻断缺血性脑卒中多个脑损伤机制，缩小梗死面积，改善神经功能。

【适应证】 适用于缺血性脑卒中。

【用法】 口服：200mg，一日3次。

【禁忌证】 过敏、出血倾向等禁用。

【不良反应】 肝损伤、消化道症状等。

【点评】 本药用于急性缺血性脑卒中治疗可改善神经功能，具有一定的循证证据。

2. 胞磷胆碱 Citicoline

【剂型规格】 胶囊：100mg/粒；针剂：250mg：2ml。

【作用特点】 本药为核苷衍生物，可促进脑代谢和功能恢复，具有促醒功能。

【适应证】 适用于脑外伤、颅脑手术或脑血管意外所致的意识障碍及神经系统症状。

【用法】 200mg，口服，一日3次；500mg＋5%葡萄糖注射液250ml，静脉注射，一日1次。

【禁忌证】 颅内出血者禁用。

【不良反应】 恶心、呕吐等。

【点评】 本药临床多用于重症意识障碍患者的促醒治疗，以及改善缺血性卒中神经功能。

3. 二氢麦角碱 Ergoloid

【剂型规格】 片剂：25mg/片。

【作用特点】 本药可阻断α受体，缓解血管痉挛，增加脑血流量；作用于DA和5-HT受体，改善神经递质传递。

【适应证】 适用于急慢性脑血管病辅助治疗，以及老年性脑循环障碍、头晕等。

【用法】 口服：25mg，一日2次。

【禁忌证】 低血压、精神病、严重心脏病、肾功能不全等禁用。

【不良反应】 消化道症状、直立性低血压等。

【点评】 本药是治疗老年人头晕较常用的药物，注意避免合用抗高血压药和吩噻嗪类药物。

4. 依达拉奉：Edaravone

【剂型规格】 针剂：10mg：5ml。

【作用特点】 本药可清除自由基，抑制细胞膜过氧化，减少神经细胞坏死。

【适应证】 适用于急性脑梗死。

【用法】 30mg＋0.9%氯化钠注射液100ml，静脉注射，一日2次。

【禁忌证】 严重肝肾功能不全、高龄患者禁用。

【不良反应】 肝肾功能受损。

【点评】 本药用于急性脑梗死的添加治疗，疗程1～2周。

5. 茴拉西坦：Aniracetam

【剂型规格】 片剂：100mg/片。

【作用特点】 本药可对抗缺氧引起的记忆减退。

【适应证】 适用于老年人和脑血管病后记忆减退、头晕等。

【用法】 口服：200mg，一日3次。

【禁忌证】 严重肝肾功能障碍禁用。

【不良反应】 口干、嗜睡等。

【点评】 本药副作用少，可作为老年人改善脑功能用药。

6. 尼莫地平：Nimodipine

【剂型规格】 片剂：30mg/片；注射剂：10mg：50ml。

【作用特点】 本药为二氢吡啶类钙离子通道阻滞药，可抗血管收缩和痉挛，尤其对脑血管作用突出。

【适应证】 适用于缺血型脑血管病、蛛网膜下腔出血等。

【用法】 口服：30～60mg，一日3～4次，持续静脉泵入注射液2～8ml/h。

【禁忌证】 严重低血压、脑水肿及颅高压等禁用。

【不良反应】 头晕、血压下降等。

【点评】 ①本药是蛛网膜下腔出血急性期预防血管痉挛的首选药物，多采用持续静脉泵入的方式给药，根据血压水平及患者症状调整剂量，根据出血吸收情况2～3周后可换成口服。②可用于血管内介入治疗前后预防血管痉挛。

7. 前列地尔: Alprostadil

【剂型规格】 针剂: 10μg: 2ml。

【作用特点】 本药可靶向性抑制血小板聚集、扩张血管。

【适应证】 适用于慢性动脉闭塞性疾病、心脑血管微循环障碍。

【用法】 5～10μg, 静脉注射, 一日1次。

【禁忌证】 严重心功能不全、青光眼、胃溃疡、间质性肺炎等禁用。

【不良反应】 注射部位发红、血压下降等。

【点评】 本药可用于缺血型脑血管病急性期辅助治疗, 还可有效缓解前庭性眩晕症。

8. 银杏叶提取物: Extract of Ginkgo Biloba Leaves

【剂型规格】 针剂: 17.5mg: 5ml; 片剂: 40mg/片。

【作用特点】 本药可扩张冠状动脉和脑血管, 增加血流量, 改善微循环。

【适应证】 适用于心、脑、眼、耳、周围血管的循环障碍性疾病, 如脑梗死、耳鸣、眩晕、突发性聋等。

【用法】 70mg＋0.9%氯化钠注射液, 250ml, 静脉滴注, 一日1次, 40mg, 口服, 一日3次。

【禁忌证】 对本药及制剂中的任何成分过敏者禁用。

【不良反应】 消化道不适等。

【点评】 本药可用于缺血性脑血管病急慢性期的辅助治疗。

9. 艾地苯醌: Idebenone

【剂型规格】 片剂: 30mg/片。

【作用特点】 本药可激活线粒体活性, 改善能量代谢。

【适应证】 适用于慢性脑血管病等所致的脑功能损害、线粒体疾病等。

【用法】 口服: 30mg, 一日3次。

【禁忌证】 对本药及制剂中的任何成分过敏者禁用。

【不良反应】 过敏反应、消化道症状、肝损伤等。

【点评】 本药用于线粒体脑肌病的辅助治疗, 改善局部代谢更有依据, 也可用于脑血管病。

10. 倍他司汀: Betahistine

【剂型规格】 片剂: 6mg/片。

【作用特点】 本药为组胺类药, 可扩张血管, 改善脑和内耳的血流量。

【适应证】 适用于梅尼埃综合征、脑血管病等引起的头晕、眩晕。

【用法】 口服: 6～12mg, 一日3次。

【禁忌证】 消化性溃疡、哮喘、嗜铬细胞瘤等禁用。

【不良反应】 消化道症状等。

【点评】 本药主要用于前庭性眩晕及中枢性眩晕的对症止晕，可控制急性期症状，并可短期连续用药预防复发。

11. 地芬尼多：Difenidol

【剂型规格】 片剂：25mg/片。

【作用特点】 本药可调节前庭系统功能，改善供血。

【适应证】 适用于多种原因所致眩晕症。

【用法】 口服：25～50mg，一日3次。

【禁忌证】 青光眼、消化道梗阻、心动过速等禁用。

【不良反应】 胃肠道不适、心悸等。

【点评】 本药用于眩晕症的急性症状控制很有效。

12. 氟桂利嗪：Flunarizine

【剂型规格】 胶囊：5mg/粒。

【作用特点】 本药为钙离子通道阻滞药，可缓解血管痉挛。

【适应证】 适用于中枢及周围性眩晕、耳鸣、偏头痛等。

【用法】 口服：5～10mg，每晚1次，或5mg，一日2次。

【禁忌证】 抑郁症、脑出血、急性脑梗死、锥体外系病变等禁用。

【不良反应】 嗜睡、消化道症状等。

【点评】 本药为指南推荐的偏头痛一线预防用药，但需要注意长期应用易引起帕金森样症状。

13. 麦角胺咖啡因：Ergotamine and Caffeine

【剂型规格】 片剂：复方制剂（每片含麦角胺1mg＋咖啡因100mg）。

【作用特点】 本药可作用于5-HT、DA、肾上腺素等多种受体，产生收缩血管的作用。

【适应证】 适用于偏头痛急性期。

【用法】 1～2片，口服，立即，半小时不见效可再服1～2片，不超过6片/日。

【禁忌证】 活动性溃疡、高血压、冠心病、甲状腺功能亢进、闭塞性血栓性脉管炎、肝肾功能受损等禁用。

【不良反应】 消化道症状，手足麻木、疼痛等。

【点评】 本药仅能缓解急性偏头痛症状，且副作用较多，目前已较少应用，但其价廉是主要优势。

14. 佐米曲普坦：Zolmitriptan

【剂型规格】 片剂：2.5mg/片；胶囊：2.5mg/片；口崩片：2.5mg/片；气雾剂：75mg：3ml。

【作用特点】 本药为第二代曲普坦类药，选择性5-HT1B/1D受体激动药，收缩脑血管，抑制硬脑膜神经源性炎症，抑制三叉神经脊束核神经元兴奋性等。

【适应证】 适用于偏头痛急性期，不用于预防发作。

【用法】 口服：发作早期或先兆期服用1片，24小时内未缓解，间隔2小时以上再服1～2片，24小时总量不超过6片。

【禁忌证】 未控制的高血压等禁用。

【不良反应】 头晕、恶心、口干等。

【点评】 本药为国际上推荐的偏头痛急性期治疗药物，副作用小，但价格偏贵。

第八节 脱水降颅压药

颅内内容物体积增大或颅腔变小导致颅内压力增高称高颅压，其主要发病机制包括正常颅压调节机制破坏、脑脊液循环障碍、脑水肿及脑血流量增加等。高颅压严重可致脑疝危及生命，其治疗除去除病因外，还包括对症降颅压，临床应用较多者主要为渗透性脱水药，提高血浆渗透压，减轻脑水肿，为首选治疗，包括甘露醇、甘油果糖等。此外，还有利尿药、糖皮质激素、白蛋白等药物均可减轻脑水肿，但非一线选择，详见相关章节。抑制脑脊液生成的药物如乙酰唑胺也用于降低颅压。

1. **甘露醇**：Mannitol

【剂型规格】 注射剂：20% 250ml/瓶。

【作用特点】 本药在体内不代谢和重吸收，可渗透性利尿，减轻组织水肿。

【适应证】 适用于高颅压、青光眼、口服通便或肠道准备等。

【用法】 125～250ml，静脉滴注，每6～12小时1次，20分钟内快速滴注。

【禁忌证】 心功能不全、肺水肿、肾功能不全、低血容量、高钾血症等禁用。

【不良反应】 肾功能损害、水电解质紊乱、一过性头痛等。

【点评】 ①本药是目前最常用的脱水药，静脉滴注10分钟后开始利尿，2小时达峰，用于各种原因所致的高颅压。②脑出血超急性期应用可能引起出血量增加，应充分权衡利弊。③国外认为甘露醇只能为高颅压的手术治疗争取时间，而不能彻底治疗颅高压。④应特别注意其对肾功能的影响。

2. **甘油果糖**：Glycerol and Fructose

【剂型规格】 注射剂：250ml/瓶。

【作用特点】 本药可提高血浆渗透压，减轻脑水肿，降低颅压。

【适应证】 适用于各种原因所致的高颅压。

【用法】 250ml，静脉滴注，每12小时1次，1～1.5小时内滴入。

【禁忌证】 心功能不全、肾功能不全、尿崩症、糖尿病、果糖不耐受等禁用。

【不良反应】 肾功能损害。

【点评】 本药进入脑组织及脑脊液较慢，清除也较慢，可形成较持续的渗透脱水作用，多用于轻度高颅压或与甘露醇交替应用维持脱水效用。

3. 甘油合剂：Glycerol Mixture

【剂型规格】 口服溶液：50% 500ml/瓶。

【作用特点】 本药口服可提高血浆渗透压产生脱水作用。

【适应证】 适用于各种原因所致的慢性高颅压。

【用法】 50ml，一日3次，口服。

【禁忌证】 肾功能不全、心功能不全患者禁用。

【不良反应】 肾功能损害、消化道症状。

【点评】 本药可用于慢性期高颅压的长期维持治疗。

4. 乙酰唑胺：Acetazolamide

【剂型规格】 片剂：0.25g/片。

【作用特点】 本药可抑制碳酸酐酶活性，减少脑脊液分泌，具有利尿、减少房水生成等作用。

【适应证】 适用于高颅压、脑积水、青光眼、心源性水肿等。

【用法】 口服：0.25g，一日2～3次。

【禁忌证】 肝肾功能不全、肾上腺皮质功能不全、严重低钾血症、代谢性酸中毒、肾结石等禁用。

【不良反应】 头晕、疲乏、低钾血症、粒细胞减少、肾绞痛等。

【点评】 由于副作用较多，本药在神经系统仅用于部分良性高颅压及脑积水的辅助治疗。

第九节 神经肌肉疾病用药

本节重点介绍神经肌肉疾病用药，包括前角细胞病变、周围神经病、神经肌接头病变及肌肉病的治疗药物。其中，周围神经病治疗药物主要介绍营养神经作用的维生素及治疗神经病理性疼痛的药物；重症肌无力的治疗包括胆碱酯酶抑制药及免疫调节药物，后者详见免疫系统用药；肌肉病则主要介绍作用于肌肉代谢环节的辅助用药。

神经病理性疼痛的药物治疗包括：①抗癫痫药：卡马西平、奥卡西平、加巴喷丁、普瑞巴林等。②抗抑郁药：阿米替林、文拉法辛、度洛西汀等。③阿片类镇痛药：曲马朵、芬太尼等。④B族维生素：弥可保、腺苷钴胺等。⑤局部用药：利多卡因、辣椒素等。

1. 新斯的明：Neostigmine

【剂型规格】 针剂：1mg : 2ml。

【作用特点】 本药为胆碱酯酶抑制药，可提高神经肌接头乙酰胆碱水平，也能直接激动 N_2 受体。

【适应证】 适用于重症肌无力、术后肠胀气、尿潴留等。

【用法】 $0.25 \sim 1.00$ mg，肌内注射，一日 $1 \sim 3$ 次。

【禁忌证】 哮喘、肠梗阻、尿路梗阻、癫痫、心绞痛、室性心动过速等禁用。

【不良反应】 恶心、呕吐、腹泻、流涎、流泪等。

【点评】 ①本药可用于临时改善重症肌无力症状，过量应用阿托品拮抗。②新斯的明试验：新斯的明 1.5mg ＋阿托品 0.5mg，肌内注射，观察 2 小时内眼裂、眼球运动、肢体运动等情况。

2. 溴吡斯的明：Pyridostigmine Bromide

【剂型规格】 片剂：60mg/ 片。

【作用特点】 同新斯的明。

【适应证】 适用于重症肌无力、术后肠胀气、尿潴留等。

【用法】 口服：60mg，一日 $3 \sim 4$ 次。

【禁忌证】 心绞痛、哮喘、肠梗阻、尿路梗阻等禁用。

【不良反应】 恶心、呕吐、腹泻等。

【点评】 本药为重症肌无力改善症状的首选药物，大部分眼肌型患者用本药即可有效缓解症状。

3. 利鲁唑：Riluzole

【剂型规格】 片剂：50mg/ 片。

【作用特点】 本药可拮抗谷氨酸受体，抑制谷氨酸释放，减少兴奋性氨基酸毒性导致的细胞死亡。

【适应证】 适用于肌萎缩侧索硬化。

【用法】 口服：50mg，一日2次。

【禁忌证】 肝肾功能不全患者禁用。

【不良反应】 恶心、呕吐、嗜睡等。

【点评】 本药为唯一证实能延缓肌萎缩侧索硬化病程的药物，主要体现在延缓呼吸肌受累的发生和应用呼吸机的时间，平均推迟3个月左右，有条件的患者建议服用。

4. 甲钴胺：Mecobalamin

见第八章第一节。

5. 腺苷钴胺：Cobamamide

【剂型规格】 粉针剂：0.5mg/瓶。

【作用特点】 本药为维生素B_{12}的另一种活性辅酶形式，促进细胞增殖和神经再生。

【适应证】 适用于周围神经病、巨幼细胞贫血、妊娠贫血、白细胞减少等。

【用法】 0.5～1.5mg，肌内注射，一日1次。

【禁忌证】 对本药及制剂中的任何成分过敏者禁用。

【不良反应】 不明确。

【点评】 本药与甲钴胺均为维生素B_{12}的活性辅酶形式，但后者的神经亲和性更好。

6. 神经妥乐平：Neurotropin

【剂型规格】 针剂：36U：3ml；片剂：4U/片。

【作用特点】 本药为NMDA受体拮抗药，修复和营养神经，改善神经症状。

【适应证】 适用于颈腰痛、周围神经痛及异常感觉等。

【用法】 肌内注射：36U，肌内注射，一日1次。口服：4～8U，口服，一日2次。

【禁忌证】 对本药及制剂中的任何成分过敏者禁用。

【不良反应】 过敏反应、消化道症状等。

【点评】 本药具有不同于其他神经痛治疗药物的特性，可作为其他药物效果不佳时的选择。

7. 普瑞巴林：Pregabalin

【剂型规格】 胶囊：75mg/粒。

【作用特点】 本药可结合电压门控钙离子通道，减少兴奋性氨基酸释放，降低神经元过度兴奋。

【适应证】 适用于带状疱疹后神经痛及其他神经病理性疼痛等。

【用法】 口服：75mg，一日2次，1周后可加至150mg，一日2次。

【禁忌证】 对本药及制剂中的任何成分过敏、严重心功能不全等禁用。

【不良反应】 头晕、嗜睡、水肿、思维异常等。

【点评】 本药易通过血脑屏障，作用靶点广泛，是较新型的神经病理性疼痛治疗药物，对于偏头痛的治疗也有作用。

8. 维生素B₁: Vitamin B₁

【剂型规格】 针剂：100mg：2ml；片剂：10mg/片。

【作用特点】 硫胺素，以焦磷酸硫胺辅羧酶的形式存在体内，参与糖代谢。

【适应证】 适用于脚气病、韦尼克脑病、中枢及周围神经疾病的辅助治疗。

【用法】 口服：10mg，一日3次。肌内注射：50 ～ 100mg，一日1次。

【禁忌证】 对本药及制剂中的任何成分过敏者禁用。

【不良反应】 过敏反应。

【点评】 维生素B₁缺乏与韦尼克脑病发病相关，常见于大量饮酒、肠外营养补充不足的患者，治疗尽量宜肌内注射尽早改善症状，同时合用其他B族维生素，但有时可以引起头痛。

9. 维生素B₂: Vitamin B₂

【剂型规格】 片剂：5mg/片。

【作用特点】 本药又称核黄素，作为黄酶类辅基的成分，参与氧化还原反应及能量代谢。

【适应证】 适用于维生素B₂缺乏所致的口角炎、舌炎、结膜炎等。

【用法】 口服：5 ～ 10mg，一日3次。

【禁忌证】 不能与甲氧氯普胺同服。

【不良反应】 无。

【点评】 本药参与能量代谢，常用于代谢性肌病如线粒体肌病、脂质沉积病的辅助治疗。

10. 维生素B₆: Vitamin B₆

【剂型规格】 针剂：50mg：1ml；片剂：10mg/片。

【作用特点】 盐酸吡多醇，作为辅酶参与体内氨基酸、脂肪代谢。

【适应证】 适用于维生素B₆缺乏所致的铁粒幼细胞贫血、脂溢性皮炎、神经病变、妊娠剧吐等。

【用法】 口服：10 ～ 20mg，一日3次。静脉滴注：50 ～ 200mg，一日1次。

【禁忌证】 对本药及制剂中的任何成分过敏者禁用。

【不良反应】 新生儿依赖综合征、感觉性周围神经病（长期大量应用）等。

【点评】 本药主要用于周围神经病的辅助治疗，还用于高同型半胱氨酸血症的治疗，避免长期大量应用导致神经损伤。

11. **左旋肉碱: L-Carnitine**

【剂型规格】 口服液：1g：10ml。

【作用特点】 本药能补充机体缺乏的左卡尼汀，促进脂肪代谢。

【适应证】 适用于脂肪代谢性肌病、线粒体肌病、心肌缺血受损等。

【用法】 口服：1g，一日1～3次。

【禁忌证】 对本药及制剂中的任何成分过敏、糖尿病等禁用。

【不良反应】 消化道症状。

【点评】 本药对脂质沉积性肌病和线粒体脑肌病的治疗有帮助，尤其是肉碱缺乏者均应使用。

12. **辅酶Q_{10}: Coenzyme Q_{10}**

【剂型规格】 片剂：10mg/片。

【作用特点】 本药参与呼吸链电子传递，促进氧化磷酸化。

【适应证】 适用于心功能不全、肝炎等的辅助治疗。

【用法】 口服：10mg，一日3次。

【禁忌证】 对本药及制剂中的任何成分过敏者禁用。

【不良反应】 消化道症状。

【点评】 本药能通过旁路传递电子，并减少氧自由基的产生，是线粒体代谢疾病的基础治疗药物之一，治疗剂量应加大为50～160mg/d。

13. **腺苷三磷酸二钠: Adenosinedisodiumtriphosphate**

【剂型规格】 针剂：20mg：2ml。

【作用特点】 本药为腺苷三磷酸（ATP），直接供能，参与新陈代谢。

【适应证】 适用于细胞损伤后能量供应不足的情况，如心功能不全、脑卒中、心肌病、肝炎等。

【用法】 20mg，静脉注射，一日1～2次。

【禁忌证】 对本药及制剂中的任何成分过敏、急性心肌梗死、脑出血等禁用。

【不良反应】 头晕、胸闷等。

【点评】 本药直接供应ATP，神经科临床多用于线粒体疾病急性期治疗，严重者每日80～120mg。

14. **诺西那生: Nusinersen**

【剂型规格】 针剂：12mg：5ml。

【作用特点】 本药为一种反义寡核苷酸，可提高SMN2信使核糖核酸转录本中第7外显子的纳入以及全长SMN蛋白的产生。

【适应证】 适用于5q脊髓性肌萎缩症。

【用法】 鞘内注射：12mg/次，持续1～3分钟；第0天、14

天、28天、63天予4次负荷剂量，此后每4个月予1次维持剂量。

【禁忌证】 对本药及制剂中的任何成分过敏者禁用。

【不良反应】 呼吸道感染、便秘、凝血异常、血小板减少、肾毒性、头痛、呕吐、背痛等。

【点评】 本药价格昂贵，只能由具有脊髓性肌萎缩治疗经验的医生开具处方，应权衡患者治疗预期获益和潜在风险后进行个体化决策。治疗应由具有丰富腰椎穿刺经验的医生进行，对非常年幼的患者及脊柱侧凸患者，可酌情使用超声等其他影像技术辅助鞘内注射本药。

第十节 中枢兴奋药、肌松药及其他

本节主要介绍中枢神经系统兴奋药、中枢性肌松药以及其他几种特殊神经系统疾病的用药。

1. 尼克刹米: Nikethamide

【剂型规格】 针剂: 375mg: 15ml。

【作用特点】 本药可兴奋延髓呼吸中枢,提高中枢对二氧化碳的敏感性,使呼吸加深加快。

【适应证】 适用于各种原因所致的呼吸抑制和抢救。

【用法】 静脉注射每次250～500mg,1～2小时可重复给药,最大量1.25g。

【禁忌证】 惊厥、癫痫等禁用。

【不良反应】 大剂量出现血压增高、出汗、震颤、肌肉强直等。

【点评】 本药多为呼吸衰竭抢救使用,尤其是中枢性呼吸抑制者。还可辅助用于呃逆及高胆红素血症的治疗。

2. 洛贝林: Lobeline

【剂型规格】 针剂: 3mg: 1ml。

【作用特点】 本药可兴奋颈动脉体及主动脉体化学感受器,反射性兴奋呼吸中枢。

【适应证】 适用于各种原因所致的中枢性呼吸抑制。

【用法】 静脉注射每次3～6mg,最大量20mg/d。

【禁忌证】 惊厥患者禁用。

【不良反应】 大剂量出现心动过速、传导阻滞或惊厥。

【点评】 本药多联合尼克刹米用于呼吸衰竭的抢救治疗。

3. 哌甲酯: Methylphenidate

【剂型规格】 缓释片: 18mg/片,36mg/片;片剂: 10mg/片。

【作用特点】 刺激脑干网状上行激活系统,起到兴奋作用。

【适应证】 适用于发作性睡病、多动症及镇静药过量。

【用法】 口服: 5～10mg,一日2～3次,最大量54mg/d。

【禁忌证】 癫痫、高血压、青光眼、躁狂等禁用。

【不良反应】 失眠、食欲缺乏、头痛等。

【点评】 本药适用于治疗发作性睡病,但长期应用有耐受性,需周期性停药,突然停药可产生戒断症状。

4. 乙哌立松: Eperisone

【剂型规格】 片剂: 50mg/片。

【作用特点】 本药可缓解骨骼肌紧张,拮抗钙离子而扩张血管平滑肌。

【适应证】 适用于骨关节疾病所致的局部肌紧张、各种原因所致的痉挛性肌紧张等。

【用法】 口服：50mg，一日3次。

【禁忌证】 肝功能不全等禁用。

【不良反应】 肝肾功能不全、血常规指标异常等。

【点评】 本药广泛应用于中枢或局部原因所致的肌紧张，缓解肌肉紧张、疼痛，以及由此引起的头痛、头晕等症状，对于紧张性头痛的症状缓解也非常有效。

5. 巴氯芬：Baclofen

【剂型规格】 片剂：10mg/片。

【作用特点】 本药为GABA受体激动药，减少突触前兴奋性氨基酸的释放，降低肌肉张力，缓解痉挛。

【适应证】 适用于各种原因引起的痉挛性肌紧张、多发性硬化所致痉挛等。

【用法】 口服：5mg，一日2～3次起始，每隔3日加量，至30～120mg/d。

【禁忌证】 癫痫、括约肌张力高、肾功能不全、呼吸功能低下等禁用。

【不良反应】 头晕、恶心、呕吐、乏力等。

【点评】 本药可有效降低锥体束受损所致的痉挛性状态，但加量、减量宜慢，防止加量过快所致的无力加重。国外应用鞘内持续泵入注射本药缓解重症患者的症状。

6. 米多君：Midodrine

【剂型规格】 片剂：25mg/片。

【作用特点】 本药可选择性激动外周α_1受体，可升高血压。

【适应证】 适用于下肢静脉充血、失血等所致的低血压，直立性低血压。

【用法】 口服：25mg，一日2～3次。

【禁忌证】 高血压、肾上腺髓质瘤、肾功能不全、青光眼、甲状腺功能亢进、机械性尿路梗阻等禁用。

【不良反应】 心律失常、寒战、皮疹等。

【点评】 本药在神经科用于神经系统变性病如多系统萎缩或自主神经功能不全所致的顽固性直立性低血压、晕厥的对症治疗，但平卧位高血压常是临床患者不耐受的主要原因，需充分权衡利弊后使用。

7. 人免疫球蛋白：Human Immunoglobulin

【剂型规格】 针剂：25g：50ml。

【作用特点】 本药可补充人体所需的免疫球蛋白和抗体，中和吸附致病性抗体。

【适应证】 适用于原发性免疫球蛋白缺乏、预防病毒和细菌感染、自身免疫性疾病。

【用法】 0.4g/（kg·d）×5天静脉滴注为1个疗程，3～4周后可重复应用。

【禁忌证】 对本药及制剂中的任何成分过敏、严重代谢紊乱等禁用。

【不良反应】 过敏反应、皮疹、血源性感染等。

【点评】 本药在神经系统用于多种自身免疫性相关疾病的治疗，包括急性炎性脱髓鞘性多神经根神经病（GBS）、重症肌无力、自身免疫性脑炎、炎性脱髓鞘疾病、多灶性运动神经病（MMN）等，其中治疗GBS、MMN等均为首选药物。

8. A型肉毒毒素：Botulinum Toxin Type A

【剂型规格】 针剂：100U/支。

【作用特点】 本药作用于胆碱能神经末梢，抑制突触间乙酰胆碱的释放，产生肌松作用。

【适应证】 适用于局限性肌张力障碍、面肌痉挛、多种原因所致的痉挛状态、偏头痛、美容等。

【用法】 根据不同的肌肉选择不同剂量注射。

【禁忌证】 对本药及制剂中的任何成分过敏、凝血功能异常等禁用。

【不良反应】 肌肉无力、局部感染、出血等。

【点评】 本药为强力、不可逆、致死性的神经毒素，临床应用应由经验丰富的医生进行，合理选择注射部位及剂量，避免过量及中毒，注射后应严密观察患者的肌力情况。

9. 特立氟胺：Teriflunomide

【剂型规格】 片剂：7mg/片，14mg/片。

【作用特点】 本药可抑制二氢乳酸脱氢酶（参与嘧啶合成的线粒体酶），减少中枢神经系统活化淋巴细胞数量。

【适应证】 适用于成人复发型多发性硬化。

【用法】 口服：7mg，一日1次，或14mg，一日1次。

【禁忌证】 重度肝损伤、妊娠期妇女和未使用有效避孕措施的育龄女性、对本药及制剂中的任何成分过敏、与来氟米特并用等禁用。

【不良反应】 肝毒性、潜在免疫抑制、骨髓效应、感染、过敏反应和严重皮肤反应、周围神经病变、血压升高等。

【点评】 本药可显著减少复发型多发性硬化患者的年化复发率，同时减小MRI上病灶的总体积和钆增强病灶数目，延缓残疾进展期；有条件者建议疾病诊断早期开始使用。

10. 芬戈莫德：Fingolimod

【剂型规格】 胶囊：0.5mg/粒。

【作用特点】 本药代谢产物为鞘氨醇-1-磷酸受体调节药，可阻碍淋巴细胞从鞘结中排出，减少外周血淋巴细胞数量，减少淋巴细胞向中枢神经系统迁移。

【适应证】 适用于10岁及以上复发型多发性硬化。

【用法】 口服：0.5mg，一日1次。

【禁忌证】 免疫缺陷综合征、机会性感染风险增高、重度活动性感染、活动性慢性感染（如肝炎、肺结核）、活动性恶性肿瘤、重度肝损伤、半年内罹患心肌梗死、不稳定性心绞痛、脑卒中/短暂性脑缺血发作、失代偿性心力衰竭、严重心律失常、高度房室传导阻滞、基线QTc间期≥500毫秒、对本药及制剂中的任何成分过敏者禁用。

【不良反应】 感染、黄斑水肿、一过性房室传导阻滞、流感、鼻窦炎、头痛、腹痛、背痛、肝酶升高、咳嗽等。

【点评】 首次用药前需完善心脏、全血细胞计数、既往用药、水痘－带状疱疹病毒（VZV）抗体评估，VZV抗体阴性者建议在开始用药前完成VZV疫苗接种。首次用药进行心率、血压监测，避免症状性心动过缓、高度房室传导阻滞等严重不良反应。停药后重新开始治疗时与首剂治疗监测相同。

11. 西尼莫德：Siponimod

【剂型规格】 片剂：0.25mg/片，2mg/片。

【作用特点】 同芬戈莫德。

【适应证】 适用于成人复发型多发性硬化（临床孤立综合征以及复发缓解型、活动性继发进展型多发性硬化）。

【用法】 口服：一日1次。首次用药前需完善CYP2C9基因型，根据基因型进行药物滴定，具体方案见表17。首次用药前其他注意事项同芬戈莫德。

表17 西尼莫德用药方案

CYPC29基因型	*1*1、*1*2、*2*2型		*2*3、*1*3型	
起始	滴定期	日剂量	滴定期	日剂量
	第1天	0.25mg	第1天	0.25mg
	第2天	0.25mg	第2天	0.25mg
	第3天	0.5mg	第3天	0.5mg
	第4天	0.75mg	第4天	0.75mg
	第5天	1.25mg		
维持	维持期	日剂量	维持期	日剂量
	第6天起	2mg	第5天起	1mg

【禁忌证】 对本药及制剂中的任何成分过敏、CYP2C93/3型、半年内发生心肌梗死、不稳定性心绞痛、脑卒中、TIA、失代偿

性心力衰竭、高度房室传导阻滞等禁用。

【不良反应】 感染、黄斑水肿、缓慢性心律失常和房室传导阻滞、肝损伤、血压升高、停药后严重的残疾加重和免疫系统影响等。

【点评】 本药在成人复发型多发性硬化患者（包括继发进展型多发性硬化）中的疗效已被证实，可以有效降低年化复发率，延缓残疾进展；有条件者建议疾病诊断早期开始使用。

12. 富马酸二甲酯：Dimethyl Fumarate

【剂型规格】 胶囊：120mg/粒，240mg/粒。

【作用特点】 治疗多发性硬化机制尚不清楚。

【适应证】 适用于成人复发型多发性硬化（临床孤立综合征、复发缓解型、活动性继发进展型多发性硬化）。

【用法】 口服：120mg，一日2次起始，7日后增加至维持剂量240mg，一日2次。若不能耐受维持剂量，可考虑暂减至120mg，一日2次，4周内恢复维持剂量，若仍不能耐受，则考虑停用。

【禁忌证】 对本药及制剂中的任何成分过敏者禁用。

【不良反应】 速发过敏反应、血管神经性水肿、进行性多灶性白质脑病、带状疱疹和其他严重机会性感染、淋巴细胞减少症、肝损伤、潮红、腹痛、恶心、腹泻等。

【点评】 首次用药前需进行全血细胞计数、血清转氨酶、碱性磷酸酶和胆红素水平测定，有条件者建议疾病诊断早期开始使用。

13. 奥法妥木单抗：Ofatumumab

【剂型规格】 针剂：20mg：0.4ml。

【作用特点】 本药为抗人CD20的全人源IgG1单克隆抗体，治疗多发性硬化机制尚不清楚。

【适应证】 适用于成人复发型多发性硬化（临床孤立综合征、复发缓解型、活动性继发进展型多发性硬化）。

【用法】 皮下注射：第0周、1周、2周，初始剂量20mg；第4周起，20mg，每4周1次。

【禁忌证】 活动性HBV感染等禁用。

【不良反应】 上呼吸道感染、注射相关反应（全身性）、头痛和注射部位反应（局部）等。

【点评】 用药前需进行HBV筛查、血清免疫球蛋白水平测定，对于HBV携带者或血清免疫球蛋白水平较低的患者须慎用。在治疗期间和停药后直到B细胞水平恢复正常之前不建议接种减毒活疫苗或活疫苗，本药可能会干扰灭活疫苗的活性。

14. 青霉胺：Penicillamine

【剂型规格】 片剂：125mg/片。

【作用特点】 巯基氨基酸可络合金属离子，起解毒作用，同时也有免疫抑制作用。

【适应证】 适用于肝豆状核变性、其他重金属中毒、类风湿关节炎等。

【用法】 口服：125mg，一日3次起始，治疗期可加量至1～1.5g/d，维持期一般125～250mg，一日3次。

【不良反应】 消化道症状、白细胞及血小板减少、血尿、蛋白尿、视神经炎等。

【禁忌证】 严重骨髓抑制、肾功能不全、青霉素过敏等禁用。

【点评】 本药是肝豆状核变性治疗的主要药物，大部分患者长期规律服药可有效降低体内的铜负荷，改善疾病的进展和预后；合用维生素B_6可减少视神经炎发生。

（尹翱翔）

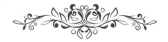

第十一章
内分泌系统及代谢
疾病用药

第一节 糖尿病的降糖治疗药物

糖尿病治疗方案包括五大要素，即糖尿病治疗的"五架马车"：患者教育、饮食控制、运动、自我血糖监测及降糖药物治疗。对于降糖药物治疗，1型糖尿病需终身依赖胰岛素治疗，2型糖尿病治疗则根据不同病程阶段及合并症、并发症情况选择不同用药。根据《中国2型糖尿病防治指南（2020版）》，2型糖尿病的治疗策略应为综合性的。生活方式干预和二甲双胍为2型糖尿病患者高血糖的一线治疗；生活方式干预是2型糖尿病的基础治疗措施，应贯穿于治疗的始终；若无禁忌证，二甲双胍应一直保留在糖尿病的药物治疗方案中。一种降糖药治疗血糖不达标者，应采用2种甚至3种不同作用机制的药物联合治疗，也可加用胰岛素治疗。合并动脉硬化性心血管疾病（ASCVD）或心血管风险高危的2型糖尿病患者，不论其HbA1c是否达标，只要无禁忌证都应在二甲双胍的基础上加用具有ASCVD获益证据的胰高血糖素样多肽-1受体激动药（GLP-1RA）或钠-葡萄糖共转运蛋白2抑制药（SGLT2i）。合并慢性肾功能不全或心力衰竭的2型糖尿病患者，不论其HbA1c是否达标，只要无禁忌证都应在二甲双胍的基础上加用SGLT2i；合并CKD的T2DM患者，如不能使用SGLT2i，可考虑选用胰高血糖素样多肽-1受体激动药（GLP-1RA）。

一、口服降糖药物

口服降糖药物分类及特点见表18。

表 18 口服降糖药物分类及特点

分类	亚类	代表药物	作用机制	适应证	临床应用要点	不良反应
双胍类		盐酸二甲双胍	减少肝脏葡萄糖的输出，改善外周胰岛素抵抗	用于饮食和运动不能获得良好控制的2型糖尿病，特别是伴肥胖的患者。对于1型糖尿病，与胰岛素合用可增加降糖的降糖作用，减少胰岛素用量	• 单独使用不导致低血糖，与胰岛素或促胰岛素分泌剂联合使用可增加低血糖风险 • 在行造影检查使用碘化造影剂时，应暂时停用二甲双胍。在检查完成至少48小时且复查肾功能无恶化后可继续用药 • 年龄限制：10岁以上儿童可使用 • 减少肠道维生素 B_{12} 的吸收，长期使用二甲双胍者可每年测定1次血清维生素 B_{12} 水平，如缺乏应适当补充维生素 B_{12} • 线粒体糖尿病患者慎用	主要副作用为胃肠道反应。罕见的严重副作用是诱发乳酸酸中毒
胰岛素增敏剂	噻唑烷二酮类	罗格列酮 吡格列酮 吡格列酮与二甲双胍的复方制剂	增加靶细胞对胰岛素作用的敏感性	主要用于2型糖尿病的治疗，尤其存在明显胰岛素抵抗者。可单独或与其他口服降糖药、胰岛素联合应用	• 单独使用时不导致低血糖，但与胰岛素或促胰岛素分泌剂联合使用时可增加低血糖风险 • 噻唑烷二酮类药物的应用与增加骨折和心力衰竭风险增加相关	常见不良反应包括体重增加和水肿，且在与胰岛素联合使用时表现更加明显

分类	亚类	代表药物	作用机制	适应证	临床应用要点	不良反应
	磺脲类(SUs)	格列本脲 格列美脲 格列齐特 格列吡嗪 格列喹酮	特异性结合于胰岛β细胞膜上的磺脲类受体(SUR),使钾通道关闭,细胞内的K⁺外流受阻,因而细胞内K⁺升高,细胞膜发生去极化,从而触发L型电压依赖的Ca²⁺通道开放,细胞外Ca²⁺内流增加使胞质内Ca²⁺浓度升高,刺激胰岛素分泌颗粒向胞外分泌	用于饮食和运动不能获得良好控制的2型糖尿病	· 各种磺脲类药物降糖作用的强度有所不同,但经调整剂量后,每片磺脲类药物的降糖效果基本相当 · 降糖作用的发挥有赖于残存胰岛β细胞功能 · 降糖效力:可使HbA1c下降1.0%～2.0% · 磺脲类药物失效:①原发性失效:应用足量1个月后未见明显降糖效应,与饮食控制不佳、糖脂毒性等有关。②继发性失效:每日应用大剂量空腹血糖仍>10mmol/L,HbA1c>9.5%,与胰岛素抵抗、胰岛β细胞功能逐渐衰竭、药物吸收障碍等有关,需联合其他口服降糖药物或胰岛素 · 国内常用的第二代磺脲类药物中格列本脲、格列齐特、格列齐特缓释片为中长效制剂,降糖作用较强,降糖作用普通剂型属短效制剂;格列吡嗪、格列喹酮、格列吡嗪普通剂型作用时间较短	· 低血糖:特别警惕在老年人、肝肾功能不全患者中出现 · 体重增加 · 过敏反应:有磺胺过敏史的患者应避免应用SUs
	胰岛素增敏剂				· 大部分磺脲类药物均经肝脏代谢后从肾脏排泄,仅格列喹酮主要经胆道排出,大约5%经肾排泄,故适用于轻至中度肾功能不全的患者	

第二十一章 内分泌系统及代谢疾病用药

续 表

分类	亚类	代表药物	作用机制	适应证	临床应用要点	不良反应
格列奈类		瑞格列奈 那格列奈 米格列奈	与胰岛β细胞膜处依赖ATP的钾离子通道上的36kD蛋白特异性结合，使钾通道关闭，β细胞去极化，钙离子内流，促使胰岛素分泌。主要通过刺激胰岛素的早期分泌而降低餐后血糖	经饮食控制，降低体重及运动锻炼不能有效控制血糖的2型糖尿病患者	·可使HbA1c下降0.5%～1.5% ·此类药物需在餐前即刻服用	主要为低血糖和体重增加，但低血糖的风险和程度较磺脲类药物轻
胰岛素增敏剂						
延缓肠道糖吸收剂		阿卡波糖 伏格列波糖 米格列醇	通过抑制碳水化合物在小肠上部的吸收而降低餐后血糖	改善糖尿病患者餐后高血糖	·可使HbA1c下降0.5%～0.8% ·常用药物阿卡波糖和伏格列波糖所抑制的酶谱不同 ·有明显消化和吸收障碍的慢性胃肠功能紊乱者、Roemheld综合征、严重疝气、肠梗阻和肠溃疡等由于肠胀气而可能恶化的疾病患者禁用 ·严重肾功能损害者禁用 ·单独使用通常不发生低血糖，合用者如出现低血糖，需应用葡萄糖或蜂蜜等单糖，用蔗糖或淀粉类食物纠正低血糖的效果差	胃肠道反应，如腹胀、排气

分类	亚类	代表药物	作用机制	适应证	临床应用要点	不良反应
二肽基肽酶-4(DPP-4)抑制剂		西格列汀 沙格列汀 维格列汀 利格列汀 阿格列汀	抑制DPP-4而减少肠促胰素GLP-1/GIP在体内的失活,延长其生理作用,增加葡萄糖依赖的胰岛素分泌,同时抑制胰高血糖素释放和肝脏葡萄糖输出	可单独用于2型糖尿病,也可与二甲双胍、噻唑烷二酮类或磺脲类合用	• 可使HbA1c下降0.4%~0.9% • 单独使用不增加低血糖风险,也不增加体重 • 动物实验表明,DPP-4抑制剂可增加胰岛β细胞数量,减少胰岛α细胞数量,同时改善2种细胞的功能障碍 • DPP-4抑制剂对胰腺外作用包括改善胰岛素敏感性及对血脂的调节,降低空腹状态下脂肪分解,减少脂毒性	常见不良反应为泌尿系统和上呼吸道感染系统感染及与血糖相关的不良反应罕见
钠-葡萄糖共转运蛋白2抑制剂(SGLT2i)		达格列净 恩格列净 卡格列净 艾托格列净	抑制肾脏对葡萄糖的重吸收,降低肾糖阈,从而促进尿糖的排出	可单用或联合其他降糖药物治疗成人2型糖尿病	• 可使HbA1c下降0.5%~1.2% • 单独使用不增加低血糖风险,但与胰岛素或胰岛素促泌剂联用时则增加低血糖风险 • 有一定的减轻体重和降压作用,可使体重下降0.6~3.0 kg • SGLT2i在轻至中度肝功能受损(Child-Pugh分级A、B级)患者中使用无须调整剂量,在重度肝功能受损(Child-Phgh分级C级)患者中不推荐使用 • SGLT2i不用于eGFR<30ml/($min \cdot 1.73m^2$)的患者 • 有效降低T2DM患者的心力衰竭住院风险 • SGLT2i在一系列大型心血管结局及肾脏结局的研究中显示了心血管及肾脏获益	不良反应包括糖尿病酮症酸中毒(DKA)。DKA可发生在血糖轻度升高或正常时,多存在DKA诱因或属于DKA高危人群

1. 二甲双胍: Metformin

【剂型规格】 片剂: 0.25g/片，0.5g/片。

【作用特点】 通过减少肝脏葡萄糖的输出和改善外周胰岛素抵抗而降低血糖。

【适应证】 用于饮食和运动不能获得良好控制的2型糖尿病，特别是伴肥胖的患者。对于1型或2型糖尿病，与胰岛素合用可增加胰岛素的降糖作用，减少胰岛素用量。

【用法】 从小剂量餐中或餐后起始应用，以减轻胃肠道反应，起始剂量0.25g，一日3次，最高日剂量2g。

【禁忌证】 禁用于肾功能不全［血肌酐水平男性≥132.6μmol/L，女性≥123.8μmol/L，或eGFR<45ml/（min·1.73m²）］、肝功能不全、严重感染、缺氧或接受大手术的患者。正在服用二甲双胍者，eGFR在45～59ml/（min·1.73m²）不需停用，可以适当减量继续使用。

【不良反应】 主要为胃肠道反应。罕见的严重副作用是诱发乳酸酸中毒。

【注意事项】 ①单独使用不导致低血糖，与胰岛素或促胰岛素分泌剂联合使用可增加低血糖风险。②在行造影检查使用碘化造影剂时，应暂时停用二甲双胍。在检查完至少48小时且复查肾功能无恶化后可继续用药。③年龄限制：10岁以上儿童可使用。④减少肠道维生素 B_{12} 的吸收，长期使用二甲双胍者可每年测定1次血清维生素 B_{12} 水平，如缺乏应适当补充维生素 B_{12}。⑤线粒体糖尿病患者慎用。

【点评】 二甲双胍可使HbA1c下降1%～2%并可使体重下降，减少肥胖2型糖尿病患者心血管事件和死亡。是目前2型糖尿病控制高血糖的一线用药和药物联合中的基本用药，如无禁忌，可贯穿治疗始终。

2. 盐酸吡格列酮: Pioglitazone Hydrochloride

【剂型规格】 片剂: 30mg/片，15mg/片。

【作用特点】 特异性PPAR-γ激活药。除改善胰岛素敏感性外，还能够降低甘油三酯，升高高密度脂蛋白。

【适应证】 主要用于2型糖尿病的治疗，尤其存在明显胰岛素抵抗者；可单独或与其他类口服降糖药、胰岛素联合应用。

【用法】 服药与进食无关。初始剂量15mg，一日1次，最大剂量45mg，一日1次。单药治疗效果不佳者可联合用药。

【禁忌证】 噻唑烷二酮类药物的应用用与骨折和心力衰竭风险增加相关。在有心力衰竭（NYHA分级Ⅱ级以上）、活动性肝病或转氨酶超过正常值上限2.5倍以及有严重骨质疏松和骨折病史的患者中应禁用本类药物。

【不良反应】 常见不良反应包括体重增加和水肿，且在与胰岛素联合使用时表现更加明显。

【注意事项】 ①单独使用时不导致低血糖，但与胰岛素或胰岛素促泌剂联合使用时可增加低血糖风险。②现无18岁以下患者使用数据，故不推荐用于儿童。③服用吡格列酮的糖尿病患者膀胱癌风险增加，且使用期超过1年者膀胱癌风险进一步增加，服用吡格列酮1年以上者患膀胱癌的风险明显增加，故现患或既往有膀胱癌病史或存在不明原因肉眼血尿患者禁用本药。④治疗开始前应向患者或其家属充分交代膀胱癌风险。⑤服用过程中定期行尿液检查，若有异常，及时停药并采取适当措施。

【点评】 可使HbA1c下降0.7%～1.0%。改善胰岛素敏感性用药，能够增加血糖平稳性，但因安全性问题使其应用受到限制。

3. 格列齐特：Glicalzide

【剂型规格】 普通片剂：80mg/片；缓释片剂：30mg/片。

【作用特点】 作用时间较短，低血糖发生率相对较少，且程度较轻。胰腺外作用：结构中有独特的氨基氮杂双环辛烷结构，具有清除自由基的能力，从而减少氧化应激反应，具有减少血小板反应，刺激血管内皮合成前列环素、增加纤溶作用及改善血管内皮功能的作用。

【适应证】 用于单用饮食控制、运动治疗和减轻体重不足以控制血糖水平的成人2型糖尿病患者。

【用法】 ①普通片剂：起始剂量40～80mg，一日1片；以后根据血糖监测结果每周调整剂量，标准剂量：一日2片，分两次服用，最大日剂量不超过320mg。②缓释片剂：起缓释片服药时用水整片吞服，不要嚼碎。每日起始剂量30mg，早餐时即刻服用。以后根据血糖监测结果，每2周至1个月增加剂量：30mg→60mg→120mg，每日最大剂量120mg。

【禁忌证】 妊娠期和哺乳期妇女、严重肝肾功能损害者禁用；禁与咪康唑（全身给药）合用。不推荐与保泰松（全身给药）、酒精合用。不宜与达那唑合用。

【不良反应】 详见总述。

【点评】 详见表18。

4. 格列吡嗪：Glipizide

【剂型规格】 普通片：5mg/片；控释片：5mg/片。

【作用特点】 胃肠道吸收快。胰腺外作用：增加胰岛素敏感性和减少肝脏葡萄糖生成。

【适应证】 适用于作为饮食和运动治疗的辅助措施，以改善2型糖尿病成人患者的血糖控制。

【用法】 普通片：起始剂量2.5～5mg，一日1片；以后根据血糖监测结果调整剂量，推荐剂量：一日2.5～20mg口服，若全天剂量超过15mg，分2～3次餐前口服，每日最大剂量30mg。控释片：起始剂量一日5mg，早餐时服用。之后根据血糖监测结果增加剂量，最大日剂量20mg。

【禁忌证】 ①过敏者。②对磺胺衍生物有超敏反应。③1型糖尿病患者，伴或不伴昏迷的糖尿病酮症酸中毒患者。

【不良反应】 详见总述。

【注意事项】 ①格列吡嗪控释片中含有某些不变形的物质，已患有严重胃肠狭窄的患者应慎用。②控释片包裹于不吸收外壳内，故可能于粪便中偶然发现药片空壳，属正常现象。

【点评】 详见表18。

5. 格列喹酮: Gliquidone

【剂型规格】 片剂: 30mg/片。

【作用特点】 血浆半衰期为1.5小时，作用可出现2～3小时。大多数代谢产物经胆道系统排泄，仅5%经由尿中排出。轻度肾功能异常者可使用，但合并严重肾功能不全时亦不能使用。

【适应证】 2型糖尿病。

【用法】 起始剂量一日15mg。以后根据血糖监测结果调整药物剂量，一般日剂量15～120mg，最大日剂量180mg，日剂量小于30mg可于早晨前一次服用，超过30mg应分为3次，分别于三餐前服用。

【禁忌证】 ①1型糖尿病。②糖尿病昏迷或昏迷前期。③糖尿病合并酸中毒或酮症。④对磺胺类药物过敏者。⑤妊娠期、哺乳期及晚期尿毒症患者。

【不良反应】 详见总述。

【注意事项】 减弱患者对酒精的耐受力，而酒精也可加强药物的降糖作用。

【点评】 本药主要经胆道系统排泄。

6. 格列美脲: Glimepiride

【剂型规格】 片剂: 2mg/片。

【作用特点】 与SUR结合及解离速度均快于格列本脲，较少引起严重低血糖，且有改善外周胰岛素敏感性的作用。

【适应证】 适用于控制饮食、运动疗法及减轻体重均不能充分控制血糖的2型糖尿病。

【用法】 口服：首次一日1mg。早餐时即刻或随餐1次顿服。以后根据血糖监测结果，每1～2周按下列步骤增加剂量：1mg→2mg→3mg→4mg→6mg，最大剂量6mg。

【禁忌证】 ①对格列美脲、其他磺脲类、其他磺胺类或本药中任何成分过敏者。②妊娠及哺乳期妇女。③1型糖尿病、糖尿病昏迷、糖尿病酮症酸中毒患者。

【不良反应】 详见总述。

【注意事项】 ①服药时用水整片吞服，不要嚼碎。②轻度肾功能减退者可用小剂量（一日1mg）。

【点评】 详见表18。

7. 瑞格列奈：Repaglinide

【剂型规格】 片剂：0.5mg/片，1.0mg/片，2.0mg/片。

【作用特点】 餐时血糖调节剂，主要通过抑制胰腺β细胞ATP敏感的钾通道起作用，特异性地恢复胰岛素早期分泌时相，降低餐时血糖高峰。该药可被迅速吸收，1小时达峰值，且消除快，血浆半衰期大约为1小时。在肝脏代谢成非活性物质，主要通过胆汁排泄。

【适应证】 用于饮食控制、减轻体重及运动锻炼不能有效控制其高血糖的2型糖尿病患者。若单独使用二甲双胍不能有效控制其高血糖，瑞格列奈可与二甲双胍合用。治疗应从饮食控制和运动锻炼降低餐时血糖的辅助治疗开始。

【用法】 0.5～1mg，三餐前15～30分钟服用，最大日剂量为16mg。

【禁忌证】 ①已知对瑞格列奈或瑞格列奈片中的任何辅料过敏的患者。②1型糖尿病、C肽阴性糖尿病患者。③伴或不伴昏迷的糖尿病酮症酸中毒患者。④重度肝功能异常患者。

【不良反应】 详见总述。

【注意事项】 吉非罗齐可增加瑞格列奈的作用时间和降糖作用，故不推荐同时使用。

【点评】 本药主要经胆汁排泄，肾功能不全患者可应用，但增加剂量时应谨慎。

8. 那格列奈：Nateglinide

【剂型规格】 片剂：60mg/片，120mg/片。

【作用特点】 是一种苯丙氨酸衍生物，是口服降糖药中唯一天然氨基酸来源的药物。

【适应证】 本药可以单独用于经饮食和运动不能有效控制高血糖的2型糖尿病患者。也可用于使用二甲双胍不能有效控制高血糖的2型糖尿病患者，采用与二甲双胍联合应用，但不能替代二甲双胍。

【用法】 60～120mg，三餐前15～30分钟服用，最大日剂量540mg。

【禁忌证】 ①对药物的活性成分或任何赋形剂过敏。②1型糖尿病。③糖尿病酮症酸中毒。④妊娠期和哺乳期。⑤重度感染、手术前后或有严重外伤的患者慎用。

【不良反应】 详见总述。

【点评】 本药化学结构与磺脲类不同，故对磺脲类药物过敏者可以应用那格列奈治疗。

9. 阿卡波糖：Acarbose

【剂型规格】 片剂：50mg/片。

【作用特点】 竞争性抑制小肠上皮刷状缘葡萄糖淀粉酶、蔗糖酶及胰腺 α-淀粉酶，阻止 1,4-糖苷键水解，延缓淀粉和蔗糖的消化吸收。

【适应证】 配合饮食控制，用于 2 型糖尿病及降低糖耐量低减者的餐后血糖。

【用法】 50mg，与三餐第一口饭一起嚼服，最大日剂量 300mg。

【禁忌证】 ①对阿卡波糖和/或非活性成分过敏者。②有明显消化和吸收障碍的慢性胃肠功能紊乱患者，尤其是炎症性肠病。③患有由于肠胀气而可能恶化的疾病（如 Roemheld 综合征、严重的疝气、肠梗阻和肠道溃疡）的患者。④严重肾功能损害（肌酐清除率＜25ml/min）的患者。⑤严重肝病（严重肝功能不全）和肝硬化患者。⑥糖尿病酮症酸中毒患者。

【不良反应】 详见总述。

【注意事项】 需餐前整片吞服或与前几口一起嚼服，若服药与进餐时间间隔过长，则药效差。

【点评】 本药为目前唯一被 SFDA 批准可用于糖耐量减低患者的口服降糖药。

10. 伏格列波糖：Voglibose

【剂型规格】 片剂：0.2mg/片。

【作用特点】 主要抑制麦芽糖酶和蔗糖酶，在碳水化合物消化的最后一步，抑制双糖降解为单糖，对淀粉酶抑制作用较小。

【适应证】 改善糖尿病餐后高血糖。

【用法】 0.2mg 餐前服用（服药后即刻进餐），最大日剂量 0.9mg。

【禁忌证】 ①严重酮症、糖尿病昏迷或昏迷前的患者。②严重感染、手术前后或严重创伤的患者。③对本药成分有过敏史的患者。

【不良反应】 详见总述。

【点评】 应用本药出现明显肠胀气风险相对较低。

11. 磷酸西格列汀：Sitagliptin Phosphate

【剂型规格】 片剂：100mg/片。

【作用特点】 详见总述。

【适应证】 用于改善 2 型糖尿病患者的血糖控制。

【用法】 100mg，一日 1 次，可与或不与食物同服。

【禁忌证】 对本药中任何成分过敏者禁用。

【注意事项】 主要以原形从尿中排泄，轻度肾功能不全者不需调整剂量，中度肾功能不全患者剂量调整为 50mg，一日 1 次，重度肾功能不全为25mg，一日1次。

【点评】 本药是第一个上市的DPP-4抑制剂。

12. 维格列汀: Vildagliptin

【剂型规格】 片剂: 50mg/片。

【作用特点】 详见总述。

【适应证】 适用于2型糖尿病。若二甲双胍作为单药治疗用至最大耐受剂量仍不能有效控制血糖，本药可与二甲双胍联合使用。

【用法】 一日50mg，早、晚各一次。

【禁忌证】 对本药或本药中任何成分过敏者禁用。

【注意事项】 轻度肾功能不全者不需调整剂量，中重度肾功能不全患者不推荐使用。肝功能不全、ALT或AST大于正常值上限3倍不能使用。

【点评】 详见表18。

13. 利格列汀: Linagliptin

【剂型规格】 片剂: 5mg/片。

【作用特点】 详见总述。

【适应证】 用于2型糖尿病。可单药治疗，也可与盐酸二甲双胍和磺脲类联合使用。

【用法】 推荐剂量5mg，一日1次口服。可在每天的任意时间服用，餐时或非餐时均可服用。

【禁忌证】 对本药或本药中任何成分过敏者禁用。

【点评】 肝肾功能不全者不需调整剂量。

14. 达格列净: Dapagliflozin

【剂型规格】 片剂: 5mg/片，10mg/片。

【适应证】 ①用于2型糖尿病成年患者。②用于心力衰竭成人患者: 用于射血分数降低的心力衰竭（HFrEF）成人患者（NYHA分级Ⅱ～Ⅳ级），降低心血管死亡和因心力衰竭住院的风险。③用于CKD成人患者: 降低有进展风险的CKD成人患者的eGFR持续下降、终末期肾病、心血管死亡和因心力衰竭而住院的风险。

【用法】 推荐起始剂量5mg，一日1次，晨服。需加强血糖控制且耐受推荐剂量者，可增加至10mg，一日1次。

【禁忌证】 对本药有严重超敏反应史、透析患者禁用。

【不良反应】 详见总述。

【点评】 本药是第一个上市的SGLT2i。

15. 恩格列净: Empagliflozin

【剂型规格】 片剂: 10mg/片，25mg/片。

【适应证】 本药适用于治疗2型糖尿病。

【用法】 10mg，一日1次，晨服。耐受者可增至25mg，一日1次。

【禁忌证】 对本药有严重超敏反应、重度肾损害、终末期肾脏病或透析患者禁用。

【不良反应】 详见总述。

【注意事项】 不建议用于1型糖尿病或糖尿病酮症酸中毒患者。eGFR<45ml/（min·1.73m²）的患者不应使用。eGFR≥45ml/（min·1.73m²）的患者无须调整剂量。若eGFR持续<45ml/（min·1.73m²），应停用。

【点评】 详见表18。

16. 卡格列净: Canagliflozin

【剂型规格】 片剂: 100mg/片，300mg/片。

【适应证】 本药可与二甲双胍和磺脲类药物联用，配合饮食和运动改善成人2型糖尿病患者的血糖控制。

【用法】 推荐起始剂量为100mg，一日1次，当天第一餐前服用。对于eGFR≥60ml/（min·1.73m²）且需要额外血糖控制的患者，剂量可增加至300mg，一日1次。

【禁忌证】 对本药有严重超敏反应、重度肾损害、终末期肾脏病或透析患者禁用。

【不良反应】 详见总述。

【注意事项】 eGFR≥60ml/（min·1.73m²）的患者无须调整剂量。45ml/（min·1.73m²）≤eGFR<60ml/（min·1.73m²），剂量限制为100mg，一日1次。对于eGFR<45ml/（min·1.73m²）者，不建议开始使用本药。若eGFR持续<45ml/（min·1.73m²），不建议使用本药；eGFR<30ml/（min·1.73m²）的患者禁止使用本药。

【点评】 详见表18。

二、胰高血糖素样多肽-1（GLP-1）受体激动药

GLP-1受体激动药通过激动GLP-1受体而发挥降低血糖作用。GLP-1受体激动药以葡萄糖浓度依赖的方式增强胰岛素分泌、抑制胰高血糖素分泌，并能延缓胃排空和通过中枢性的抑制食欲而减少进食量。我国上市的GLP-1RA依据药代动力学分为短效的贝那鲁肽、艾塞那肽、利司那肽以及长效的利拉鲁肽、艾塞那肽周制剂、度拉糖肽、洛塞那肽及司美格鲁肽。其临床应用要点：①在包括中国2型糖尿病患者在内的临床试验显示，GLP-1受体激动药可以使HbA1c降低0.5%～1.0%。②GLP-1受体激动药可以单独使用或与其他口服降糖药物联合使用。GLP-1受体激动药有显著的体重降低作用，单独使用无明显导致低血糖发生的风险。③常见胃肠道不良反应，如恶心，程度多为轻至中度，主要见于初始治疗时，随治疗时间的延长而逐渐减少。④有胰腺炎

病史者禁用此类药物。⑤禁用于有甲状腺髓样癌个人既往病史或家族史的患者以及患有2型多发性内分泌腺瘤综合征（MEN2）的患者，告知患者关于甲状腺髓样癌的潜在风险和甲状腺肿瘤的症状。

1. 艾塞那肽: Exenatide

【剂型规格】 注射笔: 5μg/支，10μg/支。

【适应证】 用于改善2型糖尿病的血糖控制，适用于单用二甲双胍、磺脲类药物及二甲双胍合用磺脲类药物血糖仍控制欠佳者。

【用法】 起始剂量每次5μg，一日2次，在早餐前和晚餐前60分钟内皮下注射。在治疗后1个月剂量可增加至每次10μg，一日2次。

【禁忌证】 本药禁用于已知对艾塞那肽或本药其他成分过敏的患者。

【不良反应】 详见总述。

【注意事项】 主要经肾小球滤过清除，随后经蛋白水解降解，故严重肾损害患者及终末期肾病患者不建议应用。长期应用艾塞那肽的患者体内可发现抗艾塞那肽抗体，高效价抗体的出现会明显降低其疗效。

【点评】 本药是2005年被批准应用于2型糖尿病的第一个GLP-1受体激动药。

2. 利拉鲁肽: Liraglutide

【剂型规格】 预填充注射笔: 18mg: 3ml。

【适应证】 成人2型糖尿病患者，与二甲双胍或磺脲类药物合用。

【用法】 起始剂量0.6mg，一日1次，皮下注射，间隔至少1周后，剂量可增加至1.2mg，一日1次，至少1周后可增加至1.8mg，一日1次。

【禁忌证】 对本药活性成分或者本药中任何其他辅料过敏者。

【不良反应】 详见总述。

【注意事项】 不得用于甲状腺髓样癌既往史或家族史、MEN2型患者；充血性心力衰竭、炎症性肠病、糖尿病性胃轻瘫及甲状腺疾病患者慎用。

【点评】 本药是第二个被批准应用的GLP-1受体激动药，与人GLP-1有97%的同源性，半衰期约13小时，持续时间为24小时，故每日只需注射1次，无注射时间限制。

3. 度拉糖肽: Dulaglutide

【剂型规格】 预填充注射笔: 0.75mg: 0.5ml，1.5mg: 0.5ml。

【适应证】 用于成人2型糖尿病的血糖控制。

【用法】 起始剂量0.75mg，一周1次，为改善血糖控制，剂量可增加至1.5mg，一周1次。

【禁忌证】 对本药活性成分或者本药中任何其他辅料过敏者。禁用于有甲状腺髓样癌个人既往病史或家族史的患者，或者MEN2的患者。

【不良反应】 详见总述。

【注意事项】 不得用于1型糖尿病患者或糖尿病酮症酸中毒的治疗。轻度、中度或重度肾功能损害患者无须调整剂量［eGFR在15～90ml/（min·1.73m²）］。在终末期肾病患者［<15ml/（min·1.73m²）］中的治疗经验非常有限，因此不推荐度拉糖肽用于此类人群。肝功能损害及老年患者无须调整剂量。

【点评】 本药为周制剂。

4. 司美格鲁肽：Semaglutide

【剂型规格】 预填充注射笔：1.34mg：1ml，1.5ml/支，3ml/支。

【适应证】 适用于成人2型糖尿病患者的血糖控制。适用于降低伴有心血管疾病的2型糖尿病成人患者的主要心血管不良事件（心血管死亡、非致死性心肌梗死或非致死性脑卒中）风险。

【用法】 起始剂量为0.25mg，一周1次。4周后应增至0.5mg，一周1次。在以0.5mg一周1次治疗至少4周后，剂量可增至1mg，一周1次，以便进一步血糖控制水平。

【禁忌证】 对本药活性成分或者本药中任何其他辅料过敏者。禁用于有甲状腺髓样癌个人既往病史或家族史患者或者MEN2患者。

【不良反应】 详见总述。

【注意事项】 不得用于1型糖尿病患者或糖尿病酮症酸中毒的治疗。尚无在NYHA分级Ⅳ级充血性心力衰竭患者中的使用经验，因此不推荐此类患者使用。

【点评】 本药为周制剂。

三、胰岛素及胰岛素类似物

胰岛素是1型糖尿病患者维持生命和控制血糖所必需的药物。2型糖尿病患者虽然病程初期不需要胰岛素来维持生命，但在病程晚期也需要使用胰岛素来控制血糖水平。

（一）胰岛素分类

胰岛素按种类分为：①动物胰岛素。是从猪胰腺得到，故较易引起过敏反应和胰岛素抵抗。②人胰岛素。是通过重组DNA

技术或对猪胰岛素进行化学修饰制成，与人胰岛素化学结构相同。比动物胰岛素起效快，作用持续时间较短；罕见过敏反应和胰岛素抵抗；对于孕妇、准备妊娠的妇女对动物胰岛素过敏或有免疫抵抗、刚开始胰岛素治疗和预期只间断使用胰岛素的患者，首选人胰岛素。③胰岛素类似物。对胰岛素分子的氨基酸序列进行修饰。包括如下制剂类型。速效制剂：包括门冬胰岛素和赖脯胰岛素，起效更快，作用时间更短，因而更好地模拟生理性胰岛素分泌情况，更有效降低餐后血糖；长效制剂：包括甘精胰岛素、德谷胰岛素及地特胰岛素。

根据作用特点的差异，胰岛素又可分为超短效胰岛素类似物、常规（短效）胰岛素、中效胰岛素、长效胰岛素、长效胰岛素类似物、预混胰岛素、预混胰岛素类似物以及双胰岛素类似物。常用胰岛素制剂见表19。

表19　常用胰岛素制剂

分类	药物	起效时间	高峰时间	作用时间	使用方法
速效胰岛素	赖脯胰岛素	约15分钟	0.5～1.5小时	3～4小时	餐前15分钟，皮下注射
	门冬胰岛素	10～20分钟	0.5～1.5小时	3～4小时	餐前5～10分钟，皮下注射
短效胰岛素	普通胰岛素	皮下：0.5～1小时 静脉：10～30分钟	皮下：2～3小时 静脉：10～30分钟	皮下：3～6小时 静脉：0.5～1小时	餐前30分钟，皮下注射；也可静脉注射或肌内注射
	中性可溶性胰岛素	0.5～1小时	1～3小时	8小时	
中效胰岛素	低精蛋白锌胰岛素	2～4小时	6～10小时	10～16小时	早餐/晚餐前0.5～1小时，皮下注射，1～2次/日
	珠蛋白锌胰岛素	2～4小时	6～10小时	10～16小时	
长效胰岛素及类似物	地特胰岛素	3～4小时	6～8小时	24小时	每天同一时间，皮下注射
	甘精胰岛素	1～2小时	无峰值	24小时	
	德谷胰岛素	2～3小时	无峰值	42小时	
	精蛋白锌胰岛素	4～6小时	10～16小时	18～20小时	早餐或晚餐前1小时，皮下注射，一日1次

分类	药物	起效时间	高峰时间	作用时间	使用方法
预混胰岛素及类似物	普通胰岛素30%和精蛋白锌胰岛素70%	30分钟	2～8小时	24小时	餐前30分钟，皮下注射
	普通胰岛素50%和精蛋白锌胰岛素50%	30分钟	2～8小时	24小时	
	门冬胰岛素30%和精蛋白门冬胰岛素70%	10～20分钟	1～4小时	18～24小时	餐前，皮下注射
	赖脯胰岛素25%和精蛋白锌赖脯胰岛素75%	10～30分钟	2～12小时	18～24小时	
	赖脯胰岛素25%和精蛋白锌赖脯胰岛素75%	10～30分钟	类似于中效胰岛素		
双胰岛素类似物	德谷门冬双胰岛素	10～20分钟			于主餐前注射，每日1～2次

（二）不良反应

包括以下内容：①低血糖反应，最常见，一般由于体力活动增加、进食减少、降糖药物剂量过大引起。②过敏反应，可表现为暂时性注射局部水肿、瘙痒，也有少数患者有全身过敏反应。③注射部位皮下脂肪萎缩或增生，应经常更换注射部位。

（三）胰岛素治疗方案

1. 起始治疗方案 ①1型糖尿病患者在发病时就需要胰岛素治疗，而且需终身胰岛素替代治疗。②2型糖尿病患者在生活方式和口服降糖药联合治疗的基础上，如果血糖仍然未达到控制目标，即可开始口服药物和胰岛素的联合治疗。一般经过较大剂量多种口服药物联合治疗后小时HbA1c仍大于7.0%时，就可以考虑启动胰岛素治疗。③对新发病并与1型糖尿病鉴别困难的消瘦的糖尿病患者，应该把胰岛素作为一线治疗药物。④在糖尿病病程中（包括新诊断的2型糖尿病患者），出现无明显诱因的体重下降时，应该尽早使用胰岛素治疗。⑤根据患者的具体情况，可选用基础胰岛素或预混胰岛素起始胰岛素治疗。

起始治疗中基础胰岛素的使用：①包括中效人胰岛素和长效胰岛素类似物。②当仅使用基础胰岛素治疗时，不必停用胰岛素促泌剂。③使用方法：继续口服降糖药物治疗，联合中效或长效胰岛素睡前注射。起始剂量为0.2U/kg。根据患者空腹血糖水平调整胰岛素用量，通常每3～5日调整1次，根据血糖的水平每次调整1～4U直至空腹血糖达标。④如3个月后空腹血糖控制理想但小时HbA1c不达标，应考虑调整胰岛素治疗方案。

起始治疗中预混胰岛素的使用：①包括预混人胰岛素和预混胰岛素类似物。②根据患者的血糖水平，可选择每日1～2次的注射方案。当使用每日2次注射方案时，应停用胰岛素促泌剂。③使用方法，每天1次预混胰岛素。起始的胰岛素剂量一般为0.2U/（kg·d），晚餐前注射。根据患者空腹血糖水平调整胰岛素用量，通常每3～5日调整1次，根据血糖的水平每次调整1～4U直至空腹血糖达标。每日2次预混胰岛素。起始的胰岛素剂量一般为0.4～0.6U/（kg·d），按1∶1的比例分配到早餐前和晚餐前。根据空腹血糖，早餐后血糖和晚餐前后血糖分别调整早餐前和晚餐前的胰岛素用量，每3～5日调整1次，根据血糖水平每次调整的剂量为1～4U，直到血糖达标。④1型糖尿病在蜜月期阶段，可以短期使用预混胰岛素2～3次/日注射。

2. **强化治疗方案** 包括多次皮下胰岛素注射和持续皮下胰岛素输注。

多次皮下胰岛素注射：①在上述胰岛素起始治疗的基础上，经过充分的剂量调整，如患者的血糖水平仍未达标或出现反复的低血糖，需进一步优化治疗方案。可以采用餐时＋基础胰岛素或每日3次预混胰岛素类似物进行胰岛素强化治疗。②使用方法，餐时＋基础胰岛素：根据睡前和三餐前血糖的水平分别调整睡前和三餐前的胰岛素用量，每3～5日调整1次，根据血糖水平每次调整的剂量为1～4U，直到血糖达标。每日3次预混胰岛素类似物：根据睡前和三餐前血糖血糖水平进行胰岛素剂量调整，每3～5天调整1次，直到血糖达标。

持续皮下胰岛素输注（CSII）：是胰岛素强化治疗的一种形式，更接近生理性胰岛素分泌模式，在控制血糖方面优于多次皮下注射且低血糖发生的风险小。需要胰岛素泵实施治疗。主要适用于：1型糖尿病患者；计划妊娠和已妊娠的糖尿病妇女；需要胰岛素强化治疗的2型糖尿病患者。

第二节 甲状腺疾病用药

一、甲状腺功能减退症用药

应用甲状腺激素制剂进行替代治疗。首选药物为左甲状腺素钠。应用要点：治疗目标，甲状腺功能减退症（简称甲减）的临床症状和体征消失，TSH、FT4 和 TT4 正常。

根据不同人群设定不同的 TSH 控制目标：①妊娠期临床/亚临床甲减，妊娠早期 0.1 ～ 2.5mIU/L，妊娠中期 0.2 ～ 3.0mIU/L，妊娠晚期 0.3 ～ 3.0mIU/L。②中枢性甲减，只要 FT4 和 TT4 正常，不看 TSH。③伴有肾上腺皮质功能不全的患者，应先进行肾上腺皮质激素替代后再行甲状腺激素补充，以避免诱发肾上腺皮质危象。④开始服用时每 4 ～ 6 周复查甲状腺功能 1 次，稳定后每 6 ～ 12 个月复查 1 次。

1. 左甲状腺素钠：Levothyroxine Sodium

【剂型规格】 片剂：50μg/片。

【作用特点】 本药为人工合成的左甲状腺素，与甲状腺自然分泌的甲状腺素相同，半衰期为 7 天，替代治疗 6 周后达稳态。在外周脱碘产生 T3，通过组织对活性 T3 的反应来调节其生物转换，更接近生理状态。本药 FDA 妊娠安全性分级为 A 级。

【适应证】 适用于甲状腺功能减退症的长期替代治疗，甲状腺功能亢进的辅助治疗，甲状腺癌手术后的抑制及替代治疗。

【用法】 ①通常起始剂量为 50μg 每日早晨 1 次口服，可每隔 2 ～ 4 周增加 25 ～ 50μg，直至维持正常代谢。维持剂量通常为 1.6 ～ 1.8μg/（kg·d）。②老年人、合并心血管疾病或长期甲减患者：起始剂量 12.5 ～ 25.0μg 每日早晨 1 次口服，可每隔 1 ～ 2 周增加 25μg，并密切观察患者是否有心率加快、心律失常、血压改变等不良反应，同时监测甲状腺激素水平，必要时暂缓加量或减量。③黏液性水肿昏迷：首剂 200 ～ 500μg，鼻饲；维持剂量每次 25μg，每 6 小时鼻饲 1 次，直至患者清醒后改口服 100 ～ 200μg/d。④甲状腺分化型癌的抑制治疗：2.0 ～ 2.2μg/（kg·d）。⑤呆小症和幼年型甲减：2μg/（kg·d）。

【点评】 空腹或餐前 30 分钟口服，一般与其他药物分开服用。

2. 甲状腺片：Thyroid Tablets

【剂型规格】 片剂：40mg/片。

【作用特点】 本药取猪、牛、羊等食用动物的甲状腺体制成。T3、T4 的含量和比例不恒定。通常 60mg 甲状腺片作用相当于100μg左甲状腺素钠。

【适应证】 适用于各种原因引起的甲减。

【用法】 成人常用量：一日10～20mg口服，逐渐增加，维持量一般为一日40～120mg，少数患者需要每日160mg。

【点评】 T3/T4比值较高，易导致高T3血症，从而导致心率增快、心律失常；心脏疾病患者不宜使用。

二、甲状腺功能亢进症用药

甲状腺功能亢进症（简称甲亢）的主要病因为格雷夫斯病（Graves病），其治疗方式主要包括以下3种：抗甲状腺药物、^{131}I治疗、甲状腺次全切除手术。3种疗法各有利弊。抗甲状腺药物治疗可以保留甲状腺产生激素的功能，但是疗程长、治愈率低、复发率高；^{131}I治疗和甲状腺次全切除术都是通过破坏甲状腺组织来减少甲状腺激素的合成和分泌，疗程短，治愈率高，复发率低，但甲减的发生率较高。

治疗甲亢药物的类型如下。①抗甲状腺药物（ATD）：包括硫脲类和咪唑类两类。硫脲类主要为丙硫氧嘧啶（PTU）。咪唑类主要为甲巯咪唑（MMI），又称他巴唑。②碘剂：如饱和碘化钾溶液（SSKI）、复方碘溶液等。③糖皮质激素：主要用于严重的甲状腺毒症患者和甲状腺危象的抢救，如地塞米松、泼尼松、甲泼尼龙等。④β受体阻滞药：常用普萘洛尔。

ATD适应证为：①症状较轻，甲状腺轻至中度肿大。②症状严重，需要先缓解甲状腺功能亢进症。③年龄在20岁以下。④妊娠期甲状腺功能亢进。⑤年老体弱或合并严重心、肝、肾疾病不能耐受手术者。⑥辅助^{131}I治疗。⑦手术治疗前准备。

不良反应包括：①白细胞/粒细胞减少，严重者可致粒细胞缺乏症。MMI的副作用呈剂量依赖性，PTU则非剂量依赖性。粒细胞减少多发生在用药后最初的2～3个月内，若外周血WBC＜$3×10^9$/L或中性粒细胞＜$1.5×10^9$/L，应考虑停药。②肝功能损害。MMI造成的肝损主要因引起胆汁淤积所致；PTU则直接导致肝细胞损害；轻者停药后可恢复，重症可引起肝坏死。③过敏反应。如皮疹、瘙痒等，此类药物可能有交叉过敏反应。④ANCA相关性血管炎。较为罕见，由PTU引起的多于MMI，通常为无症状性ANCA（＋），因此，长期使用PTU治疗患者应定期监测尿常规和ANCA。

ATD治疗的疗程：维持1.5～2年。①在治疗过程出现症状和/或甲状腺功能指标反跳，应增加剂量并减缓减量速度。②在治疗过程中出现甲减或甲状腺明显增大时，可酌情加用左甲状腺素或甲状腺片。③停药指标：抗甲状腺药物规律治疗1.5～2

年经评估后决定是否停药：甲状腺明显缩小及TSAb阴性者停药后复发率低；停药时甲状腺仍较大或TSAb阳性者停药后复发率高，应再延长治疗。④妊娠期甲亢ATD治疗：妊娠早期推荐应用PTU，妊娠中期及晚期推荐MMI。

1. 甲巯咪唑：Methimazole

【剂型规格】 片剂：5mg/片，10mg/片。

【适应证】 适用于甲亢，尤其是不伴有或伴有轻度甲状腺肿及年轻患者；甲亢的术前准备；作为^{131}I治疗的辅助治疗。

【用法】 长程治疗分初治期、减量期及维持期，按病情轻重决定剂量。①初治期：10mg，一日3次，至症状改善或血甲状腺激素恢复正常时即可减量。②减量期：每2～4周减量1次，每次减5～10mg，待症状完全消除，体征明显好转后再减至最小维持量。③维持期：5～10mg/d，如此维持1.5～2年，必要时还可在停药前将维持量减半。

【禁忌证】 对本药及制剂中的任何成分过敏，既存的非由甲亢导致的胆汁淤积禁用。

【点评】 白细胞计数减少及肝功能不良者慎用。用药前后及用药过程中应当检查或监测血常规、肝功能、甲状腺功能。

2. 丙基硫氧嘧啶：Propylthiouracil

【剂型规格】 片剂：50mg/片。

【适应证】 与MMI相似。PTU可在外周组织抑制T4转换成T3，故首选用于严重甲亢或甲状腺危象。

【用法】 ①初治期：100mg，一日3次，至症状缓解或血甲状腺激素恢复正常时可减量。②减量期：每2～4周减量1次，每次减50～100mg，待症状完全消除，体征明显好转后再减至最小维持量。③维持期：50～100mg/d。

【禁忌证】 同MMI。

【点评】 本药可能引起ANCA相关性血管炎，故应用时注意监测。

3. 复方碘溶液：Compound Iodine Solution

【剂型规格】 酊剂：100ml/瓶。

【作用特点】 本药可抑制甲状腺激素的释放。

【适应证】 ①甲状腺次全切术的术前准备。②甲状腺危象。③严重的甲状腺毒症心脏病。④甲亢患者接受急诊外科手术。

【用法】 内科一般用于甲状腺危象抢救：服PTU后1～2小时再加用复方碘溶液，首剂2～3ml，以后每6～8小时为1.5～2.0ml，一般3～7天停药。

【点评】 对碘化物过敏者禁用。

4. 普萘洛尔: Propranolol

【剂型规格】 片剂: 10mg/片。

【作用特点】 本药为非选择性β受体阻滞药。甲状腺激素与儿茶酚胺有协同作用，加强后者在神经、心血管和胃肠道等脏器的兴奋和刺激作用，而本药可以非选择性地阻断前述作用，且有抑制外周T4向T3转换的作用。

【用法】 起始10mg，口服，一日3次，根据静息心率调整剂量，最大全天剂量200mg。

【点评】 若无禁忌证，本药为甲亢患者首选的β受体阻滞药。

第三节　抗骨质疏松药物

骨质疏松症是一种以骨量低下，骨微结构破坏，导致骨脆性增加，易于骨折的全身性骨病。根据2017年中华医学会骨质疏松和骨矿盐疾病分会的原发性骨质疏松症诊治指南，骨质疏松症的治疗可分为如下。①基础措施：调整生活方式，包括均衡、高钙膳食，增加户外活动，适度加强腰背部肌肉锻炼，谨防跌倒，戒烟、少饮酒等；骨健康基本补充剂，即钙剂及维生素D的补充。②药物干预：主要指抗骨质疏松药物治疗。③康复治疗：主要指适当的运动。下面着重对抗骨质疏松的药物治疗进行介绍。

（1）基础治疗药物：主要包括钙剂和维生素D及其代谢产物。

1）钙剂：我国营养学会推荐成人每日钙剂摄入量为800mg元素钙；绝经后女性和老年人每日钙摄入量为1000mg，目前我国老年人平均每日从饮食中获钙约400mg，故每日平均应补充元素钙500～600mg。目前上市的钙剂主要包括：①碳酸钙，含钙量40%。②氯化钙，含钙量27%。③枸橼酸钙，含钙量13%。④葡萄糖酸钙，含钙量9%。

2）维生素D及其代谢产物：如普通维生素D_2、维生素D_3、活性维生素D包括1,25双羟维生素D_3（骨化三醇）和1α羟化酶维生素D_3（阿法骨化醇）。对于普通维生素D，成人推荐剂量为每日200U；老年人因缺乏日照及吸收障碍，推荐剂量为每日400～800U；用于骨质疏松症治疗时，剂量为800～1200U。

（2）抗骨质疏松药物：主要分为骨吸收抑制药和骨形成促进剂或二者兼而有之。

1）双膦酸盐：为焦膦酸盐的稳定类似物，与骨骼羟基磷灰石有高亲和力的结合，特异性结合到骨转换活跃的骨表面上，抑制破骨细胞的功能，从而抑制骨吸收。常用药物包括口服的阿仑膦酸钠、依替膦酸钠、利噻膦酸钠，静脉注射的唑来膦酸、伊班膦酸钠等。

2）降钙素类：降钙素是一种钙调节激素，能抑制破骨细胞的生物活性和减少破骨细胞的数量，从而阻止骨量丢失并增加骨量，且其能抑制疼痛介质释放，阻止其受体，增加β-内啡肽释放，故能明显缓解骨痛，对骨质疏松性骨折或骨骼变形所致的慢性疼痛，以及骨肿瘤等疾病引起的骨痛更有效，因此更适合有疼痛症状的骨质疏松症患者。目前主要应用的有鲑鱼降钙素和鳗鱼降钙素类似物。

3）雌激素类：能抑制骨转换，阻止骨丢失。适用于60岁以前的围绝经和绝经后女性，特别是有绝经期症状及泌尿生殖道萎缩症状的女性。常用药物包括结合雌激素、雌二醇、替勃龙等，治疗方案、剂量、制剂选择及治疗期限根据患者情况个体化选择。

4）甲状旁腺素类似物：是骨形成促进剂，目前已上市的为重组人甲状旁腺素（rhPTH）(1-34)，小剂量应用有促进骨形成的作用。

5）选择性雌激素受体调节剂（SERM）：选择性作用于雌激素的靶器官，与不同形式的雌激素受体结合后发生不同的生物效应，如今上市的有雷诺昔芬，其在骨骼上与雌激素受体结合，表现为类雌激素作用，抑制骨吸收。在乳腺和子宫则表现为抗雌激素的活性，因此不刺激乳腺和子宫。

6）锶盐：锶的结构与钙和镁相似，具有抑制骨吸收和促进骨形成的双重作用。

7）维生素K_2：四烯甲萘醌是维生素K_2的同型物，是γ-羧化酶的辅酶，在γ-羧基谷氨酸的形成过程中起重要作用。γ-羧基谷氨酸是骨钙素发挥正常生理作用功能所必需的，可促进骨形成，并对骨吸收有一定的抑制作用。

8）核因子κB受体活化因子配体（RANKL）抑制药：特异性RANKL的完全人源化单克隆抗体，能够抑制RANKL与其受体RANK的结合，减少破骨细胞形成、功能和存活，从而降低骨吸收、增加骨量、改善皮质骨或松质骨的强度。

1. 骨化三醇：Calcitriol

【剂型规格】 胶囊：0.25μg/粒。

【作用特点】 本药为1,25-羟维生素D_3。

【适应证】 适用于佝偻病，如维生素D依赖性佝偻病；绝经期妇女及老年性骨质疏松症；特发性、假性及术后甲状旁腺功能减退；肾性骨营养不良；骨软化症等。

【用法】 0.25～0.50μg，口服，一日1次。

【点评】 本药长期使用应注意监测血钙和尿钙水平。

2. α-骨化醇：Alfacalcidol

【剂型规格】 胶囊：0.25μg/粒。

【作用特点】 本药主要成分为1α羟化维生素D_3，在体内经肝细胞和成骨细胞中的25羟化酶羟化后，转化为骨化三醇而发挥作用。

【用法】 0.5～1.0μg，口服，一日1次。

【点评】 肝功能不全者可能会影响疗效，不建议使用。

3. 阿仑膦酸钠：Alendronate Sodium

【剂型规格】 片剂：70mg/片。

【作用特点】 本药为二代口服双膦酸盐。

【适应证】 本药已被SFDA批准用于治疗绝经后骨质疏松

症、男性骨质疏松症和糖皮质激素诱发的骨质疏松症，还可用于畸形性骨炎、高钙血症等。

【用法】 抗骨质疏松治疗：70mg，口服，一周1次。

【禁忌证】 禁用于有明显低钙血症者，骨软化症，食管动力障碍者，不能站立或坐立至少半小时者。胃及十二指肠溃疡、反流性食管炎者慎用。严重肾功能损伤（CCr＜34.8ml/h）者禁用。

【点评】 本药应于首次进食或应用其他药物前至少30分钟，用温开水300ml送服。不得咀嚼，服药后至少30分钟保持立位或坐位，避免躺卧，以免引起食管不良反应。

4. 唑来膦酸：Zoledronic

【剂型规格】 注射剂：5mg：100ml。

【作用特点】 本药为第三代静脉用双膦酸盐。

【适应证】 SFDA已批准适应证为治疗绝经后骨质疏松症，还可用于变形性骨炎、高钙血症或肿瘤骨转移的治疗。

【用法】 抗骨质疏松治疗：每次5mg，每次静脉滴注≥15分钟，每年1次。

【禁忌证】 严重肾功能损伤（CCr＜34.8ml/h）者禁用。

【点评】 给药前必须适当补水，尤其是老年人和接受利尿药治疗的患者。给药前，低钙者需服用足量钙剂和维生素D，畸形性骨炎患者接受本药治疗后至少10天内建议给予足量的钙剂补充。

5. 地舒单抗：Denosumab

【剂型规格】 预充式注射器：60mg：10ml。

【作用特点】 本药为RANKL抑制药。

【适应证】 适用于骨折高风险的绝经后妇女的骨质疏松症。在绝经后妇女中，可显著降低椎体、非椎体和髋部骨折的风险。

【用法】 60mg，单次皮下注射，每6个月给药1次。

【禁忌证】 对本药活性成分或制剂中的任何成分过敏者、低钙血症患者禁用。

【点评】 对于所有患者，摄入足够的钙和维生素D至关重要。停用或延迟治疗后的多发性椎体骨折风险增加。

6. 鲑鱼降钙素：Calcitonin Salmon

【剂型规格】 注射剂：50U：1ml；喷鼻剂：4400U：2ml。

【适应证】 适用于骨质疏松症，高钙血症及高钙危象，畸形性骨炎特别伴有骨痛、神经并发症、骨转换增加、不完全骨折等。

【用法】 50U，皮下注射或肌内注射，根据病情每周2～7次。鼻喷剂：200U/喷，一日1次或隔日1次。

【禁忌证】 妊娠期妇女、对本药及制剂中的任何成分过敏者禁用。

【点评】 可能出现恶心、呕吐、头晕、轻度面部潮红伴热感。用药前补充钙剂和维生素D数日。

7. 依降钙素: Elcatonin

【剂型规格】 注射剂: 1ml:20U。

【适应证】 适用于骨质疏松症。

【用法】 10U, 肌内注射, 一周2次, 或20U, 肌内注射, 一周1次。

【禁忌证】 妊娠期妇女、对本药及制剂中的任何成分过敏者禁用。

【点评】 本药较易发生过敏, 过敏体质者、有支气管哮喘或既往史者慎用。

8. 特立帕肽注射液: Teriparatide Injection

【剂型规格】 预装笔式注射器: 20μg:80μl, 2.4ml/支。

【作用特点】 本药为PTH类似物。

【适应证】 适用于有骨折高发风险的绝经后妇女骨质疏松的治疗。

【用法】 20μg, 一日1次, 于大腿或腹部皮下注射, 最长疗程为24个月, 终身仅可接受1次为期24个月的治疗。

【禁忌证】 妊娠期及哺乳期妇女以及高钙血症、严重肾功能不全、甲状旁腺功能亢进症、畸形性骨炎、不明原因ALP升高、之前接受过外照射或骨骼植入放疗、恶性骨肿瘤或伴有骨转移者禁用。

【点评】 本药有发生骨肉瘤的潜在风险。

9. 雷洛昔芬: Raloxifene

【剂型规格】 片剂: 60mg/片。

【适应证】 适用于预防和治疗绝经后女性的骨质疏松症。

【用法】 60mg, 一日1次。

【禁忌证】 可能妊娠的女性绝对禁用。既往或正在患者静脉血栓栓塞性疾病、肝功能减退、严重肾功能减退者禁用。

【点评】 有严重绝经相关症状的患者暂不使用。不推荐同时使用系统性雌激素。

10. 雷奈酸锶干混悬剂: Strontium Ranelate

【剂型规格】 干混悬剂: 2g/袋。

【适应证】 适用于治疗绝经后女性的骨质疏松症。

【用法】 将袋中的干混悬剂放在一杯水中混匀后服用, 每次2g, 一日1次, 应在睡前服用, 最好在进食2小时后。

【禁忌证】 对本药及制剂中的任何成分过敏者禁用。有严重肾病者慎用。

【点评】 本药含有苯丙氨酸的原料, 可能对高苯丙氨酸血症的患者有害。

（王林杰）

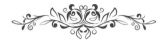

第十二章
营养药物、维生素、
电解质及微量元素

第一节 肠内营养制剂

肠内营养（EN）适用于在胃肠道存在部分功能的情况下，经口摄食不足或不能实施、营养摄入明显减少、体重明显下降（6个月内体重丢失＞10%或3个月内体重丢失＞5%）的患者，应用肠内营养制剂为患者提供全部或补充部分宏量及微量营养素。其禁忌证包括：严重的胃肠功能障碍（衰竭、严重感染、机械性完全性消化道梗阻、持续麻痹性肠梗阻、高流量的小肠瘘、活动性消化道出血），急性胰腺炎早期，严重应激状态早期、休克状态、严重烧伤、多发性创伤等。目前常用的肠内营养制剂包括氨基酸型（要素型）、短肽型及整蛋白型，可经口服或管饲给予，禁用于静脉输注。氨基酸型适用于重症代谢障碍及胃肠道功能障碍的患者，含100%游离氨基酸，增加了支链氨基酸浓度，不需或极少消化液即可吸收，口感较差，适于管饲，渗透压高，可能出现高渗性腹泻。短肽型制剂适于消化和吸收功能受限患者，渗透压低于氨基酸型制剂，口感较差，适于管饲。整蛋白型制剂的消化及吸收过程类似普通食物，营养素全面，渗透压摩尔浓度低，适于胃肠道功能相对正常的患者，口感易于接受，可口服或管饲给予。

一、氨基酸型肠内营养制剂

1. 爱伦多: Elental

【剂型规格】 粉剂：80g/瓶。

【作用特点】 氨基酸型肠内营养制剂，无渣，低脂，不含乳糖及麦胶成分，易于吸收，粪便排出量少，对胰腺外分泌系统和肠管分泌刺激小。标准配制后渗透压摩尔浓度610mOsm/L，10岁以下儿童尚无指征应用。

【适应证】 适用于胃肠功能障碍及重症代谢障碍或急性胰腺炎恢复期患者。

【用法】 自包装容器瓶内粉剂加入室温水或温开水至目测液体体积约300ml（瓶凸出部）可配制成1kcal/ml的溶液，提供能量300kcal，氨基酸12.5g，脂肪0.5g。溶液可24小时内一次或分数次口服或管饲，如为十二指肠或空肠内管饲，注入速度为75～100ml/h。

【禁忌证】 不明确。

【点评】 脂肪含量低，适用于高脂血症性急性胰腺炎等脂肪代谢异常者。爱伦多是不需要消化的要素型肠内营养制剂，低残渣、易吸收，适用于消化系统瘘等肠道消化吸收功能障碍者。口感较差，适于管饲，如需口服，可额外添加调味剂改善经口摄入依从性。渗透压摩尔浓度较高，可能出现渗透性腹泻等不良反应，可通过减慢胃肠泵入速度来提高胃肠道耐受性。成人每日标准量为480～640g（1800～2400kcal），可根据年龄、体重、胃肠道耐受状况相应增减摄入量。初次使用可按照一日量的1/8（60～80g）起始营养支持，胃肠耐受不佳时可按照1/2浓度配制（0.5kcal/ml）以改善胃肠症状，根据患者状态缓慢增加给药浓度和给药量，4～10日后达到标准剂量水平。谷氨酰胺含量较高（约为644mg/100ml），利于调节免疫及炎症，改善肠道屏障。谷氨酰胺是多种代谢和合成生化过程中都必不可少的。多项研究认定它具有调节肌肉蛋白质合成的功能，对于胃肠道和免疫系统的快速增生细胞，它也是较为理想的能量来源。在营养不良、手术应激、免疫抑制和危重状态下，营养支持中积极补充谷氨酰胺有助于调节免疫，改善肠屏障与氮平衡。

2. 维沃：Vivonex

【剂型规格】 粉剂：80.4g/包。

【作用特点】 氨基酸型肠内营养制剂，无渣，低脂，不含乳糖及麦胶成分，易于吸收，粪便排出量少，对胰腺外分泌系统和肠管分泌刺激小。标准配制后渗透浓度为630mOsm/L，10岁以下儿童尚无指征应用。

【适应证】 适用于胃肠功能障碍及重症代谢障碍或急性胰腺炎恢复期患者。

【用法】 每包粉剂（80.4g）加入250ml温水配制300ml溶液（1kcal/ml），管饲或口服提供能量300kcal，氨基酸11.5g，脂肪0.8g。

【禁忌证】 不明确。

【不良反应】 不明确。

【点评】 脂肪含量低，适用于高脂血症性急性胰腺炎等脂肪代谢异常者。谷氨酰胺含量丰富，利于调节免疫及炎症，改善氮平衡及肠道细胞代谢。口感较差，适于管饲。渗透压摩尔浓度较高，可能出现渗透性腹泻等不良反应，可通过减慢胃肠泵入速度来提高胃肠道耐受性。

二、短肽型肠内营养制剂

1. 百普力：Peptisorb Liquid

【剂型规格】 乳剂：500ml/瓶。

【作用特点】 短肽型肠内营养制剂，无渣，低脂，低乳糖，无麦胶成分。渗透浓度470mOsm/L。不适用于1岁以下婴儿，不适用于1～5岁儿童的单一营养来源。

【适应证】 适用于胃肠道功能障碍者或危重疾病支持及急性胰腺炎恢复期患者。

【用法】 管饲或口服，每100ml（1kcal/ml）提供能量100kcal，蛋白质4g，脂肪1.28g［中链甘油三酯（MCT）：长链甘油三酯（LCT）＝1：1］。

【禁忌证】 不明确。

【不良反应】 渗透性腹泻。

【点评】 低脂配方，脂肪供能比例不超过15%，适于消化道功能不全及脂肪代谢障碍者。MCT占全部脂肪的50%，有利于提高肠道耐受性，促进吸收。氮源来自15%氨基酸及85%短肽（小分子二肽、三肽等），可在肠腔直接吸收。口感较差，适于管饲。渗透压摩尔浓度较高，可能出现渗透性腹泻等不良反应，可通过减慢胃肠泵入速度来提高胃肠道耐受性。

2. 百普素: Peptisorb

【剂型规格】 粉剂：125g/袋。

【作用特点】 同百普力。

【适应证】 适用于胃肠道功能障碍者或危重疾病支持，及急性胰腺炎恢复期患者。

【用法】 125g粉剂用50ml温水溶解后，稀释成500ml溶液，能量密度1kcal/ml，管饲或口服给药。

【禁忌证】 不明确。

【不良反应】 渗透性腹泻。

【点评】 同百普力。

三、整蛋白型肠内营养制剂

（一）粉剂

1. 安素: Ensure

【剂型规格】 粉剂：400g/罐。

【作用特点】 肠内全营养素制剂，营养素全面。少渣，不含乳糖及麦胶成分。标准配制后渗透压摩尔浓度321mOsm/L，渗透性腹泻等不良反应发生较少。除成人外，尚可应用于4岁以上儿童。长期应用可出现膳食纤维摄入不足。

【适应证】 适用于经口摄食不足，存在胃肠道功能或部分胃肠道功能的患者。

【用法】 每55.8g（6量勺）加入200ml温水可配制250ml溶液（1kcal/ml），管饲或口服提供能量250kcal，蛋白质9g，脂肪9g，碳水化合物34g。

【禁忌证】 不明确。

【不良反应】 渗透性腹泻。

【点评】 碳水化合物供能比54%，主要来源于水解玉米淀粉及蔗糖，蔗糖供能比超过20%，血糖指数（GI）50±8，不适用于糖尿病患者。

2. 能全素：Nutrison

【剂型规格】 粉剂：320g/罐。

【作用特点】 本药为肠内全营养素制剂。

【适应证】 适用于经口摄食不足，存在胃肠道功能或部分胃肠道功能的患者。

【用法】 每43g（9量勺）加入200ml温水可配制200ml溶液（1kcal/ml），管饲或口服提供能量200kcal，蛋白质8g，脂肪7.8g，碳水化合物24.2g。

【禁忌证】 不明确。

【不良反应】 渗透性腹泻。

【点评】 无渣配方，不含膳食纤维，可用于胃肠道术前营养支持。碳水化合物供能比低（48%），但主要来源于麦芽糊精，不建议广泛用于糖尿病患者。

（二）混悬液

1. 能全力：Nutrison Multi Fibre

【剂型规格】 混悬液：1.0kcal/ml、1.5kcal/ml，500ml/瓶。

【作用特点】 肠内全营养素制剂，含大豆多糖纤维等6种纤维素成分，在应用过程中可减少腹泻的发生，不适于需少渣肠内制剂的患者。

【适应证】 适用于经口摄食不足，存在胃肠道功能或部分胃肠道功能的患者。

【用法】 管饲或口服。1.0kcal/ml制剂中，每500ml提供能量500kcal，蛋白质20g，脂肪19.5g，渗透压摩尔浓度约300mOsm/L。1.5kcal/ml制剂中，每500ml提供能量750kcal，蛋白质30g，脂肪29.5g，渗透压摩尔浓度约300mOsm/L。

【禁忌证】 不明确。

【不良反应】 渗透性腹泻，胃肠吸收功能不佳者可能出现吸收不良性腹泻。

【点评】 含较高浓度的单不饱和脂肪酸，应用于重症患者可有利于调节炎症及免疫状态。本药包括1.0kcal/ml及1.5kcal/ml两种剂型，较高能量密度的剂型（1.5kcal/ml）适用于需保证能量及蛋白质供给同时限制液体摄入的患者。可用于糖尿病患者。不适用于半乳糖血症患者及1岁以下儿童，慎用于1～6岁儿童。

2. 康全力：Diason

【剂型规格】 混悬液：500ml/瓶。

【**作用特点**】 肠内全营养素制剂，碳水化合物供能比44.6%，以70%缓释淀粉和30%果糖为主，单不饱和脂肪酸的供能比例较高（26%），富含膳食纤维。较低能量密度（0.75kcal/ml），低渗透压摩尔浓度（225mOsm/L），低血糖指数（GI 17）。

【**适应证**】 适用于有部分胃肠道功能而不能进食足量常规食物以满足机体营养需求，并且需要控制血糖水平的患者。

【**用法**】 管饲或口服。每500ml提供能量375kcal，蛋白质16g，脂肪16g，碳水化合物42g。

【**禁忌证**】 不明确。

【**不良反应**】 渗透性腹泻。

【**点评**】 本药为低GI配方，可用于糖尿病患者。

3. 康全甘：Nutrison MCT［肠内营养混悬液（TP-MCT）］

【**剂型规格**】 混悬液：500ml/瓶。

【**作用特点**】 肠内全营养素制剂，含有较高比例MCT，占脂肪总量60.5%，可快速消化吸收，直接氧化供能，减轻肝脏负担；含有较高浓度的胆碱，可促进脂肪消化、吸收、利用。无渣，无膳食纤维，可用于术前营养支持。等能量密度（1.0kcal/ml）。

【**适应证**】 适于肝胆功能障碍及胆盐缺乏、胰酶缺乏、淋巴转运异常等脂肪消化吸收不良患者。

【**用法**】 管饲或口服。每500ml提供能量500kcal，蛋白质25g，脂肪16.7g（MCT 10.1g），碳水化合物63g。

【**禁忌证**】 不明确。

【**不良反应**】 渗透性腹泻。

【**点评**】 本药为高MCT、高胆碱配方，蛋白含量也较高，多被冠以"肝病型"肠内营养剂的名称，用于肝胆功能障碍者。但对于肝性脑病、高氨血症者，需仔细考量患者对制剂蛋白含量的代谢耐受性。

（三）乳液

1. 瑞代：Fresubin Diabetes

【**剂型规格**】 乳剂：500ml/瓶。

【**作用特点**】 肠内全营养素制剂。碳水化合物来源于70%缓释淀粉（木薯淀粉及玉米淀粉）及30%果糖，供能比53%。含膳食纤维，低钠，低胆固醇，能量密度0.9kcal/ml。

【**适应证**】 适用于有胃肠道功能或部分胃肠道功能的糖尿病及糖耐量异常患者。

【**用法**】 管饲或口服。每500ml提供能量450kcal，蛋白质17g，脂肪16g，渗透压摩尔浓度约320mOsm/L。

【**禁忌证**】 不明确。

【**不良反应**】 渗透性腹泻。

【点评】 经高温酸化处理后的木薯淀粉及玉米淀粉可聚集成脂类－淀粉复合物，降低淀粉酶水解和消化道吸收的速度从而降低餐后血糖水平，血糖指数较低。

2. 瑞能：Supportan

【剂型规格】 乳剂：200ml/瓶。

【作用特点】 肠内全营养素制剂，低碳水化合物，高脂肪含量（供能比50%，1/3为MCT），高能量密度（1.3kcal/ml），ω-3脂肪酸含量较高，含优质膳食纤维，低乳糖。

【适应证】 适用于恶性肿瘤患者，以及对脂肪或ω-3脂肪酸需要量增加的人群。

【用法】 管饲或口服。每200ml提供能量260kcal，蛋白质11.7g，脂肪14.4g，渗透压摩尔浓度约350mOsm/L。

【禁忌证】 不明确。

【不良反应】 渗透性腹泻，胃肠吸收功能不佳者可能出现吸收不良性腹泻。

【点评】 含丰富ω-3脂肪酸及强化维生素A、维生素C、维生素E、锌、硒等维生素和微量元素，具有抗氧化，调节免疫及炎症状态的作用。高脂、低碳水化合物配方，有益于减少COPD患者的CO_2潴留。

3. 瑞素：Fresubin

【剂型规格】 乳剂：500ml/瓶。

【作用特点】 肠内全营养素制剂，无渣，含MCT（提供11%的能量），低乳糖，低钠，低胆固醇。能量密度1.0kcal/ml。

【适应证】 适用于胃肠道管腔狭窄、肠瘘患者或结肠镜术前肠道准备者。

【用法】 管饲或口服。每500ml提供能量500kcal，蛋白质19g，脂肪17g，渗透压摩尔浓度约250mOsm/L。

【点评】 低渣型整蛋白全营养素，适用人群广泛。

4. 瑞高：Fresubin 750 MCT

【剂型规格】 乳剂：500ml/瓶。

【作用特点】 高能量高蛋白型浓缩营养配方，含较高比例的MCT（3.3g/100ml，提供近20%的能量）。谷氨酰胺和谷氨酸含量较高（1.44g/100ml），有利于肠黏膜屏障维持。高能量密度（1.5kcal/ml）。无膳食纤维，无渣。

【适应证】 适用于有高氮需求的高分解代谢患者如烧伤、感染、外科手术后患者或需要高蛋白高能量摄入同时液体入量受限的患者。

【用法】 管饲或口服。每500ml提供能量750kcal，蛋白质37.5g，脂肪29g（MCT 16.5g），渗透压摩尔浓度约300mOsm/L。

【禁忌证】 不明确。

【**不良反应**】 渗透性腹泻，胃肠吸收功能不佳者可能出现吸收不良性腹泻。

【**点评**】 本药能量密度和蛋白质含量均高，适用于高分解代谢或存在限液需求者。无膳食纤维。支持治疗初始建议缓慢、少量启动，改善胃肠耐受。

四、其他

1. 复方 α- 酮酸: Compound α-Ketoacid
见第六章第二节。
2. L- 谷氨酰胺呱仑酸钠: L-Gualenate and Sodium Gualenate
见第四章第一节。

第二节　肠外营养制剂

肠外营养（PN）适用于具有营养风险且胃肠道功能严重障碍的患者，如短肠综合征、肠瘘、机械性肠梗阻、重症胰腺炎无法启动肠内营养、消化道穿孔等；或虽然胃肠功能基本正常但EN应用困难或营养素供给不足（少于60%）；进食不足且不愿接受管饲的患者。其通过静脉途径为患者提供满足生理和疾病治疗需要的各种营养素，包括碳水化合物、脂肪乳、氨基酸、电解质和水，并添加常规剂量的维生素（脂溶性和水溶性）、矿物质等微量元素。PN制剂包括脂肪乳、氨基酸、葡萄糖"全合一"输注，以及串联输注两种方式，推荐"全合一"的肠外营养方式。氨基酸推荐选用种类完整的平衡氨基酸溶液，适用于多种原因导致的蛋白质摄入不足、吸收障碍和消耗过多，肝肾功能严重损害及氨基酸代谢障碍的遗传代谢性疾病（如苯丙酮尿症、枫糖尿症、胱氨酸尿症等）患者禁用。成人患者应用PN 7天以上，配方中常规推荐使用脂肪乳。脂肪乳在PN中的供能比例应根据患者的脂代谢情况决定，一般为20% ～ 50%。中华医学会肠外肠内营养学分会在《肠外营养安全性管理中国专家共识（2021年）》中建议，高脂血症（甘油三酯＞3.5mmol/L）和脂代谢异常的患者，应根据代谢情况酌情减少脂肪乳输注量，规律监测血脂水平，对重度高甘油三酯（≥5.6mmol/L）的患者，应避免使用脂肪乳。脂肪乳不宜用于严重脂肪代谢紊乱、代谢性酸中毒合并脂肪利用障碍、严重凝血障碍、严重肝功能障碍者。肝内胆汁淤积者慎用。长期（超过4周）或大剂量、过快输注使用，可发生脂肪负荷过重综合征。

1. **脂肪乳氨基酸葡萄糖注射液**: Fat Emulsion, Amino Acids (17) and Glucose (11%) Injection

【剂型规格】　三腔袋（注射剂）：1440ml/袋，1920ml/袋。

【作用特点】　提供脂肪乳、葡萄糖、氨基酸的肠外营养支持。不宜用于严重高脂血症、重度肝功能不全以及严重凝血功能异常，新生儿与2岁以下婴幼儿不宜使用。

【适应证】　适用于不能口服或经肠道补给营养以及营养不能满足需要、需要进行肠外营养支持的患者。

【用法】　经周围静脉或中心静脉（首选）持续滴注12 ～ 24小时，每1000ml提供能量720kcal，葡萄糖68g，氨基酸24g，脂肪（LCT）35g。1440ml/袋可供能1000kcal，1920ml/袋供能1400kcal。

【禁忌证】　不明确。

【不良反应】　输注过程中可能出现发热、恶心、呕吐、寒战、肝酶升高、脂肪负荷过重综合征等不良反应。

【点评】 长期使用可能出现肝损、脂肪超载综合症，如采用周围静脉滴注有可能发生静脉炎。视病情允许可逐渐向肠内营养过渡。

2. 复方氨基酸18AA: Compound Amino Acid（18AA）

【剂型规格】 注射剂：250ml/瓶，500ml/瓶。

【作用特点】 18种必需和非必需氨基酸复方制剂，应用于肠外营养的组分之一。

【适应证】 适用于不能口服或经肠道补给营养以及营养不能满足需要、需要进行肠外营养支持的患者。

【用法】 代谢状态正常的全肠外营养者推荐氨基酸每日摄入量0.8g/kg理想体重，根据代谢需要调整用量。为提高氨基酸的利用率，降低渗透压，减少血栓性静脉炎的发生，可配制"全合一"溶液或与中等浓度葡萄糖溶液或脂肪乳经Y形管串输。如串输时，本药1000ml适宜输注时间为至少8小时，每分钟30～40滴。

【禁忌证】 不明确。

【不良反应】 输注过快时需警惕氨基酸超载综合征；从周围静脉滴注或滴注速度过快时可能增加血栓性静脉炎风险。

【点评】 肠外营养的必需组分，不建议单独输注，串联输注需严格控制速度。

3. 复方氨基酸15AA: Compound Amino Acid（15AA）

【剂型规格】 注射剂：250ml/瓶。

【作用特点】 含较高浓度支链氨基酸的氨基酸复方制剂。可配制"全合一"溶液输注。

【适应证】 可用于肝硬化、亚急性/慢性重型肝炎、肝性脑病及慢性肝炎患者的肠外营养支持。适用于不能口服或经肠道补给营养以及营养不能满足需要、需要进行肠外营养支持者。

【用法】 成人全肠外营养组分之一，周围静脉输注时可与5%～10%葡萄糖注射液混合串输，静脉滴注250～500ml/d，滴速15～20滴/分。

【禁忌证】 不明确。

【不良反应】 输注过快时需警惕氨基酸超载综合征。

【点评】 用于严重肝功能障碍时肠外营养组分，需结合肝脏代谢能力调整其输注量。可视病情与复方氨基酸18AA混合使用。

4. 复方氨基酸9AA（5.5%): Compound Amino Acid（9AA）

【剂型规格】 注射剂：250ml/瓶。

【作用特点】 9种氨基酸的复方制剂。可配制"全合一"溶液输注。

【适应证】 用于急性和慢性肾功能不全患者的肠外营养支持。适用于不能口服或经肠道补给营养以及营养不能满足需要、需要进行肠外营养支持者。

【用法】 成人全肠外营养可静脉滴注250～500ml/d，滴速≤15滴/分。

【禁忌证】 不明确。

【不良反应】 输注过快时需警惕氨基酸超载综合征。

【点评】 本药用于严重肾功能障碍时肠外营养组分，可视病情与复方氨基酸18AA混合。

5. 丙氨酰-谷氨酰胺：Alanyl Glutamine

【剂型规格】 注射剂：100ml（含丙氨酰-谷氨酰胺20g）/瓶。

【作用特点】 肠外营养中氨基酸溶液的补充。具有维持肠道屏障的结构及功能，增强机体免疫功能，改善代谢状况，提高抗氧化能力的药理作用。

【适应证】 适用于不能口服或经肠道补给营养以及营养不能满足需要、需要进行肠外营养支持者。对于创伤、危重症及外科术后等高分解代谢状态患者可发挥免疫营养素作用。对于脓毒血症、重度肝肾功能障碍者应慎用。

【用法】 不可直接输注，100ml丙氨酰-谷氨酰胺应加入至少500ml载体溶液进行输注，全肠外营养的成人患者推荐日剂量（丙氨酰-谷氨酰胺）0.3～0.4g/kg。通过丙氨酰-谷氨酰胺供给的氨基酸量不应超过全部氨基酸供给量的20%。

【禁忌证】 严重肝肾功能障碍。

【不良反应】 不明确。

【点评】 本药是一类免疫营养素，在肠衰竭、短肠综合征的使用广受关注，在创伤、危重症及外科术后等高分解状态患者的肠外营养使用已得到认可，但在合并脓毒症患者的使用仍有争议。此外，需考量肝肾功能障碍使用的不良反应。

6. 长链脂肪乳：Long Chain Fat Emulsion

【剂型规格】 脂肪乳剂：250ml/瓶。

【作用特点】 用于肠外营养，可配制"全合一"溶液输注。提供热量和必需脂肪酸。可直接添加脂溶性维生素，但不得将电解质加入本药（加入钙等多价阳离子可能发生不相容）。LCT在严重肝功能障碍的情况下代谢将受明显影响。目前尚无30%制剂用于儿童的经验，不推荐用于婴儿（尤其新生儿及伴高胆红素血症的未成熟儿）。

【适应证】 适用于不能口服或经肠道补给营养以及营养不能满足需要、需要进行肠外营养支持者。

【用法】 成人推荐日最大剂量3g/kg（按甘油三酯计），或总热量的60%。10%、20%注射液500ml的输注时间不少于5小时，

30%注射液250ml的输注时间不少于4小时，重症患者推荐输注时间均为12小时以上。正常婴儿10%、20%注射液推荐日剂量0.5～4g/kg（按甘油三酯计），输注速率不超过0.17g/（kg·h），输注过程中密切监测血清甘油三酯、肝功能、氧饱和度。早产儿、低体重儿开始日剂量为0.5～1g/kg（按甘油三酯计），可逐渐增加到一日2g/kg，宜24小时持续输注。

【禁忌证】 休克、循环衰竭或严重脂质代谢紊乱（血清TG≥5.6 mmol/L）。

【不良反应】 同长链脂肪乳。

【点评】 本药是使用历史最为悠久的脂肪乳，在孕妇和儿童也有安全使用的经验。但其易致胆汁淤积和肝损伤的不良反应不可忽视。

7. 中长链脂肪乳: Medium and Long Chain Fat Emulsion

【剂型规格】 脂肪乳剂: 100ml/瓶，250ml/瓶。

【作用特点】 用于肠外营养，可配制"全合一"溶液输注。提供热量和必需脂肪酸。MCT与LCT 1∶1物理混合，供能较LCT快速，水解程度、节氮效应均优于LCT，在血循环中的清除速度更快，更易于被外周组织所利用，较少在肝脏或组织中沉积。

【适应证】 适用于不能口服或经肠道补给营养以及营养不能满足需要、需要进行肠外营养支持者。

【用法】 成人推荐日剂量: 10%注射液10～20ml/kg，输注速率1.25ml/（kg·h），20%注射液5～10ml/kg，输注速率0.625ml/（kg·h）。婴儿推荐日剂量0.5～4g/kg（按甘油三酯计），输注速率不超过0.17g/（kg·h）。

【禁忌证】 休克、循环衰竭或严重脂质代谢紊乱（血清TG≥5.6mmol/L）。

【不良反应】 同长链脂肪乳。

【点评】 无脂代谢障碍的外科和危重症患者肠外营养推荐使用中长链脂肪乳以改善氮平衡，促进蛋白质合成。

8. 结构脂肪乳: Structural Fat Emulsion

【剂型规格】 脂肪乳剂: 100ml/瓶。

【作用特点】 通过对MCT及LCT的内酯化作用形成的甘油三酯分子，用于PN的配方构成，可配制"全合一"溶液输注。提供热量和必需脂肪酸，血浆中的清除速率较中长链脂肪乳更快。推荐与碳水化合物配合输注以避免代谢性酸中毒。

【适应证】 适用于不能口服或经肠道补给营养以及营养不能满足需要、需要进行肠外营养支持者。

【用法】 成人推荐日剂量1～1.5g/kg（按三酰甘油计），输注速率不超过0.15g/（kg·h）。

【禁忌证】 休克、循环衰竭或严重脂质代谢紊乱（血清 TG ≥ 5.6mmol/L）。

【不良反应】 同长链脂肪乳。

【点评】 本药能量供给的代谢过程更为平衡，体温波动、发热等不良反应少于中长链脂肪乳。

9. ω-3鱼油脂肪乳：ω-3 Fish Oil Fat Emulsion

【剂型规格】 注射剂：100ml/瓶。

【作用特点】 肠外营养中补充长链ω-3脂肪酸（尤其是EPA和DHA），可配制"全合一"溶液输注。目前认为，ω-3鱼油可保护组织微循环及机体免疫功能，抑制恶性肿瘤，减少全身炎性反应综合征发生率，缩短机械通气时间，降低病死率。

【适应证】 适用于不能口服或经肠道补给营养以及营养不能满足需要、需要进行肠外营养支持者。

【用法】 多与5倍质量的其他脂肪乳同时输注，ω-3鱼油占每日脂肪输入量的10% ～ 20%，静脉滴注每日1 ～ 2ml/kg（相当于鱼油0.1 ～ 0.2g/kg），最大滴速不超过日0.5ml/（kg·h）。

【禁忌证】 休克、循环衰竭或严重脂质代谢紊乱（血清 TG ≥ 5.6mmol/L），合并脓毒血症时慎用。

【不良反应】 同长链脂肪乳。

【点评】 北美、欧洲及中华医学会指南均推荐在创伤、危重症及外科术后患者的PN配方中加用ω-3鱼油脂肪乳改善临床结局，住院老年患者在药理范围内补充ω-3脂肪酸也可具有临床获益。

10. 多种油脂肪乳：Multi-oil Fat Emulsion Injection（C_{6-24}）

【剂型规格】 脂肪乳剂：100ml/瓶，250ml/瓶。

【作用特点】 用于肠外营养，可配制"全合一"溶液输注。提供热量和必需脂肪酸。100ml脂肪乳中含鱼油（ω-3多不饱和脂肪酸——EPA + DHA）3g（15%），橄榄油（ω-9单不饱和脂肪酸）5g（25%），MCT 6g（30%），大豆油（LCT）6g（30%）。

【适应证】 适用于不能口服或经肠道补给营养以及营养不能满足需要、需要进行肠外营养支持者。

【用法】 成人推荐日剂量：20%注射液5 ～ 10ml/（kg·d）［相当于脂肪乳摄入1.0 ～ 2.0g/（kg·d）］，推荐输注速率0.125g脂肪/（kg·d）［相当于输注本药0.63ml/（kg·d）］，最大输注速率不超过0.15g脂肪/kg/h［相当于输注本药0.75ml/（kg·d）］。

新生儿和婴儿推荐日剂量：起始剂量为0.5 ～ 1.0g脂肪/（kg·d），在此剂量基础上持续增加0.5 ～ 1.0g脂肪/（kg·d）至3.0g脂肪/（kg·d）。推荐剂量不超过3g脂肪/（kg·d）［相当于输注本药15ml/（kg·d）］。最大输注速率不超过0.125g脂肪/（kg·d）。在早产和出生体重较低的新生儿中，应持续24小时输注本药。

儿童推荐日剂量：输注不超过3g脂肪/（kg·d）［相当于输注本药15ml/（kg·d）］。在第一周给药期间，每日用量应逐量增加。最大输注速率不超过0.15g脂肪/（kg·d）。

【禁忌证】 休克、循环衰竭或严重脂质代谢紊乱（血清TG≥5.6mmol/L）。

【不良反应】 同长链脂肪乳。

【点评】 富含ω-3多不饱和脂肪酸和ω-9单不饱和脂肪酸，ω-6/ω-3脂肪酸比值约为2.5∶1，具有抗炎、调节免疫、改善氧化应激的作用，发生肝损伤风险相对较小。美国重症医学会（SCCM）、美国肠外肠内营养学会（ASPEN）推荐，适宜肠外营养支持的危重症患者应考虑使用多种油脂肪乳剂［SMOF（大豆油、中链甘油三酯、橄榄油和鱼油脂肪乳剂）］以改善临床结局。

11. 复方脂溶性维生素: Compound Lipid-Soluble Vitamin

【剂型规格】 注射剂：10ml/瓶。

【作用特点】 可配制"全合一"溶液输注，为长期全肠外营养的患者补充脂溶性维生素，每瓶含维生素A 990μg（3300U），维生素D₂ 5μg（200U）、维生素E 9.1mg（10U）、维生素K₁ 150μg。

【适应证】 本药是肠外营养不可缺少的组成部分之一，用于满足成人和儿童每日对脂溶性维生素的生理需要。

【用法】 10ml加入10%或20%脂肪乳注射液500ml中，静脉滴注，一日1次。

【禁忌证】 对本药中任何一种成分过敏及维生素过多者禁用。

【不良反应】 不良反应少见，目前已报道的不良事件包括：①全身性损害，寒战、发热、胸痛、乏力。②皮肤及其附件损害，皮疹、瘙痒、出汗、荨麻疹、斑丘疹。③胃肠损害，恶心、呕吐、腹痛、消化不良。④呼吸系统损害，呼吸困难、呼吸急促、咳嗽。⑤心血管系统损害，心悸、心律失常、发绀、血压升高。⑥免疫功能紊乱和感染，过敏性休克、过敏反应。⑦神经系统损害，头晕、头痛、眩晕。⑧血管损害和出凝血障碍，潮红、静脉炎。⑨用药部位损害，注射部位疼痛。⑩视觉损害，视物模糊、复视。⑪肝胆损害，血清转氨酶、碱性磷酸酶、胆红素升高。

【点评】 符合FDA及美国胃肠病学会（AGA）推荐成人PN支持的脂溶性维生素每日需要量。

12. 复方水溶性维生素: Compound Water-Soluble Vitamin

【剂型规格】 冻干粉剂：10支/盒。

【作用特点】 应用于肠外营养，可配制"全合一"溶液输注。为患者补充每日各种水溶性维生素的生理需要。每瓶含维生素 B_1 2.5mg，维生素 B_2 3.6mg，烟酰胺 40mg，维生素 B_6 4mg，泛酸 15mg，维生素 C 100mg，生物素 60μg，叶酸 400μg，维生素 B_{12} 5μg。

【适应证】 本药是肠外营养不可缺少的组成部分之一，用以满足成人和儿童每日对水溶性维生素的生理需要。

【用法】 1支用脂肪乳注射液或无电解质的葡萄糖注射液 10ml 溶解后加入相应的静脉输液中，静脉滴注，一日1次。若为加入葡萄糖注射液中静脉滴注，需避光条件。

【禁忌证】 对本药中任何一种成分过敏的患者禁用。

【不良反应】 对本药中任何一种成分过敏的患者，使用时均可能发生过敏反应。

【点评】 本药符合成人的水溶性维生素生理需要量。

13. 多种微量元素: Multi-Trace Elements

【剂型规格】 注射剂: 10ml/瓶。

【作用特点】 电解质和微量元素浓缩液，可配制"全合一"溶液输注。每10ml的本药含: Cr^{3+} 0.2umol，Cu^{2+} 20μmol，Fe^{3+} 20μmol，Mn^{2+} 5μmol，MoO_4^{2-} 0.2μmol，SeO_3^{2-} 0.4μmol，Zn^{2+} 100μmol，F^- 50umol，I^- 1μmol。本药 pH 2.2，渗透压约 1900mOsm/（kg·H_2O），辅料为山梨醇、盐酸和水。

【适应证】 本药是肠外营养不可缺少的组成部分之一，用以满足机体对微量元素的需求 10ml 能满足成人每天对铬、铜、铁、锰、钼、硒、锌、氟和碘的基本和中等需要。妊娠妇女对微量元素的需要量轻度增高，所以本药也适用于妊娠妇女补充微量元素。

【用法】 每日 10ml，加入 500ml 以上葡萄糖注射液或复方氨基酸注射液中稀释，静脉滴注 6～8 小时。

【禁忌证】 果糖不耐受患者及对本药及所含成分过敏者禁用。

【不良反应】 不良反应罕见，曾报道的不良事件包括: ①全身性损害，畏寒、寒战、胸闷、发热、高热、潮红等，有过敏性休克的个例报告；②皮肤及其附件，皮疹、瘙痒、皮肤发红、皮肤红肿、局部肿胀等；③用药部位，注射部位疼痛、注射部位红肿、静脉炎等；④消化系统，恶心、呕吐、腹痛等；⑤神经精神系统，头晕、头痛、麻木等；⑥心血管系统，心悸、发绀等；⑦呼吸系统，呼吸困难、呼吸急促等。

【点评】 严重肾衰竭、胆道功能明显障碍者慎用，果糖不耐受者禁用。

第三节　维　生　素　类

维生素可分为脂溶性和水溶性两大类。脂溶性维生素包括维生素A、维生素D、维生素E、维生素K。当胆管梗阻等疾病导致脂类吸收不良时，脂溶性维生素的吸收减少甚至引起缺乏症。水溶性维生素包括B族维生素（维生素B_1、维生素B_2、维生素B_6、维生素B_{12}、烟酸、叶酸、泛酸及生物素等）和维生素C等。美国胃肠病学会（AGA）及FDA推荐对于11岁以上儿童及成人进行肠外营养的维生素每日摄入量：维生素A 3300U，维生素D 200U，维生素E 10U，维生素K 150μg，维生素B_1 6mg，维生素B_2 3.6mg，维生素B_5（泛酸）15mg，维生素B_3（烟酰胺）40mg，维生素B_6 6mg，生物素60μg，叶酸600μg，维生素B_{12} 5μg，维生素C 200mg。

一、脂溶性维生素

1. 维生素A软胶囊: Vitamin A

【剂型规格】　胶囊：2.5万U/粒。

【作用特点】　用于维生素A的补充或预防及治疗维生素A缺乏症。

【适应证】　治疗维生素A缺乏症。

【用法】　成人剂量：①预防用量，男性日剂量5000U，女性4000U，哺乳期妇女6000U。②严重维生素A缺乏症，10万U/d，口服3日，之后过渡为5万U/d，口服2周，此后调整为1万～2万U/d，用药2个月。③轻度维生素A缺乏，3万～5万U/d，分2～3次口服，症状改善后可减量。④干眼症：2.5万～5万U/d，口服，用药1～2周。

儿童剂量：①预防用量，0～3岁，日剂量2000U；4～6岁，2500U；7～10岁，3500U。②维生素A缺乏症，2.5万～5万U/d，分次口服。

【禁忌证】　慢性肾衰竭者慎用。

【不良反应】　摄入推荐剂量未见不良反应。摄入过量维生素A需警惕中毒反应。急性中毒发生于大量摄入维生素A（成人用量超过150万U，小儿用量在7.5万～30万U）6小时后，患者可出现异常激动或骚动、头晕、嗜睡、复视、严重头痛、呕吐、腹泻、脱皮（特别是唇和掌），婴儿头部可出现凸起肿块，并有躁动、惊厥、呕吐等颅内压增高、脑积水、假性脑瘤表现。慢性中毒可表现为骨关节疼痛、肿胀、皮肤瘙痒、口唇干裂、疲劳、软弱、全身不适、发热、头痛、呕吐、颅内压增高、视盘水肿、皮肤对阳光敏感性增高、易激动、食欲缺乏、脱发、腹痛、夜尿增多、肝毒性反应、门静脉高压、溶血、贫血、小儿骨骺早闭合、妇女月经过少。

2. 维生素D: Vitamin D

见第十章。

3. 维生素E软胶囊: Vitamin E

【剂型规格】 胶囊: 5mg/粒。

【作用特点】 治疗维生素E缺乏症,1mg维生素E相当于1U。

【适应证】 非酒精性脂肪性肝病;在肝胆疾病（梗阻性黄疸）、小肠疾病（慢性吸收不良综合征、乳糜泻）等脂肪代谢障碍的情况下用于维生素E的补充;也可用于习惯性流产、先兆流产、不育症、更年期综合征、冠心病,动脉硬化、高脂血症、进行性肌营养不良的辅助治疗。

【用法】 成人剂量:维生素E缺乏,10～100mg,口服,一日2～3次,用量随缺乏程度而异。

儿童剂量:①维生素E缺乏,1mg/（kg·d）,口服,具体用量随缺乏程度而异。②早产儿15～20mg/d,口服。③慢性胆汁淤积,水溶性制剂15～25mg/d,口服。

【禁忌证】 对本药过敏者禁用。

【不良反应】 长期过量服用可引起恶心、呕吐、眩晕、头痛、视物模糊、皮肤皲裂、唇炎、口角炎、腹泻、乳腺肿大、乏力。

【点评】 较大剂量使用本药也见于非酒精性脂肪性肝病患者。

4. 维生素K₁: Vitamin K₁

见第八章第六节。

二、水溶性维生素

1. 维生素B₁: Vitamin B₁

【剂型规格】 注射剂:100mg/瓶;片剂:10mg/片。

【作用特点】 预防或治疗维生素B₁缺乏,防治脚气病,维持神经、心脏、消化系统的正常功能。静脉使用时偶见过敏反应。

【适应证】 预防或治疗维生素B₁缺乏。

【用法】 ①维生素B₁缺乏症:5～10mg,口服,一日3次。②韦尼克脑病:200～600mg/d,经肠外途径给予,静脉滴注优于肌内注射,建议进食或输注碳水化合物前给药［2010欧洲神经科学联合会（FENS）指南推荐］,如为慢性酗酒相关韦尼克脑病，应酌情增加维生素B_1剂量。③再喂养综合征：对持续显著的营养不良者开始再喂养支持前30分钟予维生素B_1 200 ～ 300mg，静脉滴注，此后第2 ～ 3天每日予200 ～ 300mg，静脉注射或口服；此后可视病情酌减至25 ～ 100mg/d，口服，持续至10天或进食状态逐渐恢复至理想。④妊娠期维生素B_1缺乏所致神经炎：5 ～ 10mg，口服，一日3次。⑤嗜酒所致维生素B_1缺乏：日剂量40mg，分次口服。

【禁忌证】 不明确。肠外使用维生素B_1者需提前进行皮试，如为阳性需鉴别制剂敷料或维生素B_1过敏，明确对本药过敏者不可经肠外使用。

【不良反应】 推荐剂量的维生素B_1几乎无毒性，过量使用可出现头痛、疲倦、烦躁、食欲缺乏、腹泻、水肿。

【点评】 维生素B_1是体内多个代谢酶的重要辅因子，营养摄入不足、神经性食欲减退、行减重手术治疗、慢性酗酒、恶性肿瘤，均易造成维生素B_1缺乏，需及时识别并纠正。严重维生素B_1缺乏所致脚气病等补充维生素B_1时推荐肠外途径（静脉输注或肌内注射）。

2. 维生素B_2: Vitamin B_2

【剂型规格】 片剂：5mg/片。

【作用特点】 维生素B_2补充。

【适应证】 防治维生素B_2缺乏所致的口唇干裂、口角炎、舌炎、阴囊炎、结膜炎、角膜血管化及脂溢性皮炎等。

【用法】 日剂量10 ～ 35mg，口服，分次口服。

【禁忌证】 对本药过敏者禁用。

【不良反应】 在正常肾功能状态下几乎不产生毒性，服用后尿液黄色加深，但不影响继续用药。

【点评】 水溶性维生素的补充多需联合应用，需考虑多种营养素的合并缺乏。

3. 维生素B_6: Vitamin B_6

【剂型规格】 注射剂：50mg/瓶；片剂：10mg/片。

【作用特点】 补充维生素B_6，多应用于发热、烧伤、长期血液透析、先天性代谢障碍性疾病、全肠外营养、胃切除术后等。

【适应证】 适用于维生素B_6缺乏的预防和治疗，防治异烟肼中毒；也可用于妊娠、放射病及抗癌药所致呕吐，脂溢性皮炎等；用于全肠外营养及因摄入不足所致营养不良、进行性体重下降时的维生素B_6的补充；用于对维生素B_6需要量增加的临床情况：妊娠及哺乳期、甲状腺功能亢进症、烧伤、长期慢性感染、发热、先天性代谢障碍（胱硫醚尿症、高草酸盐尿症、高胱氨酸尿症、黄嘌呤酸尿症）、充血性心力衰竭、长期血液透析、吸收不良综合征伴肝胆系统疾病（如酒精中毒伴肝硬化）、肠道疾病（乳糜泻、热带口炎性肠炎、局限性肠炎、持续腹泻）、胃切除术后等；用于新生儿遗传性维生素B_6依赖综合征。

【用法】 ①维生素B_6缺乏：日剂量$10 \sim 20mg$，口服，3周，之后日剂量$2 \sim 3mg$，口服，持续数周。②遗传性铁粒幼细胞贫血：日剂量$200 \sim 600mg$，口服，$1 \sim 2$个月，之后日剂量$30 \sim 50mg$，口服，终身。③酒精中毒：日剂量$50mg$，口服。

【禁忌证】 对本药过敏者禁用。

【不良反应】 维生素B_6在肾功能正常时几乎不产生毒性。罕见过敏反应。若每天应用$200mg$，持续30天以上，可致依赖综合征。其余罕见不良反应/事件包括：①全身性反应，寒战、畏寒、发热、乏力等；②皮肤及其附件，皮疹、瘙痒、发红、多汗等；③胃肠系统，恶心、呕吐、腹痛、腹部不适等；④神经精神系统，头晕、头痛、感觉异常、烦躁等；⑤心血管系统，胸闷、心悸、发绀、血压升高或下降等；⑥呼吸系统，呼吸急促、呼吸困难等；⑦用药部位，注射部位疼痛、注射部位瘙痒、注射部位皮疹等；⑧肌肉骨骼，肢体疼痛等；⑨免疫系统，过敏样反应、过敏性休克等；⑩其他，潮红、苍白、四肢发冷等。

4. 烟酰胺：Nicotinamide

【剂型规格】 片剂：$50mg$片。

【作用特点】 补充维生素B_3/烟酰胺。

【适应证】 防治烟酸缺乏的糙皮病、口炎、舌炎等；防治冠心病、病毒性心肌炎、风湿性心肌炎及少数洋地黄中毒等伴发的心律失常，有防治心脏传导阻滞的作用；长期口服异烟肼者补充维生素B_3的不足；可一定程度缓解焦虑。

【用法】 $50 \sim 200mg$，口服，一日3次，同时加服其他B族维生素及维生素C。

【禁忌证】 对本药过敏者禁用。

【不良反应】 不良反应罕见。在高剂量口服和肠外给予烟酰胺期间，曾有下述不良反应的报告。皮肤/皮下组织：潮红、面部红斑；胃肠道系统：胃痛、恶心、呕吐、腹泻；神经系统：头痛，头晕；肝胆系统：肝炎，转氨酶升高。

【点评】 水溶性维生素的补充多需联合应用，需考虑多种营养素的合并缺乏。

5. 叶酸：Folic Acid

见第八章。

6. 维生素B_{12}：Vitamin B_{12}

见第八章。

7. 维生素C: Vitamin C

【剂型规格】 片剂: 0.1g/片。

【作用特点】 补充维生素C缺乏,防治坏血病,降低毛细血管通透性,促进铁在肠内的吸收。

【适应证】 防治坏血病。也可用于各种急慢性传染性疾病及紫癜等辅助治疗,降低毛细血管通透性。克山病患者发生心源性休克时,可用大剂量本药治疗。铁缺乏患者维生素C与铁剂同服促进铁在肠内的吸收。也可用于慢性铁中毒的治疗(维生素C促进去铁胺对铁的络合,使铁排出加速)。用于特发性高铁血红蛋白血症的治疗。用于治疗肝硬化、急性肝炎和砷、汞、铅、苯等慢性中毒时肝脏的损害。

【用法】 ①一般用量(饮食补充)50～100mg,口服,一日2～3次。②维生素C缺乏: 100～200mg,口服,一日1～3次,服用2周以上。③慢性肾衰竭透析患者: 日剂量100～200mg,口服。本药大量长期服用后,宜逐渐减量停药。

【禁忌证】 应慎用于以下情况: 半胱氨酸尿症、痛风、高草酸盐尿症、草酸盐沉积症、尿酸盐性肾结石、糖尿病(因维生素C可能干扰血糖定量)、葡萄糖-6-磷酸脱氢酶缺乏症(可引起溶血性贫血)、血色病、铁粒幼细胞性贫血或地中海贫血(可致铁吸收增加)、镰形红细胞贫血(可致溶血危象)。

【不良反应】 长期服用维生素C每日2～3g可引起停药后坏血病。长期服用大量维生素C偶可引起尿酸盐、半胱氨酸盐或草酸盐结石。大量服用(每日用量1g以上)可引起腹泻、皮肤红而亮、头痛、尿频(每日用量600mg以上时)、恶心、呕吐、胃痉挛。

【点评】 剂量＞500mg/d的维生素C补充可显著增高尿草酸排泄,泌尿系统结石高风险患者应谨慎补充。

8. 芦丁片: Rutin

【剂型规格】 片剂: 20mg/片。

【作用特点】 维生素P属的一种,可增强维生素C的作用,降低毛细血管脆性和通透性。

【适应证】 主要用于脆性增加的毛细血管出血症,也用于高血压脑病、脑出血、视网膜出血、出血性紫癜、急性出血性肾炎、再发性鼻出血、创伤性肺出血、产后出血等的辅助治疗。

【用法】 20～40mg,口服,一日3次。

【禁忌证】 不明确。

【不良反应】 不明确。

【点评】 本药与维生素C合用,可改善血管通透性。

第四节 矿物质类

矿物质包括常量元素和微量元素两大类。在人体中含量大于0.01%的无机盐称为常量元素或宏量元素，包括钙、磷、钾、钠、氯、镁、硫等。在人体中含量小于0.01%的无机盐称为微量元素，包括铁、铜、锌、碘、锰、钼、钴、铬、镍、锡、钒、硅、氟、硒等。美国胃肠病学会（AGA）及欧洲指南推荐成人肠外营养的矿物质每日摄入包括常量元素钠60～150mmol，钾40～100mmol，镁8～24mmol，钙5～15mmol，磷10～30mmol，以及微量元素铬10～20μg（0.05～0.1μmol），铜0.3～1.2mg（4.7～18.8μmol），碘70～140μg（0.54～1.08μmol），铁1～1.5mg（18～27μmol），锰0.2～0.8mg（3.6～14.6μmol），硒20～80μg（0.25～1.0μmol），锌2.5～4mg（38～61μmol）。

1. 善存: Centrum

【剂型规格】 复方片剂: 60片/瓶。

【作用特点】 用于多种维生素、矿物质、微量元素的补充。成人配方适用于12岁以上青少年及成人，小儿配方适用于4～12岁儿童。

【适应证】 预防和治疗维生素与矿物质缺乏。

【用法】 1片，口服，一日1次。

【禁忌证】 慢性肾衰竭、高钙血症、高磷血症伴慢性肾脏病矿物质与骨异常患者禁用。

【不良反应】 偶见胃肠不适。

【点评】 每片含钙162mg，高钙血症者需谨慎使用。

2. 爱乐维: Elevit

【剂型规格】 复方片剂: 30片/盒。

【作用特点】 复合维生素、矿物质和微量元素制剂，专为满足妊娠期和哺乳期妇女额外营养需求的复合营养制剂。

【适应证】 用于妊娠期和哺乳期妇女对维生素、矿物质和微量元素的额外需求；并预防妊娠期因缺铁和叶酸所致贫血。

【用法】 1片，口服，一日1次。

【禁忌证】 高维生素A血症、高维生素D血症、高钙血症、高钙尿症者禁用。肾功能不全、铁蓄积、铁利用紊乱者、铜代谢障碍者禁用。

【不良反应】 耐受性良好，少数病例会出现胃肠道不良反应表现如便秘、腹部疼痛、腹泻、恶心和呕吐，但一般无须停药。可能发生头痛、头晕、失眠、紧张。某些敏感的妇女可能会出现一定程度的过度兴奋，故此类患者避免在晚间服用。在个别情况下，本药可能造成包括荨麻疹、颜面水肿、哮鸣、皮肤发红、皮疹、水疱和休克等过敏反应。如果产生过敏反应，应停止该药物的治疗，并咨询医生。少数患有卵巢过度刺激综合征女性服用本药后，可能引起卵巢刺激，这种情况下建议不在夜晚服用本药。

【点评】 长期口服爱乐维等含叶酸复合维生素矿物质合剂者部分可见叶酸代谢指标显著升高，必要时应予以评估，调整剂量。

3. 门冬氨酸钾镁: Aspartate Potassium Magnesium

【剂型规格】 复方片剂: 50片/盒; 注射剂: 10ml/瓶。

【作用特点】 含氧化镁、氢氧化钾的钾镁盐。片剂每片含钾36.1mg（约0.93mmol），镁11.8mg（约0.5mmol）; 注射液每瓶（10ml）含钾103.3mg（约2.65mmol），镁33.7mg（约1.42mmol）。

【适应证】 钾、镁电解质补充药。可用于低钾血症、洋地黄中毒引起的心律失常（主要是室性心律失常）以及心肌炎后遗症、充血性心力衰竭、心肌梗死的辅助治疗。

【用法】 片剂1～3片，口服，一日3次。注射液10～20ml，加入250ml或500ml 5%葡萄糖注射液稀释后缓解静脉滴注，一日1次。

【禁忌证】 高钾血症、高镁血症、急性和慢性肾衰竭、艾迪生病、三度房室传导阻滞、心源性休克、活动性消化性溃疡者慎用，对本药过敏患者禁用。

【不良反应】 大剂量可致腹泻。尚可见食欲缺乏、恶心、呕吐等胃肠道反应，停药后可恢复。

【点评】 含钾、镁电解质量较低，使用安全，但对于需要迫切纠正严重电解质异常者应考虑其他高电解质含量制剂。

4. 枸橼酸钾: Potassium Citrate

【剂型规格】 口服液: 200ml/瓶; 颗粒: 2g/袋。

【作用特点】 枸橼酸钾口服液浓度为10%，1g枸橼酸钾（10%的药液10ml）含9mmol钾元素。枸橼酸钾颗粒每袋2g，含枸橼酸钾1.46g（约合13.5mmol钾元素）。

【适应证】 ①用于治疗各种原因引起的低钾血症: 如进食不足、呕吐、严重腹泻、应用排钾利尿药、低钾性家族周期性麻痹、长期应用糖皮质激素和补充高渗葡萄糖等。②预防低钾血症: 如食欲减退、严重或慢性腹泻、长期服用糖皮质激素、失钾性肾病、Bartter综合征。本药亦可用于洋地黄中毒引起频发性、多源性期前收缩或快速性心律失常。

【用法】 口服液10～20ml，口服，一日3次，根据病情调整补钾量。

【禁忌证】 高钾血症禁用。消化性溃疡、心力衰竭或严重心肌损害者慎用。

【不良反应】 口服可有胃肠道刺激症状，如恶心、呕吐、咽部不适、胸痛（食管刺激）、腹痛、腹泻，甚至消化性溃疡及出血。在空腹、剂量较大及原有胃肠道疾病者更易发生。在合并肾功能损害者补充应警惕高钾血症风险。

【点评】 本药胃肠道不良反应显著。

5. 氯化钾：Potassium Chloride

【剂型规格】 片剂：0.5g/片；注射剂：1.5g:10ml。

【作用特点】 钾补充剂，预防或治疗低钾血症。氯化钾缓释片1片含KCl 0.5g（约合6.7mmol钾元素）；15%KCl注射液10ml含20mmol钾元素，补钾量视病情而定。口服可有胃肠道刺激症状。

【适应证】 ①治疗各种原因所致低钾血症：如进食不足、呕吐、严重腹泻、应用排钾性利尿药、低钾性家族周期性麻痹、长期应用糖皮质激素和补充高渗葡萄糖后引起的低钾血症等。②预防低钾血症：当患者存在失钾情况，尤其是如果发生低钾血症对患者存在较大危害时（如使用洋地黄类药物的患者），需预防性补充钾盐，如进食很少、严重或慢性腹泻、长期服用糖激素、失钾性肾病、Bartter综合征等。治疗洋地黄中毒引起的频发性、多源性期前收缩或快速性心律失常。

【用法】 片剂：0.5～1g，口服，一日2～4次，最大日剂量6g。注射剂：经外周静脉给药时10ml（20mmol KCl）加入500ml 5%葡萄糖或0.9%氯化钠注射液中，静脉滴注，日补钾量3～4.5g。

【禁忌证】 高钾血症。

【不良反应】 口服氯化钾偶可有胃肠道刺激症状，如恶心、呕吐、咽部不适、胸痛（食管刺激），腹痛、腹泻甚至消化性溃疡及出血。在空腹、剂量较大及原有胃肠道疾病者更易发生。静脉滴注氯化钾浓度较高、速度较快或静脉较细时，易刺激静脉内膜引起疼痛，甚至发生静脉炎。补钾过量或合并肾功能损害时有发生高钾血症风险。

【点评】 静脉补钾浓度经外周静脉滴注时一般不超过40mmol/L（0.3%），速度不超过10mmol/h；经中心静脉导管滴注时浓度可稍高，速度不超过20mmol/h。

6. 甘油磷酸钠：Sodium Glycerophosphate

【剂型规格】 注射剂：10ml（2.16g无水甘油磷酸钠）/瓶。

【作用特点】 磷补充剂，每支（10ml）含磷元素10mmol，钠元素20mmol。

【适应证】 用于肠外营养的磷补充剂，预防或治疗低磷血症。

【用法】 10ml加入复方氨基酸注射液或葡萄糖注射液500ml中缓慢滴注4～6小时，一日1次。全肠外营养者根据实际需要酌情增减。

【禁忌证】 严重肾功能不全、休克和脱水患者慎用。对本药过敏者禁用。

【不良反应】 不明确。

【点评】 长期用药时应监测血磷、血钙浓度的变化。

7. 硫酸镁: Magnesium Sulfate

【剂型规格】 注射剂: 1g∶10ml, 2.5g∶10ml。

【作用特点】 镁补充剂。

【适应证】 抗惊厥（用于妊娠期高血压，治疗先兆子痫或子痫），纠正室性心动过速（见心内科、消化科相应章节）。预防及治疗低镁血症，或作为镁补充剂用于肠外营养。口服有一定渗透性导泻作用

【用法】 0.03 ~ 0.06g/kg加入肠外营养液，静脉滴注，一日1次。

【禁忌证】 肾功能不全、心肌损害、心脏传导阻滞者慎用。

【不良反应】 静脉注射硫酸镁常引起潮红、出汗、口干等症状，快速静脉注射时可引起恶心、呕吐、心悸、头晕，个别出现眼球震颤，减慢注射速度症状可消失。肾功能不全、用药剂量大时，可发生血镁积聚风险，血镁浓度达5mmol/L时，可出现肌肉兴奋性受抑制，感觉反应迟钝，膝腱反射消失，呼吸开始受抑制。血镁浓度达6mmol/L时可发生呼吸停止和心律失常，心脏传导阻滞，浓度进一步升高，可使心脏骤停。连续静脉使用硫酸镁可引起便秘，部分患者可出现麻痹性肠梗阻，停药后好转。少数病例可出现低钙血症。镁离子可自由透过胎盘，造成新生儿高血镁症，表现为肌张力低，吸吮力差，不活跃，哭声不响亮等，少数有呼吸抑制现象。有文献报道，妊娠期间连续应用硫酸镁注射液超过5~7天治疗早产，有导致新生儿低钙和骨骼异常的风险，包括骨量减少和骨折。少数孕妇可出现肺水肿。少数病例报道静脉使用硫酸镁可引起皮疹、低血压及休克。

【点评】 重度低镁血症者需接受镁剂输注者，为减少心律失常、神经肌肉副作用等不适，一般建议静脉泵入。

8. 葡萄糖酸钙: Calcium Gluconate

【剂型规格】 注射剂: 10ml（1g葡萄糖酸钙）/瓶。

【作用特点】 钙补充剂。每克葡萄糖酸钙含元素钙90mg（2.25mmol）。

【适应证】 治疗钙缺乏，急性低钙血症、碱中毒及甲状旁腺功能减退所致的手足搐搦症。过敏性肠病。镁中毒时的解救。氟中毒的解救。心脏复苏时应用（如高血钾或低血钙，或钙通道阻滞引起的心功能异常的解救）。

【用法】 ①急性低钙血症（如新生儿低钙搐搦症）和过敏性疾病: 1g，静脉注射，立即，必要时可重复。②高钾血症:

1～2g，静脉注射，立即，必要时可重复。③肠外营养的配方构成：1～2g加入500ml以上葡萄糖或氯化钠注射液，静脉滴注，一日1次；或根据病情调整用量。④可用于高镁血症的解救，1～2g，静脉注射，立即。

【禁忌证】 对本药中任何成分过敏者禁用；应用强心苷药物者慎用本药；高钙血症患者禁用。

【不良反应】 静脉注射可有全身发热，静注过快可产生心律失常甚至心搏骤停、呕吐、恶心。可致高钙血症，早期可表现便秘、倦睡、持续头痛、食欲缺乏、口中有金属味、异常口干等，晚期征象表现为精神错乱、高血压、眼和皮肤对光敏感，恶心、呕吐，心律失常等。静脉注射时如药液漏出血管外，可致注射部位皮肤发红、皮疹和疼痛，并可随后出现脱皮和组织坏死。若发现上述情况，应马上停止注射，并用氯化钠注射液做局部冲洗注射，局部给予氢化可的松、1%利多卡因和透明质酸封闭，并抬高局部肢体及热敷。

【点评】 在肠外营养液中提供2价阳离子，因此需要结合液体量评估其使用量，避免脂肪乳破乳，维持液体稳定性。

9. 硫酸锌：Zinc Sulfate

【剂型规格】 片剂：25mg/片（含元素锌5.7mg/片）。

【作用特点】 锌补充。

【适应证】 用于锌缺乏引起的食欲缺乏，贫血、生长发育迟缓、营养性侏儒及肠病性肢端皮炎。也可用于异食癖、类风湿关节炎、间歇性跛行、肝豆状核变性（适用于不能用青霉胺者）、痤疮、慢性溃疡结膜炎、口疮等的辅助治疗。

【用法】 成人治疗量：2～4片，口服，一日3次。长期服用可根据血浆锌浓度不高于30.6μmol/L进行剂量调整。儿童治疗量：口服2～4mg/（kg·d），分3次服。

【禁忌证】 消化道溃疡者慎用。

【不良反应】 有胃肠道刺激性，口服可有轻度恶心，呕吐、便秘、服用0.2～2g可催吐；偶见皮疹、胃肠道出血，罕见肠穿孔。

【点评】 慢性腹泻、消化吸收不良综合征、代谢手术后等多种临床情况下均应警惕锌缺乏。结合血清学评价指导锌剂补充。

10. 雷奈酸锶：Strontium Ranelate

【剂型规格】 干混悬剂：2g/袋。

【作用特点】 锶补充。

【适应证】 治疗绝经后骨质疏松症以降低椎体和髋部骨折的危险性

【用法】 2g，口服，一日1次，推荐进食2小时后或睡前服用。

【禁忌证】 不推荐用于肌酐清除率＜30ml/min的患者。慎用于具有深静脉血栓高危因素或深静脉血栓史的患者。

【**不良反应**】 少见报道恶心、腹泻、静脉血栓、超敏反应综合征（如伴有嗜酸性粒细胞增多和全身症状的药疹（DRESS综合征））等不良反应。本药含有苯丙氨酸辅料，可能对高苯丙氨酸血症患者有不良影响。

【**点评**】 用于改善骨质疏松，多在欧洲使用。

（李融融）

附录A 中文药名索引

常用缩略语表

英文缩略语	英文全称	中文全称
ACE	angiotensin converting enzyme	血管紧张素转换酶
ACEI	angiotensin converting enzyme inhibitor	血管紧张素转换酶抑制药
ACT	activated coagulation time	活化凝血时间
AD	Alzheimer disease	阿尔茨海默病
ADC	antibody-drug conjugate	抗体药物偶联物
ADCP	antibody-dependent cell-mediated phagocytosis	抗体依赖的细胞介导的吞噬作用
AGA	American Gastroenterological Association	美国胃肠病学会
AGI	alpha-glucosidase inhibitor	α-葡萄糖苷酶抑制药
AHA	American Heart Association	美国心脏协会
ALK	anaplastic lymphoma kinase	间变性淋巴瘤激酶
APL	acute promyelocytic leukemia	急性早幼粒细胞白血病
APRIL	a proliferation inducing ligand	增殖诱导配体
APTT	activated partial thromboplastin time	活化部分凝血活酶时间
ARB	angiotensin receptor blocker	血管紧张素受体拮抗药
ARDS	acute respiratory distress syndrome	急性呼吸窘迫综合征
ARNI	angiotensin receptor neprilysin inhibitor	血管紧张素受体脑啡肽酶抑制药
ASCVD	arteriosclerotic cardiovascular disease	动脉硬化性心血管疾病
ASPEN	The American Society for Parenteral and Enteral Nutrition	美国肠外肠内营养学会
ATD	antithyroid drug	抗甲状腺药物
AUC	area under the curve	曲线下面积
BAF	B cell-activating factor	B细胞活化因子
BSA	body surface area	体表面积
CCB	calcium channel blocker	钙离子通道阻滞药
CCr	creatinine clearance rate	肌酐清除率

英文缩略语	英文全称	中文全称
CDK	cyclin-dependent kinase	细胞周期蛋白依赖性激酶
CgA	chromogranin A	嗜铬粒蛋白A
CKD	chronic kidney disease	慢性肾脏病
CKD-MBD	chronic kidney disease-mineral and bone disorder	慢性肾脏病–矿物质和骨代谢紊乱
COPD	chronic obstructive pulmonary disease	慢性阻塞性肺疾病
COX	cyclooxygenase	环氧合酶
CPOT	critical care observation tool	重症疼痛观察评分
CSII	continuous subcutaneous insulin infusion	持续皮下胰岛素输注
CTEPH	chronic thromboembolic pulmonary hypertension	慢性血栓栓塞性肺高血压
CTLA-4	cytotoxic T-lymphocyte-associated antigen 4	细胞毒性T淋巴细胞相关蛋白4
DA	dopamine	多巴胺
DIC	disseminated intravascular coagulation	弥散性血管内凝血
DKA	diabetic ketoacidosis	糖尿病酮症酸中毒
DMARDs	disease-modifying anti-rheumatic drugs	改善病情抗风湿药
DOT	directly observed treatment	直接面试下督导化疗
DPP-4	dipeptidyl peptidase-4	二肽基肽酶-4
DVT	deep venous thrombosis	深静脉血栓形成
ECOG	Eastern Cooperative Oncology Group	美国东部肿瘤协作组
EGFR	epidermal growth factor receptor	表皮生长因子受体
eGFR	estimated glomerular filtration rate	估算的肾小球滤过率
EN	enteral nutrition	肠内营养
EPO	erythropoietin	红细胞生成素
ER	progesterone receptor	孕酮受体
ERCP	endoscopic retrograde cholangio-pancreaticography	内镜逆行胰胆管造影
ESBL	extended-spectrum β-lactamase	超广谱β-内酰胺酶

英文缩略语	英文全称	中文全称
ESC	European Society of Cardiology	欧洲心脏病学会
FDA	Food and Drug Administration	食品药品监督管理局
FENS	Federation of European Neuroscience Societies	欧洲神经科学学会联合会
GBS	Guillain-Barré syndrome	吉兰-巴雷综合征
GERD	gastroesophageal reflux disease	胃食管反流病
GI	glycemic index	血糖指数
GIST	gastrointestinal stroma tumor	胃肠道间质瘤
GLP-1R	glucagon like peptide-1 receptor	胰高血糖素样多肽-1受体
GLP-1RA	glucagon like peptide-1 receptor agonist	胰高血糖素样多肽-1受体激动药
GVHD	graft versus host disease	移植物抗宿主病
Hb	hemoglobin	血红蛋白
HBV	hepatitis B virus	乙型肝炎病毒
HCT	hematocrit	红细胞压积
HCV	hepatitis C virus	丙型肝炎病毒
HIT	heparin-induced thrombocytopenia	肝素诱导的血小板减少症
HIV	human immunodeficiency virus	人类免疫缺陷病毒
Hp	helicobacter pylori	幽门螺杆菌
HSCT	hematopoietic stem cell transplantation	造血干细胞移植
IABP	intra-aortic balloon pump	主动脉内球囊反搏
ICU	intensive care unit	重症监护病房
INR	international normalized ratio	国际标准化比值
iPAD	integrated management of pain, agitation and delirium	联合镇静、镇痛、抗谵妄的治疗
IPF	idiopathic pulmonary fibrosis	特发性肺纤维化
irAE	immune-related adverse event	免疫治疗相关不良反应
ISA	intrinsic sympathomimetic activity	内在拟交感活性
IVAP	implantable venous access port	植入式静脉输液港
K/DOQI	Kidney Disease Outcome Quality Initiative	慢性肾脏病临床实践指南
LABA	long-acting beta 2 agonist	长效β受体激动药

常用缩略语表

英文缩略语	英文全称	中文全称
LAMA	long-acting muscarinic antagonist	长效胆碱能受体拮抗药
LHRH	luteinizing hormone releasing hormone	促黄体素释放激素
LVEF	left ventricle ejection fraction	左心室射血分数
MDR	multiple drug resistance	多药耐药
MDS	myelodysplastic syndrome	骨髓增生异常综合征
MEK1	mitogen-activated protein kinase 1	丝裂原活化蛋白激酶1
MEN2	multiple endocrine neoplasia 2	多发性内分泌肿瘤
MIC	minimum inhibitory concentration	最低抑菌浓度
MMI	methimazole	甲巯咪唑
MMN	multifocal motor neuropathy	多发性运动神经元病
mPAP	mean pulmonary artery pressure	平均肺动脉压
MRSA	methicillin resistant staphylococcus aureus	耐甲氧西林金黄色葡萄球菌
MRSE	methicillin resistant staphylococcus epidermidis	耐甲氧西林表皮葡萄球菌
mTOR	mammalian target of rapamycin	雷帕霉素靶蛋白
NCCN	National Comprehensive Cancer Network	美国国立综合癌症网络
NE	norepinephrine	去甲肾上腺素
NMDA	N-methyl-D-aspartate	N-甲基-D-天冬氨酸
NSAIDs	nonsteroidal anti-inflammatoy drugs	非甾体抗炎药
NSCLC	non-small cell lung cancer	非小细胞肺癌
NTRK	neurotrophin receptor kinase	神经营养性受体酪氨酸激酶
NYHA	New York Heart Association	纽约心脏病学会
OR	odds ratio	比值比
P-CAB	potassium-competitive acid blocker	钾离子竞争性酸阻滞药
PAH	pulmonary arterial hypertension	肺动脉高压
PARP	poly adenosinediphosphate-ribose polymerase	聚腺苷二磷酸核糖聚合酶
PAWP	pulmonary artery wedge pressure	肺动脉楔压
PD-1	programmed death 1	程序性死亡受体1

英文缩略语	英文全称	中文全称
PD-L1	programmed cell death 1 ligand 1	细胞程序性死亡-配体1
PE	pulmonary embolism	肺栓塞
PG	prostaglandin	前列腺素
PH	pulmonary hypertension	肺高血压
PICC	peripherally inserted central venous catheter	外周中心静脉导管
PPI	proton pump inhibitor	质子泵抑制药
PR	estrogen receptor	雌激素受体
PTH	parathyroid hormone	甲状旁腺激素
PTU	propylthiouracil	丙硫氧嘧啶
PVR	pulmonary vascular resistance	肺血管阻力
RAAS	renin-angiotensin-aldosterone system	肾素-血管紧张素-醛固酮系统
RANKL	receptor activator of nuclear factor-κB ligand	核因子κB受体活化因子配体
rhPTH	recombinant human parathyroid hormone	重组人甲状旁腺激素
ROSC	return of spontaneous circulation	自主循环恢复
SABA	short-acting beta 2 agonist	短效β受体激动药
SAMA	short-acting muscarinic antagonist	短效胆碱能受体拮抗药
SCCM	Society of Critical Care Medicine	美国重症医学会
SCLC	small cell lung cancer	小细胞肺癌
SERM	selective estrogen receptor modulator	选择性雌激素受体调节药
SFDA	State Food and Drug Administration	国家食品药品监督管理局
SGLT2	sodium-glucose linked transporter	钠-葡萄糖共转运蛋白2
SGLT2i	sodium-glucose linked transporter inhibitor	钠-葡萄糖共转运蛋白2抑制药
SIRS	systemic inflammatory response syndrome	全身炎症反应综合征
SNRI	serotonin-norepinephrine reuptake inhibitor	5-羟色胺去甲肾上腺素再摄取抑制药
SSC	surviving sepsis campaign	拯救脓毒症运动

常用缩略语表

英文缩略语	英文全称	中文全称
SSRI	selective serotonin reuptake inhibitor	选择性5-羟色胺再摄取抑制药
SUR	sulfonylurea receptor	磺脲类受体
SUs	sulfonylureas	磺脲类
TIA	transient ischemic attack	短暂性脑缺血发作
TKI	tyrosine kinase	酪氨酸激酶
TNF	tumor necrosis factor	肿瘤坏死因子
TNFi	tumor necrotizing factor inhibitor	肿瘤坏死因子抑制药
TSAT	transferrin saturation	转铁蛋白饱和度
TTR	transthyretin	甲状腺素转运蛋白
TZD	thiazolidinedione	噻唑烷二酮类
ULN	upper limit of normal	正常值上限
VA-ECMO	veno-arterial extracorporeal membrane oxygenation	静脉-动脉体外膜氧合
VDR	vitamin D receptor	维生素D受体
VRE	Vancomycin-resistant Enterococcus	耐万古霉素肠球菌
vWF	von Willebrand factor	血管性血友病因子
VZV	varicella-zoster virus	水痘-带状疱疹病毒
XDR	extensively drug resistant	广泛耐药
5-HT	5-hydroxytryptamin	5-羟色胺

ISBN 978-7-5679-2241-9

定价：72.00元